CB072527

ROTINAS EM GINECOLOGIA

GINECOLOGIA E OBSTETRÍCIA

Outros livros de interesse

- A Ciência e a Arte de Ler Artigos Científicos – Braulio Luna Filho
- A Didática Humanista de um Professor de Medicina – Decourt
- A Grávida - Suas Indagações e as Dúvidas do Obstetra – Tedesco
- A Neurologia que Todo Médico Deve Saber 2ª ed. – Nitrini
- A Questão Ética e a Saúde Humana – Segre
- A Saúde Brasileira Pode Dar Certo – Lottenberg
- A Vida por um Fio e por Inteiro – Elias Knobel
- Adolescência... Quantas Dúvidas! – Fisberg e Medeiros
- Alimentos e Sua Ação Terapêutica – Andréia Ramalho
- Anestesia em Obstetrícia – Yamashita
- Anticoncepção – Aldrighi
- Artigo Científico - do Desafio à Conquista - Enfoque em Testes e Outros Trabalhos Acadêmicos – Victoria Secaf
- As Lembranças que não se Apagam – Wilson Luiz Sanvito
- Células-tronco – Zago
- Climatério – Enfoque Atual e Multidisciplinar – Beirão de Almeida
- Climatério e Doenças Cardiovasculares na Mulher – Aldrighi
- Coluna, Ponto e Vírgula 7ª ed. – Goldenberg
- Como Ter Sucesso na Profissão Médica - Manual de Sobrevivência 4ª ed. – Mário Emmanual Novais
- Cuidados Paliativos – Diretrizes, Humanização e Alívio de Sintomas – Franklin Santana
- Diagnóstico e Tratamento da Esterilidade no Casal – Nakamura e Pompeo
- Dicionário de Ciências Biológicas e Biomédicas – Vilela Ferraz
- Dicionário Médico Ilustrado Inglês-Português – Alves
- Doença Cardiovascular, Gravidez e Planejamento Familiar – Andrade e Ávila
- Doenças da Mama – Guia Prático Baseado em Evidências – Guilherme Novita
- Doenças Sexualmente Transmissíveis 2ª ed. – Walter Belda Júnior
- Endocrinologia Ginecológica - Aspectos Contemporâneos – Aldrighi
- Epidemiologia 2ª ed. – Medronho
- Epidemiologia dos Agravos à Saúde da Mulher – Aldrighi
- Fitomedicamentos na Prática Ginecológica e Obstétrica 2ª ed. – Sônia Maria Rolim
- Fitoterapia - Bases Científicas e Tecnológicas – Viana Leite
- Fitoterapia - Conceitos Clínicos (com CD) – Degmar Ferro
- Fundamentos e Prática em Obstetrícia – Antônio Carlos Vieira Cabral
- Gestão Estratégica de Clínicas e Hospitais – Adriana Maria André
- Ginecologia Baseada em Evidências 2ª ed. – Py
- Ginecologia Psicossomática – Tedesco e Faisal
- Guia de Aleitamento Materno 2ª ed. – Dias Rego
- Guia de Bolso de Obstetrícia – Antônio Carlos Vieira Cabral
- Guia de Consultório - Atendimento e Administração – Carvalho Argolo
- Hormônios e Metabolismo - Integração e Correlações Clínicas – Poian e Alves
- Manual de Condutas em Obstetrícia - 4ª Edição – Hermogenes
- Manual de Ginecologia de Consultório – Ribeiro e Rossi
- Manual do Clínico para o Médico Residente – Atala – UNIFESP
- Mastologia – Gebrin
- Medicina Fetal – Terceira Edição – Zugaib
- Medicina Materno-Fetal (2 vols.) – Guariento e Mamede
- Medicina: Olhando para o Futuro – Protásio Lemos da Luz
- Medicina, Saúde e Sociedade – Jatene
- Memórias Agudas e Crônicas de uma UTI – Knobel
- Menopausa - O Que Você Precisa Saber: Abordagem Prática e Atual do Período do Climatério – Sônia Maria Rolim
- Nem Só de Ciência se Faz a Cura 2ª ed. – Protásio da Luz
- O Endométrio – Coelho Lopes
- O Nascituro. Visão Interdisciplinar – José Américo Silva Fontes e Geraldo Duarte
- O que Você Precisa Saber sobre o Sistema Único de Saúde – APM-SUS
- Obstetrícia Básica 2ª ed. – Hermógenes
- Obstetrícia: Testes Selecionados para o TEGO – Alperovitch
- Patologia do Trato Genital Inferior e Colposcopia – Newton Sergio de Carvalho
- Política Públicas de Saúde Interação dos Atores Sociais – Lopes
- Prescrição de Medicamentos em Enfermaria – Brandão Neto
- Protocolos Assistenciais da Clínica Obstétrica da USP 3ª ed. – Zugaib e Bittar
- Protocolos em Obstetrícia – Terceira Edição – Zugaib
- Psiquiatria Perinatal – Chei Tung Teng
- Reprodução Humana Assistida – Farah
- Reprodução Humana Assistida – Scheffer
- Saúde Materno-Infantil - Autoavaliação e Revisão – Gurgel
- Saúde Mental da Mulher – Cordás
- Segredos de Mulher - Diálogos entre um Ginecologista e um Psicanalista – Alexandre Faisal Cury
- Série Clínica Médica - Medicina Celular e Molecular – Schor
    Vol. 2 - Bases Moleculares da Ginecologia
- Série Condutas em Ginecologia - Girão, Aidar e Silva
    Volume 1 – Diagnóstico e Tratamento da Transição Menopausal
    Volume 2 – Uroginecologia
- Série da Pesquisa à Prática Clínica – Ginecologia – Baracat
- Testes em Obstetrícia – Pulcinelli
- Um Guia para o Leitor de Artigos Científicos na Área da Saúde – Marcopito Santos
- Urgências em Ginecologia e Obstetrícia – Vieira Cabral

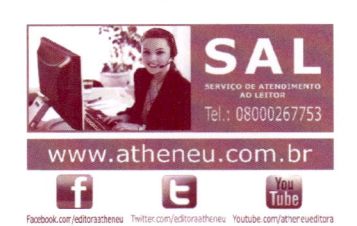

ROTINAS EM GINECOLOGIA

Editores

Rui Alberto Ferriani
Professor Titular do Departamento de Ginecologia e Obstetrícia da Faculdade de Medicina de Ribeirão Preto da Universidade de São Paulo (FMRP-USP). Chefe do Setor de Reprodução Humana do Hospital das Clínicas da FMRP-USP.

Carolina Sales Vieira
Professora-Associada Livre-Docente do Setor de Reprodução Humana do Departamento de Ginecologia e Obstetrícia da Faculdade de Medicina de Ribeirão Preto da Universidade de São Paulo (FMRP-USP). Mestre e Doutora em Ginecologia e Obstetrícia pela FMRP-USP.

Luiz Gustavo Oliveira Brito
Médico Assistente do Setor de Cirurgia Ginecológica e Professor do Programa de Pós-Graduação do Departamento de Ginecologia e Obstetrícia da Faculdade de Medicina de Ribeirão Preto da Universidade de São Paulo (FMRP-USP). Mestre e Doutor pela FMRP-USP. Pós-Doutor pela *Harvard Medical School*.

Atheneu

EDITORA ATHENEU

São Paulo
Rua Jesuíno Pascoal, 30
Tel.: (11) 2858-8750
Fax: (11) 2858-8766
E-mail: atheneu@atheneu.com.br

Rio de Janeiro
Rua Bambina, 74
Tel.: (21) 3094-1295
Fax: (21) 3094-1284
E-mail: atheneu@atheneu.com.br

Belo Horizonte
Rua Domingos Vieira, 319, conj. 1.104

PRODUÇÃO EDITORIAL: Sandra Regina Santana
CAPA: Equipe Atheneu

Dados Internacionais de Catalogação na Publicação (CIP)
(Câmara Brasileira do Livro, SP, Brasil)

Rotinas em ginecologia / editores Rui Alberto Ferriani, Carolina Sales Vieira, Luiz Gustavo Oliveira Brito. -- São Paulo : Editora Atheneu, 2015.

Vários autores.
Bibliografia.
ISBN 978-85-388-0606-6

1. Ginecologia I. Ferriani, Rui Alberto. II. Vieira, Carolina Sales. III. Brito, Luiz Gustavo Oliveira.

15-00525

CDD-618.1
NLM-WP 100

Índice para catálogo sistemático:

1. Ginecologia : Ciências médicas 618.1

FERRIANI, R. A.; VIEIRA, C. S.; BRITO, L.G.O.
Rotinas em Ginecologia

©Direitos reservados à Editora ATHENEU — São Paulo, Rio de Janeiro, Belo Horizonte, 2015

Colaboradores

Ana Carolina Japur de Sá Rosa e Silva

Médica Ginecologista, Professora-Associada do Departamento de Ginecologia e Obstetrícia da Faculdade de Medicina de Ribeirão Preto da Universidade de São Paulo (FMRP-USP). Mestre e Doutora pela FMRP-USP. Pós-Doutora pelo Instituto Valenciano de Infertilidade em Valência – Espanha. Membro Fundador da Rede Brasileira de Oncofertilidade – ReBOC.

Anderson Sanches de Melo

Mestre e Doutor em Tocoginecologia pela Faculdade de Medicina de Ribeirão Preto da Universidade de São Paulo (FMRP-USP) e Médico Assistente do Setor de Reprodução Humana e Ginecologia Endócrina do Hospital das Clínicas da FMRP-USP.

Antônio Alberto Nogueira

Professor Doutor e Chefe do Setor de Cirurgia Ginecológica do Departamento de Ginecologia e Obstetrícia da Faculdade de Medicina de Ribeirão Preto da Universidade de São Paulo (FMRP-USP).

Erciliene Moraes Martins Yamaguti

Médica Assistente do Setor de Reprodução Humana do Departamento de Ginecologia e Obstetrícia da Faculdade de Medicina de Ribeirão Preto da Universidade de São Paulo (FMRP-USP). Mestre em Ginecologia e Obstetrícia pela FMRP-USP.

Flávia Raquel Rosa Junqueira

Médica Ginecologista e Obstetra. Mestre em Tocoginecologia pela Faculdade de Medicina de Ribeirão Preto da Universidade de São Paulo (FMRP-USP). Docente do Curso de Medicina do Centro Universitário Barão de Mauá, Ribeirão Preto, SP.

Francisco José Candido dos Reis

Professor-Associado do Departamento de Ginecologia e Obstetrícia da Faculdade de Medicina de Ribeirão Preto da Universidade de São Paulo (FMRP-USP).

Geraldo Duarte
Professor Titular do Departamento de Ginecologia e Obstetrícia da Faculdade de Medicina de Ribeirão Preto da Universidade de São Paulo (FMRP-USP).

Heitor Ricardo Cosiski Marana
Médico Colaborador do Setor de Mastologia e Oncologia Ginecológica do Departamento de Ginecologia e Obstetrícia da Faculdade de Medicina de Ribeirão Preto da Universidade de São Paulo (FMRP-USP). Doutor em Ginecologia e Obstetrícia pela FMRP-USP.

Hélio Humberto Angotti Carrara
Professor Doutor da Divisão de Mastologia e Ginecologia Oncológica de Ginecologia e Obstetrícia da Faculdade de Medicina de Ribeirão Preto da Universidade de São Paulo (FMRP-USP).

Júlio César Rosa e Silva
Professor Doutor do Setor de Cirurgia Ginecológica do Departamento de Ginecologia e Obstetrícia da Faculdade de Medicina de Ribeirão Preto da Universidade de São Paulo (FMRP-USP). Mestre e Doutor pela FMRP-USP.

Jurandyr Moreira de Andrade
Professor Titular de Ginecologia do Departamento de Ginecologia e Obstetrícia da Faculdade de Medicina de Ribeirão Preto da Universidade de São Paulo (FMRP-USP). Coordenador da Divisão de Mastologia e Ginecologia Oncológica do Hospital das Clínicas da FMRP-USP.

Laura Ferreira Santana
Médica Assistente do Setor de Reprodução Humana do Departamento de Ginecologia e Obstetrícia da Faculdade de Medicina de Ribeirão Preto da Universidade de São Paulo (FMRP-USP). Mestre e Doutora em Ginecologia e Obstetrícia pela FMRP-USP.

Lúcia Alves da Silva Lara
Mestre e Doutora em Ginecologia e Obstetrícia, Especialista em Sexualidade Humana, Coordenadora do Ambulatório de Estudos em Sexualidade Humana da Faculdade de Medicina de Ribeirão Preto da Universidade de São Paulo (FMRP-USP).

Ludimila Maria Duarte Seko
Médica Assistente e Pós-Graduanda do Departamento de Ginecologia e Obstetrícia da Faculdade de Medicina de Ribeirão Preto da Universidade de São Paulo (FMRP-USP).

Marcos Felipe Silva de Sá

Professor Titular do Departamento de Ginecologia e Obstetrícia da Faculdade de Medicina de Ribeirão Preto da Universidade de São Paulo (FMRP-USP).

Maria Célia Mendes

Professora Doutora do Departamento de Ginecologia e Obstetrícia da Faculdade de Medicina de Ribeirão Preto da Universidade de São Paulo (FMRP-USP).

Mariane Nunes de Nadai

Médica Assistente do Setor de Reprodução Humana do Departamento de Ginecologia e Obstetrícia do Hospital das Clínicas da Faculdade de Medicina de Ribeirão Preto da Universidade de São Paulo (FMRP-USP).

Milena Bastos Brito

Professora Adjunta da Escola Bahiana de Medicina e Saúde Pública e da Universidade Federal da Bahia (UFBA). Mestre e Doutora em Ginecologia e Obstetrícia pela Faculdade de Medicina de Ribeirão Preto da Universidade de São Paulo (FMRP-USP).

Omero Benedicto Poli Neto

Professor-Associado Livre-Docente do Departamento de Ginecologia e Obstetrícia da Faculdade de Medicina de Ribeirão Preto da Universidade de São Paulo (FMRP-USP).

Patrícia de Almeida Silva Reis

Ginecologista. Mestre e Doutora pela Faculdade de Medicina de Ribeirão Preto da Universidade de São Paulo (FMRP-USP) e Pós-Doutora pela Universidade de Harvard.

Patrícia Pereira dos Santos Melli

Médica Assistente e Pós-Graduanda do Departamento de Ginecologia e Obstetrícia da Faculdade de Medicina de Ribeirão Preto da Universidade de São Paulo (FMRP-USP).

Paula Andrea de Albuquerque Salles Navarro

Professora-Associada do Setor de Reprodução Humana do Departamento de Ginecologia e Obstetrícia da Faculdade de Medicina de Ribeirão Preto da Universidade de São Paulo (FMRP-USP). Diretora do Laboratório de Reprodução Assistida do Departamento de Ginecologia e Obstetrícia da FMRP-USP.

Pedro Sérgio Magnani

Médico Assistente do Setor de Cirurgia Ginecológica do Departamento de Ginecologia e Obstetrícia da Faculdade de Medicina de Ribeirão Preto da Universidade de São Paulo (FMRP-USP). Médico Assistente do Centro de Referência da Saúde da Mulher de Ribeirão Preto – MATER. Pós-Graduando do Departamento de Ginecologia e Obstetrícia da FMRP-USP.

Rafael Mendes Moroni

Pós-Graduando do Programa de Pós-Graduação em Ginecologia e Obstetrícia da Faculdade de Medicina de Ribeirão Preto da Universidade de São Paulo (FMRP-USP). Especialização em Uroginecologia pela FMRP-USP.

Rosana Maria dos Reis

Professora-Associada do Departamento de Ginecologia e Obstetrícia do Setor de Reprodução Humana da Faculdade de Medicina de Ribeirão Preto da Universidade de São Paulo (FMRP-USP). Coordenadora do Ambulatório de Ginecologia Infanto-Puberal do Hospital das Clínicas da FMRP-USP.

Silvana Maria Quintana

Professora-Associada Livre-Docente do Departamento de Ginecologia e Obstetrícia da Faculdade de Medicina de Ribeirão Preto da Universidade de São Paulo (FMRP-USP). Coordenadora do Setor de Moléstias Infectocontagiosas em Ginecologia.

Silvio Antônio Franceschini

Doutor em Ginecologia pela Faculdade de Medicina de Ribeirão Preto da Universidade de São Paulo (FMRP-USP). Médico do Centro de Saúde Escola (CSE) da FMRP-USP. Membro do Centro de Pesquisa Clínica do CSE da FMRP-USP.

Wellington de Paula Martins

Professor-Associado Livre-Docente do Setor de Reprodução Humana do Departamento de Ginecologia e Obstetrícia da Faculdade de Medicina de Ribeirão Preto da Universidade de São Paulo (FMRP-USP). Mestre e Doutor em Ginecologia e Obstetrícia pela FMRP-USP.

Yuri Túlio Dantas Andrez Nobre

Doutor em Ciências pela Universidade Federal de São Paulo (Unifesp). Médico Assistente da Disciplina de Urologia do Departamento de Cirurgia e Anatomia da Faculdade de Medicina de Ribeirão Preto da Universidade de São Paulo (FMRP-USP).

Prefácio

Uma das especialidades médicas que mais sofreu transformações nas últimas décadas foi a Ginecologia. O melhor conhecimento da fisiopatologia de várias doenças, o refinamento dos métodos propedêuticos e os novos recursos terapêuticos possibilitaram um avanço tal que seria possível dizer que a Ginecologia moderna foi se tornando uma das especialidades mais atrativas para os recém-formados.

Ela permite ao especialista desenvolver habilidades clínicas e/ou cirúrgicas, utilizando uma gama imensa de técnicas, invasivas ou não, hoje disponíveis no mercado e de fácil acesso aos profissionais. Isso permite que o ginecologista se torne o médico da mulher, responsável pela orientação segura de sua cliente, para que ela possa levar uma vida mais saudável e, assim, prevenir várias doenças, não só as próprias do gênero, mas também aquelas que têm alta prevalência na população feminina.

A queda acentuada nas taxas de natalidade, associada à elevação da expectativa de vida das mulheres brasileiras, tem mudado consideravelmente o perfil das pacientes que procuram os consultórios dos ginecologistas. As gestantes, em número cada vez mais reduzido, vão cedendo o lugar para as mulheres em busca de orientação para os métodos contraceptivos, hoje mais diversificados em nosso meio. Por outro lado, a postergação da gestação tem tornado as mulheres mais vulneráveis aos problemas de infertilidade e as tem levado aos consultórios na "idade limite" da fertilidade em busca de procedimentos de fertilização assistida, cujo acesso está cada vez mais ao alcance da população brasileira. A alta incidência do câncer feminino e seu papel como importante causa de mortalidade aumentam a responsabilidade do papel do ginecologista, que precisa estar atento para os procedimentos de prevenção e detecção precoce dos tumores. Também, nos dias de hoje, são mais comuns, nos consultórios, as mulheres no climatério em busca de uma orientação para melhoria da sua qualidade de vida e de métodos de prevenção e detecção precoce de doenças crônico--degenerativas.

Para que se possa exercer com segurança a especialidade é necessário, portanto, que o ginecologista esteja sempre atualizado, procurando acompanhar as mudanças que ocorrem no cenário geral da saúde no país, no perfil epidemiológico da sua especialidade e no desenvolvimento da Medicina. Por essa razão, a educação continuada deve ser uma premissa para os profissionais da saúde, sejam eles jovens ou mais experientes, pois a Medicina está num acelerado processo de transformação, impulsionada principalmente pela facilidade de comunicação entre os diferentes autores e especialistas produtores de conhecimento com seu público-alvo.

Em *Rotinas em Ginecologia*, os editores oferecem aos leitores capítulos dedicados a diferentes temas, sob a óptica de professores e especialistas de um dos mais conceituados e experientes Serviços de Ginecologia do Brasil. Os conceitos e opiniões dos autores nos diversos capítulos estão embasados na sólida formação científica e na experiência obtidas das práticas diárias do atendimento médico nos ambulatórios e enfermarias do Hospital das Clínicas da Faculdade de Medicina de Ribeirão Preto da Universidade de São Paulo (FMRP-USP) e nas instituições a ele associadas, como o Centro de Saúde Escola da FMRP e o Centro Estadual de Referência à Saúde da Mulher – Mater, de Ribeirão Preto (SP).

Estão expostos, de maneira bastante didática, temas básicos, desde a embriologia e a fisiologia do aparelho genital feminino, assim como a abordagem da mulher em suas diferentes fases da vida, como a puberdade e o climatério, as morbidades que envolvem os processos reprodutivos e suas manifestações clínicas, como distúrbios menstruais, anovulação crônica e infertilidade conjugal. Parte do livro está dedicada a temas de Ginecologia geral, como as infecções e doença inflamatória pélvica, distopias, incontinência urinária, e à Oncologia, que correspondem a um grande contingente de queixas de pacientes no consultório.

Os capítulos apresentam aos leitores uma visão das práticas médicas correntes do Departamento de Ginecologia e Obstetrícia da FMRP-USP, bem estabelecidas em protocolos clínicos. O respaldo de um serviço acadêmico altamente qualificado confere a este livro a garantia da base científica das informações, consubstanciadas em literatura atualizada e na experiência de um corpo clínico que trabalha em seu dia a dia em uma instituição que é referência nacional para os casos de alta complexidade em Ginecologia e, sem dúvida alguma, um dos maiores centros de formação de profissionais e pesquisadores da área em todo o país.

Tenho o privilégio de conviver nesse serviço há décadas. Conheço bem a todos, tanto os editores que conduziram com esmero a elaboração do livro quanto os dedicados e qualificados autores dos capítulos, e posso afiançar que este livro trará uma grande contribuição para a literatura médica brasileira e, certamente, será uma obra de consulta permanente para os ginecologistas em suas práticas diárias de consultório.

Marcos Felipe Silva de Sá
Professor Titular do Departamento de Ginecologia e Obstetrícia
da Faculdade de Medicina de Ribeirão Preto
da Universidade de São Paulo

Sumário

1. **Principais Malformações Genitais (Normal e Anormal), 1**
Omero Benedicto Poli Neto

2. **Ciclo Menstrual: da Fisiologia à Clínica, 15**
Ana Carolina Japur de Sá Rosa e Silva

3. **A Consulta Ginecológica de Rotina nas Diferentes Fases da Vida da Mulher, 33**
Silvio Antônio Franceschini

4. **Diagnóstico Diferencial das Amenorreias, 47**
Anderson Sanches de Melo
Paula Andrea de Albuquerque Salles Navarro

5. **Falência Ovariana Precoce, 57**
Laura Ferreira Santana
Ludimila Maria Duarte Seko
Luiz Gustavo Oliveira Brito

6. **Anovulação Crônica Hipotalâmica, 69**
Marcos Felipe Silva de Sá
Anderson Sanches de Melo

7. **Síndrome dos Ovários Policísticos, 77**
Anderson Sanches de Melo
Carolina Sales Vieira

8. **Síndromes Hiperprolactinêmicas, 93**
Erciliene Moraes Martins Yamaguti

9. **Síndrome Pré-menstrual, 103**
Mariane Nunes de Nadai

10. **Infertilidade Conjugal, 107**
Paula Andrea de Albuquerque Salles Navarro
Rui Alberto Ferriani
Wellington de Paula Martins
Yuri Túlio Dantas Andrez Nobre

11. **Aborto Recorrente, 127**
Rui Alberto Ferriani
Wellington de Paula Martins
Paula Andrea de Albuquerque Salles Navarro

12. **Dor Pélvica Crônica, 137**
Antônio Alberto Nogueira
Júlio César Rosa e Silva
Omero Benedicto Poli Neto

13. **Problemas Ginecológicos Comuns na Infância e Adolescência, 155**
Flávia Raquel Rosa Junqueira
Rosana Maria dos Reis

14. **Massas Anexiais, 175**
Francisco José Candido dos Reis
Patrícia de Almeida Silva Reis

15. **Climatério, 183**
Maria Célia Mendes

16. **Anticoncepção Hormonal e Não Hormonal, 199**
Milena Bastos Brito
Carolina Sales Vieira

17. **Protocolo Clínico de Vulvovaginites, 217**
Silvana Maria Quintana
Patrícia Pereira dos Santos Melli
Carolina Sales Vieira
Geraldo Duarte

18. **Doença Inflamatória Pélvica, 229**
Patrícia Pereira dos Santos Melli
Silvana Maria Quintana

19. **Sangramento Uterino Anormal, 237**
Luiz Gustavo Oliveira Brito

20. **Abordagem da Patologia Mamária (Mastalgia, Nódulo e Fluxo Papilar), 251**
Hélio Humberto Angotti Carrara

21. **Diagnóstico e Tratamento dos Diferentes Tipos de Infecção Causados pelo Papilomavírus Humano, 259**
Silvana Maria Quintana
Patrícia Pereira dos Santos Melli
Geraldo Duarte

22. **Câncer de Colo de Útero, 275**
Heitor Ricardo Cosiski Marana
Jurandyr Moreira de Andrade

23. **Distopia Genital, 285**
Pedro Sérgio Magnani
Luiz Gustavo Oliveira Brito

24. **Incontinência Urinária, 299**
Luiz Gustavo Oliveira Brito
Rafael Mendes Moroni
Pedro Sérgio Magnani

25. **Abordagem de Consultório da Mulher com Queixa Sexual, 317**
Lúcia Alves da Silva Lara

26. **Ultrassonografia em Ginecologia: Aspectos Práticos, 339**
Wellington de Paula Martins

Índice Remissivo, 347

CAPÍTULO 1

Principais Malformações Genitais (Normal e Anormal)

Omero Benedicto Poli Neto

Introdução

Para compreender as malformações genitais e suas associações com outros tipos, principalmente aquelas do trato urinário, é necessário ter noções do desenvolvimento embriológico.

Primeiramente, deve-se recordar que as características morfológicas sexuais masculinas e femininas começam a se desenvolver apenas após a 7ª semana. Antes desse período, morfologicamente, os sistemas genitais são similares nos dois sexos.

Observem as Figuras 1 e 2. A Figura 1 mostra os elementos mais importantes das fases de desenvolvimento da genitália. A Figura 2 mostra a formação da genitália interna.

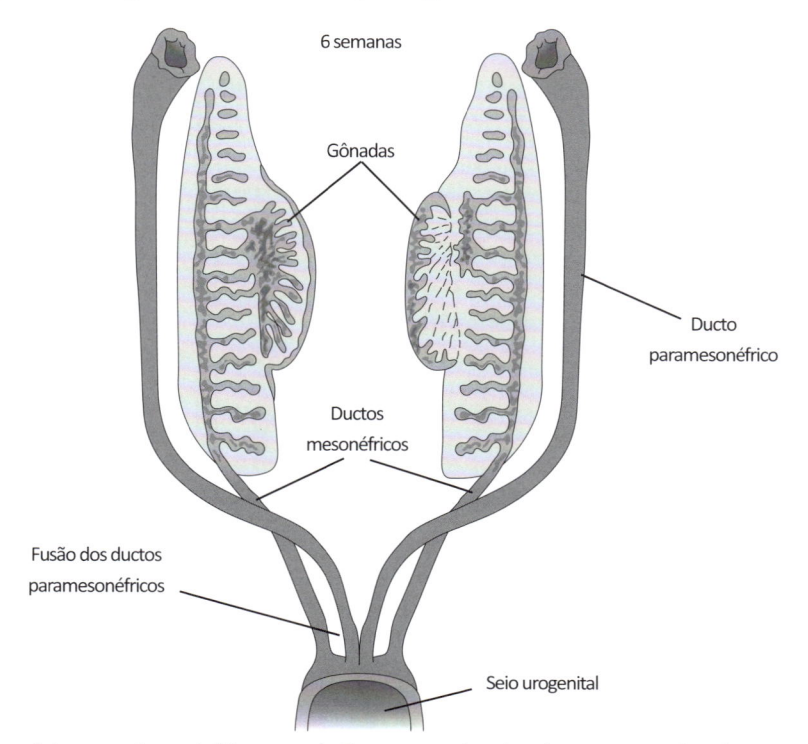

FIGURA 1. Desenvolvimento da genitália antes de 7 semanas. As gônadas são oriundas da crista genital; a genitália interna, dos ductos paramesonéfricos; e a genitália externa, do seio urogenital.

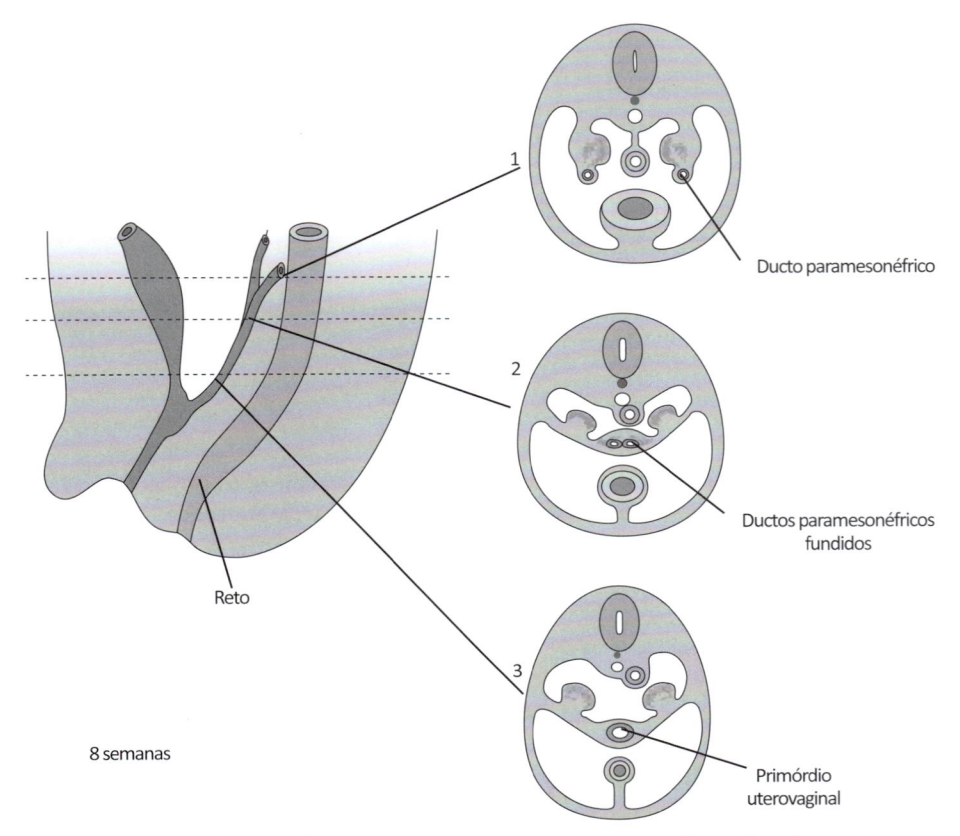

FIGURA 2. Formação da genitália interna. A parte superior (corte 1) originará as tubas uterinas e a parte inferior (cortes 2 e 3) formará o primórdio uterovaginal.

Desenvolvimento da genitália feminina

O sistema genital feminino é formado pelas gônadas, oriundas da crista genital; pela genitália interna (ou sistema genital tubular), oriunda prioritariamente dos ductos paramesonéfricos; e pela genitália externa, oriunda do seio urogenital, das pregas urogenitais e do tubérculo genital.

Ovários

Os ovários representam as gônadas femininas, têm um desenvolvimento lento e não são identificáveis antes da 10ª semana. Diferente do que ocorre com os embriões masculinos, os cordões sexuais primitivos, em geral, degeneram e desaparecem nos ovários. Por outro lado, os cordões sexuais secundários, chamados cordões corticais, estendem-se desde o epitélio de superfície do ovário até o mesênquima adjacente, crescem em tamanho e têm incorporados a eles as células germinativas primordiais. Próximo da 16ª semana, organizam-se em agrupamentos celulares denominados folículos primordiais compostos de uma oogonia (célula germinativa primordial) rodeada por células foliculares (células dos cordões corticais). As oogonias sofrem mitose ativa durante a vida fetal, mas não há formação de outras novas após o nascimento. Muitas entram em um processo de apoptose e as demais permanecem num estado quiescente até a puberdade.

PRINCIPAIS MALFORMAÇÕES GENITAIS (NORMAL E ANORMAL)

Genitália interna

A genitália interna feminina compreende as tubas uterinas, o útero, o colo do útero e a vagina. Ela é oriunda, predominantemente, de um sistema tubular denominado ducto paramesonéfrico, enquanto a genitália interna masculina é oriunda dos ductos mesonéfricos. Os embriões, tanto do sexo masculino quanto do feminino, possuem dois pares de ductos genitais, ou sexuais: os ductos mesonéfricos (conhecidos antigamente como ductos de Wolff) e os ductos paramesonéfricos (conhecidos antigamente como ductos de Müller). Nos embriões com ovários ou sem gônadas, os ductos mesonéfricos regridem, e os paramesonéfricos se desenvolvem e formam a maior parte do trato genital feminino.

Os ductos paramesonéfricos, na região cranial do embrião, localizam-se lateralmente aos ductos mesonéfricos e se abrem na cavidade celômica (futura cavidade peritoneal). Eles cruzam os ductos mesonéfricos anteriormente na região média e, caudalmente, deslocam-se medialmente, até o plano sagital mediano. Os dois ductos paramesonéfricos na região caudal ficam paralelos encostando-se entre si, no plano sagital mediano (separados pelas suas paredes, ou septos, que, posteriormente, degeneram) e terminam na parede posterior do seio urogenital, entre as desembocaduras dos ductos mesonéfricos.

As porções craniais não fundidas dos ductos paramesonéfricos dão origem às tubas uterinas, e a porção caudal fundida forma o primórdio uterovaginal, que dá origem ao útero e à parte superior da vagina. O contato entre o primórdio uterovaginal e o seio urogenital induz à formação de uma placa celular sólida, denominada placa vaginal. Futuramente as células centrais dessa placa desintegram-se e forma-se um espaço que corresponde à porção inferior da vagina. Essa luz é separada da cavidade do seio urogenital por uma membrana denominada hímen. Embora a maioria dos autores considere que a vagina se origina da placa vaginal, é interessante ressaltar que alguns acreditam que a porção superior origina-se do primórdio uterovaginal e a porção inferior origina-se do seio urogenital.

Temporalmente, a fusão dos ductos paramesonéfricos, a degeneração do septo e a formação rudimentar do útero ocorrem entre a 8ª e 12ª semana (Figura 3). Por volta da 20ª semana é possível identificar a transição entre o útero e as tubas uterinas (Figura 4). E, apenas próximo da 25ª semana, o útero perde o formato em V. O colo do útero adquire seu aspecto habitual apenas por volta da 34ª semana.

Embora não seja o escopo desse capítulo, na mulher pode haver resquícios embriológicos tanto paramesonéfricos quanto mesonéfricos, e estes não são considerados malformações. Os primeiros correspondem a um anexo vesicular chamado "hidátide de Morgagni", oriundo da extremidade cefálica do ducto paramesonéfrico, que não contribui para o infundíbulo da tuba uterina. Os segundos podem persistir sob a forma de um ducto de Gartner, localizados entre as camadas do ligamento largo e/ou ao longo da parede lateral do útero e/ou na parede da vagina.

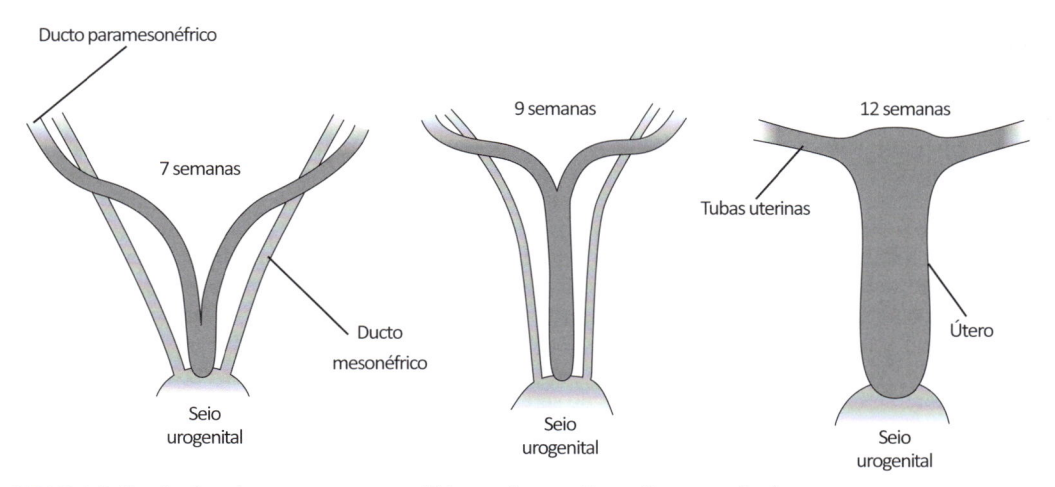

FIGURA 3. Fusão dos ductos paramesonéfricos e formação rudimentar do útero.

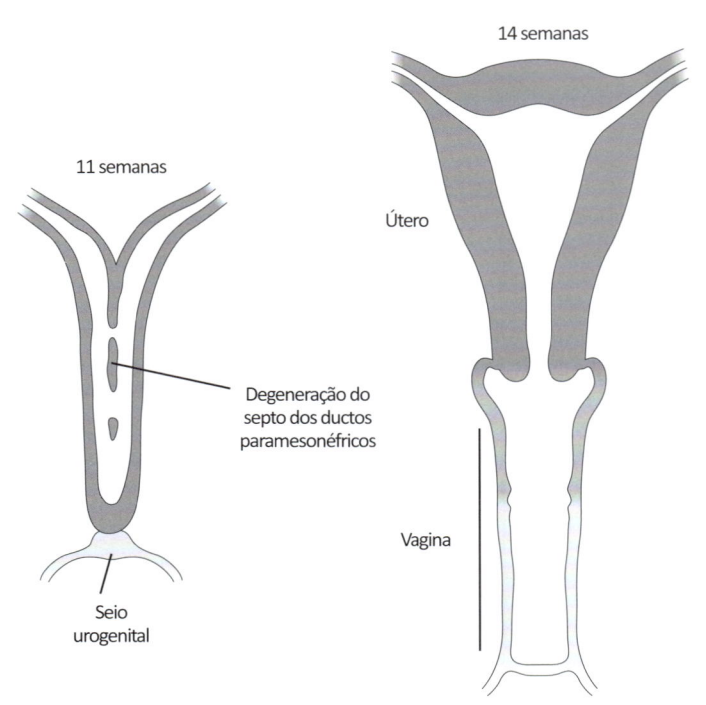

FIGURA 4. Degeneração septal dos ductos paramesonéfricos e individualização do útero e trompas uterinas.

Genitália externa

O desenvolvimento inicial da genitália externa é semelhante em ambos os sexos (Figura 5). A distinção das características sexuais começa a aparecer durante a 9ª semana, mas estas só se tornam completamente diferenciadas após a 12ª semana. Entre a 4ª e a 7ª semanas, a superfície da região perineal do embrião conta com um tubérculo genital, duas saliências labioescrotais, duas pregas urogenitais, o seio urogenital e uma membrana cloacal interna às pregas urogenitais. No final da 6ª semana, o septo urorretal, que vem se desenvolvendo, funde-se internamente à membrana cloacal e a divide em membrana urogenital ventralmente e membrana anal dorsalmente. No final da 7ª semana, essas membranas se rompem e formam, respectivamente, o orifício urogenital e o orifício anal ou ânus.

Se não houver a presença de androgênios (ou se houver uma resistência periférica à ação dos androgênios), a genitália externa, até então indiferenciada, sofre feminilização. O falo deixa de crescer gradualmente e torna-se o clitóris. As saliências labioescrotais se fundem anteriormente, formando o monte púbico e a comissura labial anterior, e, posteriormente, a comissura labial posterior. Entretanto, a maior parte permanece sem se fundir e formará os lábios maiores. As pregas urogenitais estão fixas ao clitóris anteriormente (frênulo ou freio do clitóris), originam os lábios menores, e se fundem posteriormente (frênulo ou freio dos lábios menores). O seio urogenital dá origem ao vestíbulo da vagina e, juntamente do primórdio uterovaginal, dá origem à placa vaginal e, futuramente, à vagina. As glândulas uretrais e parauretrais (de Skene) na mulher correspondem à próstata no homem e são oriundas de brotos uretrais. As glândulas vestibulares maiores (de Bartholin) são homólogas das glândulas bulbouretrais do homem e oriundas de evaginações do seio urogenital.

As alterações da genitália externa usualmente se expressam clinicamente como genitália ambígua. Essas condições são conhecidas como estados intersexuais e, mais atualmente, como distúrbios do desenvolvimento sexual. Essas condições não estão incluídas no capítulo de malformações genitais.

PRINCIPAIS MALFORMAÇÕES GENITAIS (NORMAL E ANORMAL)

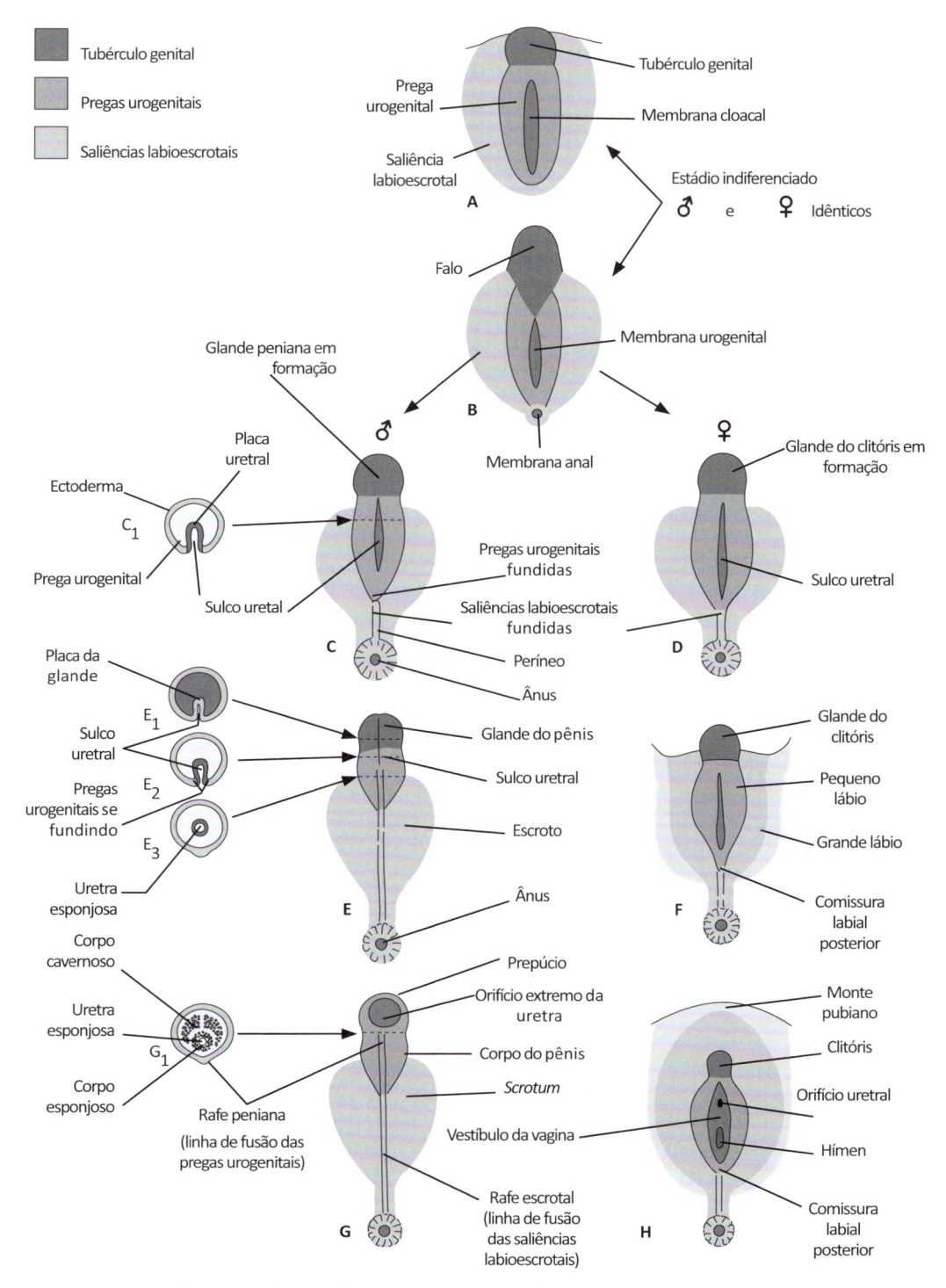

FIGURA 5. Desenvolvimento da genitália externa. **A** e **B**: estágio indiferenciado, com tubérculo genital, duas saliências labioescrotais, duas pregas urogenitais, seio urogenital e membrana cloacal (origina membrana urogenital e anal). Pranchas **C**, **E** e **G**: diferenciação para genitália masculina. Pranchas **D**, **F** e **H**: diferenciação para genitália feminina.

Malformações genitais

As malformações da genitália feminina (müllerianas ou canaliculares) cursam, na maioria das vezes, assintomáticas na infância e na adolescência. Na idade reprodutiva, todavia, podem estar associadas à amenorreia e alterações do padrão menstrual, dor, infertilidade e perda gestacional recorrente.

Essas malformações incluem um grupo numeroso e variado de condições que resultam de um desenvolvimento inadequado dos ductos paramesonéfricos durante a vida fetal. Ao contrário do que muitos médicos podem pensar, elas não são incomuns. Embora sua verdadeira incidência e prevalência sejam desconhecidas, revisões têm mostrado que podem chegar a 6% na população geral, mais de 7% entre as mulheres inférteis e até 15 a 20% entre as mulheres com perdas gestacionais recorrentes. Não se conhece exatamente a causa das malformações genitais. Embora ela seja consideravelmente mais frequente entre mulheres com histórias de parentes de primeiro grau acometidos, até o presente momento não há base genética ou de hereditariedade para justificá-las.

Decorrem, basicamente, de três condições: (1) aplasia total ou parcial; e/ou (2) perturbações da fusão dos ductos paramesonéfricos; e/ou (3) anomalias de reabsorção do septo intermülleriano. O fato de vários estágios poderem estar envolvidos justifica a enorme quantidade de variações anatômicas. Com o intuito de facilitar a compreensão da patogênese e organizar o conhecimento adquirido, foram propostas diversas classificações para a condição. A primeira delas foi proposta em 1979 e serviu de base para a classificação da *American Fertility Society* publicada em 1988 e que, ainda hoje, é a mais amplamente utilizada (Quadro 1). Essa classificação é simples e pautada nas alterações anatômicas encontradas com maior frequência. Correlaciona-se bem com o prognóstico das pacientes, principalmente o impacto na fertilidade. Isso e o fato de descrever principalmente as malformações uterinas garantem sua aceitabilidade entre os clínicos. Existe ainda uma classificação mais detalhada e fácil de ser utilizada, porém pouco intuitiva, não privilegiando a prevalência da condição e o prognóstico.

Quadro 1
Classificação das malformações genitais, segundo a *American Fertility Society* (1988).

Classes	Tipos de malformações	Características
I	Hipoplasia ou agenesia	Vaginal, cervical, fúndica, tubária, ou combinada
II	Unicorno	Comunicante, não comunicante, sem cavidade, ou sem corno
III	Didelfo	
IV	Bicorno	Parcial ou completa
V	Septado	Parcial ou completa
VI	Arqueado	
VII	Associadas a DES	

DES: dietilestilbestrol.

Apresentação clínica

A sintomatologia varia enormemente, desde o diagnóstico incidental, após realização de exames de rotina em mulheres assintomáticas, até a associação com perdas gestacionais recorrentes, infertilidade, amenorreia, dismenorreia, dispareunia, dor pélvica crônica, alterações da anatomia detectadas na avaliação clínica ou durante outras investigações de malformações do sistema urinário e/ou anorretais. A apresentação clínica depende basicamente da presença, ausência ou desenvolvimento inadequado das estruturas, do tamanho da cavidade uterina, do desempenho funcional das células endometriais e miometriais, da obstrução ao fluxo menstrual, e da presença de obstáculo mecânico à relação sexual.

Propedêutica

Atualmente, os exames mais utilizados na propedêutica diagnóstica são: a ultrassonografia (US) pélvica, a ressonância nuclear magnética (RNM), a histeroscopia e a laparoscopia.

Ultrassonografia

Sugerimos realizar US preferencialmente por via vaginal (USTV). A fase secretora é a melhor época do ciclo menstrual para se investigarem malformações müllerianas. Empregar cortes ortogonais adicionalmente aos cortes sagitais e transversos utilizados comumente. Têm acurácia de aproximadamente 90%. A histerossonografia ajuda na avaliação da morfologia da cavidade uterina, mas não melhora a acurácia da USTV. A US tridimensional pode fornecer dados mais precisos com acurácia próxima a 100%.

Histerossalpingografia

Avalia a morfologia do canal endocervical e da cavidade uterina endometrial, além de verificar a permeabilidade tubária. Todavia, não permite avaliação do contorno externo do útero, o que é imprescindível para o diagnóstico diferencial e a programação terapêutica de algumas malformações müllerianas. A histerossalpingografia foi o principal exame não invasivo de investigação das malformações da genitália interna até a década de 1980.

Ressonância nuclear magnética

Acurácia próxima a 100%, método não invasivo. O inconveniente é o custo.

Histeroscopia diagnóstica

Procedimento ambulatorial que permite a visualização precisa da morfologia do canal cervical e cavidade uterina. Isoladamente, não permite a avaliação do contorno externo do útero. Realizamos sempre que há suspeita de malformação mülleriana.

Laparoscopia diagnóstica

Permite a visualização precisa da morfologia do contorno externo do útero. Junto da histeroscopia, permite o diagnóstico diferencial confiável das malformações müllerianas. Consideramos ser fundamental na programação do tratamento cirúrgico, especialmente nos casos suspeitos de septo intrauterino. Ainda, a combinação de histeroscopia e laparoscopia é o principal método para o diagnóstico das condições que cursam com alterações do contorno uterino (por exemplo: diferenciar útero bicorno de septado).

Descrição das malformações mais frequentes

Optamos por apresentar as malformações mais frequentes e salientar algumas condições frequentes, quando o simples enquadramento em um ou outro grupo não seria possível. Organizamos as informações, preferencialmente, com base no mecanismo fisiopatológico principal envolvido e foi feito um paralelo com a classificação da *American Fertility Society*, por ser a mais amplamente conhecida no nosso meio.

Malformações decorrentes de agenesia, aplasia ou hipoplasia dos ductos

Essas malformações decorrem de distúrbios dos ductos paramesonéfricos ocorridos até a 9ª semana, em geral. Incluem as malformações de classe I e II da Classificação da *American Fertility Society*. Normalmente não há alterações gonadais, de modo que os caracteres sexuais secundários são preservados. Essas malformações resultam da ausência ou da interrupção do desenvolvimento dos ductos paramesonéfricos. Correspondem a cerca de 40% das malformações uterinas. Há quatro condições possíveis:

1. Aplasia bilateral completa (Figura 6): é muito rara, por estar associada à aplasia renal bilateral. Manifesta-se por amenorreia e/ou infertilidade. Recomenda-se a realização de neovaginoplastia;
2. Aplasia bilateral incompleta (Figura 6): é mais conhecida no meio médico como síndrome de Rokitansky-Kuster-Hauser (Quadro 2). Pode se apresentar de duas formas. Uma, o tipo I, com ausência proximal da vagina e útero aplásico e tubas normais; a outra, tipo II, com ausência proximal da vagina e útero hipoplásico. Com frequência, detectam-se uma cúpula acima do hímen e vestígios dos canais paramesonéfricos, que se apresentam como nódulos maciços. Geralmente as trompas são normais e se associam a anomalias renais em 15 a 40% das vezes (agenesia unilateral, ectopia uni ou bilateral). Em um quinto das vezes, está associada a malformações da coluna vertebral e de membros. Ocorre aproximadamente um caso em 10 mil nascimentos. Como o desenvolvimento da genitália externa é normal, o diagnóstico é tardio. Manifesta-se por amenorreia, dispareunia e/ou impossibilidade de coito, infertilidade. Também é frequente o diagnóstico de massa pélvica (aumento do volume uterino por impossibilidade de exteriorizar o fluxo menstrual). Embora não pertença à descrição da síndrome em si, há casos de agenesia vaginal com útero normal funcionante. Recomendam-se neovaginoplastia e exérese de cornos rudimentares, particularmente os funcionantes. É frequente o insucesso na tentativa de estabelecer a permeabilidade da cavidade uterina e neovaginal;
3. Aplasia unilateral completa (Figura 7): constitui menos de 1% das malformações uterinas e se associa à agenesia renal em até 70% das vezes. Os úteros unicornos verdadeiros são os exemplos usuais. Pode ser assintomática ou estar associada a perdas gestacionais recorrentes, infertilidade ou mesmo à restrição do crescimento intrauterino. Não há tratamento específico para essa condição;
4. Aplasia unilateral incompleta (Figura 7): constitui cerca de 10% das malformações uterinas e está associada a anomalias renais em quase 40% das vezes. A porção rudimentar pode ser funcionante ou não, e pode ser comunicante ou não. Clinicamente, apresenta-se associada a perdas gestacionais recorrentes ou mesmo infertilidade. Outro sintoma comum é a dismenorreia (principalmente quando o útero rudimentar for funcionante e não comunicante). Nesse caso, a associação com endometriose é frequente. Gravidez ectópica cornual pode ocorrer, caso haja implantação no corno rudimentar comunicante. Algumas condições podem ser descobertas incidentalmente ou detectadas como massa pélvica (cornos não funcionantes). Indica-se a exérese do corno rudimentar funcionante, seja ele comunicante ou não.

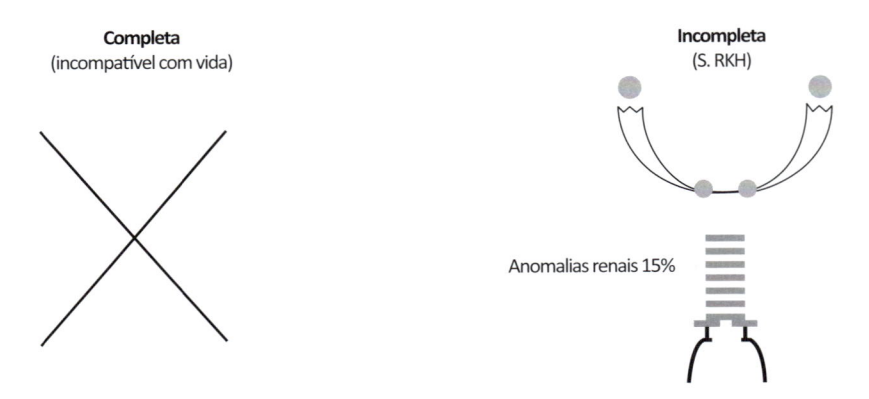

FIGURA 6. Tipos de aplasia bilateral. RKH: Rokitansky-Kuster-Hauser.

Quadro 2
Classificação "VCUAM"*, baseada na anatomia do sistema genital feminino**.

Vagina (V)	(0)	Normal
	(1)	(a) Atresia himenal parcial
		(b) Atresia himenal completa
	(2)	(a) Septo vaginal incompleto (< 50%)
		(b) Septo vaginal completo
	(3)	Estenose do introito
	(4)	Hipoplasia
	(5)	(a) Atresia unilateral
		(b) Atresia completa
	(S)	(1) Confluência profunda do seio urogenital
		(2) Confluência média do seio urogenital
		(3) Confluência alta do seio urogenital
	(C)	Cloaca
Colo (C)	(0)	Normal
	(1)	Colo duplo
	(2)	(a) Aplasia/atresia unilateral
		(b) Aplasia/atresia bilateral
	(+)	Outra
	(#)	Desconhecida
Útero (U)	(0)	Normal
	(1)	(a) Arqueado
		(b) Septado até 50% da cavidade
		(c) Septado além de 50% da cavidade
	(2)	Bicorno
	(3)	Hipoplásico
	(4)	(a) Rudimentar ou aplásico unilateral
		(b) Rudimentar ou aplásico bilateral
	(+)	Outro
Anexos (A)	(0)	Normal
	(1)	(a) Malformação tubária unilateral, ovário normal
		(b) Malformação tubária bilateral, ovários normais
	(2)	(a) Fita ou hipoplasia gonadal unilateral
		(b) Fita ou hipoplasia gonadal bilateral
	(3)	(a) Aplasia unilateral
		(b) Aplasia bilateral
	(+)	Outro
	(#)	Desconhecido

continuação

Malformações associadas (M)	(0)	Nenhuma
	(R)	Renal
	(E)	Esqueleto
	(C)	Cardíaca
	(N)	Neurológico
	(+)	Outro
	(#)	Desconhecido

* V: vagina; C: colo; U: útero; A: anexos; M: malformações associadas; ** a síndrome de Rokitansky-Kuster-Hauser seria representada como V5b, C2b, U4b, A0, MR.

Aplasias unilaterais

Completa
(unicórnio verdadeiro)

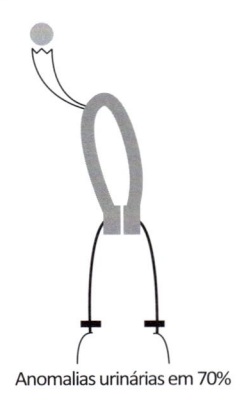

Anomalias urinárias em 70%

Incompleta
(pseudo-unicórnio)

Anomalias urinárias em 36%

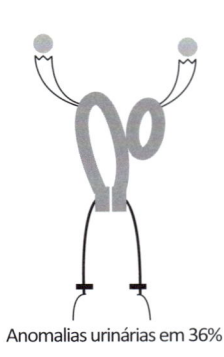

FIGURA 7. Tipos de aplasia unilateral.

Malformações decorrentes de perturbações da fusão dos ductos

Essas malformações se originam no período entre a 9ª e 10ª semana e têm um risco baixo de se associarem a anomalias renais. Constituem aproximadamente 25% das anomalias uterinas e resultam da ausência de fusão ou da fusão incompleta dos ductos paramesonéfricos. Incluem as malformações de classe III e IV da Classificação da *American Fertility Society*. São exemplos dessas perturbações (Figura 8):

1. Útero bicorno bicervical (didelfo) com retenção menstrual: na verdade, a perturbação da fusão é um evento secundário. O evento primordial é a aplasia distal do ducto paramesonéfrico. Um dos colos se abre em uma cúpula vaginal cega. Em 15% das vezes, essa alteração associa-se à agenesia ou à displasia renal unilateral. Nessa situação ela é conhecida como síndrome de Herlyn-Werner-Wunderlich. Clinicamente, pode se apresentar com perda gestacional recorrente, infertilidade, dismenorreia, dor pélvica crônica, massa pélvica. Associa-se com frequência à endometriose. Frequentemente não se consegue o diagnóstico diferencial com o útero unicorno com presença de útero rudimentar funcionante não comunicante. Há descrição, na literatura, de cirurgias para restabelecimento da comunicação entre o corno e a vagina. Recomendam-se ressecção e marsupialização do septo hemivaginal, apenas quando o colo do útero for bem desenvolvido bilateralmente. Caso contrário, recomenda-se a ressecção do útero acometido;

PRINCIPAIS MALFORMAÇÕES GENITAIS (NORMAL E ANORMAL)

Hemiúteros

Bicórneo
Bicervical
com retenção

Bicórneo
Bicervical
sem retenção

Bicórneo
Unicervical

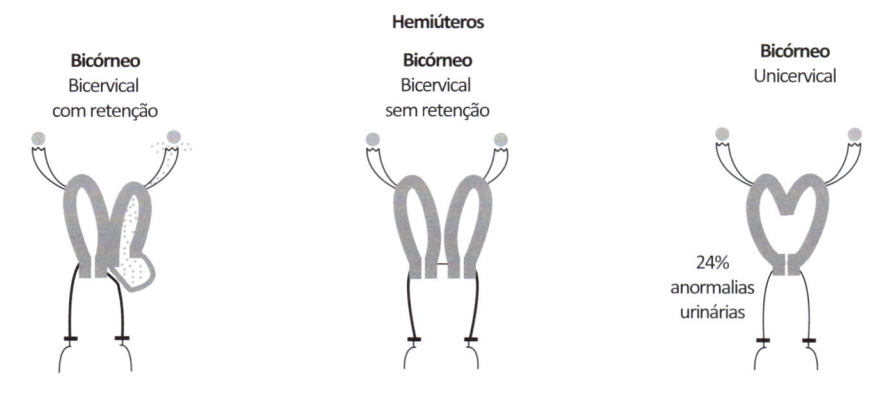

24% anomalias urinárias

FIGURA 8. Malformações decorrentes de fusão incompleta ou ausência de fusão dos ductos paramesonéfricos (9-10ª semana).

2. Útero bicorno bicervical com vagina permeável: também conhecido como útero didelfo. Em três quartos das vezes, está associado à presença de septo vaginal longitudinal completo ou não. Normalmente, cursa sem sintomas. Mas está associado a perdas gestacionais recorrentes e, caso haja a presença do septo vaginal, dispareunia. Nesse caso, recomenda-se a exérese do septo;
3. Útero bicorno unicervical: o istmo é normal. A apresentação clínica é semelhante a do útero didelfo. Associa-se à aplasia renoureteral unilateral em 25% das vezes.

Malformações decorrentes de anomalias da reabsorção do septo

Essas malformações se originam no período entre a 11ª e a 12ª semana e têm um risco baixo de se associarem a anomalias renais. Constituem aproximadamente 35 a 55% das anomalias uterinas e resultam da ausência ou da reabsorção incompleta do septo intermülleriano. Incluem as malformações de classe V da Classificação da *American Fertility Society*. Essas perturbações podem cursar com abortamento de primeiro trimestre e estão associadas à infertilidade. Na mulher sintomática, indica-se a ressecção do septo por meio de histeroscopia. São exemplos dessas perturbações (Figura 9):

- útero septado total: o septo se prolonga até a vagina. Nesse caso, a taxa de aborto chega a 70 a 80%;
- útero septado subtotal: o septo se prolonga até o orifício interno do colo do útero;
- útero septado corporal: o septo não atinge o istmo;
- útero septado cervical: o septo se encontra na altura do colo do útero. Pode confundir com os distúrbios de fusão do colo (aspecto de dois colos uterinos);
- útero arqueado: muitas vezes o diagnóstico diferencial entre útero arqueado, septado e bicorno é difícil[1]. Está associada a um risco aumentado de abortamento de segundo trimestre. Não há métodos para correção cirúrgica.

Há ainda um grupo de malformação denominado "úteros comunicantes". Na maioria das vezes, essas malformações combinam eventos fisiopatológicos múltiplos, principalmente alterações da fusão e da reabsorção do septo. Também estão apresentadas na Figura 10. As mais comuns são:

---

[1] O útero bicorno apresenta chanfradura maior que 1 cm de profundidade na região média do contorno externo do fundo uterino, ou ápice externo do fundo uterino está abaixo ou até 5 mm acima da linha imaginária que une os óstios tubários.

- útero comunicante septado total: tanto o útero quanto a vagina são septados. Porém, no nível do istmo e orifício interno do colo, há um orifício que comunica as cavidades uterinas e representa o início da reabsorção do septo que foi cessada;
- útero comunicante bicorno bicervical: há um defeito na fusão dos ductos paramesonéfricos, mas há um orifício de comunicação no nível do corpo uterino. Frequentemente, associa-se à hemivagina cega, que está associada, por sua vez, à agenesia renal homolateral;
- útero comunicante septado corporal bicervical: há um problema na fusão distal dos ductos paramesonéfricos.
- útero comunicante bicorno septado cervical.

Opções de tratamento

Foram descritas resumidamente as maneiras de tratamento de cada condição no item pertinente. Indubitavelmente, as técnicas minimamente invasivas têm incrementado o arsenal terapêutico dessas condições, particularmente a laparoscopia e a histeroscopia. Entretanto, algumas reflexões devem ser feitas. Sempre que formos planejar uma abordagem terapêutica para essas condições, devemos responder previamente a quatro questões básicas:

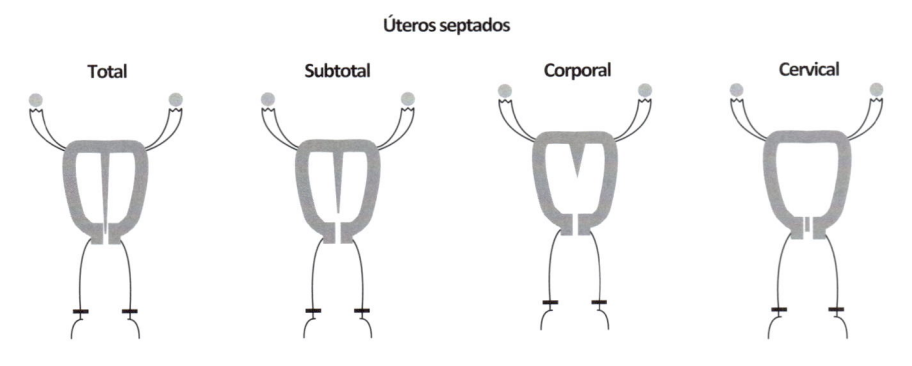

FIGURA 9. Malformações decorrentes de anomalias da reabsorção do septo.

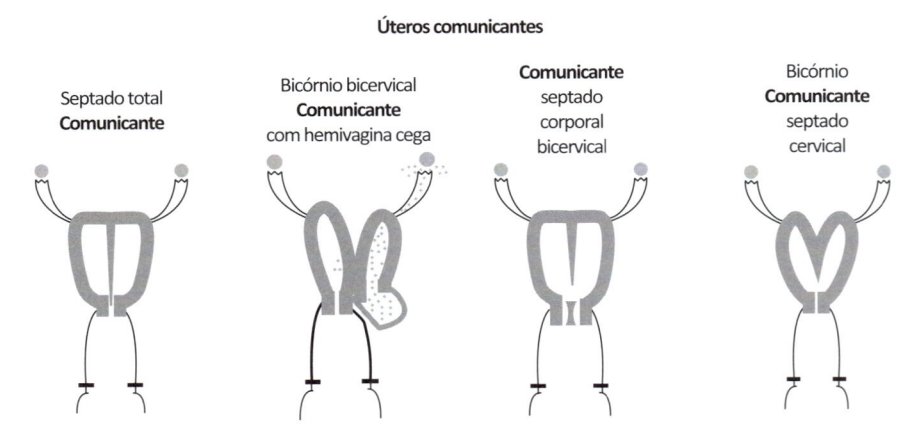

FIGURA 10. Malformações decorrentes de alteração da fusão e reabsorção do septo.

- o tratamento realmente é necessário?
- há um tratamento plausível?
- o tratamento restaurará os problemas funcionais associados à anomalia morfológica?
- a paciente recebeu as informações necessárias e consentiu na realização do procedimento?

Considerações finais

As malformações congênitas do sistema genital feminino, ao contrário do que muitos profissionais acreditam, parecem representar uma entidade clínica comum, especialmente em pacientes com infertilidade. As anomalias uterinas são as mais frequentes e as mais estudadas. Em parte, isso se deve à sua repercussão clínica. Há um leque considerável de apresentações clínicas e as modalidades terapêuticas devem ser escolhidas com cuidado.

Referências

1. Acien P. More to be learned about female and male genital tract malformations. Fertil Steril. 2008;90(2):459; author reply 459-60.
2. Acien P, Acien M. The history of female genital tract malformation classifications and proposal of an updated system. Hum Reprod Update. 2011;17(5):693-705.
3. Acien P, Acien M. Malformations of the female genital tract: always be alert for surprises! Fertil Steril. 2007;88(3):766; author reply 766-7.
4. Acien P et al. Complex malformations of the female genital tract. New types and revision of classification. Hum Reprod. 2004;19(10):2377-84.
5. Bogart BI, Ort VH. Anatomia e embriologia. São Paulo: Elsevier; 2007.
6. Fischer W. Urinary tract anomalies in female genital malformations. Zentralbl Gynakol. 1963;85:741-5.
7. Grimbizis GF, Campo R. Congenital malformations of the female genital tract: the need for a new classification system. Fertil Steril. 2010;94(2):401-7.
8. Marcello CF et al. Congenital malformations of the female genital tract and gestation capacity. Ann Ostet Ginecol Med Perinat. 1988;109(4):219-28.
9. Moore KL, Persaud TVN. Embriologia básica. Rio de Janeiro; Elsevier; 2008.
10. Muller P et al. Malformations of the female genital tract and those of the upper urinary tract which may be associated with them: morphological and physiopathological study. Sem Hop. 1967;43(14):912-8.
11. Oppelt P et al. Female genital malformations and their associated abnormalities. Fertil Steril. 2007;87(2):335-42.
12. Russell CS. Malformations of the female genital tract. Practitioner. 1960;185: 285-9.

CAPÍTULO 2

Ciclo Menstrual: da Fisiologia à Clínica

Ana Carolina Japur de Sá Rosa e Silva

Introdução

O ciclo menstrual traduz uma somatória de processos que acontecem simultaneamente no organismo feminino. A esteroidogênese ovariana (produção de esteroides sexuais pelo ovário) e a foliculogênese (crescimento e desenvolvimento folicular), apesar de concomitantes e relacionadas, são dois processos independentes. Resumidamente, a determinação do crescimento folicular depende da produção de gonadotrofinas hipofisárias e estas, por sua vez, são controladas pelos neurotransmissores supra-hipotalâmicos e pelos próprios esteroides sexuais, produtos do funcionamento do folículo em crescimento (Figura 1).

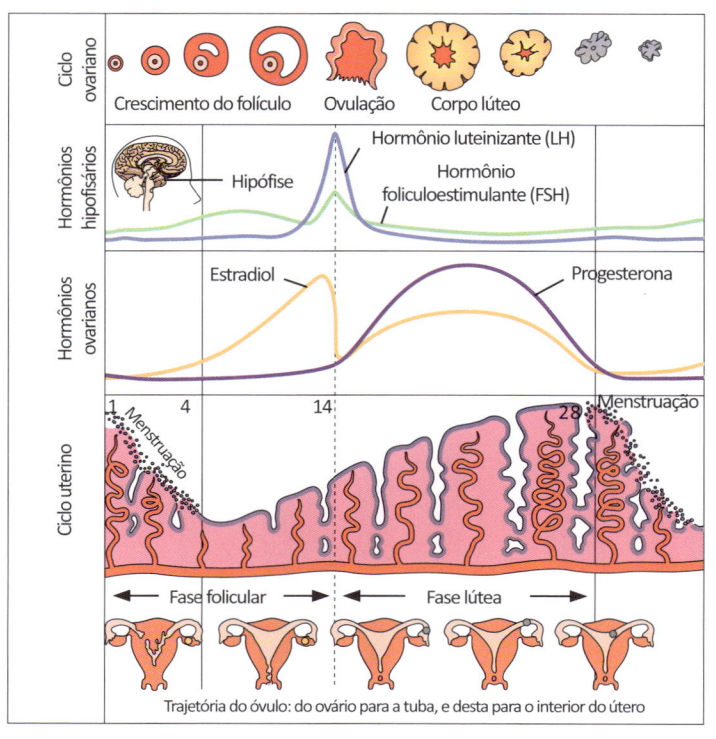

FIGURA 1. Ciclo menstrual completo.

Em resposta às alterações hormonais que ocorrem ao longo do ciclo, acontece a diferenciação endometrial, que tem por finalidade o desenvolvimento de um endométrio receptivo capaz de permitir a implantação embrionária. A sincronia entre a idade do embrião (em dias após a fecundação) e as características do endométrio perfaz a chamada "janela de implantação"; a presença do embrião na cavidade uterina fora desse período geralmente não resulta em gestação (Figura 1).

Para a adequada compreensão da fisiologia reprodutiva feminina, alguns conceitos básicos de embriologia do aparelho reprodutor feminino são necessários. Neste capítulo, é feita uma revisão geral da fisiologia do ciclo menstrual, apontando situações clínicas em que esses conhecimentos básicos são imprescindíveis.

Embriologia do desenvolvimento ovariano

O embrião com menos de cinco semanas é ainda indiferenciado do ponto de vista do desenvolvimento sexual fenotípico. Apesar de o genótipo, feminino ou masculino, já estar definido desde o momento da fecundação, o início da diferenciação gonadal ocorre por volta da quinta semana de gestação. A presença do gene SRY no cromossomo Y determina a diferenciação da gônada em testículo.

Diante da ausência do gene SRY, há a diferenciação em ovários, nessa situação, as células germinativas primordiais, que possuem características de pluripotencialidade e que dão origem às oogonias, originam-se no epiblasto proximal do ectoderma extraembrionário (Oktem e Urman, 2010). Por volta da 6,5 a 7,5 semanas de gestação, essas células migram até a crista gonadal, onde formam a gônada – no caso feminino o ovário (Figura 2). Na distribuição dessas células na crista gonadal, durante o desenvolvimento ovariano, ocorre a migração para periferia desta, daí a localização cortical dos folículos ovarianos.

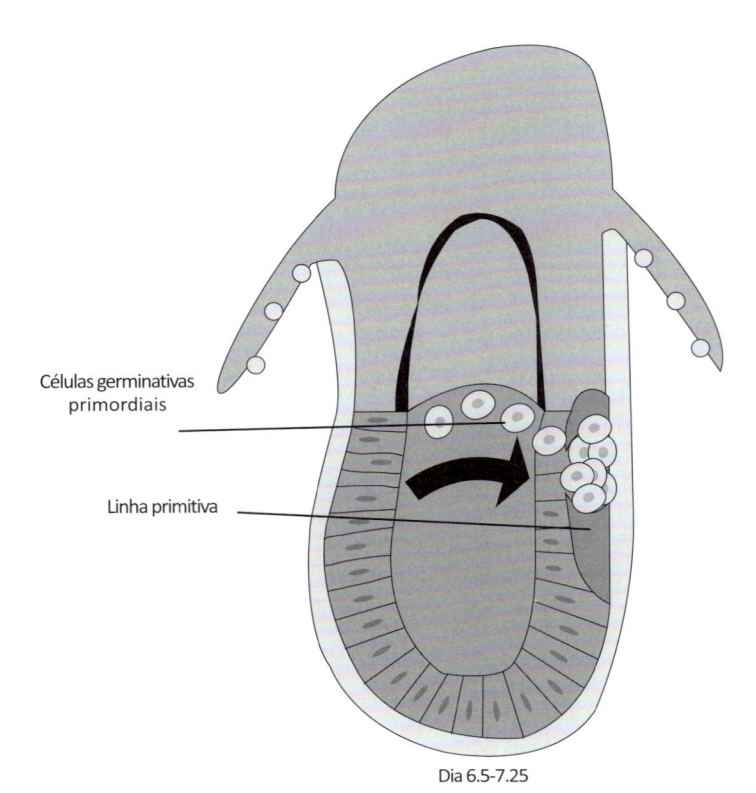

FIGURA 2. Origem das células germinativas no epiblasto proximal do ectoderma extraembrionário.

Essas células, ainda diploides, multiplicam-se por mitose a partir da 8ª até a 28ª semanas de gestação, chegando a uma população máxima de cerca de 6 a 8 milhões de oogonias (Baker, 1963 *apud* Speroff e Fritz, 2005; Speroff e Fritz, 2005A). Concomitante a esse processo, inicia-se também a transformação dessas oogonias diploides em oócitos haploides, pelo processo de divisão meiótica, também no mesmo período (Figura 3).

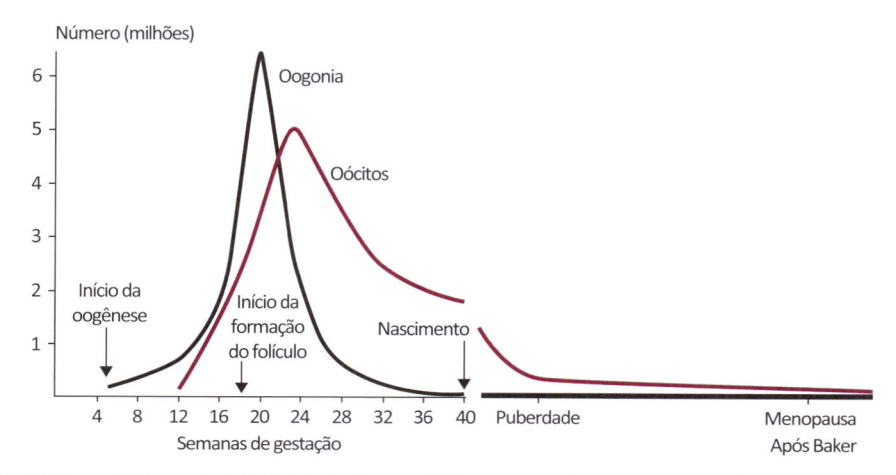

Fonte: Baker TG. A quantitative and cytological study of germ cells in human ovaries. Proc Soc Soc Lond. 1963;58:417 *apud*: Speroff L, Fritz MA. Clinical gynecologic endocrinoloy and infertility. 7. ed. Philadelphia: Lippincott Williams & Wilkins; 2005.

FIGURA 3. Contagem da população de células germinativas e estágios de desenvolvimento folicular ao longo da vida da mulher.

Uma vez iniciado o processo meiótico, que as diferenciará em oócitos, essas células, agora localizadas na periferia do ovário em desenvolvimento, organizam-se na forma de folículos. A formação da unidade folicular consiste na organização de uma camada de células somáticas, diferenciadas a partir do mesênquima ovariano, ao redor do oócito, as quais se diferenciam em células da granulosa (CG). Esse folículo, composto pelo oócito e por uma única camada de CG inativa (identificadas por sua morfologia achatada), é chamado de "primordial"; nessa condição de quiescência, esses folículos permanecem até o final da infância, sem atividade biológica e estacionados na prófase da primeira meiose. Somente no período peripuberal, esses folículos retomam atividade e diferenciação.

Durante esse processo de diferenciação de oogonias a oócitos, e durante sua organização na forma de unidades foliculares, a população de células germinativas sofre uma redução significativa, chegando a reduzir-se em até 75% do número inicial, ainda durante o período embrionário. Assim, das 6 a 8 milhões de oogonias que entraram em meiose, temos, ao nascimento, cerca de 1 a 2 milhões de folículos primordiais no ovário de uma recém-nascida (Figura 3).

Da mesma maneira, apesar da inatividade ovariana ao longo da infância, a queima da população folicular continua acontecendo por um processo de atresia folicular, no qual estes são degradados por apoptose; assim, ao iniciar a puberdade, entre 8 e 14, anos a menina tem apenas de 300 a 400 mil folículos em seus ovários, os quais são responsáveis pela manutenção de toda sua vida reprodutiva (Figura 3). Uma teoria de que haveria renovação folicular no ovário após a vida adulta foi proposta por alguns autores (Johnson *et al.*, 2004), entretanto seus achados não foram reproduzidos, e há muita controvérsia acerca dessa teoria.

Situações clínicas ligadas a esse processo

A disgenesia gonadal é uma condição caracterizada pela presença de gônadas em fita, na qual houve a perda da unidade funcional (folículos ou túbulos seminíferos), restando apenas o estroma e o pedículo vásculo-nervoso. Essa alteração tem origem em aberrações genéticas ligadas ao cromossomo X, podendo ser ausência total de um X (síndrome de Turner – 45X0) ou deleções ou microdeleções de partes deste (disgenesia pura – 46XX ou 46XY); há ainda situações de mosaicismo cromossômico, nas quais se pode identificar duas linhagens celulares distintas (45X0/46XX ou 45X0/46XY), e que também podem cursar com a degeneração gonadal precoce. O comprometimento parcial ou total de um cromossomo X promove a aceleração e a intensificação do processo de atresia folicular, que ocorre durante o período embrionário, o que leva ao esgotamento da população de folículos e à falência ovariana, antes mesmo do nascimento.

Embriologia do aparelho reprodutor feminino (genitais internos e externos)

Os genitais internos e externos de um embrião de 5 semanas é, ainda, indiferenciado. A partir da diferenciação da gônada em testículo ou ovários e a definição da produção de esteroides sexuais pela gônada já diferenciada, há o desenvolvimento dos genitais.

Os genitais internos têm origem em estruturas embrionárias denominadas ductos de Müller e ductos de Wolff, e os genitais externos se diferenciam a partir do seio urogenital. Na presença de testículos normais funcionantes, há a produção de grandes quantidades de androgênios, principalmente a testosterona (T) e diidrotestosterona (DHT), e de hormônio antimülleriano (AMH). A presença da T promove o desenvolvimento dos ductos de Wolff, que dão origem a órgãos genitais internos masculinos (próstata, vesículas seminais e ductos deferentes). A ação da T é ipsilateral, ou seja, tem ação parácrina, desenvolvendo essas estruturas do mesmo lado em que a gônada está presente. Já a presença do AMH determina a regressão dos ductos de Müller (Figuras 4A e 4B). A diferenciação da genitália externa masculina depende da produção de DHT e tem ação sistêmica, diferenciando o seio urogenital em pênis (glande e corpo) e bolsa escrotal (Figuras 4A e 4B). Vale ressaltar que a potência biológica da DHT é muito maior que a da T, portanto, é imprescindível a presença da DHT para que ocorra a virilização completa da genitália masculina.

Já o desenvolvimento da genitália feminina depende não da presença de um hormônio específico, mas da ausência de T e AMH nos genitais internos e de andrógenos no genital externo. Assim, na ausência de testículo, não há T para o desenvolvimento dos ductos de Wolff, os quais involuem; também não há AMH, permitindo o desenvolvimento dos ductos de Müller, os quais se diferenciam em trompas, útero e porção superior da vagina (Figura 4A e C), tampouco há a produção de DHT, permitindo a diferenciação da genitália externa em feminina, desenvolvendo-se o clitóris, os pequenos e grandes lábios e o introito vaginal (Figura 5A e C).

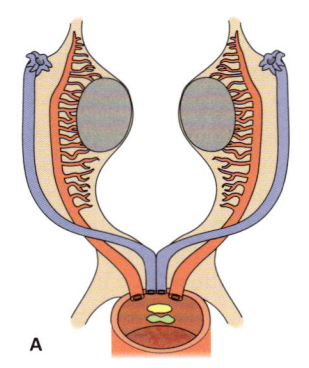

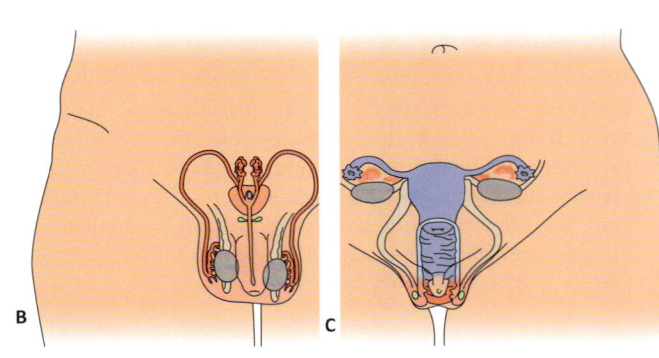

FIGURA 4. Genitália interna de um embrião humano, indiferenciada (**A**) e diferenciada em masculina (**B**) e feminina (**C**). Em vermelho, os ductos de Wolff; em azul, os ductos de Müller.

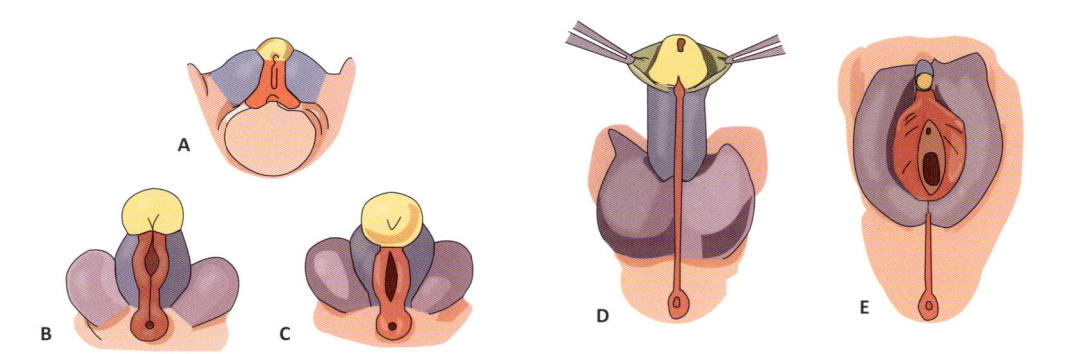

FIGURA 5. Genitália externa de um embrião humano (seio urogenital), indiferenciada e diferenciada em masculina e feminina. (**A**) Seio urogenital indiferenciado. (**B**) Seio urogenital em processo de diferenciação para genitália externa masculina. (**C**) Seio urogenital em processo de diferenciação para genitália externa feminina. (**D**) Genitália externa masculina. (**E**) Genitália externa feminina.

Situações clínicas ligadas a esse processo

Qualquer situação que leve à presença de androgênios em fetos femininos ou que impeça ou que reduza a ação desses androgênios em fetos masculinos pode produzir os distúrbios da diferenciação sexual ou os estados intersexuais, em que comumente se observa a presença de ambiguidade genital.

A produção de DHT é feita pela conversão da T por ação da enzima 5-alfa-redutase. Deficiência parcial ou total dessa enzima impede a completa virilização da genitália durante o período embrionário. A manifestação clínica depende da quantidade de DHT produzida, podendo variar de hipospadia (deficiências leves) até a presença de genitais externos quase completamente femininos.

Outra condição clínica que também cursa com defeitos de virilização está relacionada a defeitos nos receptores de androgênio no organismo de indivíduos masculinos, podendo haver insensibilidade completa ou incompleta a estes. No caso de insensibilidade completa (síndrome de insensibilidade androgênica – SAI), temos indivíduos com cariótipo 46XY e testículos normais, produtores de T e DHT; no entanto, esses androgênios não têm nenhuma ação periférica nos receptores alvo, de modo que não há virilização do seio urogenital (genitália externa feminina normal) nem desenvolvimento dos ductos de Wolf. Entretanto, pela presença normal do AMH, também não há diferenciação dos ductos do Müller, sendo que a genitália interna é ausente.

Da mesma maneira como o seio urogenital é extremamente sensível à ação de androgênios sistêmicos, de qualquer quantidade ou natureza, a presença de androgênios aumentados de origem materna ou fetal em fetos femininos (por exemplo: hiperplasia adrenal congênita não compensada ou tumores produtores de androgênios) pode determinar a virilização em graus variados, também produzindo o nascimento de crianças com genitália ambígua.

Eixo hipotálamo-hipófise-ovariano

A função das gônadas é comandada pelo Sistema Nervoso Central (SNC) por meio do eixo hipotálamo-hipófise-ovariano (HHO). A regulação direta da gônada é feita pelas gonadotrofinas. São elas o hormônio folículo-estimulante (FSH) e o hormônio luteinizante (LH), que são hormônios glicoproteicos secretados pela adeno-hipófise, cuja produção é dependente da ação do chamado hormônio liberador de gonadotrofinas (LHRH ou GnRH, do inglês *gonadotrophin releasing hormone*) produzido pelo hipotálamo. É essa integração coordenada de produção e secreção de hormônios pelo SNC e pelas gônadas que constitui o eixo HHO (Figura 6).

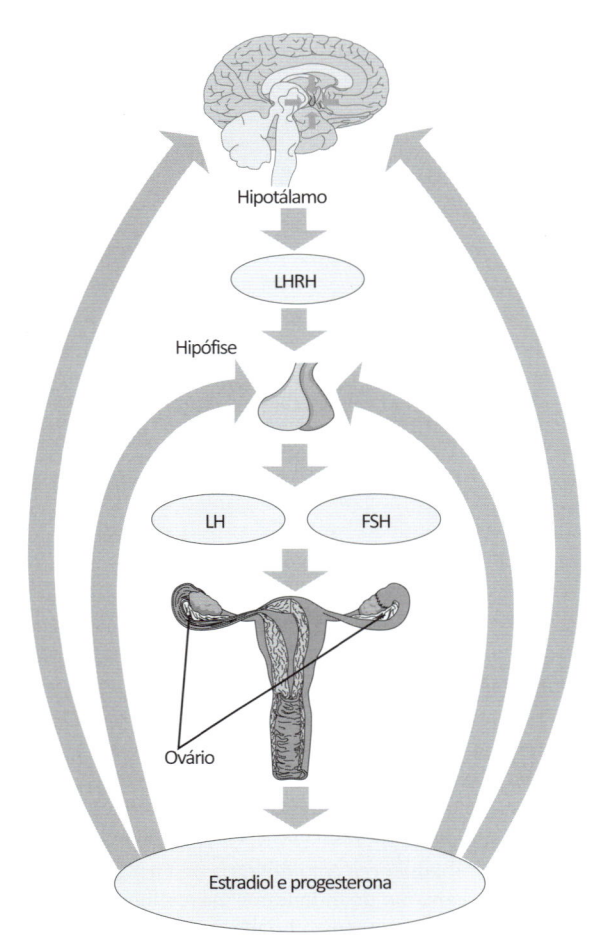

FIGURA 6. Eixo hipotálamo-hipófise-ovariano. LH: hormônio luteinizante; FSH: hormônio folículo-estimulante.

Os neurônios secretores de GnRH hipotalâmicos são originários da mesma região do bulbo olfatório e sua migração ocorre simultaneamente às dos neurônios ligados à olfação durante o período embrionário. O hipotálamo recebe informações de diversas áreas corticais, por meio de neurônios que produzem diferentes neurotransmissores, de acordo com cada especificidade celular, e que atuam nas sinapses com os neurônios secretores de GnRH. Esses neurotransmissores podem ser inibitórios (por exemplo: dopamina, betaendorfinas, serotonina e ácido gama-aminobutírico – GABA) ou excitatórios (por exemplo: norepinefrina, neuropeptídeo Y e glutamato) sobre a produção e secreção de GnRH, e o equilíbrio entre esses neurotransmissores e os esteroides sexuais vindos pela circulação controlam a secreção pulsátil de GnRH, que varia de acordo com a fase do ciclo menstrual (Speroff e Fritz, 2005C). Esse hormônio tem meia-vida extremamente curta. A variação pulsátil ao longo do ciclo é necessária e obrigatória para que ocorra o desenvolvimento folicular que culmine com ovulação; assim, qualquer interferência na pulsatilidade do GnRH pode ser responsável por um ciclo anovulatório.

Em resposta aos pulsos de GnRH liberados no sistema porta-hipofisário, a adeno-hipófise responde com produção e secreção de FSH e LH, em proporções variáveis ao longo das diferentes fases do ciclo. Estes, por sua vez, atuam sobre as gônadas (no caso, os ovários), estimulando a foliculogênese (desenvolvimento de folículo para liberação de um óvulo fertilizável) e a esteroidogênese ovariana (produção de esteroides pelo ovário).

Situações clínicas ligadas a esse processo

Sendo o eixo HHO extremamente sensível às influências vindas do próprio SNC ou, sistemicamente, pela circulação sanguínea, e sendo a ovulação um processo que depende da total sincronia entre as estruturas do eixo, bem como de seus reguladores, é possível imaginar por que os quadros anovulatórios são tão frequentes.

Um dos tipos mais frequentes quadros de anovulação é aquele causado por alterações na pulsatilidade do GnRH, podendo ou não suprimir completamente sua secreção. É a chamada anovulação de origem hipotalâmica, que pode ocorrer em situações como: doenças orgânicas como traumas, infecções, tumores ou malformações de SNC; alterações funcionais do SNC (por exemplo: estresse); endocrinopatias que possam interferir na secreção de esteroides sexuais ou de outros neurotransmissores; doenças crônicas que possam interferir no metabolismo (doença hepática) ou excreção (doença renal) dos esteroides sexuais.

Nos casos mais leves, geralmente se alteram os pulsos, mas uma secreção mínima é mantida, de maneira que o ovário continua sendo estimulado e produzindo esteroides, ainda que a ovulação seja inibida; um exemplo clínico bastante frequente desse evento é observado em situações de estresse, em que ocorre atraso menstrual, como adolescentes que estão em período pré-vestibular. Uma vez que a situação de estresse é resolvida, a paciente para de apresentar o quadro clínico, caracterizando esse quadro mais leve como autolimitado.

Em casos mais graves de estresse crônico ou doenças crônicas, esse efeito inibitório sobre os pulsos pode chegar a aboli-los completamente, levando à supressão do eixo HHO, com consequente hipoestrogenismo pela falta de atividade ovariana.

Esteroidogênese ovariana – o "mecanismo das duas células"

Em resposta aos pulsos de gonadotrofinas produzidas pela hipófise a partir da secreção de GnRH hipotalâmica, o ovário produz esteroides sexuais. São os principais produtos da esteroidogênese ovariana o estradiol e a progesterona, além dos androgênios T e androstenediona, que funcionam mais como intermediários nessa produção.

De maneira bastante simplificada, a produção de esteroides sexuais pelo ovário tem início a partir do colesterol, vindo da dieta. Este é absorvido no intestino e é a base da estrutura química comum a todos os esteroides, que é o anel ciclopentanoperidrofenantreno (Figura 7). Os esteroides sexuais são divididos em três grupos, de acordo com o número de átomos de carbono. O núcleo pregnano, com 21 carbonos, dá origem à progesterona e aos corticoides; na sequência, os androgênios são compostos por 19 carbonos (núcleo androstano) e os estrogênios por 18 carbonos (núcleo estrano) (Speroff e Fritz, 2005B). Cada fase do ciclo produz preferencialmente um ou outro tipo de esteroide, de acordo com o objetivo daquela fase em termos de desenvolvimento folicular, endometrial ou de outras estruturas ligadas ao ciclo reprodutivo.

A produção de esteroides sexuais pelo folículo é feita pelas células somáticas foliculares (granulosa e teca) e é comandada pelas gonadotrofinas, por meio do "mecanismo das duas células" (Speroff e Fritz, 2005D). Tanto a teca como a granulosa têm potencial para produzir todos os esteroides da cascata, com capacidade de síntese de todas as enzimas necessárias ao longo do processo; entretanto, a única camada vascularizada no início do desenvolvimento folicular é a teca, o que limita o aporte de colesterol para o folículo apenas através dessa camada. A granulosa avascular fica na dependência de precursores advindos da teca, os quais são recebidos por mecanismo de difusão entre essas duas camadas.

Segundo a teoria do "mecanismo das duas células", o colesterol da dieta é captado pela teca, que, por efeito do LH hipofisário, produz androgênios; estes, por sua vez, passam para a granulosa pelo processo de difusão. Uma vez na granulosa, os androgênios são convertidos em estrogênios (estradiol preferencialmente), por ação da aromatase, em resposta ao efeito do FSH sobre essas células (Figura 8).

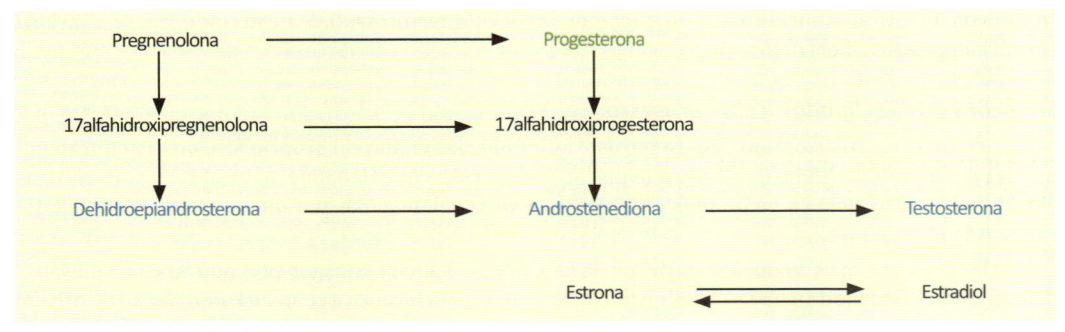

FIGURA 7. Esteroidogênese ovariana.

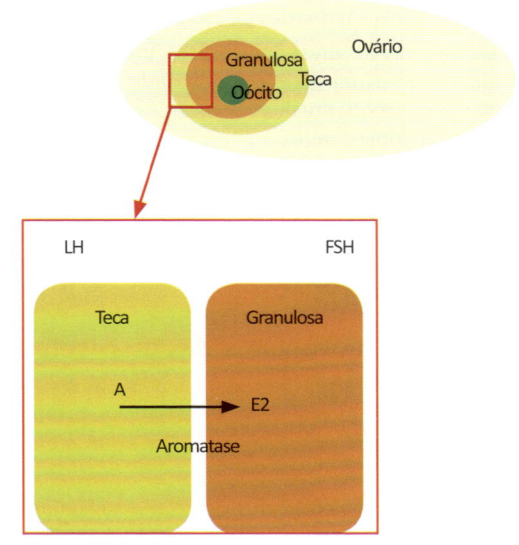

FIGURA 8. "Mecanismo das duas células".

Tanto o estradiol quanto os androgênios, predominantemente T, são liberados na circulação sanguínea. Tanto as concentrações circulantes de estradiol, produzido desde o início do ciclo, quanto de progesterona, produzida após a ovulação, participam dos mecanismos de retrocontrole sobre secreção de gonadotrofinas pela hipófise.

Nesse sentido, o estradiol tem papel predominante na produção e no armazenamento de gonadotrofinas pela hipófise, tanto de FSH quanto de LH, e menos importante na secreção desses hormônios. Ao contrário, a progesterona é potente estimulador da liberação das gonadotrofinas produzidas, sem efeito significativo sobre a produção desses hormônios.

Vale ressaltar que a produção predominante de FSH ou LH, em resposta à estimulação da hipófise pelo GnRH, depende do *status* estrogênico da mulher. Em situações de normo ou hiperestrogenismo, a hipófise produz preferencialmente LH, enquanto, em condições de hipoestrogenismo, a produção é predominante de FSH.

Situações clínicas ligadas a esse processo

Em situações clínicas de falência ovariana, seja ela fisiológica ou patológica, existe um comprometimento total ou parcial da função ovariana com comprometimento da produção de estradiol. A queda dos níveis de estradiol é interpretada pela hipófise como uma necessidade de maior estimulação sobre o ovário; para isso, ocorre um aumento na produção e na liberação de FSH, na tentativa de aumentar a produção de estradiol ovariano. Entretanto, essa resposta não acontece, pois o ovário já não tem condições de responder ao estímulo do FSH. Verificamos que, nessa situação clínica de hipoestrogenismo secundário à falência ovariana, o marcador diagnóstico da falta de função da gônada é o FSH. Seu aumento é muito mais significativo que o de LH, uma vez que, em situações de hipoestrogenismo, a hipófise produz preferencialmente FSH, em detrimento do LH.

Foliculogênese

Crescimento folicular inicial

Como dito anteriormente, as células germinativas, agora estacionadas na prófase da primeira meiose, foram organizadas na forma de folículos primordiais. Sabemos que, em crianças recém-nascidas, devido ao estado de quiescência dos ovários, raros são os folículos que se encontram em estágios mais avançados de desenvolvimento folicular. Apesar da ativação do eixo HHO, que ocorre posteriormente na puberdade, 90% da população de folículos do *pool* de reserva ovariana está organizada na forma de folículos primordiais, mesmo na mulher adulta (Figura 9).

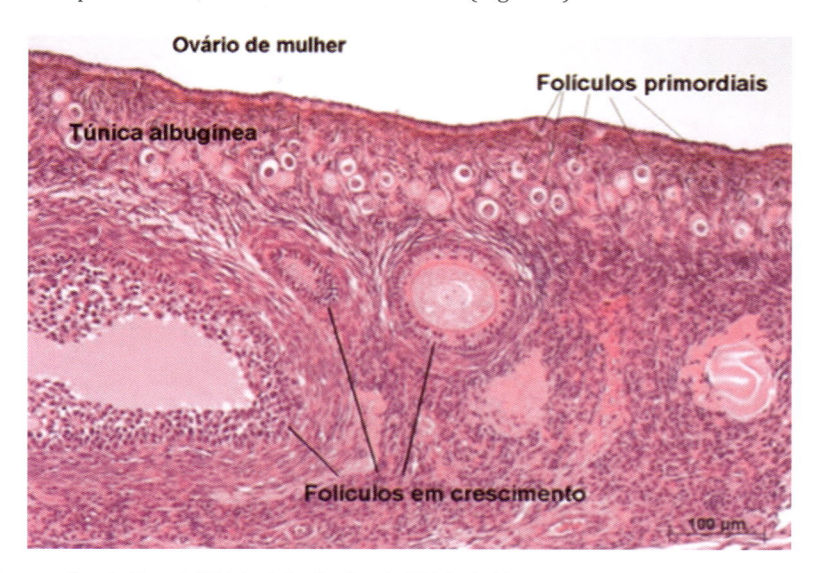

Fonte: http://www.unifesp.br/dmorfo/histologia/ensino/ovario/histologia.htm

FIGURA 9. Corte histológico de um ovário de mulher adulta.

Durante a infância os folículos continuam a sofrer o processo de atresia, de maneira que, quando a menina entra na puberdade, aquela população de 1 a 2 milhões de folículos da reserva ovariana já é composta de 300 mil a 400 mil oócitos. Com o desencadeamento da puberdade e a ativação do eixo HHO, a atividade ovariana faz com que folículos primordiais, inativos, sejam ativados, para progredirem em seus estágios em desenvolvimento.

O gatilho promotor da ativação desses folículos primordiais é ainda pouco conhecido. Sabe-se que várias substâncias vindas do próprio oócito, das células somáticas foliculares e do estroma ovariano estão envolvidas nesse processo (Rosa-e-Silva *et al.*, 2006; Baerwald, 2009; Orisaka *et al.*, 2009), mas não existem ainda receptores de FSH na superfície dessas células (Figura 10).

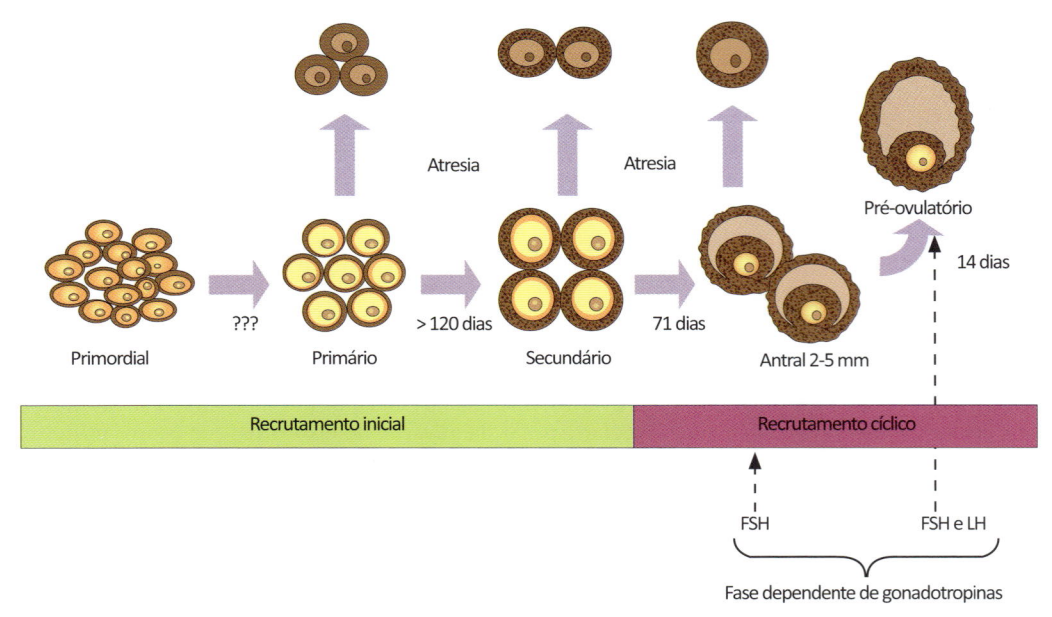

Modificada de: Rosa-e-Silva ACJS *et al.* Aspectos fisiológicos do LH na foliculogênese. Femina. 2006;34(7):469-76.

FIGURA 10. Recrutamento folicular inicial.

Uma vez ativados, os folículos sofrem alterações morfológicas, que se iniciam por mudanças nas características da camada única de CG, que os compõem. As CG, inicialmente achatadas do folículo primordial, tornam-se cuboides; as células mesenquimais se diferenciam ao redor do folículo e se organizam como uma camada externa à camada de granulosa, formando a camada da teca, é o chamado folículo primário (Figura 11). Nessa fase, ainda não há dependência de gonadotrofinas.

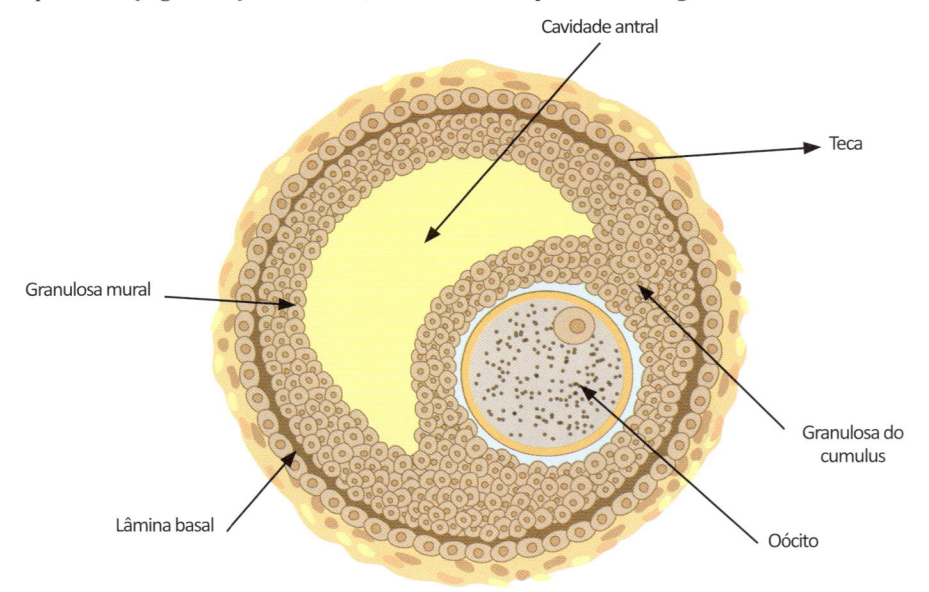

Modificada de: http://cnyfertility.com/2009/11/12/ivf-and-antral-follicle-count/

FIGURA 11. Esquema de um folículo antral.

A aceleração do processo de mitose das CG, com consequente aumento do número de camadas, define o folículo secundário, composto pelo oócito, duas camadas de CG e teca interna, além do desenvolvimento da lâmina basal, que separa a granulosa da teca. O desenvolvimento dos estágios subsequentes do desenvolvimento é marcado principalmente pelo aumento das camadas da granulosa, que caracteriza os folículos pré-antrais, já maiores que os secundários. Com cerca de 0,2 a 0,4 mm, inicia-se a produção de fluido pelas CG, o qual promove a separação das células, formando lagos de líquido que coalescem para formar a cavidade antral. Esses folículos passam, então, a ser chamados de folículos antrais (Figura 11). Até a formação da cavidade antral, há pouca responsividade à ação das gonadotrofinas. É a partir desse estágio antral inicial que a dependência de gonadotrofinas é mais proeminente (Gougeon, 1979; Craig *et al.*, 2007).

Durante o crescimento do folículo antral, há grande desenvolvimento da teca, caracterizando a individualização de duas camadas, a teca interna e a teca externa, as quais têm papel crucial na esteroidogênese e no processo ovulatório propriamente dito (Figura 11).

O desenvolvimento folicular, desde seu estágio de primordial até antral inicial, pode levar, em humanos, até 175 dias para ser completado (Gougeon, 1979; Rosa-e-Silva, 2006) (Figura 10). Assim, folículos que são recrutados em um ciclo devem iniciar seu desenvolvimento cerca de 3 a 4 meses antes, e cerca de 1.000 folículos primordiais são ativados simultaneamente. Ao longo do processo de crescimento folicular de primordial até os estágios antrais iniciais, grande parte da população folicular inicial é perdida pelo processo de atresia (Matsuda *et al.*, 2012), de maneira que, em mulheres com reserva ovariana normal, dos cerca de 1.000 folículos primordiais que iniciaram seu crescimento, apenas 6 a 20 folículos antrais iniciais, potencialmente recrutáveis, com diâmetro médio entre 2 e 8 mm, apresentam-se para crescer (Figura 12).

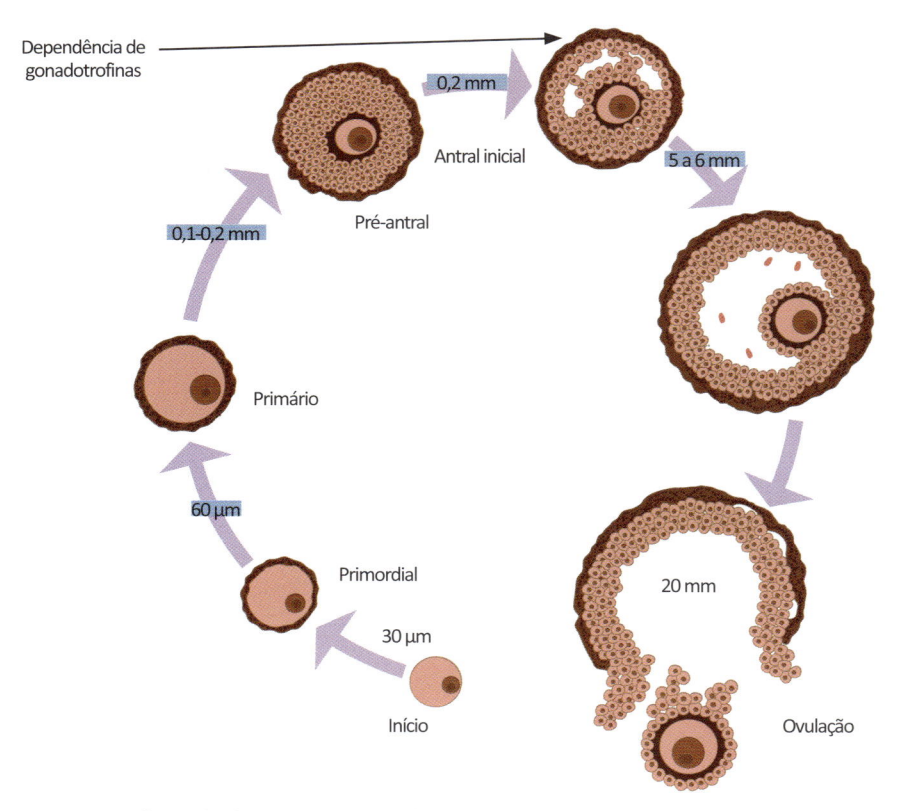

FIGURA 12. Estágios do desenvolvimento folicular.

De maneira geral, somente um é selecionado pelo processo de dominância folicular, o qual crescerá até atingir a maturidade e sofrerá a ovulação.

Todo esse processo, que envolve o crescimento de folículos em resposta à ação das gonadotrofinas, a produção de esteroides sexuais e as modificações uterinas e sistêmicas produzidas por esses esteroides, é conhecido como ciclo menstrual e é dividido, neste texto, para fins didáticos, em fase folicular e fase lútea (Speroff e Fritz, 2005D).

Situações clínicas ligadas a esse processo

Há muita controvérsia em torno da avaliação da reserva ovariana, que seria uma maneira indireta de se avaliar a fertilidade de uma mulher, do ponto de vista da função ovariana exclusivamente. Na prática clínica um dos marcadores atualmente utilizados para essa avaliação é a contagem de folículos antrais iniciais (CFA) realizada no início da fase folicular, que traduz, de forma limitada, o *pool* de reserva daquele ovário. Os folículos que visualizamos ao ultrassom, na fase folicular inicial, correspondem aos folículos antrais iniciais recrutáveis, que passam a ser visíveis a partir do momento em que o antro é formado, já que o fluido folicular é hipoecogênico ao exame de ultrassom. Cada "onda" de recrutamento folicular varia em número de folículos de um ciclo para o outro, por isso a CFA não deve ser usada isoladamente para esse fim, mas associada a outras características clínicas, idade e dosagens hormonais.

Fase folicular do ciclo menstrual

Vimos que, durante o crescimento folicular inicial, que ocorre cerca de 3 a 4 ciclos precedentes ao ciclo de ovulação, o folículo se desenvolve até um estágio antral inicial, quando a dependência de gonadotrofinas se torna mais evidente e ele se apresenta em número variável de um ciclo para o outro. Em resposta à ação do FSH hipofisário, esses folículos continuam seu crescimento por meio do aumento do número de camadas da granulosa e da produção de fluido folicular, que promove aumento gradual da cavidade antral e crescimento global dos folículos (Figura 12). Os receptores de FSH estão presentes apenas nas CG e possuem um efeito de autorregulação positiva, de maneira que o FSH estimula o aumento de seus próprios receptores na superfície da granulosa.

O nível de estradiol produzido é proporcional à massa de CG, de maneira que o retrocontrole da secreção de FSH é feito, em parte, pelos valores de estradiol circulante. O estradiol atua estimulando a produção de gonadotrofinas pela hipófise, com papel menos significativo na liberação desses hormônios, de maneira que, ao longo da fase folicular do ciclo, há, gradativamente, maiores estoques de gonadotrofinas na hipófise, em resposta ao retrocontrole pelo estradiol (Figura 13) (Speroff e Fritz, 2005D).

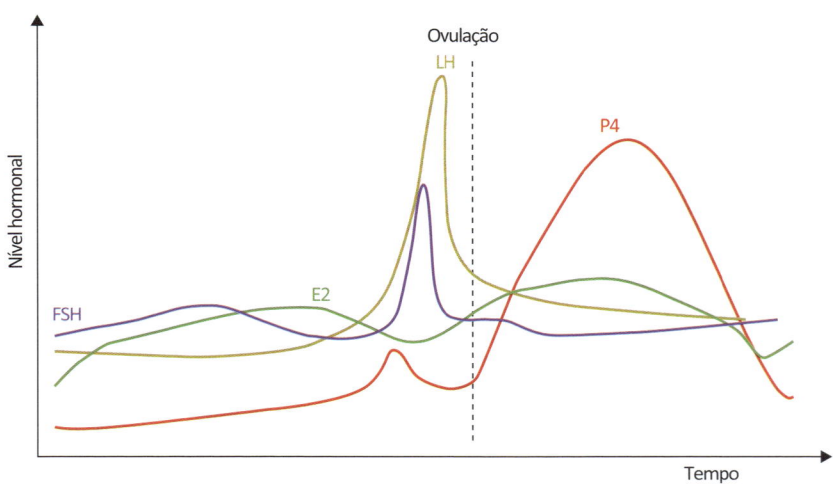

Modificado de: Rosa-e-Silva ACJS *et al*. Aspectos fisiológicos do LH na foliculogênese. Femina. 2006;34(7):469-76.
FIGURA 13. Curvas hormonais dos principais hormônios ligados ao ciclo menstrual.

Por motivos ainda não conhecidos, um dos folículos em desenvolvimento apresenta maior número de receptores de FSH em sua superfície. Consequentemente, ele se torna mais responsivo ao estímulo do FSH, crescendo mais rapidamente que os demais e autorregulando, de maneira mais intensa, o aumento do número de receptores de FSH na superfície da granulosa. Isso faz com que esse folículo se destaque dentre o *pool* de folículos em crescimento, produza quantidades cada vez maiores de estradiol e se torne cada vez mais sensível à ação do FSH. A quantidade cada vez mais elevada de estradiol circulante atua no retrocontrole hipofisário e é interpretada pela hipófise como redução da demanda de estímulo, ou seja, menor necessidade de FSH. Isso faz com que haja menor liberação de FSH na circulação (Figura 13), embora a síntese desse hormônio continue sendo estimulada pelo estradiol (Speroff e Fritz, 2005D).

O fato é que o folículo, maior e mais sensível ao FSH, não interrompe seu crescimento em consequência da redução da secreção de FSH, mas todo o restante do *pool*, menos responsivo, tem dificuldade em manter seu crescimento e entra em processo de atresia. Define-se, então, o folículo dominante, que completa seu desenvolvimento e a regressão dos demais folículos, caracterizando o ciclo monovulatório que ocorre nas mulheres.

Nesse processo final do desenvolvimento folicular, os receptores de LH, que anteriormente estavam presentes apenas na teca, passam a ser expressos também pelas CG, em resposta à ação do próprio FSH. Ocorre, gradativamente, a transferência de dependência de FSH para dependência de LH do folículo. O volume de fluido folicular aumenta, distendendo as paredes do folículo e aumentando a pressão intrafolicular. Além disso, ocorre o aumento acentuado da vascularização local.

Com o incremento dos vasos capilares que, anteriormente, irrigavam apenas a teca, a granulosa é atingida. O aporte de sangue para essas células permite a chegada de colesterol às CGs, o que lhes confere autonomia para produzir todos os esteroides da cascata. Nesse momento, as CGs passam a produzir pequenas quantidades de progesterona.

A progesterona tem um papel liberador das gonadotrofinas hipofisárias. Assim, os estoques de FSH e LH produzidos em resposta ao aumento crescente de estradiol, ao longo da fase folicular, são liberados, com a chegada dos vasos até a granulosa. Uma quantidade bastante elevada de LH e uma menos intensa de FSH é liberada na forma de pico (Figura 13). Cerca de 36 horas após esse pico de LH, ocorre a ovulação (Speroff e Fritz, 2005d).

O LH liberado promove a reativação da meiose oocitária; a luteinização das CG murais, que agora expressam receptores para LH; a expansão das células granulosas do *cumulus*, que circundam o oócito; a produção de androgênios pela teca; e a síntese de prostaglandinas.

O aumento significativo de fluido folicular aumenta cada vez mais a tensão nas paredes do folículo, causando a distensão destas e impulsionando o folículo de encontro à superfície ovariana, de maneira que o folículo maduro pré-ovulatório apresenta parte de sua superfície justaposta à superfície cortical ovariana, recoberto apenas por uma camada muito fina de células. É o chamado estigma ovariano (Figura 14). As prostaglandinas produzidas pelo estroma ao redor do folículo em resposta ao pico de LH promovem contração da musculatura lisa perifolicular, e isso leva à rotura do folículo em seu ponto mais frágil, ou seja, o estigma. Ocorre, então, a extrusão do oócito do interior do folículo. É o fenômeno da ovulação (Figura 14). Nesse momento, o oócito que reativou a meiose está em metáfase II da segunda divisão meiótica, quando já é possível identificar a formação do primeiro corpúsculo polar (Figura 15).

Situações clínicas ligadas a esse processo

A dominância folicular e a ovulação são dependentes do perfeito funcionamento do eixo HHO. Um desequilíbrio nesse processo cursa com quadros variados de anovulação crônica.

A síndrome dos ovários policísticos (SOP) é uma entidade caracterizada pela anovulação crônica, traduzida clinicamente pela irregularidade menstrual, associada a sinais e sintomas de hiperandrogenismo, e que afeta cerca de 14% da população de mulheres em idade reprodutiva (Melo *et al.*, 2010).

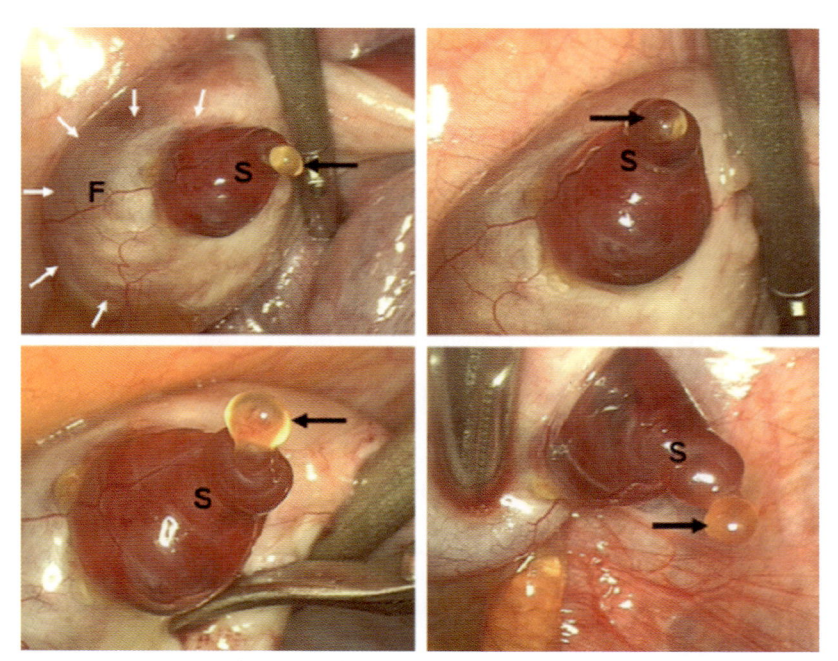

Fonte: Lousse JC, Donnez J. Laparoscopic observation of spontaneous human ovulation. Fertil Steril. 2008;90(3):833-4.

FIGURA 14. Fenômeno da ovulação observado em campo cirúrgico. F: folículo; S: estigma; seta indica complexo *cumulus oophorus* (células granulosa do *cumulus* mais o oócito).

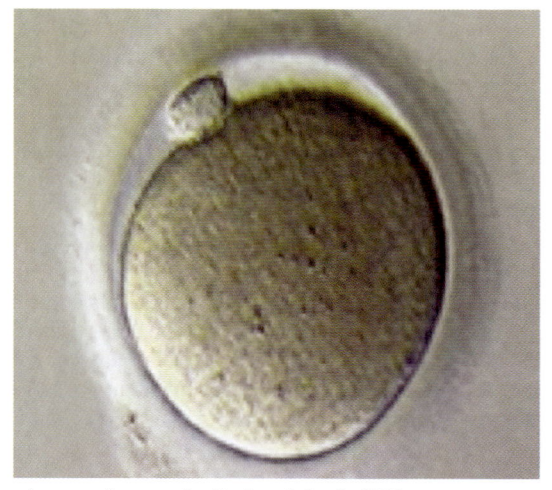

FIGURA 15. Oócito maduro logo após a ovulação (estágio de MII).

O mecanismo central de desencadeamento da SOP está relacionado com aumento na secreção de LH, em proporções muito maiores que as ideais. Assim, o LH aumentado estimula a teca a produzir grande quantidade de androgênios. A granulosa trabalha intensamente, na tentativa de converter todo esse androgênio em estradiol, mas, como o estímulo tecal pelo LH é muito maior que o da granulosa pelo FSH, há excesso de androgênios, os quais são liberados na circulação, produzindo sinais e sintomas de hiperandrogenismo clínico. Além disso, o ambiente hiperandrogênico ovariano interfere no crescimento dos folículos recrutados. Muitos estacionam em estágios antrais iniciais, sem definição de dominância, porém também sem o processo de atresia dos demais, por isso a característica de múltiplos microcistos na periferia do ovário.

Dessa maneira, estabelece-se o quadro da síndrome, com anovulação crônica, irregularidade menstrual e infertilidade, hiperandrogenismo clínico e aspecto policístico dos ovários.

Fase lútea do ciclo menstrual

Após a ovulação, o oócito liberado é normalmente captado pela trompa ipsilateral e conduzido através desta pelos cílios das células de revestimento tubário. Nesse trajeto, antes de atingir a cavidade uterina, é que o oócito normalmente encontra o espermatozoide e é fecundado. Somente após a ocorrência de fecundação é que o oócito completa sua divisão meiótica, com a extrusão do segundo corpúsculo polar.

No ovário, a parede do folículo que ovulou, composta por células da teca e da granulosa parcialmente luteinizadas, dá origem ao corpo lúteo (CL), ao completar o processo de luteinização induzido pela ação do LH. Nesse processo, há um incremento na vascularização local, com aporte de vasos de grosso calibre e baixa resistência, que garante a chegada de grandes quantidades de colesterol para a produção de progesterona (Figura 13). Nessa fase, apesar da capacidade de produção de todos os hormônios da cascata, as células produzem predominantemente progesterona, com o objetivo de preparar o endométrio para a implantação do embrião, caso a fecundação tenha ocorrido.

O CL tem, fisiologicamente determinada, uma meia-vida de 12 a 14 dias, com pico de produção hormonal em torno do 6° a 7° dia pós-ovulação, quando supostamente deve ocorrer a implantação. Esse tempo é assegurado pelo pico de LH pré-ovulatório. Entretanto, depois de 7 dias, caso não tenha havido implantação embrionária, o CL entra em processo de degeneração, com a queda dos níveis de progesterona e consequente colapso endometrial. Caso tenha havido nidação, o trofoblasto do embrião, responsável pela invasão do endométrio, passa a produzir gonadotrofina coriônica humana (hCG). Esse hormônio possui estrutura molecular muito semelhante à do LH e se liga aos receptores de LH no CL, perpetuando-o e, consequentemente, mantendo a produção de progesterona. A progesterona produzida propicia a estabilidade do endométrio durante as primeiras 12 semanas de gestação, após as quais está terminada a primeira onda de invasão trofoblástica, que confere à placenta autossuficiência para se manter independente do CL (Speroff e Fritz, 2005D).

Situações clínicas ligadas a esse processo

A fase "fixa" do ciclo menstrual, do ponto de vista de duração, é a fase lútea. A variabilidade nos intervalos menstruais entre diferentes mulheres se deve principalmente à diferença de duração da fase folicular (por exemplo, ciclos com intervalos de 28 ou 30 ou 35 dias possuem fase folicular de cerca de 14, 16 ou 21 dias, respectivamente).

A fase lútea dura enquanto existir a presença do CL, normalmente durante os 12 a 14 dias após a ovulação. Situações em que há comprometimento na formação do CL podem promover o quadro de "insuficiência lútea", que pode se manifestar pelo encurtamento da fase lútea, pela degeneração mais precoce do CL, com consequente encurtamento global do ciclo menstrual.

Uma situação fisiológica em que isso ocorre é a perimenopausa, em que, geralmente, antes da cessação total das menstruações (menopausa propriamente dita), ocorre redução do intervalo dos ciclos. Nesse caso, o problema está na má qualidade dos folículos ovarianos, já envelhecidos, que geram a formação de CLs de má qualidade, que duram menos e produzem menos progesterona, o que compromete a estabilidade endometrial e se manifesta na forma de ciclos mais curtos em relação ao menacme daquela mulher, associados ou não ao aumento do volume de sangramento.

Desenvolvimento endometrial

Em resposta a toda variação hormonal que ocorre ao longo do ciclo, o endométrio se modifica (Speroff e Fritz, 2005E).

Na fase folicular, em que há predominância estrogênica, o endométrio prolifera. A ação direta dos estrogênios sobre o epitélio endometrial é o de estimular mitoses, além de estimular a proliferação vascular nesse tecido. Também, o estradiol autorregula positivamente o aparecimento de seus próprios receptores, ou seja, potencializando seu próprio efeito.

Além disso, é somente pela ação do estradiol que os receptores de progesterona passam a ser expressos no epitélio endometrial, ou seja, a progesterona só atua se já houve ação de estrogênios (Figura 16A).

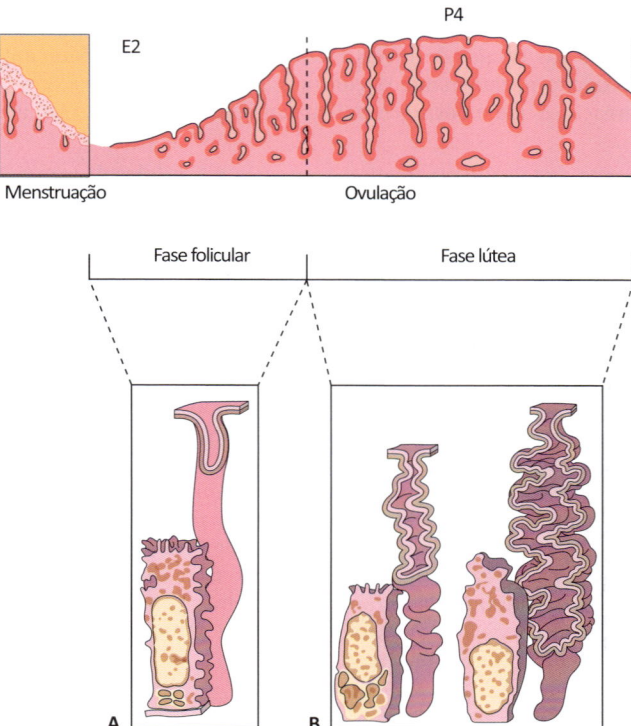

FIGURA 16. Efeito dos esteroides sexuais sobre o endométrio. (**A**) Fase folicular; (**B**) fase lútea.

Em contrapartida, a ação da progesterona sobre as células endometriais inibe a ação dos estrogênios, pela supressão de seus receptores. Uma vez proliferado por ação estrogênica, o endométrio se diferencia por ação da progesterona. Nesse processo de diferenciação está:
1. a maturação das glândulas endometriais para a produção de glicogênio, o qual tem papel na nutrição do embrião, até que o processo implantatório, que permite o acesso do trofoblasto aos vasos, esteja funcional;
2. o enrodilhamento dos vasos e a redução da resistência da parede vascular, facilitando o aporte de sangue para o local (Figura 16B). Ou seja, a progesterona prepara o endométrio para receber o embrião.

Caso a implantação não ocorra e o CL se degenere, há queda dos níveis de progesterona com consequente vasoconstrição das arteríolas espiraladas da base do endométrio, com isquemia e colapso endometrial. É o fenômeno da menstruação, em que é eliminado o endométrio destacado juntamente do sangue proveniente das arteríolas da base endometrial expostas pela descamação.

Com a produção reiniciada dos estrogênios no ciclo subsequente, pelo novo recrutamento folicular, há cicatrização da camada basal por reepitelização e cessação do sangramento.

Conclusão

Percebe-se, portanto, que vários processos simultâneos estão envolvidos no ciclo reprodutivo feminino, demandando integração perfeita entre eles para que a gestação, objetivo primordial desse processo, ocorra de maneira bem-sucedida. Por se tratar de um evento bastante complexo, disfunções são frequentes em diferentes etapas desse processo, manifestando-se de maneiras bastante diversas, que compõem os distúrbios do sistema reprodutivo, tais como anovulações crônicas, sangramentos disfuncionais, infertilidade e outras endocrinopatias.

O estudo da fisiologia do ciclo reprodutivo feminino é imprescindível para a compreensão desses distúrbios, para ideal abordagem diagnóstica e terapêutica. Além disso, não só os processos patológicos, mas também os fisiológicos, como a puberdade e o climatério, demandam conhecimento específico para o manejo das pacientes, durante essas fases especiais da vida, minimizando desconfortos e orientando para as modificações e demandas de cada etapa da vida da mulher.

E, finalmente, para que o profissional médico possa abordar adequadamente o planejamento familiar, que envolve tanto a programação da contracepção como da concepção, faz-se necessário o entendimento do funcionamento desse sistema, facilitando desde a indicação dos métodos contraceptivos até a identificação das causas de infertilidade e a definição do melhor tratamento nessas situações.

Referências

Baker TG. A quantitative and cytological study of germ cells in human ovaries. Proc Soc Soc Lond. 1963;58:417 apud: Speroff L, Fritz MA. Clinical gynecologic endocrinoloy and infertility. 7. ed. Philadelphia: Lippincott Williams & Wilkins; 2005.

Baerwald AR. Human antral folliculogenesis: what we have learned from the bovine and equine models. Anim Reprod. 2009;6(1):20-9.

Craig J et al. Gonadotropin and intra-ovarian signals regulating follicle development and atresia: the delicate balance between life and death. Front Biosci. 2007;12:3628-39.

Gougeon A. Qualitative changes in medium and large antral follicles in the human ovary during the menstrual cycle. Annals Biol Anim Bioch Biophys. 1979;19:1464-8.

Johnson J et al. Germline stem cells and follicular renewal in the postnatal mammalian ovary. Nature. 2004;428(11):145-50.

Lousse JC, Donnez J. Laparoscopic observation of spontaneous human ovulation. Fertil Steril. 2008;90(3):833-4.

Makoto O et al. Oocyte-granulosa-theca cell interactions during preantral follicular development. J Ovarian Research. 2009;2(1):9-16.

Matsuda F et al. Follicular growth and atresia in mammalian ovaries: regulation by survival and death of granulosa cells. J Reprod Develop. 2012;58(1):44-50.

Melo AS et al. High prevalence of polycystic ovary syndrome in women born small for gestational age. Human Reproduction. 2010;25(8):2124-31.

Oktem O, Urman B. Understanding follicle growth in vivo. Hum Reprod. 2010;25(12):2944-54.

Rosa-e-Silva ACJS et al. Aspectos fisiológicos do LH na foliculogênese. Femina. 2006;34(7):469-76.

Speroff L, Fritz MA. The ovary- embriology and development. In: Speroff L, Fritz MA. Clinical gynecologic endocrinoloy and infertility. 7. ed. Philadelphia: Lippincott Williams & Wilkins; 2005A. p. 97-112.

____. Hormone biosynthesis, metabolism and mechanism of action. In: Speroff L, Fritz MA. Clinical gynecologic endocrinoloy and infertility. 7. ed. Philadelphia: Lippincott Williams & Wilkins; 2005B. p. 25-96.

____. Neuroendocrinology. In: Speroff L, Fritz MA. Clinical gynecologic endocrinoloy and infertility. 7. ed. Philadelphia: Lippincott Williams & Wilkins; 2005C. p. 145-86.

____. Regulation of the menstrual cycle. In: Speroff L, Fritz MA. Clinical gynecologic endocrinoloy and infertility. 7. ed. Philadelphia: Lippincott Williams & Wilkins; 2005D. p. 187-232.

____. The uterus. In: Speroff L, Fritz MA. Clinical gynecologic endocrinoloy and infertility. 7. ed. Philadelphia: Lippincott Williams & Wilkins; 2005E. p. 113-44.

CAPÍTULO 3

A Consulta Ginecológica de Rotina nas Diferentes Fases da Vida da Mulher

Silvio Antônio Franceschini

Introdução

No universo médico atual, cada vez mais especializado, o ginecologista geral tem ocupado o lugar do clínico e, muitas vezes, do médico de família. Vem atuando há tempos na Atenção Primária, prevenindo tanto o câncer de colo como o mamário, além da prevenção de gravidezes indesejadas por meio da orientação contraceptiva.

As consultas periódicas são oportunidades únicas e deveriam ir além dos cuidados ginecológicos, sendo uma excelente oportunidade para aconselhar os pacientes sobre os cuidados preventivos. Elas devem incluir avaliação, triagem e aconselhamento, além do calendário vacinal, com base na idade e nos fatores de risco. Características comportamentais pessoais são aspectos importantes da saúde da mulher.

O presente capítulo indica avaliações de rotina para mulheres não grávidas com base em fatores de risco e nas principais causas de mortalidade para cada grupo etário.

Consulta ginecológica entre 13 e 18 anos

O *American College of Obstetricians and Gynecologists* (ACOG) recomenda que a primeira visita ao ginecologista aconteça entre as idades de 13 anos e 15 anos (ACOG, 2006). Essa consulta visa fornecer orientações de saúde, triagem e proporcionar uma excelente oportunidade para o ginecologista iniciar uma relação médico-paciente. Tal visita não inclui necessariamente o exame pélvico interno.

A Tabela 1 mostra a mortalidade proporcional de mulheres nessa faixa etária, no Brasil.

TABELA 1
MORTALIDADE PROPORCIONAL DE MULHERES, ENTRE 10 E 19 ANOS, POR GRUPOS DE CAUSAS, EM 2009.

Grupo de causas	%
Causas externas	40,68
Neoplasias	12,42
Doenças do aparelho respiratório	7,93
Doenças do aparelho circulatório	6,72
Doenças infecciosas e parasitárias	5,74
Doenças congênitas	0,03
Demais causas definidas	26,48

Fonte: Ministério da Saúde/SVS – Sistema de Informações sobre Mortalidade (SIM).

São dados de relevância na história clínica:

- razão da visita (tem queixa ou veio para rotina?). A consulta foi a pedido da adolescente ou a pedido da mãe?
- *status* de saúde (menstruações, história médica, cirurgias prévias e antecedentes familiares);
- dieta (hábitos alimentares);
- atividade física;
- uso de álcool, tabaco e drogas ilícitas;
- práticas sexuais (incluindo possibilidade de abuso), número de parceiros.

No exame físico, verificam-se:

- índice de massa corporal (IMC) por meio do peso e altura;
- pressão arterial (PA);
- avaliar caracteres sexuais secundários (estadiamento de Marshall e Tanner) (Marshall e Tanner, 1979);
- exame geral;
- exame pélvico (lembrar que às vezes é interessante postergar o exame ginecológico para adquirir confiança no serviço).

Devem ser solicitados os seguintes exames laboratoriais periódicos para adolescentes sexualmente ativas:

- sorologias: VDRL (sigla de *venereal disease research laboratory*), Anti-HIV, HBsAg e anti-HCV;
- colpocitologia: alguns autores defendem o rastreamento 3 anos após início da vida sexual ativa (Widdice e Moscicki, 2008). O *US Preventive Services Task Force* (USPSTF) e o ACOG indicam a partir dos 21 anos (Moyer *et al.* 2012). Não é indicada pela Organização Mundial da saúde (OMS) nem pelo Instituto Nacional do Câncer (INCA) antes dos 25 anos, devido à baixa efetividade na redução de câncer cervical (INCA, 2011).

Em vulvovaginites, bacterioscopia, exame da lâmina a fresco (com soro fisiológico), medida do pH e teste das aminas são mais eficazes para o diagnóstico correto do que a colpocitologia.

Em grupos de alto risco, devem ser realizados os seguintes exames:

- lipidograma (para obesos, história familiar de doença cardiovascular – DCV – precoce, *diabetes mellitus* – DM) e glicemia (para obesos, síndrome do ovário policístico – SOP, história familiar de DM);
- hemoglobina (Hb)/hematócrito (Ht): se volume menstrual aumentado.

Avaliação e o aconselhamento devem ser feitos de acordo com o Quadro 1.

Imunização

A Tabela 2 apresenta o calendário vacinal de adolescentes (11 a 19 anos) segundo o Ministério da Saúde e a Sociedade Brasileira de Imunizações (SBIm). É importante salientar que a vacina contra o papilomavírus humano (HPV) foi aprovada em votação no Senado em 12 de setembro de 2012 para ser incorporada ao calendário do Ministério da Saúde, no entanto, até o presente momento, isso não aconteceu, pois há necessidade de aprovação na Câmara de Deputados e pela Presidência.

Quadro 1
Avaliação e o aconselhamento na consulta ginecológica de adolescentes entre 13 e 18 anos.

Sexualidade	Desenvolvimento sexual
	Discussão sobre acne, dismenorreia, ciclo menstrual e tensão pré-menstrual
	Contracepção (incluindo contracepção de emergência). Métodos de longa duração são mais eficazes para adolescentes
	DST e comportamento de risco; prevenção (método de barreira). Lembrar que outras formas de relação (oral, anal) também podem transmitir DST
Nutrição e exercícios	Dieta rica em ferro/ácido fólico. Evitar consumo de calorias vazias
	Ingesta de cálcio (1.000 mg – preferencialmente da dieta). Os ossos estão em formação
	Exercícios físicos regulares
Avaliação psicossocial	Sintomas depressivos/risco de suicídio
	Relacionamento familiar e com os pares
	Sinais de abuso/negligência: estatuto da criança e do adolescente (Lei 8.069, de 13 de julho de 1990)
	Situação escolar e objetivos de vida
	Orientação sexual e identidade de gênero
	Distúrbios de aprendizado e/ou comportamento
Fatores de risco cardiovascular	História familiar
	Hipertensão arterial
	Dislipidemia
	Obesidade
	Diabetes mellitus
	Antecedente pessoal de DHEG e DG
Saúde/comportamentos de risco à saúde	Higiene pessoal e autocuidado
	Autoconhecimento corporal
	Evitar acidentes: veículos automotores, armas de fogo
	Abuso e/ou uso de álcool, tabaco e outras drogas. Estimular a abstinência

DST: doenças sexualmente transmissíveis; DHEG: doença hipertensiva específica da gestação: DG: diabetes getacional.

Tabela 2
Calendário vacinal do adolescente segundo o Ministério da Saúde e a Sociedade Brasileira de Imunizações (SBIm).

Vacinas	Esquema básico	Comentários	Disponibilidade das vacinas	
			Postos públicos	Clínicas privadas
Tríplice viral (sarampo, rubéola e caxumba)	Dose única para adolescentes previamente vacinados. Duas doses (com intervalo mínimo de 4 meses entre elas) para aqueles que receberam anteriormente uma dose	Vacina contraindicada para imunodeprimidos e gestantes	Sim	Sim
Vacinas contra as hepatites A, B e A+B	Hepatite A – duas doses: a segunda 6 meses após a primeira	1. A vacinação combinada contra as hepatites A e B é preferível à vacinação isolada contra as hepatites A e B, a menos que o diagnóstico sorológico ou clínico bem estabelecido indique imunidade para uma delas
2. Esquemas especiais de vacinação contra a hepatite B:
- para imunodeprimidos e renais crônicos: dose dobrada (2 mL – 40 mg)
- para imunocompetentes com alto risco de exposição: dose normal (1 mL – 20 mg)
Em quatro aplicações com intervalo de 1 mês entre a primeira e a segunda, e a segunda e a terceira, e de 6 meses entre a terceira e quarta
3. Para adolescentes com menos de 18 anos de idade indica-se também a aplicação da apresentação para adultos da vacina combinada contra as hepatites A e B com duas doses aplicadas com intervalo de 6 meses	Não	Sim
	Hepatite B – três doses: a segunda 1 mês depois da primeira e a terceira 5 meses depois da segunda		Sim, até 19 anos	Sim
	Hepatites A+B – três doses: a segunda 1 mês depois da primeira e a terceira 5 meses depois da segunda		Não	Sim
HPV	Para meninas a partir de 9 anos de idade na prevenção da infecção pelo HPV: até 26 anos em três doses, no esquema 0-2-6 meses com a vacina do laboratório MSD ou até 25 anos em três doses, no esquema 0-1-6 meses com a vacina do laboratório GSK	A princípio, somente as adolescentes do sexo feminino com mais de 9 anos e mulheres até 26 anos devem ser vacinadas. Sempre que possível a vacina anti-HPV deve ser aplicada preferencialmente na adolescência, antes de iniciada a vida sexual, entre 11 e 12 anos de idade	Não	Sim

continuação

Vacinas	Esquema básico	Comentários	Disponibilidade das vacinas	
			Postos públicos	Clínicas privadas
Vacinas contra difteria, tétano e coqueluche	Com esquema de vacinação básico contra o tétano completo: reforço aos 14 anos com dTpa		dT sim	dT sim
	Com esquema de vacinação básico contra o tétano incompleto: uma dose de dTpa a qualquer momento e completar a vacinação básica com uma ou duas doses da vacina dupla do tipo adulto (dT) de forma a totalizar três doses de vacina, contendo o componente tetânico Em ambos os casos, na impossibilidade do uso da vacina dTpa, substituir a mesma pela vacina dT	A disponibilidade da vacina tríplice contra tétano, difteria e pertussis acelular (dTpa), formulada para uso em adolescentes e adultos, oferece novas oportunidades para reduzir o impacto da coqueluche. O uso dessa vacina confere proteção contra as três doenças e potencialmente deve reduzir a transmissão da coqueluche para outros grupos com alto risco de complicações, mas o real impacto da adoção dessa medida ainda é desconhecido	dT não	dT sim
Varicela	A partir dos 13 anos de idade: duas doses com intervalo de 2 meses	Vacina contraindicada para imunodeprimidos e gestantes	Não	Sim
Influenza (gripe)	Dose única anual		Não	Sim
Meningocócica C conjugada	Dose única	Sem evidências até o momento da necessidade de reforços	Não	Sim
Febre amarela	Uma dose de 10 em 10 anos	1. Indicada para habitantes de áreas endêmicas de febre amarela e para as pessoas que vão viajar ou mudar-se para essas regiões, assim como para atender exigências sanitárias de determinadas viagens internacionais 2. Vacina contraindicada para imunodeprimidos e gestantes, exceto quando os riscos de adquirir a doença superam os riscos potenciais da vacinação 3. Vacinar pelo menos 10 dias antes da viagem	Sim	Sim

HPV: papilomavírus humano; dTpa: ácido dietilentriaminopentaacético.

Consulta ginecológica entre 19 e 39 anos

A Tabela 3 mostra a mortalidade proporcional de mulheres nessa faixa etária, no Brasil.

TABELA 3
MORTALIDADE PROPORCIONAL DE MULHERES, ENTRE 20 E 39 ANOS, POR GRUPOS DE CAUSAS, EM 2009.

Grupo de causas	%
Causas externas	25,95
Neoplasias	17,64
Doenças do aparelho circulatório	13,44
Doenças infecciosas e parasitárias	11,21
Doenças do aparelho respiratório	8,16
Doenças congênitas	0,04
Demais causas definidas	23,74

Fonte: Ministério da Saúde/SVS – Sistema de Informações sobre Mortalidade (SIM).

São dados de relevância na história clínica:
- razão da visita (tem queixa ou veio para rotina);
- *status* de saúde (menstruações, história médica, cirurgias prévias e história familiar);
- dieta (hábitos alimentares);
- atividade física;
- uso de álcool, tabaco e drogas ilícitas;
- práticas sexuais, número de parceiros;
- incontinência urinária ou fecal.

Ao exame físico, devem ser observados:
- IMC (peso e altura);
- PA;
- exame geral (atentar para adenopatia e tireoide);
- exame clínico das mamas;
- exame pélvico.

Exames laboratoriais periódicos que devem ser solicitados:
- colpocitologia: segundo o INCA, dois testes anuais normais consecutivos autorizam a coleta trianual (INCA, 2011); por outro lado, o ACOG recomenda a coleta trianual somente após três testes anuais consecutivos (ACOG, 2011). Para mulheres acima de 30 anos, haveria ainda outra opção: exames a cada 5 anos após teste negativo para DNA de HPV de alto risco e colpocitologia normal (Moyer et al., 2012). Exceção: imunossupressão, imunodeficiência (HIV) e história de neoplasia intraepitelial cervical (NIC) 2 ou 3 (INCA, 2011). Em vulvovaginites a bacterioscopia, exame da lâmina a fresco (com soro fisiológico), medida do pH e teste das aminas são mais eficazes para o diagnóstico correto do que a colpocitologia.
- sorologias: VDRL, anti-HIV, HBsAg e anti-HCV. Lembrar que Aids passa a ser importante causa de mortalidade nessa faixa etária.

Em grupos de alto risco, devem ser realizados os seguintes exames:
- lipidograma (obesos, história familiar de DCV precoce e de DM), glicemia (obesos, SOP, história familiar de DM);
- Hb/Ht: se volume menstrual aumentado;

- mamografia a partir de 35 anos. Qualquer lesão palpável antes dos 35 anos, fazer preferencialmente ultrassonografia mamária (INCA, 2004). Lembrar que são definidos como grupos populacionais com risco elevado para o desenvolvimento do câncer de mama: mulheres com história familiar de pelo menos um parente de primeiro grau (mãe, irmã ou filha) com diagnóstico de câncer de mama, abaixo dos 50 anos de idade; mulheres com história familiar de pelo menos um parente de primeiro grau (mãe, irmã ou filha) com diagnóstico de câncer de mama bilateral ou câncer de ovário, em qualquer faixa etária; mulheres com história familiar de câncer de mama masculino; mulheres com diagnóstico histopatológico de lesão mamária proliferativa com atipia ou neoplasia lobular *in situ* (INCA, 2004);
- densitometria óssea (se condição clínica: falência ovariana precoce – FOP, uso crônico de corticoide sistêmico e hiperparatireoidismo) (USPSTF, 2011);
- TSH (mulheres com doenças autoimunes).

Avaliação e o aconselhamento devem ser feitos de acordo com o Quadro 2.

QUADRO 2
AVALIAÇÃO E O ACONSELHAMENTO NA CONSULTA GINECOLÓGICA DE MULHERES ENTRE 19 E 39 ANOS.

Sexualidade e planejamento reprodutivo	Discussão sobre acne, dismenorreia, ciclo menstrual e tensão pré-menstrual
	Contracepção: incluindo contracepção de emergência
	DST e comportamento de risco; prevenção: método de barreira. Discutir que outras formas de relação (oral, anal) também podem transmitir DST
	Desejo de gravidez: discutir relação da idade e fertilidade
	Função sexual (desejo, excitação e orgasmo)
Nutrição e exercícios	Dieta rica em ferro/ácido fólico (principalmente mulheres que desejam engravidar)
	Ingesta de cálcio (1.000 mg – preferencialmente da dieta)
	Exercícios físicos regulares
Avaliação psicossocial	Sintomas depressivos
	Relacionamento familiar e com os pares
	Satisfação com o trabalho/desemprego
	Violência doméstica
	Distúrbios do sono
	Fatores de risco cardiovascular
	Avaliar HAS
	Obesidade
	Avaliar dislipidemia e DM (se exames pedidos alterados)
	História pessoal de DHEG ou DG
	História familiar de DCV precoce
Saúde/ comportamentos de risco à saúde	Higiene pessoal e autocuidado
	Autoconhecimento corporal
	Evitar acidentes: veículos automotores
	Abuso e/ou uso de álcool, tabaco e outras drogas. Estimular a abstinência
	Prevenção de câncer de pele: estimular uso de protetor solar

HAS: hipertensão arterial sistêmica; DHEG: doença hipertensiva específica da gestação: DG: diabetes getacional; DCV: doença cardiovascular.

Imunização

A Tabela 4 apresenta o calendário vacinal de mulheres adultas e idosas segundo a SBIm e o Ministério da Saúde.

TABELA 4
CALENDÁRIO VACINAL DO ADULTO E IDOSO SEGUNDO A SOCIEDADE BRASILEIRA DE IMUNIZAÇÕES (SBIM) E O MINISTÉRIO DA SAÚDE.

Vacinas	Esquemas	Comentários	Disponibilização das vacinas	
			Postos públicos	Clínicas privadas
Tríplice viral (sarampo, caxumba e rubéola)	Uma ou duas doses (com intervalo mínimo de 30 dias) para homens e mulheres até 49 anos, de acordo com histórico vacinal, de forma que todos recebam no mínimo duas doses na vida. Dose única para homens e mulheres com mais de 49 anos	Contraindicada para imunodeprimidos e gestantes	Sim	Sim
Hepatites A, B ou A e B	Hepatite A – duas doses, com intervalo de 6 meses após a primeira (esquema 0-6 meses)	A vacinação combinada contra as hepatites A e B é uma opção e pode substituir a vacinação isolada contra as hepatites A e B. Esquemas especiais de vacinação contra a hepatite B: ▪ para imunodeprimidos e renais crônicos: dose dobrada (2 mL = 40 mcg) em quatro aplicações (esquema 0-1-2-7 meses); ▪ para imunocompetentes com alto risco de exposição: dose normal (1 mL = 20 mcg), em quatro aplicações (esquema 0-1-2-7 meses) com intervalos de 1 mês entre a primeira e a segunda, e a segunda e a terceira, e de 6 meses entre a terceira e a quarta	Não	Sim
	Hepatite B – três doses: a segunda 1 mês depois da primeira e a terceira 6 meses após a primeira (esquema 0-1-6 meses)		Sim, até 19 anos	Sim
	Hepatite A e B – três doses: a segunda 1 mês depois da primeira e a terceira seis meses após a primeira (esquema 0-1-6 meses). A vacinação combinada contra as hepatites A e B é uma opção e pode substituir a vacinação isolada contra as hepatites A e B		Não	Sim
HPV	Para mulheres na prevenção da infecção por HPV: de 9 a 26 anos em três doses, no esquema 0-2-6 meses com a vacina do laboratório MSD ou de 10 a 25 anos em três doses, no esquema 0-1-6 meses com a vacina do laboratório GSK	A princípio, somente as adolescentes do sexo feminino com mais de 9 anos e mulheres até 26 anos devem ser vacinadas. Sempre que possível, a vacina anti-HPV deve ser aplicada preferencialmente na adolescência, antes de iniciada a vida sexual, entre 11 e 12 anos de idade	Não	Sim

continuação

Vacinas	Esquemas	Comentários	Disponibilização das vacinas	
			Postos públicos	Clínicas privadas
Vacinas contra difteria, tétano e coqueluche	Com esquema de vacinação básico completo: reforço com dTpa (tríplice bacteriana acelular do tipo adulto) e após, uma dose de dT a cada dez anos	O uso da vacina dTpa está especialmente indicado para adultos que convivem ou cuidam de lactentes menores de 1 ano, visto serem um dos principais transmissores da *Bordetella pertussis* para esse grupo. Deve-se considerar fortemente a indicação da vacina dTpa para idosos. Uma dose de vacina dTpa é recomendada, mesmo nos indivíduos que receberam a vacina dupla bacteriana do tipo adulto (dT) há 2 ou mais anos	dT, sim	dT, sim
	Com esquema de vacinação básico incompleto ou desconhecido (com menos de três doses anteriores de vacina dT, DTP ou DTPa): completar o esquema de três doses, aplicando uma dose de dTpa (tríplice bacteriana acelular do tipo adulto) e uma ou duas doses de dT (dupla bacteriana do tipo adulto) (esquema 0-2-6 meses)		dTpa, não	dTpa, sim
Varicela (catapora)	A partir dos 13 anos de idade: duas doses, com intervalo de 2 meses	Indicada apenas para adultos sem história anterior de varicela. Contraindicada para imunodeprimidos e gestantes	Não	Sim
Influenza (gripe)	Dose única anual	-	Sim, para grupos de risco	Sim
Pneumocócica 23-valente	Dose única	Recomendada para maiores de 60 anos de idade e pessoas com doenças crônicas (cardiopatas, pneumopatas, diabéticos asplênicos etc.) e outras condições consideradas de risco para a doença pneumocócica	Sim, para grupos de risco	Sim
Meningocócica C conjugada	Dose única	Ainda que baixa a incidência da doença meningocócica em pacientes adultos, recomenda-se a vacinação, quando possível, ou em casos de surtos	Não	Sim
Febre amarela	Uma dose a cada 10 anos, para quem vive ou vai se deslocar para áreas endêmicas	Indicada para habitantes de áreas endêmicas de febre amarela e para as pessoas que vão viajar ou se mudar para essas regiões, assim como para atender exigências sanitárias de determinadas viagens internacionais. Vacina contraindicada para imunodeprimidos e gestantes, exceto quando os riscos de adquirir a doença superam os riscos potenciais da vacinação. Vacinar pelo menos 10 dias antes da viagem	Sim	Sim

Fonte: Sociedade Brasileira de Imunizações (SBIm).
HPV: papilomavírus humano; dT: toxoide tetânico e diftérico; DTP: difteria, tétano e coqueluche; DTPa: difteria, tétano e coqueluche acelular; dTpa: também acelular, porém dirigida para adolescentes e adultos; dTpa: ácido dietilentriaminopentaacético.

Consulta ginecológica entre 40 e 64 anos

A Tabela 5 mostra a mortalidade proporcional de mulheres na faixa etária 40 e 59 anos, no Brasil. Observa-se um aumento importante na mortalidade por neoplasmas e DCV nessa faixa etária.

Tabela 5
Mortalidade proporcional de mulheres, entre 40 e 59 anos, por grupos de causas, em 2009.

Grupo de causas	%
Neoplasias	30,47
Doenças do aparelho circulatório	29,67
Doenças do aparelho respiratório	7,86
Causas externas	6,36
Doenças infecciosas e parasitárias	6,13
Doenças congênitas	0,01
Demais causas definidas	19,50

Fonte: Ministério da Saúde/SVS – Sistema de Informações sobre Mortalidade (SIM).

São dados de relevância na história clínica:

- razão da visita (tem queixa ou veio para rotina);
- *status* de saúde (menstruações, história médica, cirurgias prévias e história familiar);
- dieta (hábitos alimentares);
- atividade física;
- uso de álcool, tabaco e drogas ilícitas. Medicações concomitantes;
- práticas sexuais: número de parceiros;
- sintomas climatéricos;
- prolapso pélvico;
- incontinência urinária ou fecal.

No exame físico, verificam-se:

- IMC (peso e altura);
- PA;
- exame geral (atentar para adenopatia e tireoide);
- exame clínico das mamas;
- exame pélvico.

Devem ser solicitados os seguintes exames laboratoriais periódicos:

- colpocitologia: coleta a cada 3 anos após dois testes normais ou a cada 5 anos após teste negativo para DNA de HPV de alto risco e colpocitologia normal (Moyer *et al.*, 2012). Exceção: imunossupressão, imunodeficiência (HIV) e história de NIC II ou III (ACOG, 2011). Não existe indicação de colpocitologia em pacientes com histerectomia total por causas benignas (Moyer *et al.*, 2012);
- mamografia: anual ou, no máximo, bianual a partir dos 50 anos, segundo o INCA (2004). A recomendação da Associação Médica Brasileira (AMB) e Agência Nacional de Saúde Complementar (ANS) é de mamografias bianuais a partir dos 40 anos e anuais a partir dos 50 anos (Gebrim *et al.*, 2011). Exceção: além das pacientes de risco (já colocado), as pacientes em uso de Terapia Hormonal (TH) farão mamografias anuais (INCA, 2004). Fazer mamografia a qualquer momento se lesão palpável;

- lipidograma: a cada 5 anos sem fatores de risco até os 55 anos e anualmente após (Jellinger, 2012);
- glicemia de jejum: em pacientes com peso normal, sem fatores de risco, iniciar aos 45 anos. Se valor normal, repetir a cada 3 anos (ADA, 2012);
- TSH: se normal a cada 5 anos, segundo a *American Thyroid Association* (ATA) (Ladenson, 2012);
- sangue oculto: anualmente ou colonoscopia a cada 10 anos (após os 50 anos) (ACGO, 2011);
- sorologias: VDRL, Anti-HIV, HBsAg e Anti-HCV.

Em grupos de alto risco, devem ser realizados os seguintes exames:

- Hb / Ht: se volume menstrual aumentado;
- densitometria óssea (USPSTF, 2011): se fator de risco (após a menopausa), ou seja, história familiar de osteoporose, fratura de baixo impacto, IMC < 21 kg/m^2 ou tabagismo; se condição clínica (pré ou pós-menopausa): FOP, uso crônico de corticoide sistêmico, hiperparatireoidismo, insuficiência renal crônica (IRC), hipo ou hipertireoidismo.

Avaliação e o aconselhamento devem ser feitos de acordo com o Quadro 3.

Quadro 3
Avaliação e aconselhamento na consulta ginecológica de mulheres entre 40 e 64 anos.

Sexualidade e planejamento reprodutivo	Ginecológico: sintomas climatéricos
	Contracepção (incluindo contracepção de emergência)
	DST (método de barreira)
	Função sexual (desejo, excitação e orgasmo)
Nutrição e exercícios	Ingesta de cálcio (pós-menopausa há aumento na necessidade) e vitamina D (600 UI/dia), de preferência na dieta
	Prevenção obesidade (lembrar da menor necessidade calórica no climatério)
	Exercícios físicos
Avaliação psicossocial	Sintomas depressivos/risco de suicídio
	Relacionamento familiar
	Satisfação com o trabalho e discussão de projetos na aposentadoria
	Violência doméstica e abuso
	Distúrbios do sono
Fatores de risco cardiovascular	Avaliar HAS
	Orientar sobre riscos da obesidade, DM, HAS e dislipidemia
	História familiar de DCV precoce
Saúde/comportamentos de risco à saúde	Higiene pessoal e autocuidado
	Autoconhecimento corporal (pode ser incluído o autoexame mamário, contraindicado pela OMS como triagem, porém recomendável para aumentar a consciência entre as mulheres em situação de risco) (WHO, s/d)
	Evitar acidentes
	Abuso e/ou uso de álcool, tabaco e outras drogas. Estimular a abstinência
	Prevenção de câncer de pele: estimular uso de protetor solar

DST: doenças sexualmente transmissíveis; HAS: hipertensão arterial sistêmica; DM: *diabetes mellitus*; DCV: doença cardiovascular; OMS: Organização Mundial da Saúde.

Imunização

A Tabela 4 apresenta o calendário vacinal de mulheres adultas e idosas segundo a SBIm e o Ministério da Saúde.

Consulta ginecológica ≥ 65 anos

A Tabela 6 mostra a mortalidade proporcional em mulheres ≥ 60 anos, no Brasil. Observa-se um aumento importante na mortalidade por DCV nessa faixa etária.

TABELA 6
MORTALIDADE PROPORCIONAL DE MULHERES ≥ 60 ANOS POR GRUPOS DE CAUSAS, EM 2009.

Grupo de causas	%
Doenças do aparelho circulatório	40,15
Neoplasias	18,14
Doenças do aparelho respiratório	13,39
Doenças infecciosas e parasitárias	3,36
Causas externas	2,63
Doenças congênitas	0,00
Demais causas definidas	22,33

Fonte: Ministério da Saúde/SVS – Sistema de Informações sobre Mortalidade (SIM).

São dados de relevância na história clínica:
- razão da visita (tem queixa ou veio para rotina);
- *status* de saúde (história médica, cirurgias prévias e história familiar);
- dieta (hábitos alimentares);
- atividade física;
- uso de álcool, tabaco. Medicações concomitantes;
- vida sexual (dificuldade para as relações sexuais);
- sintomas pós-menopausa e senescência;
- história de negligência e maus-tratos;
- prolapso pélvico;
- incontinência urinária ou fecal.

No exame físico, verificam-se:
- IMC (peso e altura);
- PA;
- exame geral;
- exame clínico das mamas;
- exame pélvico.

Devem ser solicitados os seguintes exames laboratoriais periódicos:
- densitometria óssea: se normal, repetir a cada 5 anos (USPSTF, 2011);
- mamografia: anual ou bianual até os 70 anos, segundo o INCA (2004). Após, fazer mamografia se alteração ao exame clínico das mamas;
- colpocitologia: interromper após os 65 anos se pelo menos três exames normais anteriormente, sem resultados anormais em 10 anos, sem histórico de câncer cervical. Mulheres com

história de NIC 2 ou um diagnóstico mais grave devem continuar testes de rotina por, pelo menos, 20 anos (Saslow *et al.*, 2012);
- sangue oculto: anualmente ou colonoscopia a cada 10 anos (após os 50 anos) (ACGO, 2011);
- lipidograma: anualmente (Jellinger, 2012);
- glicemia de jejum: se valor normal e paciente não for de risco, repetir a cada 3 anos (ADA, 2012);
- TSH: se normal repetir a cada 5 anos, segundo a ATA (ADA, 2012).

Em grupos de alto risco, devem ser oferecidas sorologia: VDRL, anti-HIV e HBsAg para mulheres que mudaram de parceiro ou não têm sorologia anterior.

Avaliação e o aconselhamento devem ser feitos de acordo com o Quadro 4.

Quadro 4
Avaliação e aconselhamento na consulta ginecológica de mulheres com mais de 64 anos.

Sexualidade	Função sexual (desejo, excitação e orgasmo), desconfortos e dificuldade do casal (disfunção erétil)
	Comportamento sexual: importância da vida sexual
	DST (método de barreira)
Nutrição e exercícios	Estimular a atividade física, principalmente exercícios que melhorem o equilíbrio
	Avaliação dietética / nutrição (incluindo transtornos alimentares e obesidade)
	Ingestão de cálcio e vitamina D
Avaliação psicossocial	Negligência/maus-tratos: Estatuto do Idoso (lei 10.741, de 1º de outubro de 2003)
	Violência doméstica
	Estilo de vida: estimular atividades sociais e de inclusão do idoso
	Depressão /risco de suicídio
	Distúrbios do sono
	Relações familiares
Fatores de risco cardiovascular	Avaliar HAS
	Orientar sobre riscos da obesidade, DM, HAS e dislipidemia
	Estilo de vida sedentário
Saúde/Comportamentos de risco à saúde	Higiene pessoal e autocuidado
	Autoconhecimento corporal (pode ser incluído o autoexame mamário, contraindicado pela OMS como triagem, porém recomendável para aumentar a consciência entre as mulheres em situação de risco (WHO, s/d)
	Acidentes: prevenção de quedas e lesões
	Acuidade auditiva e visual/glaucoma
	Abuso e/ou uso de álcool, tabaco e outras drogas. Estimular a abstinência
	Prevenção de câncer de pele: estimular uso de protetor solar

DST: doenças sexuais transmissíveis; HAS: hipertensão arterial sistêmica; DM: *diabetes mellitus*; OMS: Organização Mundial da Saúde.

Imunização

A Tabela 4 apresenta o calendário vacinal de mulheres adultas e idosas segundo a SBIm e o Ministério da Saúde.

Referências

ACOG Comitee Opinion. Number 483: Primary and Preventive Care: Periodic Assessments. Obstet Gynecol. 2011;117(4):1008-15.

____. Number 335: The initial reproductive health visit. Committee on Adolescent Health, ACOG. Obstet Gynecol. 2006;107(5):1215-9.

Marshall WA, Tanner JM. Variations in pattern of pubertal changes in girls. Arch Dis Child. 44(235):291-303; 1969.

American Diabetes Association (ADA). Executive summary: Standards of medical care in diabetes--2012. Diabetes Care. 2012;35(Suppl 1):S4-S10.

Instituto Nacional de Câncer (INCA). Diretrizes brasileiras para o rastreamento do câncer do colo do útero/ Instituto Nacional de Câncer. Coordenação Geral de Ações Estratégicas. Divisão de Apoio à Rede de Atenção Oncológica. Rio de Janeiro: INCA, 2011.

____. Controle do câncer de mama. Documento de consenso/Instituto Nacional de Câncer. Coordenação Geral de Ações Estratégicas. Divisão de Apoio à Rede de Atenção Oncológica. Rio de Janeiro: INCA; 2004.

Gebrim LH et al. Câncer de mama: prevenção secundária. Diretrizes clínicas na saúde complementar/ Associação Médica Brasileira e Agência Nacional de Saúde Complementar – Rio de Janeiro: AMB/ANS; 2011.

Jellinger PS et al. American Association of Clinical Endocrinologists' Guidelines for management of dyslipidemia and prevention of atherosclerosis. Endocr Pract. 2012;18(Suppl 1):1-78.

Ladenson PW et al. American Thyroid Association guidelines for detection of thyroid dysfunction. Arch Intern Med. 2000;160(11):1573-5.

Moyer VA; U.S. Preventive Services Task Force. Screening for cervical cancer: U.S. preventive services task force recommendation statement. Ann Intern Med. 2012;156(12):880-91, W312. Erratum in: Ann Intern Med. 2013 Jun 4;158(11):852.

Saslow D, Solomon D, Lawson HW, Killackey M, Kulasingam SL, Cain J, et al.; ACS-ASCCP-ASCP Cervical Cancer Guideline Committee. American Cancer Society, American Society for Colposcopy and Cervical Pathology, and American Society for Clinical Pathology screening guidelines for the prevention and early detection of cervical cancer. CA Cancer J Clin. 2012;62(3):147-72.

U.S. Preventive Services Task Force. Screening for osteoporosis: U.S. Preventive services task force recommendation statement. Ann Intern Med. 2011;154(5):356-64.

Widdice LE, Moscicki AB. Updated guinelines for Papanicolaou tests, colposcopy and Human Papillomavirus testing in adolescentes. J Adolesc Health. 43(4 Suppl): S41–S51; 2008.

World Health Organization (WHO). Screening for breast cancer [Internet]. [cite 2014 Mai 22]. Available from: http://www.who.int/cancer/detection/breastcancer/en/index.html

CAPÍTULO 4

Diagnóstico Diferencial das Amenorreias

Anderson Sanches de Melo
Paula Andrea de Albuquerque Salles Navarro

Introdução

Amenorreia é a ausência ou a cessação anormal da menstruação secundariamente à disfunção do hipotálamo, hipófise, ovários, útero e/ou vagina (Quadro 1) (The Practice Committee of the American Society for Reproductive Medicine, 2008). Pode ser classificada em dois tipos de acordo com a presença ou não de fluxo menstrual prévio:

1. primária: ausência de menarca aos 14 anos em mulheres que não apresentam caracteres sexuais secundários ou aos 16 anos quando esses caracteres estiverem presentes;
2. secundária: ausência de fluxo menstrual por 3 meses consecutivos em mulheres com ciclos menstruais regulares ou por 6 meses em indivíduos que apresentam intervalo menstrual > 35 dias (Piazza e Teixeira, 2001).

QUADRO 1
CAUSAS DE AMENORREIA PRIMÁRIA, SECUNDÁRIA E ANOVULAÇÃO CRÔNICA.

Ciclo gravídico puerperal
Anormalidades anatômicas • Defeitos congênitos müllerianos* • Defeitos congênitos do seio urogenital* • Ablação ou sinéquias endometriais
Disfunção hipotalâmica • Deficiência congênita da liberação do GnRH • Amenorreia hipotalâmica funcional: estresse psicogênico, estresse físico (atividade física intensa), desordens nutricionais (perda de peso, desnutrição, restrição dietética, distúrbios alimentares como anorexia nervosa e bulimia) • Anormalidades genéticas: síndrome de Kallmann, deficiência isolada de gonadotrofinas idiopática • Medicamentosa, infecciosa, doenças crônicas, tumor do SNC, traumas
Disfunção hipofisária • Hiperprolactinemia • Tumor SNC • Síndrome da sela vazia • Infarto hipofisário (síndrome de Sheehan)
Disfunção ovariana • Síndrome do ovário policístico • Falência ovariana prematura (idiopática, genética, cirúrgica, autoimune, medicamentosa, radioterapia e infecção)
Outras

Fonte: The Practice Committee of the American Society for Reproductive Medicine (2008).
*Causas relacionadas somente à amenorreia primária.
GnRH: hormônio liberador de gonadotrofinas; SNC: sistema nervoso central (1).

Como o ciclo menstrual é suscetível à influência de fatores externos (estresse físico e/ou emocional), o atraso menstrual isolado raramente é importante (é necessário sempre descartar gestação). Por isso, o diagnóstico diferencial das amenorreias deve ser considerado após observação do padrão do ciclo menstrual (calendário menstrual) por 3 a 6 meses para amenorreia secundária ou anovulação crônica. No caso da amenorreia primária deve-se sempre observar a idade, a presença ou não dos caracteres sexuais secundários e se esses caracteres são ambíguos ou não.

O diagnóstico diferencial das amenorreias deve-se iniciar com anamnese e exame clínico, apesar de o diagnóstico definitivo ser realizado pela avaliação complementar (métodos laboratoriais e de imagem).

Diagnóstico clínico

A anamnese deve incluir a abordagem das seguintes características:
- idade: para se definir o diagnóstico de anovulação crônica de qualquer etiologia (central ou periférica) é necessário aguardar os dois primeiros anos após a menarca, pois durante esse período existe a imaturidade fisiológica do eixo hipotálamo-hipófise-ovário (HHO);
- idade da menarca: é importante definir essa data para verificar a existência ou não da imaturidade do eixo HHO. No período dessa imaturidade não é necessária investigação complementar (a não ser que a paciente apresente distúrbio menstrual com sangramento aumentado em volume e/ou com repercussão sistêmica);
- aspectos psicológicos: tanto o nível intelectual alto (estresse psicológico) quanto o baixo (pseudociese) podem estar associados com os quadros de amenorreia central. No caso do estresse pode ocorrer história anterior de problemas psicossexuais e/ou psicossociais; na anorexia nervosa, existem desordens biopsicossociais e é mais frequente em adolescentes brancas, classe social média alta, estudantes hiperativas e introvertidas em que há preocupação excessiva com a dieta e exercícios físicos; além disso, a família valoriza o sucesso, a realização e a aparência ("a filha perfeita"); também pode haver história de incesto e/ou abuso sexual;
- hábitos: atividade física intensa, bem como restrição dietética importante, sugere a existência do mecanismo central da anovulação;
- padrão do sangramento: deve-se caracterizar o padrão do sangramento quanto a intervalo, quantidade, duração do fluxo e tempo de aparecimento do quadro. A oligomenorreia (ciclos com intervalo maior do que 35 dias) ou amenorreia sugerem a presença da anovulação crônica;
- doença prévia: existem doenças crônicas, tais como diabetes juvenil, doença renal terminal, síndrome de imunodeficiência ou má absorção que podem determinar anovulação central. É importante avaliar da história prévia de trauma, radiação do sistema nervoso central (SNC) ou doenças infecciosas;
- medicações: por mecanismo de ação central, os anticoncepcionais hormonais, a metoclopramida, a metildopa, o sulpiride, as anfetaminas e as fenotiazinas podem desencadear hiperprolactinemia e anovulação crônica/amenorreia;
- sinais e sintomas: verificar a sequência (telarca, pubarca e menarca) e o momento do desenvolvimento dos caracteres sexuais secundários, principalmente das mamas (estadiamento de Tanner) e da pilificação pubiana (estadiamento de Marshal); caracterizar sinais ou sintomas de deficiência estrogênica (fogachos, sudorese noturna, secura de pele, ressecamento e redução da lubrificação vaginal e dispareunia superficial), que podem sugerir a insuficiência HH ou a falência ovariana precoce; constipação intestinal, hipotensão arterial, hipotermia, bradicardia, edema, pele seca e áspera, pelos macios do tipo lanugem na face, costas e nádegas, associados à perda importante de peso, podem sugerir a presença da anorexia nervosa; náuseas e vômitos, aumento do volume abdominal, ganho de peso, amenorreia, aumento do volume mamário e colostro podem estar presentes na pseudociese; cefaleia e altera-

ções do campo visual sugerem crescimento tumoral associado à hiperprolactinemia; saída de secreção pelas mamas por vários ductos, bilateral e com aspecto lácteo podem sugerir galactorreia;
- antecedentes obstétricos (especialmente abortamento com curetagem e infecção puerperal associado às sinéquias uterinas); sangramento excessivo durante ou após o parto; presença ou não de amamentação, enfocando a hipo ou agalactia (isquemia hipofisária/síndrome de Sheehan);
- sintomas de hiperandrogenismo: oleosidade excessiva da pele, alopecia de padrão androgênico, acne e hirsutismo;
- antecedentes de tratamento cirúrgico, quimioterapia e radioterapia.

O exame clínico deve ser completo, rigoroso e detalhado, enfatizando-se os seguintes aspectos:
- exame físico geral: verificar sinais ou sintomas de anemia, aferir pressão arterial, peso, altura e índice de massa corporal. Avaliar presença de obesidade ou emagrecimento excessivo;
- pele: avaliar caracteres sexuais secundários (pelos e mamas) pelos critérios de Tanner e Marshal; avaliar hirsutismo (aumento da quantidade de pelos no corpo da mulher em locais típicos de distribuição no sexo masculino) quantificados subjetivamente pelo índice de Ferriman-Gallwey modificado; observar presença de acne e/ou alopecia de padrão androgênica; sinais mais intensos de virilização podem estar presentes nos casos de tumores ovarianos e suprarrenal ou hiperplasia adrenal congênita; avaliar a presença de *acantosis nigricans*, considerado marcador clínico de alteração no metabolismo da glicose, que é mais frequente em mulheres com síndrome do ovário policístico (SOP);
- sinais clínicos de hipercortisolismo: obesidade central, estrias largas e violáceas, diminuição do trofismo e/ou força muscular de membros para o diagnóstico diferencial das síndromes androgênicas;
- exame ginecológico: importante para diagnóstico diferencial com causas obstrutivas de amenorreia. Deve ser completo (toque e especular) se a atividade sexual já foi iniciada; se a paciente for virgem, a inspeção deve ser considerada; observar o trofismo da vulva, vagina e característica do útero (The Practice Committee of the American Society for Reproductive Medicine, 2008; Speroff *et al.*, 2005).

Pelo exposto, a avaliação clínica isolada sugere (mas não permite definir) a causa de anovulação crônica ou amenorreia, porque algumas características são comuns a diferentes causas de amenorreia e/ou anovulação crônica. Desse modo, é mandatória a avaliação complementar para elucidação do diagnóstico. A seguir, é abordado o diagnóstico diferencial das amenorreias primárias e secundárias separadamente, embora algumas comorbidades possam ocorrer em ambos os tipos de irregularidade menstrual.

Diagnóstico diferencial da amenorreia primária

Para a abordagem da amenorreia primária, é fundamental avaliar a idade e a presença ou não dos caracteres sexuais secundários. Além disso, é importante verificar se estes caracteres são concordantes ou não com o sexo da paciente (Figura 1) (Mashchak *et al.*, 1981). As causas de amenorreia primária não são excludentes, podendo coexistir mais de uma patologia em alguns casos.

Em mulheres com 14 anos ou mais, a ausência de caracteres sexuais secundários sugere que não ocorreu estímulo estrogênico. O hipoestrogenismo pode ser secundário à falta de estímulo central (SNC) sobre o ovário ou ausência de síntese periférica pela gônada (periférico). Dessa forma, a dosagem do nível sérico do hormônio folículo-estimulante (FSH) é mandatória, de modo que, se o FSH está elevado, a alteração provável é periférica (ovariana), sendo necessária a avaliação genética para o diagnóstico da causa de falência ovariana precoce (Morgan, 2007; Conway *et al.*, 1996; Laml *et al.*, 2002); se o FSH está reduzido, provavelmente não está ocorrendo secreção pelo SNC (central), sendo necessário afastar causas tumorais do SNC e avaliar a presença da deficiência isolada de gonadotrofinas (Hall, 1999). Para isso, é necessário realizar o teste do análogo do hormônio liberador de gonadotrofinas (aGnRH), o qual auxilia na identificação do local anatômico da disfunção central (hipotalâmico ou hipofisário). Fisiologicamente, quando se administra o aGnRH, existe a liberação das gonadotrofinas que estão armazenadas na hipófise (efeito *flare-up*); assim, quando a disfunção é hipofisária, não há liberação das gonadotrofinas após aplicação do aGnRH; quando o problema é no hipotálamo, ocorre a liberação de gonadotrofinas após administração desse fármaco. Vale ressaltar que a ausência de resposta com aGnRH também pode indicar que a alteração é no hipotálamo, pois, em alguns casos, a hipófise nunca foi estimulada pelo GnRH. Desse modo, é necessário dessensibilizar a hipófise, administrando-se baixas doses de aGnRH por 1 semana e, após, repete-se o teste, que demonstra liberação de gonadotrofinas (Figura 1) (Speroff *et al.*, 2005).

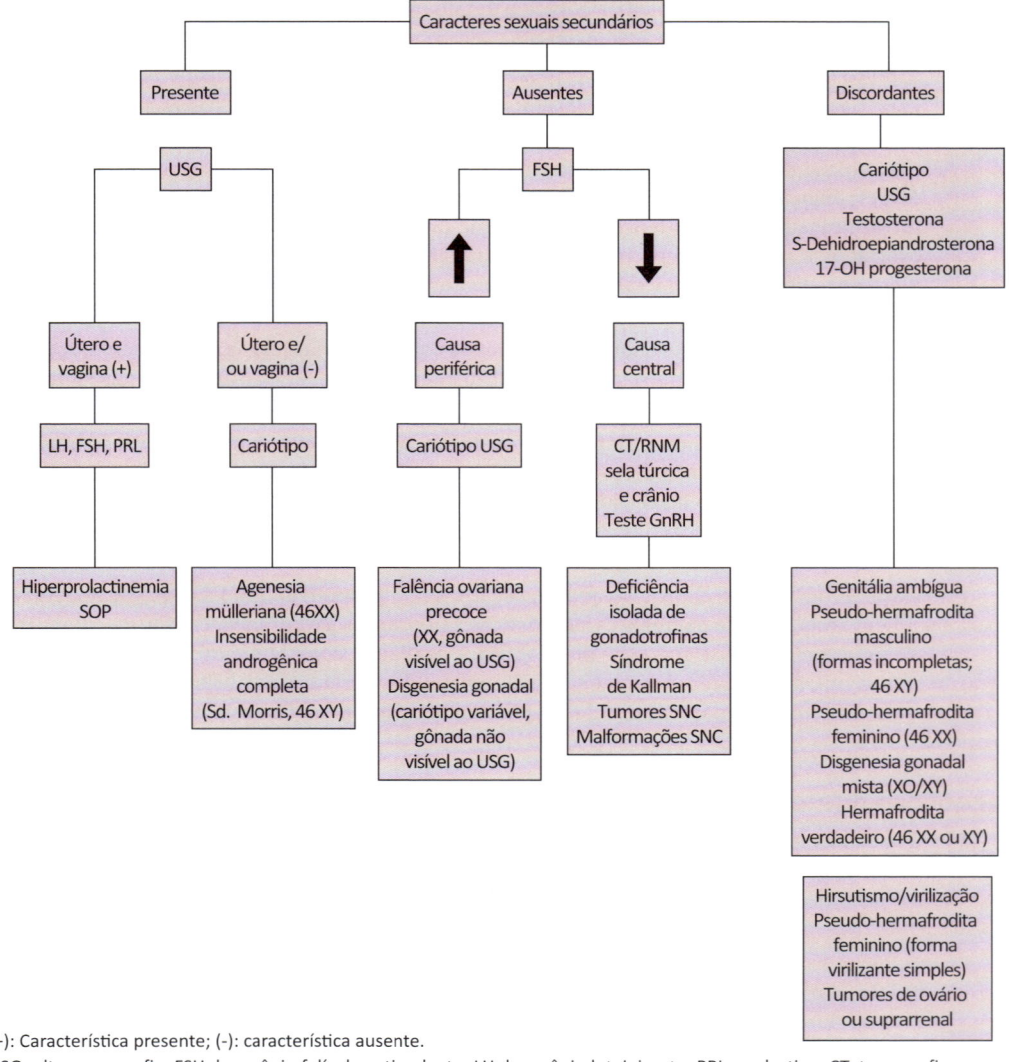

(+): Característica presente; (-): característica ausente.
USG: ultrassonografia; FSH: hormônio folículo-estimulante; LH: hormônio luteinizante; PRL: prolactina; CT: tomografia computadorizada; RNM: ressonância nuclear magnética; SNC: sistema nervoso central; SOP: síndrome do ovário policístico.

FIGURA 1. Diagnóstico diferencial das causas de amenorreia primária.

Em mulheres com 16 anos ou mais que apresentam caracteres sexuais secundários e não tiveram a menarca, deve-se observar a presença ou não do útero e/ou vagina por meio do exame clínico (se a atividade sexual já ocorreu) ou ultrassonografia (USG) pélvica (pacientes virgens). Quando essas estruturas estão presentes, deve-se fazer o diagnóstico diferencial da anovulação crônica por meio da dosagem do FSH, prolactina e hormônio tireoestimulante (TSH), além da avaliação ultrassonográfica (se não foi realizada previamente), com o objetivo de se fazer o diagnóstico diferencial entre SOP, hipotiroidismo ou hiperprolactinemia (Speroff *et al.*, 2005). Entretanto, a anovulação crônica é causa rara de amenorreia primária. Na ausência de útero e/ou vagina, deve-se solicitar cariótipo e se este for XX, o diagnóstico provável é malformação/agenesia mülleriana; se o cariótipo for XY, considerar a hipótese de insensibilidade androgênica completa (síndrome de Morris). Clinicamente, essas duas últimas alterações podem ser diferenciadas pela presença de pelos na malformação mülleriana e na ausência destes na síndrome de Morris (Figura 1) (Wilson, 1992; Griffin *et al.*, 1976; Morcel *et al.*, 2007).

Quando ocorre amenorreia primária e os caracteres sexuais secundários são discordantes (genitália ambígua), preconizam-se as avaliações clínica e laboratorial para hiperplasia adrenal congênita tardia, disgenesia gonadal mista, tumores ovarianos ou da suprarrenal. Por isso é mandatória a realização de cariótipo, dosagem dos androgênios séricos (17-hidroxiprogesterona, testosterona total, sulfato de deidroepiandrostenediona), USG pélvica, laparoscopia e tomografia computadorizada (TC) ou ressonância nuclear magnética (RNM) da pelve para avaliação das suprarrenais (Figura 1) (The Practice Committee of the American Society for Reproductive Medicine, 2008; Speroff *et al.*, 2005; Hayden e Balen, 2007).

Diagnóstico diferencial da amenorreia secundária e anovulação crônica

A maioria dos casos de amenorreia secundária/anovulação crônica apresenta exame físico normal. Nessas situações, deve-se considerar o diagnóstico diferencial por meio da dosagem da fração beta da gonadotrofina coriônica humana (β-HCG) (sempre começar a avaliação pela exclusão da gestação), FSH, prolactina e TSH, além da avaliação por USG. Dependendo do resultado do nível sérico do FSH e prolactina, é possível dividir as pacientes com anovulação crônica/amenorreia secundária em quatro grupos: anovulação central (FSH reduzido), falência ovariana precoce (causa periférica – FSH elevado), SOP ou disfunção HH (FSH normal ou pouco diminuído) e síndromes hiperprolactinêmicas (prolactina elevada) (Figura 2). A avaliação laboratorial deve ser realizada aleatoriamente na presença de amenorreia ou na fase folicular precoce (3° ao 5° dia do ciclo menstrual) em mulheres com ciclo > 35 dias. Se o exame ginecológico está alterado, é mandatória a realização de USG e/ou de outros exames complementares, como a histeroscopia e/ou vaginoscopia (The Practice Committee of the American Society for Reproductive Medicine, 2008). A seguir, cada um destes grupos é abordado separadamente, do ponto de vista prático.

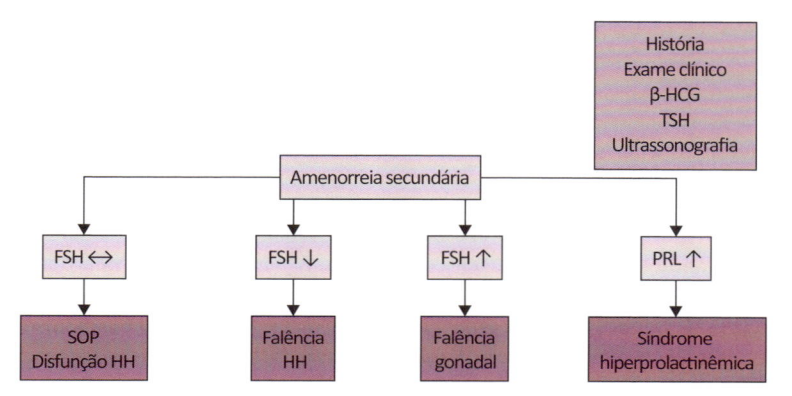

Fonte: The Practice Committee of the American Society for Reproductive Medicine (2008).

FIGURA 2. Diagnóstico diferencial da amenorreia secundária/anovulação crônica. TSH: hormônio tireoestimulante; β-HCG: fração beta da gonadotrofina coriônica humana; FSH: hormônio folículo-estimulante; PRL: prolactina; SOP: síndrome do ovário policístico; HH: hipotálamo-hipofisário.

Disfunção hipotálamo-hipofisária (FSH normal)

Trata-se da causa mais comum de anovulação crônica. Esse distúrbio é autolimitado e ocorre como resposta à alteração do padrão de secreção do GnRH, sem repercussão sobre os níveis de gonadotrofinas durante as situações de estresse psicológico temporário; quando a mulher volta ao equilíbrio emocional, a pulsatilidade do GnRH retorna aos padrões fisiológicos. Se essa alteração for mais duradoura, é possível que o quadro evolua para a insuficiência HH. Na maioria dos casos de disfunção HH, o nível sérico do FSH é normal (The Practice Committee of the American Society for Reproductive Medicine, 2008; Marshal et al., 2002).

Síndrome dos ovários policísticos (FSH normal)

Representa a principal causa de anovulação crônica diagnosticável porque não é um quadro autolimitado e geralmente seus sintomas se iniciam durante a puberdade. Com base no Consenso de Rotterdam ESHRE/ASRM, a SOP é definida pela presença de pelo menos dois dos seguintes critérios: anovulação crônica ou amenorreia; hiperandrogenismo clínico (acne, alopecia de padrão androgênico e/ou hirsutismo) e/ou laboratorial (aumento do nível sérico de testosterona total e/ou DHEAS); e USG demonstrando volume > 10 cm^3 ou pelo menos 12 folículos antrais em um dos ovários, desde que não seja visualizado corpo lúteo ou folículo dominante. Além disso, é necessário afastar outras causas de hiperandrogenismo, como síndrome de Cushing – descartar pela presença dos sinais de hipercortisolismo acima descritos; tumores produtores de androgênios (presença de sinais virilizantes e/ou níveis séricos de testosterona total > 200 ng/dL) e hiperplasia adrenal congênita tardia (nível aumentado da 17-hidroxiprogesterona). Associa-se mais frequentemente à obesidade e aos distúrbios do metabolismo da glicose. A dosagem de gonadotrofinas não é necessária para a confirmação diagnóstica, mas tal avaliação auxilia no diagnóstico diferencial com outras causas de anovulação crônica (Figura 2) (The Practice Committee of the American Society for Reproductive Medicine, 2008; Rotterdam-PCOS-Consensus, 2004).

Falência hipotálamo-hipofisária – anovulação central (FSH reduzido)

A etiologia do hipogonadismo hipogonadotrófico pode ser dividida em causas disfuncionais (estresse psicogênico ou físico, como na atividade física intensa; desordens nutricionais, como perda de peso, desnutrição, restrição dietética, distúrbios alimentares; anormalidades genéticas, como deficiência isolada de gonadotrofinas idiopática e síndrome de Kallmann; infecciosas, como tuberculose, sífilis, encefalite/meningite, sarcoidose; doenças crônicas, como tumores do SNC – craniofaringioma, forma mais comum entre os tumores –, germinoma, hamartoma, ente outros), radiação e trauma do SNC (Quadro 2) (The Practice Committee of the American Society for Reproductive Medicine, 2008).

A amenorreia psicogênica é mais comum em mulheres solteiras, magras e com profissões consideradas "intelectuais", geralmente com história anterior de problemas psicossexuais e traumas socioambientais. A pseudociese é caracterizada pela presença de sinais e sintomas de gravidez (náuseas e vômitos, aumento do volume abdominal, ganho de peso, amenorreia, aumento do volume mamário e colostro). Na anorexia nervosa, observa-se a instalação de um hipogonadismo severo, associado à perda de peso e à desnutrição. Ocorre com mais frequência em adolescentes, brancas, de classe social média-alta, estudantes hiperativas e introvertidas, com preocupação excessiva com dieta e exercícios físicos. Pode haver antecedentes de incesto e abuso sexual (The Practice Committee of the American Society for Reproductive Medicine, 2008; Biller et al., 1990).

A anovulação devida a exercícios físicos ocorre, principalmente, nas corredoras de maratona e nas praticantes de balé. É menos frequente nas nadadoras, provavelmente, pela maior porcentagem de gordura corporal dessas últimas em relação às corredoras e bailarinas. O hipogonadismo pode se manifestar por atraso da menarca nessas meninas. Podem ser observados sinais de desnutrição e perda aguda do peso corporal em mulheres com anovulação (Cumming e Wheeler, 1990).

A falência hipofisária pode ocorrer por isquemia hipofisária, resultante de choque hipovolêmico no momento do parto ou puerpério imediato. Essas pacientes apresentam falta de lactação pela ausência de prolactina e permanecem em amenorreia secundária, associada a manifestações de hipotireoidismo e hipoadrenalismo. Há hipoestrogenismo secundário à falta de estímulo hipofisário, com nível sérico de gonadotrofinas reduzido (hipogonadismo hipogonadotrófico). Os níveis de cortisol e TSH também podem estar reduzidos. Mais raramente, podem existir casos parciais de insuficiência hipofisária, com quadros clínicos variáveis a depender do grau de acometimento da hipófise.

O diagnóstico da falência HH é clínico e de exclusão, afastando-se causas orgânicas (CT ou RNM de crânio e sela túrcica). Além disso, é importante considerar o diagnóstico diferencial com a anovulação de origem periférica (falência ovariana precoce), pois tanto a causa central (casos severos) quanto a falência ovariana precoce podem apresentar sinais e sintomas de hipoestrogenismo. As dosagens hormonais demonstram redução do nível sérico de FSH nos casos severos e persistentes de falência HH.

Para localização do compartimento que está alterado (se hipotálamo ou hipófise), é necessária a realização do teste do análogo do GnRH, conforme descrito em parágrafo anterior (The Practice Committee of the American Society for Reproductive Medicine, 2008).

Quadro 2
Etiologia da anovulação crônica hipotalâmica.

A. Disfuncional 1. Estresse psicogênico 2. Estresse físico (atividade física intensa) 3. Desordens nutricionais • perda de peso • desnutrição • restrição dietética • distúrbios alimentares (anorexia nervosa e bulimia) 4. Pseudociese
B. Anormalidades genéticas 1. Síndrome de Kallmann 2. Deficiência isolada de gonadotrofinas 3. Idiopática
C. Medicamentosa
D. Infecciosas 1. Tuberculose 2. Sífilis 3. Encefalite/meningite 4. Sarcoidose
E. Doenças crônicas
F. Tumor do SNC
1. Craniofaringioma
2. Germinoma
3. Hamartoma
4. Outros
G. Radiação
H. Trauma

Fonte: The Practice Committee of the American Society for Reproductive Medicine (2008).
SNC: sistema nervoso central.

Falência gonadal – anovulação periférica (FSH elevado)

O quadro clínico é caracterizado por anovulação crônica ou amenorreia secundária, em geral associado ao hipoestrogenismo, como sintomas vasomotores (ondas de calor e sudorese), alterações psicossomáticas (insônia, intolerância ao frio ou ao calor, irritabilidade e cefaleia), alterações nos órgãos alvo gonadais e em outras glândulas endócrinas (atrofia do trato genital, ganho ponderal em longo prazo, osteoporose, aterosclerose e coronariopatias). É mandatória a avaliação dos antecedentes familiares e pessoais (consanguinidade, quimioterapia, radiação, cirurgia etc.). No exame físico são avaliados sinais de hipoestrogenismo e de doenças associadas (hipotireoidismo, micose cutânea, artrite reumatode etc.).

O diagnóstico é confirmado por altos níveis de FSH (duas dosagens em intervalos diferentes > 40 IU/L). A avaliação complementar é feita com dosagem de TSH e tiroxina livre, pesquisa de autoanticorpos – antiperoxidase, antitireoglobulina, antiesclerodermia (anti-ScL70), fator antinúcleo (FAN) e fator reumatoide. A avaliação genética (cariótipo) é fundamental nos casos de falência ovariana precoce que ocorre antes dos 30 anos de idade (The Practice Committee of the American Society for Reproductive Medicine, 2008; Kalu e Panay, 2008).

Síndromes hiperprolactinêmicas (prolactina elevada)

As causas de hiperprolactinemia podem ser divididas em fisiológicas, patológicas e iatrogênicas ou medicamentosas, conforme demonstradas no quadro 3.

Entre as manifestações clínicas na mulher, assinalam-se a galactorreia, as alterações menstruais e a infertilidade. A galactorreia é encontrada em 30 a 80% dos casos. Em fases mais avançadas, pode ocorrer redução dos níveis de estrogênios com diminuição do trofismo dos genitais, existindo útero reduzido nas suas dimensões, vagina seca e atrófica; pode ocorrer a osteoporose como manifestação tardia da doença sem tratamento. Com isso, é necessário fazer o diagnóstico diferencial com falência HH e ovariana.

Na existência de macroadenoma hipofisário, são comuns a cefaleia e as alterações decorrentes da compressão de estruturas vizinhas pela massa tumoral, como, por exemplo, o comprometimento de campo visual.

Quadro 3
Causas de síndromes hiperprolactinêmicas.

Fisiológicas	Farmacológicas	Patológicas
Gravidez Amamentação Estresse Manipulação mamária Coito Sono	Antagonistas dopaminérgicos: • Fenotiazinas (lorpramazina) • Butirofenomas (haloperidol) • Benzamidas (metoclopramida, sulpiride, veralipride) Drogas que causam depleção da dopamina: • Alfa-metildopa • Reserpina Outros mecanismos: • Estrogênios • TRH Antidepressivos (tricíclicos, inibidores de MAO): • Opiácios • Cocaína	Tumores hipofisários: • Prolactinomas • Acromegalia Síndrome de sela vazia: • Secção de haste hipofisária • Tumores não secretores Lesões hipotalâmicas: • Histiocitose, sarcoidose, granuloma eosinofílico • Tumores – craniofaringiomas, meningiomas, disgerminoma • Radioterapia • Hipotiroidismo primário Diversos: • Insuficiências renal crônica, hepática e suprarrenal • Neurogênica periférica • Lesões da parede torácica (herpes-zóster etc.) • Lesão medular • Idiopática

TRH: hormônio tireoestimulante; MAO: monoaminoxidase.

O diagnóstico baseia-se nos dados clínicos e na determinação da prolactina basal. No exame físico, deve-se reforçar a pesquisa da galactorreia e do trofismo genital. No início da investigação, devem-se afastar outras causas, como gravidez, uso de drogas, hipotiroidismo (pela dosagem de TSH) e insuficiência renal crônica. A determinação sérica dos níveis basais de prolactina geralmente é feita pela manhã, em jejum e evitando-se o estresse da punção venosa, aguardando-se alguns minutos pós-punção para a coleta. Níveis de 5 a 25 ng/mL são normais, valores entre 50 e 100 ng/mL são sugestivos de tumores extra-hipofisários (pseudoprolactinomas), níveis superiores a 100 ng/mL são sugestivos de tumores, e maiores que 200 ng/mL são confirmatórios (Casanueva *et al.*, 2006; Bayrak *et al.*, 2005).

Referências

Bayrak A et al. Pituitary imaging is indicated for the evaluation of hyperprolactinemia. Fertil Steril. 2005;84(1):181-5.

Biller BMK et al. Abnormal cortisol secretion and responses to corticotrophin-releasing hormone in women with hypothalamic amenorrhea. J Clin endocrinol Metab. 1990;70(2):311-7.

Casanueva FF et al. Guidelines of the Pituitary Society for the diagnosis and management of prolactinomas. Clin Endocrinol. 2006;65(2):265-73.

Conway GS et al. Characterization of idiopathic premature ovarian failure. Fertil Steril. 1996;65(2):337-41.

Griffin JE et al. Congenital absence of the vagina. The Mayer-Rokitansky-Kuster-Hauser syndrome. Ann Intern Med. 1976;85(2):224-36.

Hall JE. Physiologic and genetic insights into the pathophysiology and management of hypogonadotropic hypogonadism. Ann Endocrinol. 1999;60(2):93101.

Hayden CJ, Balen AH. Primary amenorrhoea: investigation and treatment. Obstetrics, Gynecology and Reproductive Medicine. 2007;17(7):199-204.

Cumming DC, Wheeler GD. Exercise-associated changes in reproduction: a problem common to women and men. In: Frisch RE, ed. Adipose Tissue and Reproduction.

Kalu E, Panay N. Spontaneous premature ovarian failure: management challenges. Gynecol Endocrinol. 2008;24(5):273-9.

Laml T et al. Genetic disorders in premature ovarian failure. Hum Reprod Update. 2002;8(5):483-91.

Marshall JC et al. Hypothalamic dysfunction. Mol Cell Endocinol. 2002;183(1-2):29-32.

Mashchak CA et al. Clinical and laboratory evaluation of patients with primary amenorrhea. Obstet Gynecol. 1981;57(6):715-21.

Morcel K et al. Mayer-Rokitansky-Küster-Hauser (MRKH) syndrome. Orphanet Journal of Rare Disease. 2007;2:13.

Morgan T. Turner syndrome: diagnosis and management. Am Fam Physician. 2007;76(3):405-10.

Piazza MJ, Teixeira AC. Amenorréia primária em tratado de ginecologia da FEBRASGO. 2001. Vol. 1. p. 288-291.

Rotterdam-PCOS-Consensus. Revised 2003 consensus on diagnostic criteria and long-term health risks related to polycystic ovary syndrome (PCOS). Hum Reprod. 2004;19(1):41-7.

Speroff L et al. Clinical Gynecologic and Infertility. 6. ed. Williams e Wilkins; 2005.

The Practice Committee of the American Society for Reproductive Medicine. Current evaluation of amenorrhea. Fertil Steril. 2008;90(5 Suppl):S219-25.

Wilson JD. Syndromes of androgen resistance. Biol Reprod. 1992;46(2):168-73.

CAPÍTULO 5

Falência Ovariana Precoce

Laura Ferreira Santana
Ludimila Maria Duarte Seko
Luiz Gustavo Oliveira Brito

Introdução

Falência ovariana precoce ou prematura (FOP), menopausa precoce ou, mais recentemente, insuficiência ovariana primária é a perda ovariana estrogênica ocorrida antes dos 40 anos ou dois desvios padrão de ano antes da média da menopausa de uma população em estudo (Jewelewicz e Schwartz, 1986; Coulam et al., 1986; Nelson, 2009A).

A etiologia da FOP não está totalmente esclarecida e na maioria dos casos não se detecta uma causa definitiva para essa doença.

É caracterizada por amenorreia, aumento dos níveis de gonadotrofinas e deficiência estrogênica, e não necessariamente representa uma cessação permanente da função ovariana. Há casos em que essa função é restaurada espontaneamente; isso ocorre em geral naqueles de causa não identificada, os casos de origem idiopática. Mulheres que tiveram diagnóstico de insuficiência ovariana podem produzir estrogênio de forma intermitente e, em 5 a 10% dos casos, podem engravidar e ter filhos (van Kasteren e Schoemaker, 1999).

A FOP incide em 1% das mulheres com idade <40 anos e em 0,1% das mulheres <30 anos (Coulam et al., 1986; Skiller e Rajkovic, 2008). Corresponde de 4 a 18% das causas de amenorreia secundária e em 4% das mulheres existe história familiar. Pode se manifestar como amenorreia primária em 10 a 28% dos casos (Russel et al., 1982; Mashchak et al., 1981) . Pode ser espontânea ou induzida e, independente da causa, mulheres com falência ovariana antes da idade natural da menopausa têm reconhecidamente maiores risco de morbidade e mortalidade prematura (Lokkegaard et al., 2006; Mondul et al., 2005; Jacobsen et al., 2003; Rivera et al., 2009), sendo fundamental o diagnóstico oportuno e tratamento adequado.

Etiologia

A etiologia precisa da FOP ainda não foi elucidada, mas, para tentarmos entender um pouco o motivo pelo qual a falência ovariana ocorre, vale apena lembrar a embriogênese e a fisiologia ovariana (Baker e Sum, 1976).

O desenvolvimento dos ovários começa a partir da 4ª semana de vida intrauterina. O número de folículos primordiais de uma mulher chega ao máximo de 6 a 7 milhões durante sua vida fetal na 20ª semana, sofrendo queda por atresia até o final da gestação, com um valor final de 1 a 2 milhões. Até a puberdade, restam 300 mil e, destes, apenas 400 a 500 oócitos são liberados durante a ovulação; assim, a reserva ovariana vai sendo consumida durante o menacme e se esgota com a menopausa.

A menopausa natural ocorre devido a uma depleção da função dos folículos primordiais. Quando a paciente apresenta FOP, isso acontece por dois motivos:

1. disfunção folicular: existem folículos no ovário, porém um processo patológico prejudica sua função normal. Podem ocorrer devido a doenças autoimunes e alterações de mecanismos de sinalização celular;
2. depleção folicular: não existem folículos restantes. Podem acontecer por causas genéticas e ambientais.

Assim, o Quadro 1 resume as causas de FOP: genéticas, imunológicas, infecciosas, deficiências enzimáticas, metabólicas, hábitos, estilo de vida, iatrogênicas, irradiações, cirúrgicas, uso prolongado de gonadotrofinas e idiopáticas (Nelson, 2009A) – esta última é a causa mais frequente de FOP, porém deve sempre ser considerada como diagnóstico de exclusão.

Quadro 1
Principais causas de falência ovariana precoce (FOP).

Idiopática	Representa a principal causa de FOP Deve sempre ser diagnóstico de exclusão
Alterações genéticas	Cromossomo X: • Monossomia • Trissomia • Deleções • Translocações • Síndrome X frágil Cromossomos autossômicos, como galactosemia
Doenças imunológicas	Poliendocrinopatia
	Hipotireoidismo e doença de Graves
	Doença de Addison
	Vitiligo
	Miastenia gravis
	Síndrome de Sjögren
	Lúpus eritematoso sistêmico
	Hipoparatireoidismo
	Candidíase mucocutânea recorrente
	Doença celíaca
	Diabetes mellitus insulino-dependente tipo 1
	Artrite reumatoide
Infecciosas	Vírus da parotidite
	Citomegalovírus
	Varicela
	HIV
Deficiências enzimáticas	Deficiências das enzimas: • 17-hidroxilase • 17-21 desmolase
Hábitos/estilo de vida	Tabagismo
	Desnutrição
	Multiparidade
Iatrogênicas	Radioterapia
	Quimioterapia
	Cirúrgicas

Causas genéticas

As causas genéticas se manifestam em mulheres mais jovens, geralmente antes dos 30 anos (Rebar e Connolly, 1990). As anomalias cromossômicas predominam como causa nesse grupo, sendo as alterações do cromossomo X as mais frequentes; elas podem ser numéricas, deleções e translocações. A anomalia mais frequente é a síndrome de Turner; nesse caso ocorre aceleração no processo de atresia, culminando no esgotamento folicular em torno de 90 dias após a fertilização (Zinn et al., 1993). A disgenesia gonadal ocorre em 30% dos casos. Na disgenesia gonadal pura 46 XX, ocorre um defeito na migração das células germinativas para a formação do ovário. Esse processo se instala muito precocemente, já nas seis semanas pós-fertilização. No caso do cariótipo 47 XXX (superfêmea) também ocorre rápida destruição folicular.

No braço longo do cromossomo X, a região X q13-26 é conhecida como região crítica para a função ovariana. Deleções e translocações nessa área podem levar à FOP. Podemos citar o gene POF1 (Xq26-quer); mutações desse gene estão à falência ovariana entre os 24 e 39 anos e alterações do gene POF2 estão associadas à FOP entre os 16 e 21 anos.

Estudos têm demonstrado a frequente associação entre a insuficiência ovariana primária e mutações no gene FMR1 para a síndrome do X frágil. Essa síndrome é uma das causas mais comuns de retardo mental em todo o mundo. Embora a FOP ocorra em menos de um terço dos pacientes com mutações, as demais mulheres com essa alteração genética apresentam ciclos regulares. Todavia, a presença da mutação FMR1 faz com que mulheres portadoras dessa mutação apresentem maior risco de terem uma criança com retardo mental. Na insuficiência ovariana primária familiar, a prevalência de mutações no gene FMR1 representa cerca de 14%; já nos casos esporádicos de FOP, a prevalência dessa mutação é de apenas 2% (Marozzi et al., 2000; Hagerman et al., 2004).

O *American College of Obstetricians and Gynecologists* (ACOG) recomenda que, em mulheres com insuficiência ovariana primária ou com níveis de FSH elevado antes dos 40 anos, sem causa conhecida, seja realizada avaliação da mutação FMR1 (ACOG, 2006).

É provável que alguns genes possam estar envolvidos na gênese da menopausa precoce, por exemplo, o gene GALT-188-Q, da galactosemia, gene autossômico, que, quando presente em duplo recessivo, frequentemente se associa a FOP, porém, quando existe em heterozigose, não cursa com menopausa precoce (Kaufman et al., 1981). Outros genes estão associados à FOP, porém não sabemos ao certo sua relevância clínica: proteína morfogênica óssea 15 (BMP 15), subunidade alfa da inibina (INHA), homólogo humano do gene diáfano da drosófila (DIAPH2).

Em relação às FOP sindrômicas, colocamos alguns exemplos de síndromes genéticas associadas à FOP no quadro 2.

Quadro 2
Principais síndromes associadas à falência ovariana precoce.

Síndrome	Gene	Achados principais
Síndrome do X frágil	FMR1 *(fragile X mental retardation 1)*	Alterações intelectuais devido à síndrome do X frágil ou alterações de ataxia – tremores
Poliendocrinopatia autoimune tipo 1	AIRE *(autoimune regulator)*	Insuficiência adrenal, hipoparatiroidismo e candidíase mucocutânea
Poliendocrinopatia autoimune tipo 2	Desconhecido	Insuficiência adrenal, *diabetes mellitus* tipo 1, tireoidopatia autoimune
Hiperplasia adrenal congênita por deficiência e 17-alfa hidroxilase	CYP17A1	Hipertensão e alcalose hipocalêmica
Síndrome de Blefarofimose	FOXL2	Sobrancelhas dismórficas
Anemia de Fanconi	FA	Anemia, leucopenia, trombocitopenia, malformações cardíacas, renais e de membros
Ataxia-telangiectasia	ATM	Ataxia cerebelar, telangiectasia, defeitos imunes e predisposição ao câncer

Doenças autoimunes

As doenças autoimunes são relatadas em 30 a 60% das causas de FOP. Na menopausa precoce, a autoimunidade pode ocorrer devido a presença de autoanticorpos antitecido ovariano e/ou devido à associação da FOP com outras doenças autoimunes (Panay e Kalu, 2009; Hoek et al., 1997).

As mulheres com FOP por autoimunidade têm maior risco de desenvolver insuficiência adrenal, doença de Addison, hipotireoidismo, doença de Graves, hiperparatireoidismo, *diabetes mellitus, miastenia gravis*, artrite reumatoide e lúpus eritematoso sistêmico. Cerca de 3% das mulheres com FOP desenvolvem insuficiência adrenal, o que representa um aumento de 300 vezes quando comparado com a população em geral (Bakalov et al., 2002).

Nos casos de FOP por autoimunidade a biópsia ovariana pode revelar a presença de um infiltrado linfocitário perifolicular (Bakalov et al., 2005). São descritos anticorpos antirreceptores de gonadotrofinas, antizona pelúcida, anticélulas da granulosa, dentre outros, interferindo nos receptores de FSH e LH na ação folicular (Bakalov et al., 2002). O valor preditivo à utilização de autoanticorpos antiovarianos para o diagnóstico de FOP no soro é pequeno (Goswami e Conway, 2005).

Causas infecciosas

A infecção viral causada pela parotidite é a causa infecciosa mais comum de FOP, porém outros agentes como a varicela, o citomegalovírus, a malária e o HIV também podem levar à menopausa precoce (Morrison et al., 1975; Prinz e Taubert, 1969). Com relação ao HIV, estudos recentes demonstraram que mulheres portadoras do vírus HIV têm maior chance de desenvolver amenorreia quando comparadas com pacientes soronegativas, assim esses estudos sugerem que a infecção viral ou a terapia antirretroviral deterioram a função ovariana e trazem consequências para a fertilidade, podendo levar à FOP (Cejtin et al., 2006; Ohl et al., 2010).

Causas enzimáticas

Deficiências das enzimas 17-hidroxilase e/ou 17-20 desmolase têm sido descritas como causa de FOP, principalmente nos casos de amenorreia primária associada à falta de desenvolvimento puberal e elevação de FSH (Vujovic et al., 2009). Outras alterações encontradas são a mutação no receptor de FSH/LH, da proteína G e deficiência de aromatase.

Hábitos e estilo de vida

O hábito de fumar está associado à FOP. Acredita-se que a idade em que ocorre a menopausa precoce seja relacionada à quantidade de cigarros fumados. Provavelmente, o efeito do cigarro ocorre devido à presença dos hidrocarbonos policíclicos (Jick e Porter, 1977).

Outros fatores como doenças crônicas, má nutrição e aumento da paridade também podem estar associados à menopausa precoce (Mahadevan et al., 1982).

Causas iatrogênicas: radioterapia, quimioterapia e cirúrgica

A radioterapia e a quimioterapia podem causar FOP. Os efeitos na função ovariana são reversíveis em alguns casos, dependendo do tipo de agressão físico-química a que o ovário foi submetido. A lesão ovariana causada pelo tratamento quimioterápico utilizado em doenças autoimunes e cânceres depende da idade e do tipo de tratamento (Goswami e Conway, 2005). Irradiações de 4.500 a 5.000 rads frequentemente estão associadas à FOP. Mulheres que sofreram irradiações <500 rads podem restaurar função ovariana em 50% dos casos, em um período que varia de 1 a 2 anos e, caso isso ocorra, elas podem engravidar. Não há evidências de que doses menores de radiação, normalmente utilizadas em aparelhos de diagnóstico, luz ultravioleta e o uso doméstico de micro-ondas, possam levar à perda da função ovariana. Os principais agentes quimioterápicos que geralmente levam à menopausa precoce são os alquilantes, metotrexato, 6-mercaptopurina, actiomicina e adriamicina (Howard-Anderson et al., 2012; Nicosia et al., 1985).

Além da ooforectomia bilateral, indicada para alguns tipos de tumores, a histerectomia pode levar à FOP em 15 a 25% dos casos. A causa dessa alteração na função ovariana ocorre provavelmente devido ao comprometimento da vascularização ovariana e/ou à reação inflamatória provocada pelo ato cirúrgico, o que culmina com alterações endócrinas da função ovariana (Read *et al.*, 2010).

Uso prolongado de agonistas do GnRH

O uso prolongado de terapia com agonista de GnRH pode levar à supressão e à falência ovariana, sendo a falta de receptores de gonadotrofinas o principal motivo da não resposta dos folículos ovarianos nesses casos.

Manifestações clínicas

A maioria das mulheres que desenvolve FOP tem puberdade em idade habitual e ciclos ovulatórios com padrão menstrual regular, até o desenvolvimento da menopausa precoce. Embora o distúrbio menstrual seja o sintoma inicial mais comum, não há um padrão que anuncie o desenvolvimento da insuficiência ovariana. As mulheres podem desenvolver amenorreia agudamente ou ter um quadro prolongado de oligoamenorreia e sangramento uterino anormal (Alzubaidi *et al.*, 2002).

As manifestações clínicas da FOP são múltiplas, podendo estar associadas com sintomas vasomotores, vaginais, urinários, disfunção sexual e distúrbios do sono. Outros sintomas que podem aparecer são cefaleia, depressão, ansiedade, irritabilidade, atrofia da pele, dores articulares e diminuição de concentração.

As ondas de calor estão presentes em 75% dos casos e costumam ser mais intensas do que na menopausa em idade habitual. Esse sintoma é imprevisível e pode estar associado a palpitações, sensação de ansiedade e rubor facial, durando de 2 a 5 minutos e ocorrendo várias vezes ao dia. A intensidade das ondas de calor varia de pessoa para pessoa e tende a diminuir com o passar do tempo. Os fogachos, embora não tragam risco de vida, levam a uma piora na qualidade de vida das mulheres com FOP. É frequente a presença de distúrbios do sono devido às ondas de calor, trazendo como consequência a privação do sono (Neff, 2004; Ikeme *et al.*, 2011).

A atrofia vaginal é outro importante sintoma presente nas mulheres com FOP e leva à diminuição da secreção vaginal e consequente dispareunia, em associação com a diminuição de libido, que contribui para a disfunção sexual que pode ocorrer em 10 a 20% dessas mulheres. Os níveis reduzidos de estrogênios levam à atrofia e à fraqueza do diafragma urogenital. As alterações atróficas no trato genital inferior feminino levam a sintomas de disúria, desconforto uretral e incontinência urinária de esforço.

Critérios diagnósticos

História clínica

Como sempre, devemos realizar uma história clínica detalhada, abordando dados na tentativa de determinar uma causa da FOP, mesmo sabendo que em 90% dos casos a causa da insuficiência ovariana primária é idiopática. Características importantes da FOP incluem sintomas de deficiência de estrogênio, tais como secura vaginal e sintomas vasomotores. No entanto, como a função ovariana flutua em cerca de 50% dos casos, a ausência de sintomas vasomotores ou secura vaginal não exclui o diagnóstico de FOP em mulheres com amenorreia (Nelson *et al.* 1994).

A avaliação do ciclo menstrual dessa paciente é extremamente importante (intervalo, quantidade e duração do fluxo), caracterizando-se amenorreia quando da ausência de fluxo por três ciclos consecutivos em mulheres que menstruam regularmente ou por 6 meses quando o intervalo é irregular.

Antecedentes pessoais de cirurgia ovariana, histerectomia prévia, quimioterapia ou radioterapia e hábitos como o tabagismo devem ser questionados.

Nas mulheres com suspeita de FOP, principalmente com antecedente familiar de menopausa precoce, deve ser questionada e investigada a presença de doenças autoimunes, como poliendocrinopatia, hipotireoidismo, doença de Addison, vitiligo, miastenia gravis, doença de Graves, síndrome de Sjögren, lúpus eritematoso sistêmico, hipoparatireoidismo, candidíase mucocutânea recorrente, doença celíaca, *diabetes mellitus* tipo 1 e artrite reumatoide como possíveis causas da falência ovariana (Hoek *et al.*, 1997).

Com relação aos antecedentes familiares, devemos lembrar que a presença de FOP pode ocorrer em cerca de 10% dos casos. Na história clínica, também devem ser avaliados fatores de risco para a osteoporose, além da FOP.

Se houver história familiar de défice cognitivo, demência não senil, tremor ou ataxia, a pesquisa de mutação do gene FMR1 deve ser indicada, estando relacionada à síndrome do X frágil – a forma de défice cognitivo hereditário mais comum. Na mulher, essa síndrome costuma ter quadro clínico menos exuberante que no homem.

Exame físico

O exame físico é normal na maioria das mulheres que desenvolvem FOP, mas, ocasionalmente, podemos encontrar algumas alterações, como, por exemplo, características da síndrome de Turner, incluindo baixa estatura, palato arqueado, metacarpos curtos de quarto e quinto dedos. Outras alterações que podemos citar como causa da FOP são: a ptose, associada a uma forma rara de FOP familiar (síndrome de blefarofimose/ptose invertida – mutação do gene FOXL2) (Crisponi *et al.*, 2001); a presença de bócio, em alguns casos suspeitos de tireoidite de Hashimoto ou doença de Graves; e pigmentação aumentada de pele, no caso de suspeita de doença de Addison.

A presença de alterações vaginais, como a vaginite atrófica, pode ser vista, embora o exame vaginal possa ser normal, incluindo o muco cervical e o índice de maturação vaginal, caso a FOP seja recente (Rebar e Connolly, 1990; Nelson *et al.*, 1994; Taylor *et al.*, 1996).

Não existem características clínicas exclusivas que estabeleçam o diagnóstico de FOP; porém, ele deve ser baseado em uma tríade de amenorreia, níveis elevados de gonadotrofina, e sinais e sintomas de deficiência estrogênica. Mulheres com idade < 40 anos, amenorreia e valores de concentrações séricas de FSH ≥ 40 mIU/mL são consideradas como portadoras de FOP. As avaliações séricas das concentrações de gonadotrofinas devem ser repetidas com intervalo de pelo menos 1 mês, devido à possível apresentação intermitente da doença (Rebar e Connolly, 1990; Goldenberg *et al.*, 1973).

Exames complementares

Os principais exames complementares que podem tanto auxiliar no diagnóstico como ajudar a estabelecer fatores de risco e, assim, diminuir a morbimortalidade da FOP são:

- ultrassonografia pélvica: durante a investigação de FOP, a realização de ultrassonografia pélvica reforça a baixa existência ou a inexistência de folículos antrais (Younis, 2012);
- cariótipo: deve ser realizado como parte da avaliação básica para todas as pacientes com insuficiência ovariana primária antes dos 30 anos, devido à possibilidade de causas genéticas (Rebar e Connolly, 1990; Krauss *et al.*, 1987);
- mutações FMR1: quando possível, sua realização é importante nos casos de suspeita de síndrome do X frágil (ACOG, 2006);
- função tireoidiana: dosagem das concentrações séricas de TSH, T4 livre e anticorpos antiperoxidade e antitireoglobulina devem ser realizados, devido à associação entre FOP e doenças da tireoide (Kim *et al.*, 1997);
- progesterona: nos casos de suspeita de deficiências de 17-hidroxilase ou 17-20 desmolase, os níveis de progesterona estão elevados;
- hemograma: é importante para pesquisa das anemias hemolíticas autoimunes, talassemias, anemia falciforme e púrpura trombocitopênica;
- glicemia: é útil para pesquisa de *diabetes mellitus* insulino-dependente.
- cortisol sérico: para avaliação da insuficiência adrenal;

- avaliação de anticorpos: fator antinúcleo (FAN), fator reumatoide, antiesclerodermia e anticardiolipina;
- densitometria óssea: deve ser realizada, pois essas pacientes apresentam risco aumentado para osteoporose (Anasti *et al.*, 1998);
- biópsia ovariana: a realização de biópsia ovariana não tem nenhum benefício clínico comprovado nos casos de FOP, devido à imprecisão da amostragem e ao fato de gravidezes já terem sido relatadas em mulheres que realizaram biópsia aberta em cunha dos ovários e nas quais nenhum folículo foi encontrado (Khastgir *et al.*, 1994).

Consequências da menopausa prematura

As consequências da menopausa precoce podem ser divididas em consequências a curto e longo prazo. Em relação às de curto prazo, basicamente são os sintomas climatéricos que prejudicam a vida da paciente. Discutiremos mais detalhadamente aqueles de longo prazo.

Consequências a longo prazo

A menopausa precoce está associada a riscos de saúde a longo prazo, como morte prematura, doença cardiovascular, doença neurológica, infertilidade, osteoporose, disfunção psicossexual e transtornos do humor (Wright e Jacobs, 1994).

Infertilidade

Com relação à infertilidade, nos casos de FOP de causa desconhecida, pode haver oscilação da função ovariana e, inclusive, pode ocorrer grazidez (Wright e Jacobs, 1994). Com o avanço das técnicas de reprodução assistida, atualmente a doação de óvulos é amplamente utilizada, sendo uma opção de sucesso para as mulheres com menopausa prematura, que permite com que ocorra a gestação e, assim, essas mulheres podem realizar o sonho de serem mães (Robles *et al.*, 2013).

Osteoporose

As mulheres com FOP têm maior risco de desenvolver osteoporose, doença que é definida como uma alteração esquelética sistêmica caracterizada por baixa massa óssea e deterioração da microarquitetura do tecido ósseo, com consequente aumento da fragilidade do osso e suscetibilidade ao risco de fraturas. Assim, as mulheres com menopausa precoce têm maiores riscos para diminuição de massa óssea, osteoporose e fraturas em idades mais precocemente (McClung, 2005; Lindsay *et al.*, 1976). O envelhecimento e a deficiência estrogênica, com diminuição da atividade ovariana, têm sido implicados na etiologia da osteoporose. Vários estudos têm demonstrado os efeitos benéficos da terapia de reposição hormonal com estrogênio na diminuição do risco de osteoporose (Lindsay *et al.*, 1976; Christiansen *et al.*, 1981).

Consequências cardiovasculares

Tem sido demonstrado que a FOP está associada ao aumento de risco de doença cardiovascular, em especial da doença cardíaca isquêmica (Lokkegaard *et al.*, 2006). Também está associada com aumento da mortalidade total (Mondul *et al.*, 2005). A deficiência de estrogênio aumenta o risco de doença cardíaca isquêmica e angina em mulheres após a menopausa (Rivera *et al.*, 2009). O estrogênio tem efeito cardioprotetor na prevenção de doenças cardiovasculares, além de aumentar o HDL e diminuir o LDL colesterol e o triglicérides (Grodstein *et al.*, 2000). Receptores de estrogênio foram detectados em todo o sistema cardiovascular. A ação estrogênica típica é promover relaxamento do tônus arterial e diminuição da resistência vascular.

Tratamento

O tratamento para mulheres com FOP deve ter como objetivos minimizar as consequências a curto e longo prazo, bem como proporcionar uma melhor qualidade de vida para essas mulheres, tentando, assim, diminuir a morbimortalidade associada à menopausa precoce.

Com relação ao desejo de gestar das mulheres com FOP, além da doação de oócitos, já citada, para os casos de tratamentos de tumores com a realização de quimioterapia e radioterapia lesivas aos ovários, sempre que possível, devemos oferecer a criopreservação de oócitos, o que a literatura mundial tem demonstrado com excelentes resultados do ponto de vista de gravidez e bebê em casa (Maffei *et al.*, 2003). Existe também a possibilidade de criopreservação de tecido ovariano (Donnez *et al.*, 2013) e de embriões. Devemos lembrar que nem sempre essas opções são possíveis, devido à urgência imposta pelo tratamento do câncer. O uso de análogos de GnRH tem sido outra opção na tentativa de preservação da função gonadal nas mulheres submetidas à quimioterapia e à radioterapia (Clowse *et al.*, 2009).

A Figura 1 orienta como tratar a paciente com FOP sintomática. A terapia de reposição hormonal (TH) é o tratamento de escolha para as mulheres com menopausa prematura, uma vez que proporciona tanto alívio da sintomatologia, ondas de calor e sintomas vaginais, como estimula a síntese de osteoblastos, prevenido, dessa maneira, o aparecimento da osteoporose (Pines *et al.*, 2007; Pitkin *et al.*, 2007; Utian *et al.*, 2008). Não há tempo limite para o uso; atualmente é aceito que seja reavaliado o uso aos 50 anos, idade média em que as mulheres param de menstruar. Um método de barreira ou dispositivo intrauterino deve ser orientado, pois a terapia de reposição hormonal não tem efeito contraceptivo. Contraceptivos hormonais não são o tratamento de escolha, pela quantidade excessiva desnecessária de esteroide para tratar essa condição.

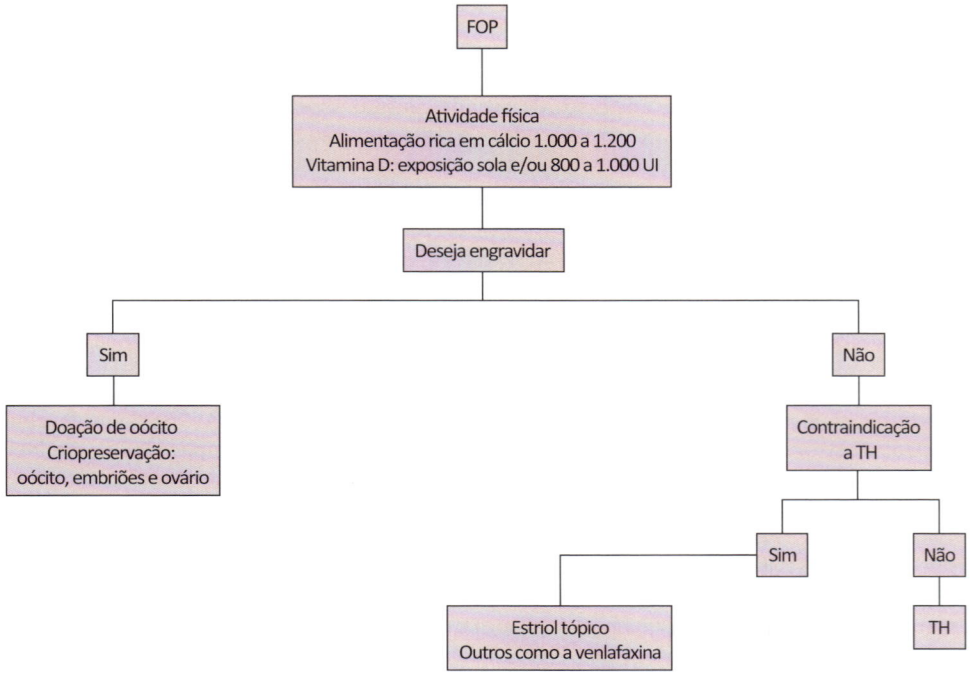

FIGURA 1. Fluxograma geral de tratamento para a paciente com falência ovariana precoce (FOP). TH: terapia hormonal.

Há inúmeras opções de TH. As vias de reposição para tratamento sistêmico podem ser oral e transdérmica (Henzl e Loomba, 2003; Jones, 2004; Nelson, 2004); algumas opções estão explicitadas na Figura 2. A terapia tópica melhora os sintomas vaginais, porém, não tem efeito na melhora de ondas de calor. Dá-se preferência ao uso de estrogênios bioidênticos e naturais, como o valerato de estradiol, geralmente na dose de 1 a 2 mg ao dia via oral, adesivo na dose de 100 mcg dia ou gel na dose de 0,5 a 1,5 mg. Para as pacientes com útero, devemos proteger o endométrio com uso de progestagênios.

Também devemos dar preferência aos mais próximos da progesterona natural, devido ao menor impacto no perfil lipídico; nesse grupo destacamos a progesterona micronizada e a didrogesterona.

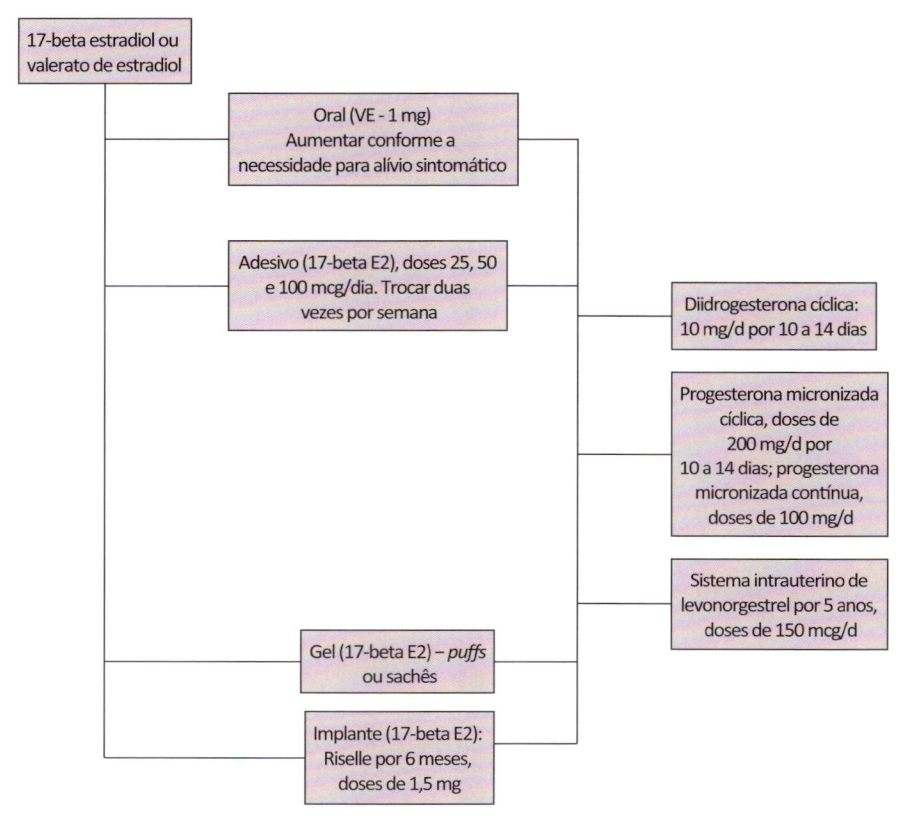

```
17-beta estradiol ou valerato de estradiol
├── Oral (VE - 1 mg) Aumentar conforme a necessidade para alívio sintomático
├── Adesivo (17-beta E2), doses 25, 50 e 100 mcg/dia. Trocar duas vezes por semana
│       ├── Diidrogesterona cíclica: 10 mg/d por 10 a 14 dias
│       ├── Progesterona micronizada cíclica, doses de 200 mg/d por 10 a 14 dias; progesterona micronizada contínua, doses de 100 mg/d
│       └── Sistema intrauterino de levonorgestrel por 5 anos, doses de 150 mcg/d
├── Gel (17-beta E2) – puffs ou sachês
└── Implante (17-beta E2): Riselle por 6 meses, doses de 1,5 mg
```

FIGURA 2. Combinações de terapia hormonal que podem ser empregadas.

A decisão sobre a reposição de forma cíclica ou contínua deve ficar a critério da paciente, pois algumas mulheres desejam menstruar e outras não, e isso deve ser respeitado devido às repercussões emocionais e sociais que causam. No caso de a paciente optar por terapia cíclica, em nosso serviço, optamos por realizar no intervalo das cartelas a utilização de valerato de estradiol 1 ou 2 mg, para minimizar os efeitos na massa óssea (Figura 3).

Para os casos de diminuição de libido, uma opção que deve ser lembrada é a tibolona, que tem efeitos benéficos na diminuição dos sintomas e também proporciona bons resultados no aumento da massa óssea (Vieira *et al.*, 2009; Zarate *et al.*, 1996).

Infelizmente, nem todas as pacientes com FOP podem realizar tratamentos com TH, pois muitas têm contraindicações por apresentarem doença de base ou outros problemas de saúde. Nesses casos, para melhora dos sintomas vasomotores, a utilização de algumas terapias não hormonais pode ajudar, sendo os inibidores da recaptação de serototina uma das opções mais utilizadas, com destaque para venlafaxina (L'Esperance *et al.*, 2013). Com relação aos sintomas vaginais, são raras as contraindicações do estrogênio tópico, podendo este ser utilizado na maioria dos casos.

Devemos orientar a exposição solar de 10 a 15 minutos para estimular a síntese de vitamina D ou suplementação na dose 800 a 1.000 UI ao dia. É fundamental ressaltar a importância de uma vida equilibrada, com alimentação balanceada, rica em cálcio (1.000 a 1.200 mg/dia), e com frutas e verduras, além, é claro, da não realização de exercícios físicos de impacto, para que essas mulheres tenham menor impacto da falência da função ovariana e possam viver de maneira saudável, minimizando a incidência de osteoporose e suas complicações.

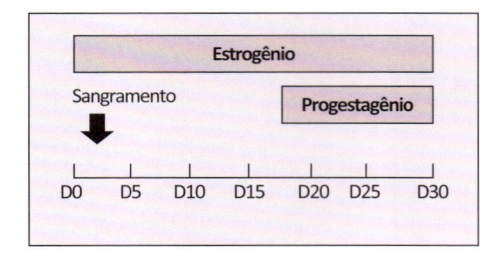

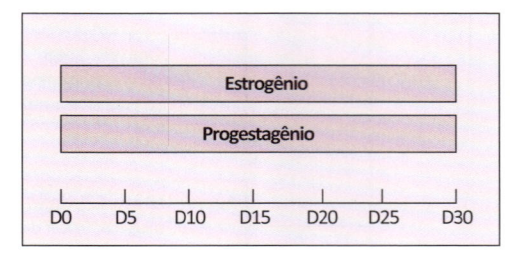

FIGURA 3. Esquema de terapia hormonal cíclico (esquerda) e contínuo (direita).

Referências

ACOG committee opinion. No. 338: Screening for fragile X syndrome. Obstet Gynecol. 2006;107(6):1483-5.

Alzubaidi NH et al. Meeting the needs of young women with secondary amenorrhea and spontaneous premature ovarian failure. Obstet Gynecol. 2002;99(5 Pt 1):720-5.

Anasti JN et al. Bone loss in young women with karyotypically normal spontaneous premature ovarian failure. Obstet Gynecol. 1998;91(1):12-5.

Bakalov VK et al. Autoimmune oophoritis as a mechanism of follicular dysfunction in women with 46,XX spontaneous premature ovarian failure. Fertil Steril. 2005;84(4):958-65.

Bakalov V et al. Adrenal antibodies detect asymptomatic auto-immune adrenal insufficiency in young women with spontaneous premature ovarian failure. Hum Reprod. 2002;17(8):2096-100.

Baker TG, Sum W. Development of the ovary and oogenesis. Clin Obstet Gynaecol. 1976;3(1):3-26.

Buijs C et al. The influence of endocrine treatments for breast cancer on health-related quality of life. Cancer Treat Rev. 2008;34(7):640-55.

Cejtin HE et al. Effects of human immunodeficiency virus on protracted amenorrhea and ovarian dysfunction. Obstet Gynecol. 2006;108(6):1423-31.

Christiansen C et al. Bone mass in postmenopausal women after withdrawal of oestrogen/gestagen replacement therapy. Lancet. 1981;1(8218):459-61.

Clowse ME et al. Ovarian preservation by GnRH agonists during chemotherapy: a meta-analysis. J Womens Health (Larchmt). 2009;18(3):311-9.

Coulam CB et al. Incidence of premature ovarian failure. Obstet Gynecol. 1986;67(4):604-6.

Crisponi L et al. The putative forkhead transcription factor FOXL2 is mutated in blepharophimosis/ptosis/epicanthus inversus syndrome. Nat Genet. 2001;27(2):159-66.

Donnez J et al. Restoration of ovarian activity and pregnancy after transplantation of cryopreserved ovarian tissue: a review of 60 cases of reimplantation. Fertil Steril. 2013;99(6):1503-13.

Gallagher JC. Effect of early menopause on bone mineral density and fractures. Menopause. 2007;14(3 Pt 2):567-71.

Ganz PA. Breast cancer, menopause, and long-term survivorship: critical issues for the 21st century. Am J Med. 2005;118 Suppl 12B:136-41.

Goldenberg RL et al. Gonadotropins in women with amenorrhea. The use of plasma follicle-stimulating hormone to differentiate women with and without ovarian follicles. Am J Obstet Gynecol. 1973;116(7):1003-12.

Goswami D, Conway GS. Premature ovarian failure. Hum Reprod Update. 2005;11(4):391-410.

Grodstein F et al. A prospective, observational study of postmenopausal hormone therapy and primary prevention of cardiovascular disease. Ann Intern Med. 2000;133(12):933-41.

Hagerman RJ et al. Fragile-X-associated tremor/ataxia syndrome (FXTAS) in females with the FMR1 premutation. Am J Hum Genet. 2004;74(5):1051-6.

Henzl MR, Loomba PK. Transdermal delivery of sex steroids for hormone replacement therapy and contraception. A review of principles and practice. J Reprod Med. 2003;48(7):525-40.

Hoek A et al. Premature ovarian failure and ovarian autoimmunity. Endocr Rev. 1997;18(1):107-34.

Howard-Anderson J et al. Quality of life, fertility concerns, and behavioral health outcomes in younger breast cancer survivors: a systematic review. J Natl Cancer Inst. 2012;104(5):386-405.

Ikeme A et al. Knowledge and perception of menopause and climacteric symptoms among a population of women in Enugu, South East, Nigeria. Ann Med Health Sci Res. 2011;1(1):31-6.

Jacobsen BK et al. Age at natural menopause and all-cause mortality: a 37-year follow-up of 19,731 Norwegian women. Am J Epidemiol. 2003;157(10):923-9.

Jewelewicz R, Schwartz M. Premature ovarian failure. Bull N Y Acad Med. 1986;62(3):219-36.

Jick H, Porter J. Relation between smoking and age of natural menopause. Report from the Boston Collaborative Drug Surveillance Program, Boston University Medical Center. Lancet. 1977;1(8026):1354-5.

Jones SC. Subcutaneous estrogen replacement therapy. J Reprod Med. 2004;49(3):139-42.

Kaufman FR et al. Hypergonadotropic hypogonadism in female patients with galactosemia. N Engl J Med. 1981;304(17):994-8.

Khastgir G et al. The case against ovarian biopsy for the diagnosis of premature menopause. Br J Obstet Gynaecol. 1994;101(2):96-8.

Kim TJ et al. Routine endocrine screening for patients with karyotypically normal spontaneous premature ovarian failure. Obstet Gynecol. 1997;89(5 Pt 1):777-9.

Krauss CM et al. Familial premature ovarian failure due to an interstitial deletion of the long arm of the X chromosome. N Engl J Med. 1987;317(3):125-31.

L'Esperance S et al. Pharmacological and non-hormonal treatment of hot flashes in breast cancer survivors: CEPO review and recommendations. Support Care Cancer. 2013;21(5):1461-74.

Lindsay R et al. Long-term prevention of postmenopausal osteoporosis by oestrogen. Evidence for an increased bone mass after delayed onset of oestrogen treatment. Lancet. 1976;1(7968):1038-41.

Lokkegaard E et al. The association between early menopause and risk of ischaemic heart disease: influence of Hormone Therapy. Maturitas. 2006;53(2):226-33.

Maffei S et al. Direct comparative analysis of conventional and directional freezing for the cryopreservation of whole ovaries. Fertil Steril. 2013.

Mahadevan K et al. Early menopause and its determinants. J Biosoc Sci. 1982;14(4):473-9.

Marozzi A et al l. Association between idiopathic premature ovarian failure and fragile X premutation. Hum Reprod. 2000;15(1):197-202.

Mashchak CA et al. Clinical and laboratory evaluation of patients with primary amenorrhea. Obstet Gynecol. 1981;57(6):715-21.

McClung MR. The relationship between bone mineral density and fracture risk. Curr Osteoporos Rep. 2005;3(2):57-63.

Mondul AM et al. Age at natural menopause and cause-specific mortality. Am J Epidemiol. 2005;162(11):1089-97.

Morrison JC et al. Mumps oophoritis: a cause of premature menopause. Fertil Steril. 1975;26(7):655-9.

Neff MJ. NAMS releases position statement on the treatment of vasomotor symptoms associated with menopause. Am Fam Physician. 2004;70(2):393-4, 6, 9.

Nelson HD. Commonly used types of postmenopausal estrogen for treatment of hot flashes: scientific review. JAMA. 2004;291(13):1610-20.

Nelson LM. Clinical practice. Primary ovarian insufficiency. N Engl J Med. 2009;360(6):606-14.

Nelson LM et al. Development of luteinized graafian follicles in patients with karyotypically normal spontaneous premature ovarian failure. J Clin Endocrinol Metab. 1994;79(5):1470-5.

Nicosia SV et al. Gonadal effects of cancer therapy in girls. Cancer. 1985;55(10):2364-72.

Ohl J et al. [Alterations of ovarian reserve tests in Human Immunodeficiency Virus (HIV)-infected women]. Gynecol Obstet Fertil. 2010;38(5):313-7.

Panay N, Kalu E. Management of premature ovarian failure. Best Pract Res Clin Obstet Gynaecol. 2009;23(1):129-40.

Pines A et al. IMS updated recommendations on postmenopausal hormone therapy. Climacteric. 2007;10(3):181-94.

Pitkin J et al. Continuous combined hormone replacement therapy relieves climacteric symptoms and improves health-related quality of life in early postmenopausal women. Menopause Int. 2007;13(3):116-23.

Prinz W, Taubert HD. Mumps in pubescent females and its effect on later reproductive function. Gynaecologia. 1969;167(1):23-7.

Read MD et al. The age of ovarian failure following premenopausal hysterectomy with ovarian conservation. Menopause Int. 2010;16(2):56-9.

Rebar RW, Connolly HV. Clinical features of young women with hypergonadotropic amenorrhea. Fertil Steril. 1990;53(5):804-10.

Rivera CM et al. Increased cardiovascular mortality after early bilateral oophorectomy. Menopause. 2009A;16(1):15-23.

Rivera CM et al. Increased mortality for neurological and mental diseases following early bilateral oophorectomy. Neuroepidemiology. 2009B;33(1):32-40.

Robles A et al. Medical alternatives to oocyte donation in women with premature ovarian failure: a systematic review. Gynecol Endocrinol. 2013;29(7):632-7.

Russell P et al. Premature hypergonadotropic ovarian failure: clinicopathological study of 19 cases. Int J Gynecol Pathol. 1982;1(2):185-201.

Taylor AE et al. A randomized, controlled trial of estradiol replacement therapy in women with hypergonadotropic amenorrhea. J Clin Endocrinol Metab. 1996;81(10):3615-21.

Skillern A, Rajkovic A. Recent developments in identifying genetic determinants of premature ovarian failure. Sex Dev. 2008;2(4-5):228-43.

Utian WH et al. Estrogen and progestogen use in postmenopausal women: July 2008 position statement of The North American Menopause Society. Menopause. 2008;15(4 Pt 1):584-602.

Vieira CS et al. Tibolone in postmenopausal women with systemic lupus erythematosus: a pilot study. Maturitas. 2009;62(3):311-6.

Vujovic S. Aetiology of premature ovarian failure. Menopause Int. 2009;15(2):72-5.

Wright CS, Jacobs HS. Spontaneous pregnancy in a patient with hypergonadotrophic ovarian failure. Br J Obstet Gynaecol. 1979;86(5):389-92.

Younis JS. Ovarian aging and implications for fertility female health. Minerva Endocrinol. 2012;37(1):41-57.

Zarate A et al. [Clinical trial with tibolone in postmenopausal replacement therapy]. Ginecol Obstet Mex. 1996;64:47-50.

Zinn AR et al. Turner syndrome: the case of the missing sex chromosome. Trends Genet. 1993;9(3):90-3.

van Kasteren YM, Schoemaker J. Premature ovarian failure: a systematic review on therapeutic interventions to restore ovarian function and achieve pregnancy. Hum Reprod Update. 1999;5(5):483-92.

CAPÍTULO 6

Anovulação Crônica Hipotalâmica

Marcos Felipe Silva de Sá
Anderson Sanches de Melo

Introdução

Também conhecida por hipogonadismo hipogonadotrófico ou anovulação crônica central, a anovulação crônica hipotalâmica representa, respectivamente, 8 e 33,5% dos casos de amenorreia primária e secundária em mulheres na idade reprodutiva e corresponde à principal causa de anovulação crônica. É decorrente de alterações nos fatores que modulam a secreção do hormônio liberador de gonadotrofinas (GnRH), tais como maturação puberal, alterações do balanço energético, composição de gordura corporal, estresse físico e emocional, sendo que a maioria dessas causas não apresenta lesão orgânica associada. Esta ocorre em um pequeno grupo de pacientes.

A etiologia da anovulação crônica hipotalâmica pode ser dividida em causas fisiológicas (peripuberal, puerpério e amamentação), disfuncionais – estresse psicogênico ou físico (atividade física intensa) e desordens nutricionais –, medicamentosas (agonistas opiáceos e dopaminérgicos), psiquiátricas (pseudociese, bulimia, anorexia nervosa – AN) e defeitos orgânicos do eixo hipotálamo-hipofisário (deficiência isolada de gonadotrofinas – DIG, síndrome de Kallmann, tumores hipofisários, síndrome de Sheehan, apoplexia/aneurisma hipofisário, síndrome da sela túrcica vazia, secreção inapropriada de prolactina – PRL), infecção (tuberculose, vírus da imunodeficiência humana adquirida), radiação e trauma do Sistema Nervoso Central (SNC) (Quadro 1).

QUADRO 1
ETIOLOGIA DA ANOVULAÇÃO CRÔNICA HIPOTALÂMICA.

Fisiológica	Fase peripuberal
	Puerpério
	Período amamentação
Disfuncional	Estresse psicogênico
	Estresse físico
	Desordens nutricionais
Medicamentosa	Agonista opiáceo
	Agonista dopaminérgico
Psiquiátrica	Pseudociese
	Bulimia
	Anorexia nervosa

continuação

Defeitos orgânicos do eixo hipotálamo-hipofisário	Deficiência isolada de gonadotrofinas
	Síndrome de Kallmann
	Tumores hipofisários
	Síndrome de Sheehan
	Apoplexia hipofisária
	Secreção inapropriada de prolactina
	Síndrome da sela túrcica vazia
Infecciosas	Tuberculose
	Vírus da imunodeficiência humana adquirida (HIV)
Radiação	
Trauma	

Adaptado de: ASRM, 2008.

Fisiopatologia

A anovulação hipotalâmica ocorre pela alteração na secreção pulsátil do GnRH e, consequentemente, na mudança na secreção dos hormônios folículo-estimulante (FSH) e luteinizante (LH). O mecanismo que desencadeia essa modificação na pulsatilidade do GnRH é variável entre as diferentes causas etiológicas e por isso a abordagem da fisiopatologia dessa anovulação é dividida em desordens disfuncionais e defeitos orgânicos do eixo hipotálamo-hipofisário.

Desordens disfuncionais

A causa mais comum de anovulação crônica é a disfunção hipotálamo-hipofisária. Esse distúrbio, na maioria das vezes, é autolimitado e ocorre como resposta às alterações do padrão de secreção do GnRH, sem repercussão sobre os níveis basais de gonadotrofinas. Está associado frequentemente a situações de estresse psicológico temporário. Quando a mulher recupera o equilíbrio emocional, a pulsatilidade do GnRH retorna aos padrões fisiológicos. Se essa alteração for mais duradoura, é possível que o quadro evolua para a insuficiência hipotálamo-hipofisária, de difícil reversão.

A resposta orgânica ao estresse psicogênico pode promover alterações na secreção do eixo CRH-ACTH-cortisol. Nessas pacientes ocorrem aumento da secreção do hormônio liberador de corticotrofina (CRH) e consequente elevação da secreção de opioides (beta-endorfinas) e da secreção hipofisária de corticotrofina (ACTH), levando a aumento dos níveis séricos de cortisol. Assim, tanto o CRH quanto o cortisol e os opioides podem contribuir para a alteração da pulsatilidade do GnRH, culminando na redução dos níveis de gonadotrofinas, com o hipogonadismo e com a anovulação crônica (Figura 1) (Biller et al., 1990; Berga et al., 1989).

A amenorreia decorrente da anovulação crônica hipotalâmica está presente em até 25% das mulheres que têm atividade física intensa. A incidência maior das irregularidades menstruais está relacionada aos esportes associados ao baixo peso, como balé e corredoras de média e longa distância. O exercício promove aumento da produção de betaendorfinas pelo cérebro que, por sua vez, alteram o padrão pulsátil de secreção do GnRH, determinando a anovulação crônica (Harber et al., 1995). Se a prática intensa de esportes se iniciar antes da puberdade, pode ocorrer atraso no surgimento da menarca e também maior risco de irregularidade menstrual durante a idade reprodutiva (Figura 1) (Cumming e Wheeler, 1990). Em muitas dessas mulheres, podem coexistir amenorreia, osteoporose e desordens alimentares, tríade conhecida como "Síndrome da Mulher Atleta" (Drinkwater et al., 1984; Vigersky et al., 1976).

O comportamento alimentar é regulado por diversos neuropeptídeos. O desequilíbrio entre eles, decorrente dos distúrbios alimentares, pode desencadear anovulação crônica. A leptina é um peptídeo sintetizado principalmente no tecido adiposo (também no coração, placenta, estômago, músculo esquelético) e tem a função de induzir a sensação de saciedade por meio da inibição da secreção do

ANOVULAÇÃO CRÔNICA HIPOTALÂMICA

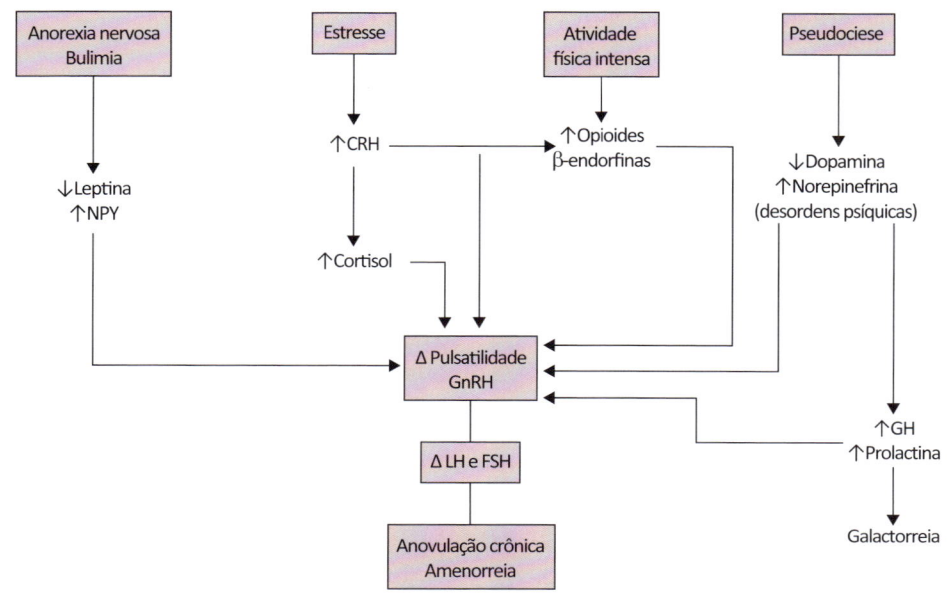

```
┌─────────────┐      ┌─────────┐      ┌─────────────┐      ┌─────────────┐
│ Anorexia    │      │ Estresse│      │ Atividade   │      │ Pseudociese │
│ nervosa     │      │         │      │ física      │      │             │
│ Bulimia     │      │         │      │ intensa     │      │             │
└──────┬──────┘      └────┬────┘      └──────┬──────┘      └──────┬──────┘
       │                  │                   │                    │
       │              ↑CRH ─────────→ ↑Opioides                 ↓Dopamina
       │                  │           β-endorfinas              ↑Norepinefrina
   ↓Leptina                                                    (desordens psíquicas)
   ↑NPY
                      ↑Cortisol
                          │
                          ↓
                  ┌───────────────┐
                  │ Δ Pulsatilidade│
                  │     GnRH      │
                  └───────┬───────┘
                          │                                    ↑GH
                  ┌───────┴───────┐                           ↑Prolactina
                  │  Δ LH e FSH   │
                  └───────┬───────┘                          Galactorreia
                          │
                  ┌───────┴───────┐
                  │ Anovulação    │
                  │ crônica       │
                  │ Amenorreia    │
                  └───────────────┘
```

NPY: neuropeptídeo Y; CRH: hormônio liberador de corticotrofina; GH: hormônio do crescimento; LH: hormônio luteinizante; FSH: hormônio folículo-estimulante; Δ: alteração.

FIGURA 1. Fisiopatologia da anovulação crônica hipotalâmica.

neuropeptídeo Y (NPY), entre outros hormônios. Já o NPY apresenta a função de estimular o apetite e é produzido no núcleo arqueado do hipotálamo nas situações de privação alimentar (Bjorbaek e Kahn, 2004). Vários estudos relatam, em mulheres com amenorreia hipotalâmica, diminuição nos níveis de leptina circulante, com perda de seu ritmo diurno (Brann e Mahesh, 1994). Essas alterações, associadas aos níveis elevados de catecolaminas e cortisol, determinam mudanças no padrão pulsátil do GnRH e, consequente, diminuição da frequência de pulso do LH hipofisário, favorecendo o estado anovulatório, conforme a Figura 1 (McShane *et al.*, 1992; Ropert *et al.*, 1981).

Desordens psiquiátricas

A AN é um distúrbio grave do comportamento alimentar, no qual há perda de mais de 25% do peso corporal. Ocorre com frequência em adolescentes, em sua maioria do sexo feminino, com taxas elevadas de mortalidade. Essas jovens tendem a ter autoimagem corporal distorcida, com forte receio de se tornarem obesas. O quadro clínico mais comum dessas pacientes inclui amenorreia, hiperatividade, personalidade obsessivo-compulsiva, comportamento bulímico, pele seca, lanugo, constipação intestinal, arritmia cardíaca, hipotensão, osteopenia, anemia, leucopenia, elevação das enzimas hepáticas, hipocalemia e outras manifestações (Santos *et al.*, 2004).

Essas pacientes apresentam hiperatividade do eixo hipotálamo-hipófise-adrenal. Uma das manifestações endócrinas precoces da AN é a perda do ritmo circadiano do cortisol (Santos *et al.*, 2007). Há redução da resposta do ACTH ao CRH, resistência à supressão com dexametasona, aumento dos níveis de ACTH e dos níveis urinários de cortisol livre. Do ponto de vista hormonal, as pacientes com AN apresentam redução da frequência e amplitude dos pulsos de GnRH e níveis diminuídos de LH, FSH, PRL e o hormônio tireoestimulante (TSH), com aumento do T3 reverso e redução do T3. Os níveis de hormônio do crescimento (GH) podem estar elevados, com redução do IGF-1 (Figura 1).

Já a bulimia é caracterizada pela alternância de episódios de ingestão intensa de alimentos em um curto período, seguida de vômito autoinduzido, uso excessivo de laxantes ou diuréticos ou de restrição alimentar. Clinicamente, essas pacientes apresentam irregularidades menstruais e, frequentemente, irritação aguda da mucosa esofágica, rotura gástrica ou esofágica, hipocalemia, pneumonia aspirativa e alterações dentárias (Figura 1).

Outra condição mais rara é a pseudociese, que acomete principalmente indivíduos com distúrbios psiquiátricos (Brooks, 1985). Embora não totalmente esclarecida, sua fisiopatologia pode ser decorrente do aumento na secreção de norepinefrina, que determina alteração na frequência de pulso do GnRH, na secreção de PRL e do GH (Starkman *et al.*, 1985; Sachar *et al.*, 1980). Desse modo, surgem padrões variados de secreção de gonadotrofinas que, associados à hiperprolactinemia, determinam o aparecimento da amenorreia/galactorreia. Vale ressaltar que esse mecanismo não foi confirmado em todos os casos de pseudociese descritos na literatura (Figura 1).

Defeitos orgânicos do eixo hipotálamo-hipofisário

DIG é uma desordem rara, associada à falha dos neurônios GnRH em formar a placa olfatória, ou na migração dos neurônios olfatórios, e do GnRH da área olfatória para a região hipotalâmica durante a embriogênese. Como resultado desse processo, a secreção local de GnRH falha em estimular a síntese de gonadotrofinas na hipófise anterior (Quinton *et al.*, 1997) e, consequentemente, surge o hipogonadismo hipogonadotrófico, amenorreia primária, infantilismo sexual e a inabilidade para perceber odores (hiposmia ou anosmia e, nesse caso, configura-se a síndrome de Kallmann). Os níveis de LH e FSH, em geral, são pré-puberais ou inferiores da normalidade para adultos. Entretanto, os níveis dos outros hormônios hipofisários (TSH, GH, PRL e ACTH) são normais.

A necrose hipofisária pós-parto (síndrome de Sheehan) ocorre após isquemia hipofisária secundária à hemorragia pós-parto. A primeira manifestação costuma ser a ausência de lactação por deficiência de secreção de PRL. Segue-se a amenorreia hipogonadotrófica. As pacientes podem ter deficiências dos outros hormônios da hipófise anterior. Assim, podem apresentar hipotensão postural, vômitos, náuseas e letargia, sugerindo redução da secreção de ACTH e hipotiroidismo por redução da secreção de TSH. A hipófise posterior, em geral, não é comprometida.

As doenças infecciosas, a radiação, o trauma, o infarto e os tumores hipofisários podem alterar os pulsos de GnRH por meio da destruição ou inibição da atividade dos neurônios que modulam a liberação desse hormônio.

Alguns medicamentos podem levar à anovulação crônica central, atuando em nível de neurotransmissores e inibindo a secreção do GnRH e das gonadotrofinas. As principais drogas relacionadas com esse distúrbio são os agonistas opiáceos e dopaminérgicos.

Diagnóstico

A abordagem da anovulação hipotalâmica deve-se iniciar com anamnese e exame clínico, apesar de o diagnóstico definitivo ser realizado pela avaliação complementar (métodos laboratoriais e de imagem).

Diagnóstico clínico

A anamnese deve incluir a avaliação do ciclo menstrual (intervalo, quantidade e duração do fluxo). A oligomenorreia (ciclos com intervalo maior do que 35 dias) ou amenorreia (ausência de fluxo por três ciclos consecutivos em mulheres que menstruam regularmente ou por 6 meses quando o intervalo é irregular) sugerem a anovulação crônica. Na anamnese, é importante investigar os hábitos de vida da paciente, como atividade física (a avaliação da prática de esportes é fundamental) e alimentares, lembrando que, em algumas mulheres, pode coexistir a tríade amenorreia-osteoporose-desordens alimentares (Quadro 2).

Tanto o nível intelectual alto (estresse psicológico) quanto o baixo (pseudociese) podem estar associados aos quadros de amenorreia central. No caso do estresse, pode ocorrer história de problemas psicossexuais e/ou psicossociais; na AN, existem desordens biopsicossociais e é mais frequente em mulheres brancas, de classe social média alta, estudantes hiperativas e introvertidas em que há preocupação excessiva com a dieta e exercícios físicos. Também é importante considerar a história prévia de partos com sangramento excessivo e sem lactação, traumas, uso prévio e/ou atual de medicamentos e associação de sintomas como cefaleia, distúrbios visuais etc.

No exame físico, deve-se avaliar a presença de galactorreia e de sinais da disfunção tireoidiana. O exame ginecológico pode demonstrar mucosa vaginal atrófica e ausência de muco cervical, sugerindo o hipoestrogenismo. Na maioria das vezes, a redução estrogênica não está associada a fogachos. É fundamental a avaliação do peso, altura e índice de massa corporal.

QUADRO 2
CARACTERÍSTICAS DAS MULHERES COM ANOVULAÇÃO/AMENORREIA HIPOTALÂMICA.

Estado civil: solteiras
Hábitos obsessivo-compulsivos
Estresse físico e/ou emocional
Esportistas competidoras
História de abuso sexual
Bom nível socioeconômico
Bom nível intelectual
Tendência ao uso de medicamentos

Diagnóstico complementar

Em primeiro lugar, é importante identificar a anovulação crônica central disfuncional, que, em geral, são as formas leves, daquelas graves, que podem estar associadas a lesões orgânicas. Para as formas disfuncionais, em geral, o diagnóstico é de exclusão.

O diagnóstico definitivo da anovulação crônica hipotalâmica é realizado por meio dos exames complementares. A avaliação das gonadotrofinas (FSH e LH) demonstra níveis reduzidos (padrão pré-puberal) ou nos limites inferiores da normalidade. Também se deve solicitar a dosagem dos níveis séricos de PRL e, em algumas situações suspeitas, o TSH com o objetivo de se fazer diagnóstico diferencial com outras causas de anovulação crônica.

A ressonância nuclear magnética ou a tomografia computadorizada do crânio e da sela túrcica não é um exame rotineiro na avaliação da anovulação central e deve ser considerada principalmente nos casos quando a dosagem de FSH está em padrões pré-puberais, especialmente quando acompanhada de cefaleia persistente, vômitos constantes não induzidos, hipotiroidismo central, alterações visuais, hiperprolactinemia (Gordon, 2010), com PRL > 50 ng/dL. Essa avaliação objetiva excluir causas orgânicas de anovulação central (Figura 2).

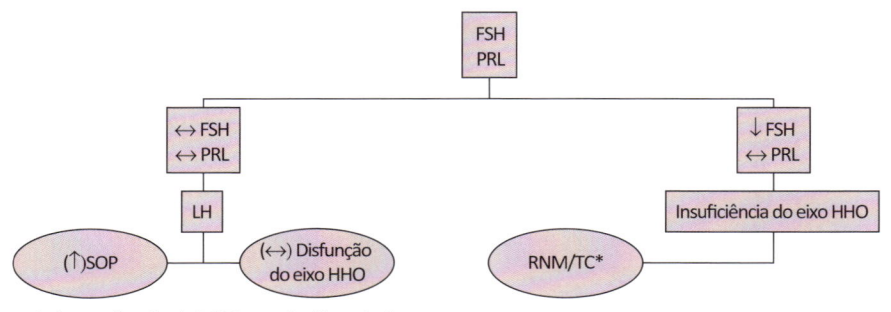

* Deve-se preferir a realização da RNM quando disponível.
FSH: hormônio folículo-estimulante; PRL: prolacrina; LH: hormônio luteinizante; SOP: síndrome do ovário policístico; HHO: hipotálamo-hipofisário-ovariano, RNM: ressonância nuclear magnética; TC: tomografia computadorizada.
FIGURA 2. Diagnóstico diferencial da anovulação crônica central.

Na presença de atraso menstrual, é fundamental afastar gestação quando a atividade sexual estiver presente. A ultrassonografia pélvica pode auxiliar no diagnóstico diferencial da anovulação crônica hiperandrogênica (ovários policísticos). Como a deficiência estrogênica promove redução da massa óssea, algumas mulheres podem apresentar predisposição para o desenvolvimento da osteoporose e, por isso, pode ser necessária a avaliação com a densitometria óssea. Embora controverso, em mulheres que não estão na fase do climatério e senilidade, essa avaliação pode ser baseada no escore Z (compara a massa óssea da paciente com mulheres da mesma idade). Quando menor do que dois desvios-padrão, está associado à fratura clínica em ossos longos e extremidades baixas (Bachrach e Ward, 2009).

Embora de baixa praticidade, para identificação do local anatômico da disfunção do SNC (hipotalâmico ou hipofisário), pode-se empregar o teste do análogo do GnRH (aGnRH). Quando se administra o aGnRH, ocorre liberação das gonadotrofinas hipofisárias (efeito *flare-up*) se a hipófise estiver íntegra (nesse caso, o defeito seria hipotalâmico). Quando a disfunção é hipofisária, não há liberação das gonadotrofinas. Vale ressaltar que a ausência de resposta com aGnRH não exclui defeito hipotalâmico, pois a falta crônica de estímulo à hipófise pode torná-la, embora íntegra, insensível aos estímulos do teste. Seria preciso "sensibilizá-la" inicialmente, com pequenas doses de GnRH por 1 semana, e repetir o teste.

A Figura 2 representa esquematicamente a abordagem complementar da anovulação central.

Tratamento

Nas anovulações disfuncionais, o tratamento deve incluir apoio psicológico e mudança do estilo de vida (correção de distúrbios nutricionais e do peso corporal, adequação à intensidade dos exercícios físicos). Quando possível, deve-se interromper ou modificar o uso de medicamentos que podem estar associados à anovulação. Para mulheres que permanecem amenorreicas por mais de 1 ano, pode ocorrer redução da massa óssea e, por isso, é aconselhável orientar dieta rica em cálcio e atividade física de impacto (musculação e pilates, por exemplo). Em estado de hipoestrogenismo persistente, a perda de massa óssea pode se acelerar e, por essa razão, são recomendadas pequenas doses de estrogênios (mesmo padrões sugeridos para mulheres na menopausa) para sua preservação. Se a mulher não desejar gestação, além da adequação/redução dos fatores estressantes, costuma se associar método contraceptivo hormonal contendo estrogênios.

Na ausência de reposição estrogênica, a resposta do osso ao exercício físico está prejudicada (Warren *et al.*, 1991). O uso de bifosfonatos (alendronato e risendronato) é controverso, mas pode ser considerado na presença de recorrência de fraturas das extremidades, compressão vertebral e massa óssea reduzida.

Para mulheres com desejo de gravidez e que não recuperam os ciclos normais com as medidas acima, pode-se induzir a ovulação com citrato de clomifeno nas doses habituais (Mendes *et al.*, 1999). Deve-se lembrar que, para esse medicamento ser efetivo, o eixo hipotálamo-hipófise deve estar íntegro e os níveis de gonadotrofinas e estrogênios, em padrões normais para mulheres adultas, o que ocorre nas pacientes com anovulação em grau leve. Nesse caso, o teste da progesterona para se avaliar o grau de estrogenismo pode ser útil na seleção das pacientes.

Nos casos de insucesso, deve-se encaminhá-la para clínica especializada para tratamento da infertilidade (indução da ovulação com gonadotrofinas e posterior fertilização *in vitro* ou injeção intracitoplasmática de espermatozoides).

Nas pacientes com alterações orgânicas, o tratamento deve ser dirigido de acordo com o diagnóstico específico. Na DIG, como não ocorre (ou ocorre parcialmente) o desenvolvimento dos caracteres sexuais secundários, sendo necessária a administração de estrogênio isolado por 3 meses, dando-se preferência para os compostos naturais (17-betaestradiol ou valerato de estradiol 2 mg/dia) por serem menos trombogênicos. Após esse período, avalia-se se houve desenvolvimento dos caracteres sexuais secundários e aumento da espessura endometrial ao ultrassom e, caso essas características estejam presentes, deve-se iniciar progestagênio (acetato de medroxiprogesterona 5 a 10 mg/dia, diidrogesterona 10 a 20 mg/dia ou progesterona micronizada 100 a 200 mg/dia) para a proteção do endométrio, de forma cíclica ou contínua, dependendo do desejo da paciente em menstruar ou não.

Nos casos de necrose hipofisária pós-parto (síndrome de Sheehan), pode ocorrer necessidade de reposição de corticosteroides e levotiroxina. Na presença de tumores hipofisários, o tratamento requer abordagem específica e avaliação pelo neurocirurgião. Quando tratar de prolactinomas, estes devem ser considerados à parte, pois o tratamento preferencial é medicamentoso, com agonistas dopaminérgicos.

Referências

Bachmann G, Kemmann E. Prevalence of oligomenorrhea and amenorrhea in a college population. Am J Obstet Gynecol. 1982;144:98-102.

Bachrach LK, Ward LM. Clinical review: bisphosphonate use in childhood osteoporosis. J Clin Endoc Metab. 2009; 94:400-9.

Berga SL et al. Neuroendocrine aberrations in women with functional hypothalamic amenorrhea. J Clin Endocrinol Metab. 1989; 68:301-7.

Biller BMK et al. Abnormal cortisol secretion and responses to corticotrophin-releasing hormone in women with hypothalamic amenorrhea. J Clin endocrinol Metab. 1990;70: 311-7.

Bjorbaek C, Kahn BB. Leptin signaling in the central nervous system and the periphery. Recent Prog Horm Res. 2004;59:305-11.

Brann DW, Mahesh VB. Excitatory amino acids: Function and significance in reproduction and neuroendocrine regulation. Front Neuroendocrinol. 1994;15:3.

Brooks JG. Pseudocyesis in a 6-year-old girl: follow-up report at 23. J Am Acad Child Psychiatry. 1985;24:359-62.

Cumming DC, Wheeler GD. Exercise-associated changes in reproduction: a problem common to women and men. In: Frisch RE, ed. Adipose tissue and reproduction – Prog Reprod Biol Med. 1990;14:125-37.

Drinkwater BL et al. Bone mineral content of amenorrheic and eumenorrheic athletes. New England J Med. 1984;311:277-82.

Gordon C. Functional hypothalamic amenorrhea. N Engl J Med. 2010;363:365-71.

Harber VJ et al. Plasma concentrations of β-endorphin in trained eumenorrheic and amenorrheic women. Fertil Steril. 1995;64:951-6.

McShane TM et al. Central actions of neuropeptide-Y may provide a neuromodulatory link between nutrition and reproduction. Biol Reprod. 1992;46:1151-9.

Mendes MC et al. Induction of ovulation with clomiphene citrate in combination with metoclopramide in patients with amenorrhea of hypothalamic origin. Gynecol Endocrinol. 1999;13:149-54.

Quinton R et al. Gonadotropin-releasing hormone immunoreactivity in the nasal epithelia of adults with Kallmann's Syndrome and isolated hypogonadotropic hypogonadism and in the early midtrimestrer human fetus. J Clin Endocrinol Metab. 1997;82:309-15.

Ropert JF et al. Endogenous opiates modulate pulsatile luteinizing hormone release in humans. J Clin Endocrinol Metab. 1981;52:583-5.

Sachar EJ et al. Recent studies in the neuroendocrinology of major depressive disorders. Psychiatr Clin North Am. 1980;3:313-26.

Santos E et al. Absence of circadian salivary cortisol rhythm in women with anorexia nervosa. J Pediatr Adolesc Gynecol. 2007;20:13-8.

Santos E, et al. Massa óssea em pacientes com anorexia nervosa. RBGO. 2004;26:71-5.

Starkman MN et al. Pseudocyesis: psychologic and neuroendocrine interrelationships. Psych Med. 1985;47:46-7.

The Practice Committee of the American Society for Reproductive Medicine. Current evaluation of amenorrhea. Fertil Steril. 2008;90:S219-25.

Vigersky RA et al. Anorexia nervosa: behavioral and hypothalamic aspects. Clin Endocrinol Metab. 1976;5:517-35.

Warren MP et al. Lack of bone accretion and amenorrhea: evidence for a relative osteopenia in weight-bearing bones. J Clin Endocrinol Metab. 1991;72:847-51.

CAPÍTULO 7

Síndrome dos Ovários Policísticos

Anderson Sanches de Melo
Carolina Sales Vieira

Diagnóstico

Como toda anovulação crônica, o diagnóstico inicial da classe de anovulação (diagnóstico sindrômico) faz-se com a tríade de exames: hormônio folículo-estimulante (FSH), prolactina (PRL) e hormônio estimulante da tireoide (TSH), de acordo com as recomendações mais recentes da *American Society for Reproductive Medicine* (ASRM) (ASRM, 2008). A Figura 1 mostra os grupos sindrômicos de anovulação crônica. O teste de progesterona não deve ser solicitado, pois atrasa o diagnóstico etiológico da anovulação e, além disso, há uma taxa de 20% de falso-positivo e 40% de falso-negativo (ASRM, 2008). A dosagem de estrogênio, hormônio luteinizante (LH) e progesterona não contribui com diagnóstico e não deve ser solicitada na investigação (ASRM, 2008).

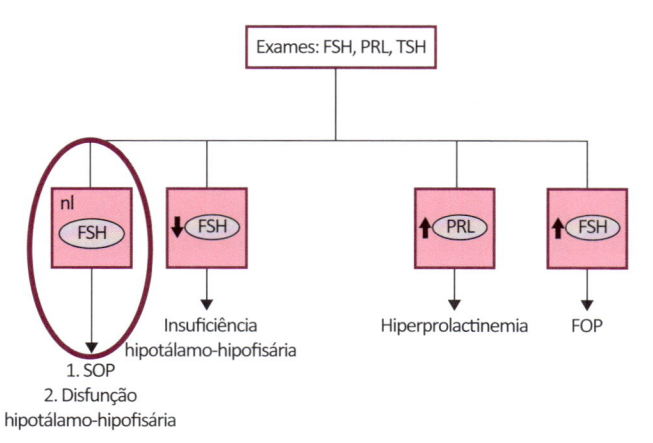

FSH: hormônio folículo-estimulante; PRL: prolactina; TSH: hormônio estimulante da tireoide; SOP: síndrome do ovário policístico; FOP: falência ovariana prematura.

FIGURA 1. Quatro grupos de anovulação crônica.

No grupo de FSH normal, teremos especialmente as portadoras de síndrome do ovário policístico (SOP). Existem três critérios definidores da SOP, mas no Brasil o mais utilizado pelos ginecologistas é o diagnóstico baseado no Consenso de Rotterdam (2004), elaborado pela *European Society for Human Reproduction and Embriology* (ESHRE) e pela ASRM. O Quadro 1 mostra os diferentes critérios diagnósticos da SOP (Wild *et al.*, 2010). Não há um critério mais correto que o outro, apenas sociedades diferentes agruparam características que consideraram essenciais para uniformizar o diagnóstico de SOP.

Quadro 1
Critérios existentes para diagnóstico de síndrome do ovário policístico.

Critério	NIH (1990)*	Rotterdam (2003)**	AE-PCOS (2006)***
Oligo ou amenorreia	+	+/-	+/-
Hiperandrogenismo clínico e/ou laboratorial	+	+/-	+
Policistose ovariana ao exame ultrassonográfico	+ / -	+/-	+/-

*Presença de oligo/amenorreia e hiperandrogenismo laboratorial e/ou clínico; **Critério de Rotterdam 2003: presença de dois dos três critérios citados; ***AE-PCOS: presença de hiperandrogenismo mais um dos outros dois critérios citados.
NIH: *National Institute of Health*; AE-PCOS: *Androgen Excess and Polycystic Ovary Syndrome Society*.

Assim, o Consenso de Rottterdam (2004) define a SOP pela presença de pelo menos dois dos seguintes critérios para mulheres com idade ≥ 19 anos:

- oligoanovulação (≤ 8 menstruações ao ano);
  - hiperandrogenismo clínico ou laboratorial: (1) o hiperandrogenismo clínico não é bem definido, porém no consenso de SOP vale a acne de qualquer grau, a alopecia e o hirsutismo (importante utilizar algum escore para avaliar o padrão de distribuição dos pelos em locais de distribuição do sexo masculino, sendo o de Ferriman-Gallwey (1961) o mais utilizado). A oleosidade de pele não entra no consenso de Rotterdam como critério de diagnóstico; (2) dosar os androgênios para avaliar possibilidade de hiperandrogenismo laboratorial: testosterona total ou testosterona livre ou índice de testosterona livre (obtido por meio da dosagem da testosterona total e da globulina carreadora dos esteroides sexuais (SHBG). Destes, o melhor exame é a testosterona total (Pugeat *et al.*, 2010); sulfato de deidroepiandrosterona (DHEAS); androstenediona. Não tem valor para diagnóstico de SOP pelo consenso de Rotterdam, não sendo necessária sua solicitação (Rotterdam-PCOS-Consensus, 2004);
  - ultrassonografia compatível com ovário policístico (OP) (Rotterdam-PCOS-Consensus, 2004): (1) OPs definidos por: 12 ou mais folículos medindo de 2 a 9 mm de diâmetro em pelo menos um dos ovários; volume ovariano aumentado (> 10 cm^3) em pelo menos um dos ovários; se houver a evidência de um folículo dominante (> 10 mm) ou de corpo lúteo, a ultrassonografia deverá ser repetida no próximo ciclo; (2) a distribuição periférica dos folículos e o aumento da ecogenicidade ovariana podem ser omitidos, já que não são as características necessárias para diagnóstico de OP à ultrassonografia; (3) só a aparência de OP ao exame de US, sem hiperandrogenismo e/ou irregularidade menstrual, não é diagnóstico de SOP; (4) esta definição não se aplica para mulheres usando contraceptivos hormonais (CH), pois o tamanho ovariano tende a ser reduzido, apesar de a aparência policística poder existir (mesmo sem ter a SOP); (5) mulheres menstruando regularmente devem ser submetidas à avaliação US na fase folicular precoce (3 a 5 dias do ciclo). Mulheres com oligo/amenorreia podem ser submetidas à avaliação US ao acaso ou entre os dias 3 a 5 após sangramento induzido por progestagênios.

Além de avaliar se a paciente possui dois de três critérios para SOP, é necessário excluir outras causas de hiperandrogenismo, que podem ter o quadro clínico semelhante à SOP. Assim, o diagnóstico de SOP só é fechado após a exclusão das seguintes condições:

- hiperplasia da suprarrenal (a mais comum é por deficiência da 21-hidroxilase, desta forma dosar 17-OH-progesterona);
- tumor ovariano produtor de androgênio (suspeitar quando o nível de testosterona total for duas vezes maior que o limite superior de normalidade);
- tumor adrenal produtor de androgênio (suspeitar quando o nível de DHEAS for duas vezes maior que o limite superior de normalidade);

- tireoidopatia (dosar o TSH) – controverso em pacientes hiperandrogênicas;
- hiperprolactinemia (dosar PRL);
- síndrome de Cushing: sinais clínicos (estrias violáceas, fácies em lua cheia etc.), não sendo necessária nenhuma dosagem adicional.

É importante salientar que, a partir de 2012, os critérios diagnósticos para SOP em adolescentes foram padronizados, uma vez que as prevalências de anovulação e acne são grandes nesse grupo, sem que isso signifique diagnóstico de SOP. Assim, para o diagnóstico de SOP em adolescentes (< 19 anos), sugere-se que os três critérios de Rotterdam estejam presentes (oligoanovulação, hiperandrogenismo e OP à ultrassonografia), mantendo as mesmas exclusões que são feitas em mulheres adultas. É importante salientar que o hiperandrogenismo deve ser clínico (preferência para hirsutismo) e laboratorial. A avaliação dos ovários deve incluir o volume ovariano preferencialmente em relação à contagem de folículos entre 2 e 9 mm. O diagnóstico deve ser sempre feito após 2 anos da menarca (Fauser *et al.*, 2012).

Avaliação das repercussões metabólicas

Considerando que mulheres portadoras de SOP apresentam maior risco de distúrbios metabólicos (Tabela 1), cabe ao ginecologista, como médico geral da maioria das mulheres, fazer as orientações e rastreamento das principais comorbidades associadas à SOP.

Tabela 1
Repercussões clínicas da síndrome do ovário policístico.

Desordens reprodutivas	Desordens metabólicas
Hiperandrogenismo	Resistência insulínica
Risco aumentado de hiperestímulo ovariano à estimulação ovariana	Intolerância à glicose
Pré-eclâmpsia	*Diabetes mellitus* tipo 2
Hipertensão gestacional	Obesidade
Diabetes mellitus gestacional	
Câncer endometrial	Dislipidemia
	Hipertensão arterial sistêmica
	Síndrome metabólica
	Doença cardiovascular?

Considerando a qualidade dos exames para o rastreamento das principais comorbidades e a relação custo-benefício de solicitá-los, é recomendado rastrear as comorbidades apresentadas na Tabela 2 (Wild *et al.*, 2010; Fauser *et al.*, 2012).

A Tabela 3 detalha o diagnóstico de síndrome metabólica e a Tabela 4 mostra como são interpretados os exames utilizados para o rastreio de comorbidades e a periodicidade de solicitação dos exames. Além disso, os exames de rastreamento para cada faixa etária devem ser acrescidos aos exames específicos para portadoras de SOP.

Tabela 2
Comorbidades a serem rastreadas nas portadoras de síndrome do ovário policístico (SOP).

Comorbidade	Exame	Quem deve ser rastreada
Obesidade/obesidade centrípeta	IMC: peso (kg)/altura (m)^2 Circunferência da cintura	Todas as SOPs
Hipertensão arterial sistêmica	Aferir a pressão arterial	Todas as SOPs
Dislipidemia	CT, HDL, TG, LDL e colesterol não-HDL Colesterol não-HDL= CT-HDL	Todas as SOPs
Intolerância à glicose e *diabetes mellitus* tipo 2	GTT 75 g (2 horas) ou glicemia	GTT 75 g nas seguintes condições (basta uma): - SOPs obesas - DMG prévio - HF de *diabetes mellitus* tipo 2 - Presença de *acantose nigricans* - Fenótipos HA + IM ou HA + IM + US - Glicemia de jejum: nas demais
Síndrome metabólica	Avaliar pelos critérios do NCEP/ATP III (2002) com valor de glicemia modificado pela AHA (Grundy *et al.*, 2005) (Tabela 3)	Todas as SOPs

IMC: índice de massa corporal; CT: colesterol total; HDL: lipoproteína de alta densidade; TG: triglicérides; LDL: lipoproteína de baixa densidade; GTT: AHA: *American Heart Association*; DMG: *diabetes mellitus* gestacional; HF: história familiar; HA: hiperandrogenismo; IM: irregularidade menstrual; US: padrão de ovário policístico à ultrassonografia; NCEP/ATP III: *National Cholesterol Education Program/Adult Treatment Panel IIII*.

Tabela 3
Critérios diagnósticos para a síndrome metabólica (três de cinco critérios fazem o diagnóstico).

Fator de risco	Valor de corte
Circunferência abdominal (cm	≥ 88
Triglicérides (mg/dL)	≥ 150*
HDL (mg/dL)	< 50*
Pressão arterial (mmHg)	Sistólica ≥ 130 ou diastólica ≥ 85*
Glicemia de jejum (mg/dL)	≥ 100*,#

* Também é considerado um critério se o indivíduo estiver fazendo uso de medicações para o tratamento destas alterações;
\# o valor de corte do *National Cholesterol Education Program/Adult Treatment Panel IIII* (NCEP/ATP III; 2002) para glicemia é 110 mg/dL, porém foi proposta a redução para 100 mg/dL (Grundy *et al.*, 2005).

Tabela 4
Interpretação e periodicidade dos exames de rastreamento de comorbidades metabólicas em portadoras de síndrome do ovário policístico (SOP).

Exame	Interpretação dos resultados	Periodicidade
IMC: peso (kg)/altura (m)^2	Baixo peso < 18 kg/m^2 Normal: ≥ 18 kg/m^2 e < 25 kg/m^2 Sobrepeso: ≥ 25 kg/m^2 e < 30 kg/m^2 Obesidade grau 1: ≥ 30 kg/m^2 e < 35 kg/m^2 Obesidade grau 2: ≥ 35 kg/m^2 e < 40 kg/m^2 Obesidade grau 3 (mórbida): ≥ 40 kg/m^2	Se alterado: periodicidade depende da intervenção para perda de peso
Circunferência da cintura	Normal < 88 cm Alterada ≥ 88 cm	Se normal: a cada 6 a 12 meses
Aferir a PA	Alterada: PAS ≥ 140 mmHg e/ou PAD ≥ 90 mmHg	Se alterado: solicitar curva pressórica, com dois valores de PAS ≥ 140 mmHg e/ou PAD ≥ 90 mmHg dá-se o diagnóstico de HAS e deve-se encaminhar a paciente ao clínico geral Se normal: a cada 6 a 12 meses
CT, HDL, TG, LDL e colesterol não HDL	A interpretação depende do risco de DCV de cada paciente (Tabela 5) Meta (nem sempre valores acima da meta implicam medicação, depende do risco para DCV) LDL < 100 mg/dL Não HDL colesterol < 130 mg/dL HDL ≥ 50 mg/dL Triglicérides: > 150 mg/dL	Se alterado: repetir após 3 meses de cada intervenção até a normalidade Se normal: a cada 2 anos^2 ou antes de ganho de peso significativo (> 5% do peso corporal)
GTT 75 g (2 horas) ou glicemia	GTT 75 g após 2 horas: • Normal < 140 mg/dL • IG: 140 a 199 mg/dL • Diabetes: ≥ 200 mg/dL Glicemia de jejum: • Normal: < 100 mg/dL • GJA: 100 a 125 mg/dL • Diabetes: ≥ 126 mg/dL	Se normal: a cada 2 a 3 anos# Alterada (IG ou GJA): anual. Se tiver *diabetes mellitus* tipo 2 não é necessário repetir teste diagnóstico. Encaminhar ao clínico ou endocrinologista
Avaliar pelos critérios do NCEP/ATP III (2002) com valor de glicemia modificado pela AHA (Grundy *et al.*, 2005)	*Vide* Tabela 3	A cada 2 a 3 anos ou se houver indicações clínicas (ganho de peso ou aparecimento de sintomas de condições que compõem a SM)

O rastreio do *diabetes mellitus* pode ser repetido a cada 2 anos (pelo consenso da *Androgen Excess and Polycystic Ovary Syndrome*), conforme Wild *et al.* (2010), ou a cada 3 anos pela recomendações da *American Diabetes Association* (2012), caso o primeiro exame seja normal.
IMC: índice de massa corporal; PA: pressão arterial; PAD: pressão arterial diastólica; PAS: pressão arterial sistólica; HAS: hipertensão arterial sistêmica; CT: colesterol total; HDL: lipoproteína de alta densidade; TG: triglicérides; LDL: lipoproteína de baixa densidade; DVC: doença cardiovascular; GTT: teste de tolerância à glicose; IG: intolerância à glicose; GJA: glicemia de jejum alterada; NCEP/ATP III: *National Cholesterol Education Program/Adult Treatment Panel IIII*; SM: síndrome metabólica; AHA: *American Heart Association*.

Em suma, com exceção da avaliação da cintura, índice de massa corporal (IMC) e pressão arterial que devem fazer parte de toda visita médica das portadoras de SOP, os demais exames devem ser pedidos a cada 2 a 3 anos.

Lipoproteína de alta densidade (HDL) e os níveis de triglicérides têm valores de normalidade independente do risco de doença cardiovascular (DCV); já para a lipoproteína de baixa densidade (LDL) e o não HDL colesterol, é importante avaliar dois parâmetros: a classificação de risco para DCV e o escore de Framingham (Mosca et al., 2012). Isso porque o escore de Framingham identifica bem quem tem alto risco para doença cardiovascular, mas não consegue assegurar que as pessoas classificadas como baixo risco são, de fato, baixo risco (Mosca et al., 2012). O cálculo de risco pode ser feito com réguas que contêm a escala ou gratuitamente pela internet, em vários *sites*. Assim primeiro classifica-se o risco de DCV baseado na presença dos fatores de risco (alto risco, em risco e em saúde cardiovascular adequada) e depois se avalia o escore de Framingham, o qual avaliará o risco de DCV em 10 anos.

Com base nessas duas escalas, existem valores estabelecidos de LDL e de colesterol não HDL para os quais é necessário introduzir medicação e não apenas mudança de estilo de vida. Hoje, o parâmetro mais importante do perfil lipídico é o nível de LDL, em seguida o de colesterol não HDL, que, em geral, tem valores no máximo 30 mg/dL acima do LDL.

A resistência insulínica (RI), apesar de bem prevalente, não apresenta recomendação expressa para o rastreamento (Wild et al., 2010; Fauser et al., 2012), uma vez que os testes diagnósticos não apresentam valores de corte bem definidos e não guardam correlação com eventos clínicos futuros. Lembrar que as manchas aveludadas e hipercrômicas (*acantose nigricans*) em dobras (axila e nuca, por exemplo) são indicativas de RI. Os melhores testes (*clamp* euglicêmico) são invasivos e sem praticidade para uso no cotidiano de consultório. Assim, apesar de bem difundida a medida da insulina e glicemia de jejum para avaliação dos índices a seguir (Quadro 2), ainda não se sabe o impacto da avaliação desses índices em mulheres com SOP. Vale lembrar que há vários valores de corte para os índices, muitos obtidos em outros países, que podem não corresponder à realidade brasileira.

Quadro 2
Índices utilizados para diagnóstico de resistência à insulina.

Índice	Valor de corte	Comentário
I/G	> 0,19	
G/I	< 4,5	
I	> 12	Valor de corte brasileiro[11]
QUICKI: 1/ (Log I + Log G)	< 0,34	
HOMA – IR: = G (mg/dL) x 0,05551 x I (μU/mL) / 22,5	> 2,71	Valor de corte brasileiro[12]

I: insulina de jejum; G: glicemia de jejum.

Tratamento

Considerando que não se sabe a etiologia da SOP, não há tratamento curativo. A abordagem se restringe em reduzir sintomas e sinais indesejáveis e diminuir o risco associado às complicações metabólicas das mulheres com SOP. Neste sentido, o tratamento se divide em orientações para melhora dos hábitos de vida, tratamento do fenótipo (irregularidade menstrual e hiperandrogenismo) e abordagem do desejo de gestação.

Orientações de mudança de estilo de vida (MEV)

Visando à melhoria da qualidade de vida e à redução do risco das várias disfunções metabólicas associadas à SOP, o ginecologista deve orientar:
- exercícios físicos: considerando as portadoras de SOP, os exercícios físicos podem ajudar na prevenção de DCV e/ou emagrecimento, a depender da intensidade, frequência e duração da

atividade. Para prevenção de DCV, preconizam-se exercícios aeróbicos por 30 a 60 minutos/dia (ou 150 min/sem) na frequência de três a cinco vezes por semana (preferência que o exercício seja diário). Sempre estimular aumento das atividades físicas do cotidiano como jardinagem, subir escadas, caminhada até o trabalho. Já para perda de peso, são necessários 300 minutos de atividade física aeróbica/semana (Mosca *et al.*, 2011);

- dieta: caso a paciente necessite de perda de peso, o ideal é o acompanhamento conjunto com nutricionista para orientação mais sistematizada. De forma geral, deve-se orientar dieta fracionada (seis vezes ao dia), com redução da ingestão de carboidratos e gorduras (especialmente a saturada e *trans*); aumento das porções de frutas e adição de fibras (Wild *et al.*, 2010; Mosca *et al.*, 2011);
- perda de peso: pequenas perdas de peso (5%) em mulheres obesas com SOP podem ser suficientes para restaurar a regularidade do ciclo menstrual e melhorar o hiperandrogenismo. Além disso, já reduzem o risco de DCV. Encorajar a perda de peso por meio de dieta e exercício físico, porém outras abordagens (medicação ou cirurgia bariátrica) podem ser necessárias (Wild *et al.*, 2010).

Tratamento das comorbidades
Hipertensão arterial sistêmica
A paciente deve ser encaminhada para o clínico para controle da doença. O controle da HAS envolve mudança de estilo de vida (MEV) e medicação anti-hipertensiva.

Distúrbios do metabolismo de glicose
Os distúrbios do metabolismo de glicose podem variar desde RI, glicemia de jejum alterada (GJA), intolerância à glicose (IG) e *diabetes mellitus* (DM):

- **RI:** Até o presente momento, não está indicado o rastreamento de RI, uma vez que os testes diagnósticos não apresentam valores de corte bem definidos e não guardam correlação com eventos clínicos futuros (Wild *et al.*, 2010; Fauser *et al.*, 2012). Apenas as pacientes com SOP que tiverem IG devem receber metformina;
- IG e GJA: em teoria, nesse grupo, todas as mulheres devem receber a orientação de MEV, sendo que as não obesas começam também o uso de metformina e as obesas apenas em caso de não adesão ao MEV (Wild *et al.*, 2010; Fauser *et al.*, 2012; ADA, 2012). Como, na realidade, a adesão à MEV é lenta, opta-se por introduzir metformina e MEV em todas as mulheres deste grupo. Antes do início da metformina, é necessário pedir creatinina, bilirrubinas, TGO (AST) e TGP (ALP). Em caso de aumento das transaminases, comuns na esteato-hepatite não alcoólica (NASH), que é um achado frequente em portadoras de SOP, pedir o INR (ou tempo de protrombina), para comprovar normalidade da função hepática. Comprovando-se normalidade da função hepática (INR normal), a dose de metformina a ser utilizada é, para obesas, metformina 850 mg por tomada (duas a três vezes/dia, totalizando 1.700 a 2.550 mg/dia) ou metformina XR (liberação lenta) 500 mg, três a quatro comprimidos (1.500 mg a 2.000 mg/dia) em dose única, sempre pós-prandial. Começar com doses pequenas (425 a 500 mg) e ir aumentando gradualmente (a cada 2 a 4 semanas) até chegar na dose esperada para evitar sintomas gastrintestinais. Sempre que possível, usar metformina XR, pois está associada a menor taxa de efeitos adversos e sua posologia de dosagem única apresenta maior comodidade; em não obesas, usar metformina 850 mg por tomada (duas vezes, totalizando 1.700 mg/dia) ou metformina XR (liberação lenta) 500 mg, três comprimidos (1.500 mg/dia) em dose única, sempre pós-prandial.
- em caso de DM, referenciar para clínico fazer o acompanhamento da paciente, pois a portadora de DM exige uma série de cuidados que vão desde MEV, introdução de medicação e rastreamento de comorbidades próprias da doença (ADA, 2012).

Dislipidemia

Há possibilidade de aumento de LDL, de não HDL colesterol, de triglicérides e de redução do HDL (Tabela 5). Todas as portadoras de dislipidemia devem ser orientadas a MEV e encaminhadas para nutricionista para dieta específica. Para o tratamento do aumento de LDL, temos que proceder à categorização do risco e, pelo risco da paciente, encontra-se padronizado sobre quando tratar com medicação (normalmente uma estatina) essas mulheres. Lembrar que a meta de todos os parâmetros está descrita na Tabela 4, mas, a depender do risco, a intervenção medicamentosa é mais precoce ou mais tardia. No entanto, MEV deve ser orientada a todas as mulheres com SOP.

Tabela 5
Valores da lipoproteína de baixa densidade (LDL) para receber tratamento, a depender da categoria de risco para doença cardiovascular (DCV).

Categoria de risco	Valores de LDL para iniciar medicação (mg/dL)
Alto risco de DCV (presença de DCV aterosclerótica, com ou sem evento prévio, diabetes ou risco de DCV em 10 anos > 20%)	≥ 100
Em risco de DCV com presença de fatores de risco + risco de DCV em 10 anos é ≥ 10% e ≤ 20%	≥ 130
Em risco de DCV com fator de risco + risco de DCV em 10 anos é < 10%	≥ 160
Sem fatores de risco	≥ 190

Obesidade

É uma comorbidade muito frequente em portadoras de SOP, podendo inclusive potencializar o aparecimento de outras comorbidades que elevam o risco cardiovascular dessas mulheres. A intervenção nessas mulheres deve ser multidisciplinar. A meta seria redução de pelo menos 5% do peso corporal, inicialmente com MEV (dieta e exercício físico). A intervenção psicoterápica é essencial. Muitas vezes, é necessária a medicação e/ou cirurgia bariátrica (IMC ≥ 40 kg/m^2 ou IMC ≥ 35 kg/m^2 mais comorbidades, após insucesso no tratamento clínico) (Fauser *et al.*, 2012).

Tratamento do fenótipo

As mulheres com SOP, que não desejem engravidar, devem utilizar medicações que controlem o ciclo menstrual e reduzam as manifestações hiperandrogênicas.

A primeira linha de tratamento para esses fins são os CH. Todos os CH (combinados ou não) que bloqueiam a ovulação, independente de sua formulação, são capazes de reduzir o hiperandrogenismo, já que inibem a hipersecreção de LH (responsável por manter o estímulo de produção de androgênios pela teca ovariana). Além deste efeito, os CH combinados também aumentam a síntese de SHBG (pela presença do estrogênio), reduzindo a testosterona livre, que efetivamente exerce os efeitos que caracterizam o hiperandrogenismo (Fauser *et al.*, 2012). Essa ação pode ser potencializada pela capacidade antiandrogênica do progestagênio associado, pois alguns têm capacidade de antagonizar o efeito androgênico diretamente no receptor ou mesmo bloquear a 5-alfa redutase (Fauser *et al.*, 2012; European Association for Cardiovascular Prevention & Rehabilitation, 2011). As formulações combinadas a um progestagênio com propriedades antiandrogênicas, como acetato de ciproterona, dienogeste, clormadinona e drospirenona, poderiam potencializar esse efeito, porém estudos não demonstraram superioridade destes em relação aos demais progestagênios para o controle do hirsutismo, apesar de o número de estudos ser escasso para essa conclusão (Halperin *et al.*, 2011). Assim, por terem um efeito antiandrogênico mais pronunciado (inibição do LH + aumento da SHBG), os CH combinados são os mais utilizados, os quais podem ser utilizados via oral, injetável, anel vaginal ou transdérmica (adesivo), a depender da via mais conveniente para paciente.

Atualmente a prescrição de qualquer contraceptivo deve ser baseada nos critérios médicos de elegibilidade da Organização Mundial da Saúde (OMS). Isso porque esses critérios avaliam o uso de contraceptivos em diversas situações clínicas, mostrando quando são indicados e quando são contraindicados. Essas orientações são revistas periodicamente. As orientações estão disponíveis gratuitamente no *site* da OMS: http://www.who.int/reproductivehealth/publications/family_planning/en/index.html (WHO, 2009). Essas orientações são partilhadas pela Federação Brasileira das Associações de Ginecologia e Obstetrícia (Febrasgo, 2010) e pelo *Center for Disease Control and Prevention* (CDC, 2010). É importante estar atento a tais orientações, uma vez que a prescrição de um CH pode afetar negativamente a doença da paciente.

Os contraceptivos contendo apenas progestagênios (pílula contendo apenas progestagênio, dispositivo intrauterino medicado com levonorgestrel, implante subdérmico de etonogestrel e injetável trimestral) podem ser utilizados, especialmente em situações nas quais o uso de estrogênio pode implicar aumento inaceitável de risco (passado de trombose venosa ou arterial anterior, HAS descontrolada, DM com acometimento vascular, hipertrigliceridemia) (WHO, 2009). Neste caso, se o contraceptivo de progestagênio isolado não for suficiente para reduzir o hiperandrogenismo, ele deve ser associado a uma droga antiandrogênica (Martin *et al.*, 2008).

As drogas antiandrogênicas (Tabela 6) podem ser utilizadas em associação com os CH e de forma isolada. O uso isolado dessas medicações deve ser evitado, caso a mulher esteja exposta à gravidez sem método contraceptivo, pelo risco de teratogenicidade. A espironolactona, a flutamida, o finasteride e o acetato de ciproterona são os mais potentes, sendo que a espironolactona apresenta menos efeitos adversos e é mais barata. A metformina não deve ser usada como agente antiandrogênico, pois seu efeito é muito fraco para este fim (Martin *et al.*, 2008). Já a flutamida deve ser a última opção pela hepatotoxicidade que não é rara (Martin *et al.*, 2008).

TABELA 6
DROGAS ANTIANDROGÊNICAS.

Droga	Posologia
Espironolactona	25-200 mg/dia (para pele dose ideal 100 mg/dia)
Acetato de ciproterona	12,5-100 mg ao dia do 5º ao 14º dia do ciclo
Finasterida	2,5-7,5 mg/dia (dose padrão de 5 mg/dia)
Flutamida	250-750 mg/dia (pode dividir em 3 tomadas)

A associação entre CH e droga antiandrogênica deve ser feita em casos de hiperandrogenismo severo e/ou falha do CH em melhorar o hiperandrogenismo em pelo menos 6 meses de tratamento (Martin *et al.*, 2008).

A associação com técnicas dermatológicas para abordagem dos pelos, como depilação a *laser*, produz melhores resultados do que apenas as medicações.

Desejo de gestação

Aproximadamente 70 a 80% das mulheres com SOP apresentam infertilidade (Goldzieher, Axelrod, 1963). Por esse motivo (assim como em outras situações relacionadas à subfertilidade), a avaliação das causas relacionadas à incapacidade de conceber deve ser iniciada após seis meses de tentativa de gestação sem sucesso desde que o casal apresente intercurso sexual regular (duas a três relações/semana) sem uso de métodos contraceptivos (ASRM, 2013). Desse modo, é mandatório solicitar espermograma e histerossalpingografia ou videolaparoscopia + cromotubagem antes de decidir pelo tipo de tratamento a ser empregado para a paciente com SOP.

Inicialmente, deve-se realizar o aconselhamento pré-concepcional, identificando-se fatores de risco relacionados à infertilidade. Nesse contexto, é importante a avaliação da obesidade, a distribuição de gordura corporal, estimular a cessação do tabagismo e iniciar ácido fólico 0,4 a 5 mg/dia. Além das complicações metabólicas descritas anteriormente, a obesidade está associada a maior risco de anovulação (Pasquali *et al.*, 2003), abortamento (Froen *et al.*, 2001), má formação fetal, complicações tardias na gestação (pré-eclâmpsia, diabetes gestacional etc.) (Boomsma *et al.*, 2006) e atraso ou falha na resposta ao tratamento para infertilidade na SOP (clomifeno, *drilling* ovariano e gonadotrofinas) (Balen *et al.*, 2006; Imani *et al.*, 1999; Gionnaess *et al.*, 1994).

Várias intervenções têm sido propostas para o tratamento da infertilidade em mulheres com SOP: modificações do estilo de vida, tratamento de baixa complexidade (coito programado e inseminação intrauterina – IUI), *drilling* ovariano e tratamento de alta complexidade (fertilização *in vitro* – FIV e injeção intracitoplasmática do espermatozoide – ICSI). Essas diferentes modalidades terapêuticas podem ser realizadas com medicamentos administrados por via oral ou injetável. A seguir, são abordadas as particularidades inerentes a cada proposta terapêutica.

Modificações do estilo de vida

A perda de peso é a primeira linha de tratamento para tratamento de infertilidade em mulheres obesas com SOP. Essa recomendação é baseada no fato de que a perda de peso apresenta benefícios sobre os parâmetros metabólicos, a redução do hiperandrogenismo e melhora das taxas de ovulação. Entretanto, a avaliação clínica dos resultados reprodutivos (nascidos vivos) ainda não foi avaliada adequadamente em mulheres obesas com SOP submetidas a modificações do estilo de vida (Mora *et al.*, 2011). De qualquer modo, houve maior taxa de gestação em mulheres obesas que perderam pelo menos 5% do peso corpóreo, independentemente do IMC (Kiddy *et al.*, 1992; Thessaloniki ESHRE/ASRM-Sponsored PCOS Consensus Workshop Group, 2008). O tratamento da obesidade é semelhante ao empregado para melhora das complicações metabólicas e pode-se liberar a paciente para futura gestação após estabilização da perda de peso (Thessaloniki ESHRE/ASRM-Sponsored PCOS Consensus Workshop Group, 2008).

Tratamento de baixa complexidade

O tratamento medicamentoso da infertilidade em mulheres com SOP anovulatórias inicia-se com o uso de indutores de ovulação durante o coito programado. Nessa terapêutica, orienta-se o casal a manter relações sexuais na frequência habitual, mas também durante o período fértil. Existem diversas opções medicamentosas para o coito programado.

CITRATO DE CLOMIFENO

Representa a primeira opção para indução da ovulação em mulheres com SOP anovulatórias (não é adequada para o fenótipo da SOP definido pela associação do hiperandrogenismo com achados ultrassonográficos). Trata-se de um modulador do receptor de estrogênio (pode agir como agonista ou antagonista do estrogênio no organismo): fisiologicamente na fase folicular precoce, os níveis estrogênicos reduzidos promovem *feedback* negativo no hipotálamo/hipófise e bloqueiam a secreção endógena de gonadotrofinas; nesse período do ciclo, quando se administra o clomifeno, essa medicação compete com o estrogênio pelos receptores centrais desse esteroide e, com isso, não ocorre o *feedback* negativo, havendo maior liberação de gonadotrofinas endógenas com seleção do folículo dominante (folículo que apresenta maior quantidade de receptores de FSH) entre o sexto e nono dia do ciclo menstrual (Imani *et al.*, 2001).

As vantagens do clomifeno são o baixo custo, a administração oral, poucos efeitos adversos (fogachos, cefaleia e alterações visuais), baixa estimulação ovariana (desenvolvimento monofolicular na maioria das vezes) (Imani *et al.*, 2001) e baixa taxa de gestação múltipla (< 10%). O inconveniente do clomifeno é que essa medicação é um agonista fraco dos receptores estrogênicos e, em algumas mulheres, pode não ocorrer proliferação endometrial adequada para a nidação. A dose habitual é de 50 mg/dia por 5 dias (iniciar entre o terceiro e quinto dia do ciclo), podendo ser aumentada até 150 mg/dia (Thessaloniki ESHRE/ASRM-Sponsored PCOS Consensus Workshop Group, 2008). A taxa de ovulação pode chegar a 75 a 80% (Messinis, 2005), com taxa de concepção de 22% por ciclo (Eijkemans *et al.*,

2005). A duração do tratamento deve ser limitada a seis ciclos, não sendo obrigatória a monitorização ultrassonográfica (aconselhável apenas no primeiro ciclo para adequação da dose com base no crescimento e desenvolvimento do folículo). A taxa cumulativa de gestação varia de 50 a 60% em seis ciclos (Thessaloniki ESHRE/ASRM-Sponsored PCOS Consensus Workshop Group, 2008).

Na Figura 2 representa esquematicamente o uso do citrato de clomifeno na prática clínica. Pode-se utilizar a regra do sete: a paciente utiliza do clomifeno entre o terceiro e sétimo dia do ciclo (opcional o uso entre o quinto e nono dia); sete dias depois (14º) é o provável dia da ovulação; sete dias após (21º) pode-se confirmar a ovulação com dosagem de progesterona > 5 ng/dL (avaliar apenas no início do tratamento para verificar resposta ao clomifeno); no 28º confirma-se a gestação com o beta-gonadotrofina corônica humana (beta-HCG) sanguíneo. Esse protocolo é ideal para centros de baixa complexidade (consultório e unidades básicas de saúde), onde os recursos subsidiários são limitados. Em centros onde se dispõe de exame ultrassonográfico de rotina, orienta-se o início do clomifeno entre o terceiro e quinto dia do ciclo, e o casal mantém abstinência sexual até o décimo dia do ciclo (nesse momento avalia-se a presença de folículos dominantes com diâmetro médio de 10 mm ou mais à ultrassonografia); caso a paciente apresente desenvolvimento monofolicular, libera-se para atividade sexual e se confirma a gestação com beta-HCG no 28º dia do ciclo. Apesar de a monitorização ultrassonográfica não ser obrigatória nos ciclos com clomifeno, essa conduta minimiza o risco de gestação múltipla. Caso não haja gestação, aumenta-se a dose de clomifeno até atingir a dose máxima. A ausência de ovulação com uso de clomifeno por três a seis ciclos é denominada resistência ao clomifeno e outras medicações/técnicas devem ser empregadas para o tratamento da infertilidade (Thessaloniki ESHRE/ASRM-Sponsored PCOS Consensus Workshop Group, 2008; Balen, 2012).

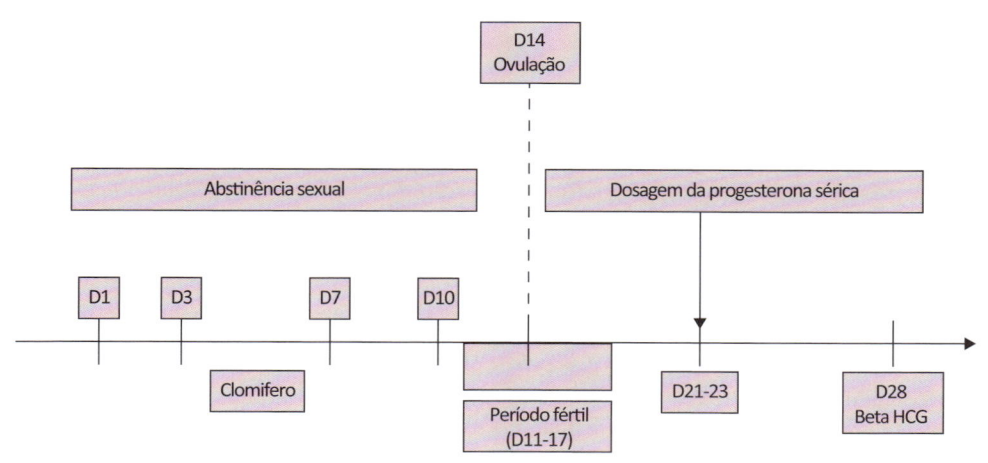

D: dia; HCG: gonadotrofina corônica humana.

FIGURA 2. Indução da ovulação com citrato de clomifeno.

Gonadotrofinas

A utilização de gonadotrofinas (FSH recombinante ou gonadotrofina da mulher menopausada – HMG) no tratamento da infertilidade é considerada a segunda linha de terapêutica da infertilidade para mulheres anovulatórias com SOP. Devido ao custo do tratamento, antes de iniciar a estimulação ovariana com gonadotrofinas, é mandatório avaliar a permeabilidade tubária e o espermograma. Caso a trompa seja pérvia e a concentração de espermatozoides (Tabela 7) (Cooper *et al.*, 2010) seja adequada para o tratamento de baixa complexidade, pode-se iniciar a estimulação ovariana com baixas doses de gonadotrofinas (37,5 a 75 UI/dia ou em dias alternados), objetivando-se o crescimento monofolicular e redução do risco de complicações (síndrome do hiperestímulo ovariano – aumento da permeabilidade capilar com sequestro de líquido para o terceiro espaço, ascite, hidrotórax e hemoconcentração).

Nessa situação, é obrigatória a monitorização do crescimento folicular, não sendo necessário o bloqueio da secreção de gonadotrofinas endógenas com análogos do GnRH. Além disso, não é necessária a administração do HCG recombinante (simula o pico endógeno do LH para maturação final dos oócitos e desencadeia a ovulação). A taxa de ovulação é de aproximadamente 70%, de gestação 20% por ciclo e nascidos vivos de gestação gemelar igual a 5,7% (Thessaloniki ESHRE/ASRM-Sponsored PCOS Consensus Workshop Group, 2008). Devido ao custo do tratamento e necessidade de controle sistemático com exame ultrassonográfico, o emprego de gonadotrofinas não é utilizado de rotina para coito programado, empregando-se com maior frequência a IUI.

Tabela 7
Valores de normalidade para as variáveis avaliadas no espermograma de acordo com a Organização Mundial da Saúde.

Variável	Referência fisiológica
Volume, mL	≥ 1,5
pH	≥ 7,2
Concentração espermatozoides/mL	> 15 milhões
Vitalidade, %	> 58
Morfologia (Kruger), %	> 4
Motilidade progressiva, %	> 32
Motilidade total, %	≥ 40

A IUI objetiva o desenvolvimento monofolicular e é realizada com a mesma dose de gonadotrofinas (associada ou não ao clomifeno) para o coito programado. Entretanto, nessa modalidade terapêutica administra-se o HCG recombinante para maturação final dos oócitos (folículo com diâmetro médio de 18 mm ao ultrassom) e programa-se a injeção de espermatozoides capacitados na cavidade uterina após 44 horas da administração dessa última medicação. Após 14 dias é realizado o beta-HCG para confirmação da possível gestação.

Para realização do tratamento de baixa complexidade, é necessário avaliar a capacitação espermática (leitura *in vitro* dos espermatozoides que apresentam capacidade de ascender o trato genital *in vivo* e fecundar o óvulo na tuba uterina). Assim, centrifuga-se o sêmen e faz-se a leitura da concentração de espermatozoides capacitados no recuperado: > 10 milhões espermatozoides móveis recuperados (qualquer tratamento da infertilidade é factível); > 5 milhões (IUI, FIV ou ICSI podem ser realizados); entre 2 e 5 milhões (FIV ou ICSI) e < 2 milhões (apenas ICSI). Vale lembrar que, se a paciente apresenta na propedêutica inicial obstrução tubária bilateral, a capacitação espermática é dispensável, visto que esse casal necessitará do tratamento de alta complexidade. Como o foco deste capítulo é a avaliação e conduta do tratamento da SOP no consultório, a terapêutica de alta complexidade para infertilidade dessas mulheres não será avaliada neste momento.

Cirurgia laparoscópica ovariana

Assim como o uso de gonadotrofinas, essa modalidade terapêutica também é considerada como segunda linha de tratamento para infertilidade das mulheres com SOP. Também conhecida como *"drilling ovariano"*, essa técnica deve ser empregada nos casos de mulheres anovulatórias com SOP resistentes ao clomifeno, principalmente quando essas mulheres necessitam de avaliação pélvica laparoscópica por outro motivo (dor pélvica, massa anexial etc). Pode ser realizada por eletrocauterização monopolar ou *laser*, ambas com eficácia semelhante (devem ser realizadas entre quatro e dez punções, pois um número maior de punções pode estar associado à falência ovariana precoce).

Após 3 meses do procedimento, se a paciente não apresentar ciclos ovulatórios, deve-se associar o uso do clomifeno; o uso de gonadotrofinas deve ser considerado após 6 meses de ciclos anovulatórios posteriores à realização do *drilling*. Não deve ser indicada para o tratamento da irregularidade menstrual, complicações metabólicas ou tratamento do hiperandrogenismo na SOP. Apresenta vantagem em relação ao uso de gonadotrofinas quando se considera o risco de hiperestímulo ovariano (Thessaloniki ESHRE/ASRM-Sponsored PCOS Consensus Workshop Group, 2008) e as taxas de gestação múltipla (Farquhar *et al.*, 2012), além de não precisar do controle ultrassonográfico do desenvolvimento folicular (Thessaloniki ESHRE/ASRM-Sponsored PCOS Consensus Workshop Group, 2008).

Tratamento de alta complexidade

A alta complexidade da FIV como tratamento da infertilidade representa a terceira linha de tratamento em mulheres com SOP. Entretanto, se a avaliação inicial demonstrar obstrução tubária bilateral e/ou concentração de espermatozoides móveis no recuperado ≤ 5 milhões, essa modalidade terapêutica torna-se a primeira opção. Nessas situações, deve-se encaminhar a paciente para clínica de reprodução especializada para abordagem específica. É importante considerar outros fatores associados à infertilidade, bem como a idade da paciente (atentar para idade ≥ 35 anos).

Metformina

Apesar de a metformina estar associada a melhores taxas de gestação clínica (beta-HCG positivo), não há evidências sobre melhores taxas de nascidos vivos (principal variável que avalia eficácia de um tratamento para infertilidade) quando essa medicação é utilizada isoladamente ou em associação com clomifeno (Tang *et al.*, 2012). Também não existe benefício para o uso prévio por curto (menos do que 4 semanas) ou longo (mais do que 4 semanas) tempo antes do início do clomifeno em mulheres com SOP, do ponto de vista reprodutivo. Por isso, o uso da metformina deve ser restrito ao tratamento da IG ou DM em mulheres com SOP e não deve ser utilizado como indutor de ovulação.

Em ciclos de reprodução assistida, o uso prévio ou durante essa modalidade terapêutica também não apresenta associação com melhores taxas de gestação clínica ou nascidos vivos; entretanto, pode ocorrer menor risco da síndrome do hiperestímulo ovariano (Tso *et al.*, 2009).

Inibidores da aromatase

A utilização dos inibidores da aromatase é pouco frequente na prática clínica e essa terapêutica surgiu como alternativa para tentar evitar o efeito antiestrogênico observado com o uso do clomifeno. Seu mecanismo de ação baseia-se na redução da conversão periférica de androgênios em estrogênios na camada granulosa do ovário por meio do bloqueio da aromatase. Com isso, ocorre redução do nível sérico de estrogênio, minimizando o *feedback* no hipotálamo/hipófise, ocorrendo maior liberação endógena de gonadotrofinas (Balen, 2012). A dose do letrozol é 2,5 mg/dia por 10 dias com início entre o 3° e 5° dia do ciclo menstrual.

Atualmente, não existe evidência para o uso dos inibidores da aromatase em mulheres com SOP, mesmo se essas pacientes forem resistentes ao clomifeno. Alguns autores observaram maior risco de malformação cardíaca e óssea com o uso dessa medicação, achado não confirmado em todos os estudos. Entretanto, em casos específicos de mulheres com SOP resistentes ao clomifeno, sem outros fatores de infertilidade e com nível socioeconômico reduzido, o uso de inibidores de aromatose pode ser uma opção após aconselhamento e consentimento do casal infértil (Misso *et al.*, 2012).

A seguir, foi elaborado um fluxograma para abordagem prática do tratamento da infertilidade em mulheres com SOP. Deve-se lembrar de que o casal infértil merece abordagem particularizada, focando-se outros fatores de infertilidade que podem estar associados à SOP, bem como características psicoemocionais e econômicas desses casais (Figura 3).

```
┌─────────────────────────────┐
│ Primeira linha de tratamento│
│      não farmacológico      │──┐
└─────────────────────────────┘  │   ┌─────────────────────────────┐
┌─────────────────────────────┐  └──▶│ Primeira linha de tratamento│
│ Modificação do estilo de vida│     │       farmacológico         │
└─────────────────────────────┘      └─────────────────────────────┘
                                                    │
                                     ┌─────────────────────────────┐
                                     │     Citrato de clomifeno    │
          ╭──────────────────╮       │  (intolerância à glicose/   │
          │ Avaliar permeabilidade│   │ diabetes mellitus: associa  │
          │ tubária e espermograma│   │         metformina)         │
          ╰──────────────────╯       └─────────────────────────────┘
                     │                              │
                     ▼                              │
          ┌────────────────────────────────────────────────┐
          │ Segunda linha de tratamento farmacológico/cirúrgico │
          └────────────────────────────────────────────────┘
              │                                │
┌──────────────────────────────┐    ┌──────────────────────────┐
│ Coito programado ou inseminação│    │     Videolaparoscopia    │
│  intrauterina (gonadotrofinas) │    │    (drilling ovariano)   │
└──────────────────────────────┘    └──────────────────────────┘
                    │                          │
                    └────────────┬─────────────┘
                                 ▼
          ┌────────────────────────────────────────┐
          │ Terceira linha de tratamento farmacológico │
          └────────────────────────────────────────┘
                                 │
                                 ▼
    ┌─────────────────────────────────────────────────────────────┐
    │ Fertilização in vitro/injeção intracitoplasmática do        │
    │                    espermatozoide                           │
    └─────────────────────────────────────────────────────────────┘
```

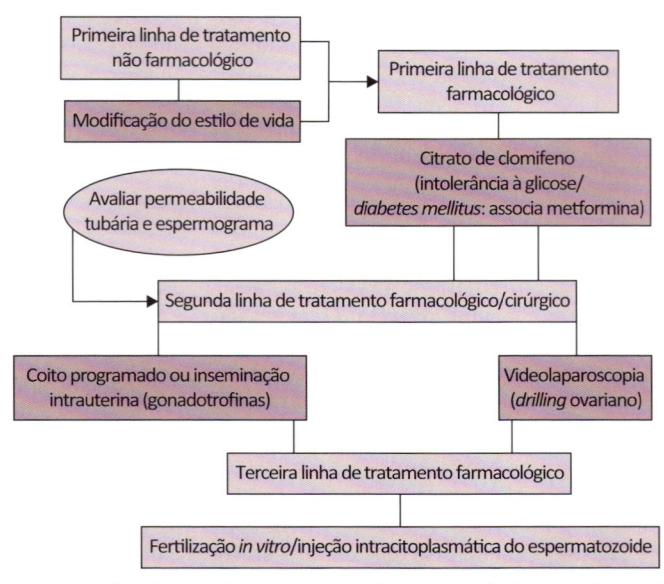

FIGURA 3. Fluxograma para abordagem do tratamento da infertilidade na prática clínica.

O uso de inibidores de aromatase entraria como segunda linha de tratamento em casos específicos; em mulheres com 35 anos ou mais a avaliação da permeabilidade tubária e espermograma deve ser realizada antes do uso do clomifeno; no caso de obstrução tubária bilateral ou concentração de espermatozoides móveis recuperados na capacitação espermática < 5 milhões, devem-se pular etapas e indicar o tratamento de alta complexidade (FIV/ICSI).

Referências

American Diabetes Association (ADA). Standards of medical care in diabetes--2012. Diabetes Care. 2012;35 Suppl 1:S11-63.

American Society for Reproductive Medicine (ASRM). Practice Committee of American Society for Reproductive Medicine. Definitions of infertility and recurrent pregnancy loss: a committee opinion. Fertil Steril. 2013;99(1):63.

_____. Practice Committee of American Society for Reproductive Medicine. Current evaluation of amenorrhea. Fertil Steril. 2008;90(5 Suppl):S219-25.

Balen AH. Ovulation induction in the management of anovulatory polycystic ovary syndrome. Mol Cell Endocrinol. 2012;S0303-7207(12)00460-1.

Balen AH et al. The influence of body weight on response to ovulation induction with gonadotrophins in 335 women with World Health Organization group II anovulatory infertility. BJOG. 2006;113:1195-202.

Boomsma CM et al. A meta-analysis of pregnancy outcomes in women with polycystic ovary syndrome. Hum Reprod Update. 2006;12:673-83.

Centers for Disease Control and Prevention (CDC). U.S. Medical Eligibility Criteria for Contraceptive Use, 2010. Adapted from the World Health Organization Medical Eligibility Criteria for Contraceptive Use, 4th edition. MMWR. 2010;59 (No. RR4):1-85.

Cooper TG et al. World Health Organization reference values for human semen characteristics. Hum Reprod Update. 2010;16(3):231-45.

Eijkemans MJ et al. Individualized cost-effective conventional ovulation induction treatment in normogonadotrophic anovulatory infertility (WHO group 2). Hum Reprod. 2005;20:2830-7.

European Association for Cardiovascular Prevention & Rehabilitation et al. ESC/EAS Guidelines for the management of dyslipidaemias: the Task Force for the management of dyslipidaemias of the

European Society of Cardiology (ESC) and the European Atherosclerosis Society (EAS). Eur Heart J. 2011;32(14):1769-818.

Fauser BC et al. Consensus on women's health aspects of polycystic ovary syndrome (PCOS): the Amsterdam ESHRE/ASRM-Sponsored 3rd PCOS Consensus Workshop Group. Fertil Steril. 2012;97(1):28-38.

Farquhar C et al. Laparoscopic drilling by diathermy or laser for ovulation induction in anovulatory polycystic ovary syndrome. Cochrane Database Syst Rev. 2012;6:CD001122.

Federação Brasileira das Associações de Ginecologia e Obstetrícia (Febrasgo). Manual de Critérios Médicos de Elegibilidade da OMS para uso de Métodos Anticoncepcionais. Febrasgo; 2010.

Ferriman D, Gallwey J. Clinical assessment of body hair growth in women. J Clin Endocrinol Metab. 1961;21:1440-7.

Froen JF et al. Risk factors for sudden intrauterine unexplained death: epidemiologic characteristics of singleton cases in Oslo, Norway, 1986–1995. Am J Obstet Gynecol. 2001;184:694-702.

Geloneze B et al. The threshold value for insulin resistance (HOMA-IR) in an admixtured population IR in the Brazilian Metabolic Syndrome Study. Diabetes Res Clin Pract. 2006;72(2):219-20.

Gjonnaess H. Ovarian electrocautery in the treatment of women with polycystic ovary syndrome (PCOS). Factors affecting the results. Acta Obstet Gynecol Scand. 1994;73:407-12.

Goldzieher JW, Axelrod LR. Clinical and biochemical features of polycystic ovarian disease. Fertil Steril. 1963;14:631-53.

Grundy SM et al. Diagnosis and management of the metabolic syndrome: an American Heart Association/National Heart, Lung, and Blood Institute Scientific Statement. Circulation. 2005;112(17):2735-52.

Halperin IJ et al. The association between the combined oral contraceptive pill and insulin resistance, dysglycemia and dyslipidemia in women with polycystic ovary syndrome: a systematic review and meta-analysis of observational studies. Hum Reprod. 2011;26(1):191-201.

Imani B et al. A nomogram to predict the probability of live birth after clomiphene citrate induction of ovulation in normogonadotropic oligoamenorrheic infertility. Fertil Steril. 2002;77:91-7.

_____. Predictors of chances to conceive in ovulatory patients during clomiphene citrate induction of ovulation in normogonadotropic oligoamenorrheic infertility. J Clin Endocrinol Metab. 1999;84:1617-22.

Kiddy DS et al. Improvement in endocrine and ovarian function during dietary treatment of obese women with polycystic ovary syndrome. Clin Endocrinol (Oxf). 1992;36:105-11.

Martin KA et al. Evaluation and treatment of hirsutism in premenopausal women: an endocrine society clinical practice guideline. J Clin Endocrinol Metab. 2008;93(4):1105-20.

Messinis IE. Ovulation induction: a mini review. Hum Reprod. 2005;20:2688-97.

Misso ML et al. Aromatase inhibitors for PCOS: a systematic review and meta-analysis. Hum Reprod Update. 2012;18(3):301-12.

Mosca L et al. Effectiveness-based guidelines for the prevention of cardiovascular disease in women--2011 update: a guideline from the American Heart Association. J Am Coll Cardiol. 2011;57(12):1404-23. Erratum in: J Am Coll Cardiol. 2012;59(18):1663.

Moran LJ et al. Lifestyle changes in women with polycystic ovary syndrome. Cochrane Database Syst Rev. 2011;(7):CD007506.

National Cholesterol Education Program (NCEP). Expert Panel on Detection, Evaluation, and Treatment of High Blood Cholesterol in Adults (Adult Treatment Panel III) final report. Circulation. 2002;106(25):3143-421.

Pasquali R et al. Obesity and reproductive disorders in women. Hum Reprod Update. 2003;9:359-72.

de Paula Martins W et al. Agreement among insulin sensitivity indexes on the diagnosis of insulin resistance in polycystic ovary syndrome and ovulatory women. Eur J Obstet Gynecol Reprod Biol. 2007;133(2):203-7.

Pugeat M et al. Recommendations for investigation of hyperandrogenism. Ann Endocrinol (Paris). 2010;71(1):2-7.

Rotterdam-PCOS-Consensus. Revised 2003 consensus on diagnostic criteria and long-term health risks related to polycystic ovary syndrome (PCOS). Hum Reprod. 2004;19(1):41-7.

Tang T et al. Insulin-sensitising drugs (metformin, rosiglitazone, pioglitazone, D-chiro-inositol) for women with polycystic ovary syndrome, oligo amenorrhoea and subfertility. Cochrane Database Syst Rev. 2012;5:CD003053.

Thessaloniki ESHRE/ASRM-Sponsored PCOS Consensus Workshop Group. Consensus on infertility treatment related to polycystic ovary syndrome. Hum Reprod. 2008;23(3):462-77.

Tso LO et al. Metformin treatment before and during IVF or ICSI in women with polycystic ovary syndrome. Cochrane Database Syst Rev. 2009;(2):CD006105.

Wild RA et al. Assessment of cardiovascular risk and prevention of cardiovascular disease in women with the polycystic ovary syndrome: a consensus statement by the Androgen Excess and Polycystic Ovary Syndrome (AE-PCOS) Society. J Clin Endocrinol Metab. 2010;95(5):2038-49.

World Health Organization (WHO). Medical eligibility criteria for contraceptive use. 4rd ed. Geneva: World Health Organization, 2009. Disponível http://www.who.int/reproductivehealth/publications/family_planning/en/index.html

CAPÍTULO 8

Síndromes Hiperprolactinêmicas

Erciliene Moraes Martins Yamaguti

Introdução

A hiperprolactinemia é caracterizada pelo aumento dos níveis do hormônio prolactina (PRL). Para esse diagnóstico, é necessária apenas uma dosagem de PRL acima do valor de normalidade do laboratório (no nosso serviço, é de 5 a 25 ng/mL), obedecendo-se as normas ideais de coleta do exame.

É encontrada em 0,4% da população geral e em 17% das mulheres com infertilidade (Biller *et al.*, 1999). Está presente em aproximadamente 30% das mulheres com galactorreia e em 75% daquelas com amenorreia e galactorreia. Já a prevalência de hiperprolactinemia, em pacientes com amenorreia secundária, é de 10 a 25% (Mancini *et al.*, 2008).

Prolactina

A PRL é um hormônio polipeptídeo, composto por 23 kD, codificado pelo gene do cromossomo 6. É secretada de forma pulsátil, principalmente pelas células lactotróficas da hipófise anterior. Porém, há outros locais extra-hipofisários produtores desse hormônio, incluindo útero, linfócitos T, cérebro, pele, mama e outros tecidos (Davis, 2004).

O principal controle da síntese e da secreção da PRL baseia-se no efeito inibitório da dopamina, produzida pelos núcleos hipotalâmicos arqueado e paraventricular. Os receptores de dopamina são divididos em D1, que estimula a atividade da adenilciclase, e D2, que inibe essa enzima. A inibição da PRL é feita por meio dos receptores D2 expressos em lactotrofos normais e tumorais (Wood *et al.*, 1991).

A principal função desse hormônio relaciona-se com a lactação. Durante a gravidez, juntamente do estradiol, cortisol, insulina e lactogênio placentário, ela estimula o crescimento e o desenvolvimento das glândulas mamárias. Após o parto, a PRL estimula a síntese de leite e mantém sua secreção (Imegawa *et al.*, 1994). Outras funções relacionam-se com a osmorregulação, a angiogênese e a imunorregulação (Ignacak *et al.*, 2012).

Esse hormônio sofre variação circadiana. Os valores mais baixos são observados pela manhã, cerca de 2 a 3 horas após o despertar, e os mais altos durante o sono (Davis, 2004).

Os níveis de PRL aumentam durante o ciclo menstrual, atingindo seu nível máximo durante a ovulação, coincidindo com o pico estrogênico (Christin-Maitre *et al.*, 2007).

Há várias substâncias que podem regular a secreção da PRL. Alguns mediadores agem diretamente sobre os lactotrofos, mas outros influenciam em nível hipotalâmico. TRH, polipeptídeo intestinal vasoativo (VIP), angiotensina II, estradiol, opioides endógenos, serotonina, vasopressina, ocitocina e neurotensina podem estimular a secreção (Bogacka *et al.*, 2002). Por outro lado, dopamina, noradrenalina, ácido gama aminobutírico, serotonina, histamina e somatostatina exercem efeito inibitório (Wedzony et al., 2000).

A PRL é heterogênea no tamanho molecular. A principal forma circulante é a *little* PRL, monomérica, com 23 KDa, biologicamente ativa e responsável por 85% da PRL circulante. As demais são a *big*PRL, dimérica, com 50 kDa e a *big-big* com 150 KDa, que parecem não ter uma atividade biológica significativa (Hattori, 2003).

Etiologia

A etiologia da hiperprolactinemia divide-se entre as causas fisiológicas, medicamentosas e patológicas. Por essa razão, uma anamnese detalhada deve preceder qualquer avaliação mais especializada.

É preciso descartar condições fisiológicas que, por si só, podem produzir aumentos dos níveis desse hormônio. Dentre elas, estão gravidez, amamentação, sono, exercícios, atividade sexual, estresse e o estímulo mamilar (Cortet-Rudelli et al., 2007). O quadro 1 resume as principais causas de hiperprolactinemia.

QUADRO 1
CAUSAS DE HIPERPROLACTINEMIA.

Fisiológicas	Gravidez, lactação, sono, estresse, estímulo mamilar, exercício físico, alimentação, coito
Patológicas	Hipotireoidismo, síndrome do ovário policístico, insuficiência renal crônica, insuficiência hepática severa, trauma torácico, irradiação, tumores funcionantes da hipófise (prolactinomas, síndrome de Cushing, acromegalia), tumores não funcionantes da hipófise – lesões da haste hipofisária (síndrome da sela vazia, craniofaringioma, germinoma, meningioma, sarcoiose, tuberculose, metástase, trauma e pseudotumor)

Adaptado de: Corlet-Rudelli et al., Prabhakar, Davis e Crosignani.

A hiperprolactinemia medicamentosa pode ser induzida por diversas drogas: antipsicóticos, antidepressivos, anti-hipertensivos e drogas que aumentam a motilidade intestinal. Todas essas drogas têm como fator comum a redução da biodisponibilidade da dopamina, diminuindo a inibição desse neurotransmissor sobre a PRL e culminado no aumento de seus níveis séricos. Já os opioides estimulam a liberação de PRL por meio da inibição hipotalâmica da secreção de dopamina (Zis et al., 1984). Os antipsicóticos são os principais causadores dessa condição. São antagonistas dos receptores D2. Tanto os típicos quanto os atípicos podem causar aumento da PRL. O haloperidol pode provocar aumento da PRL em mais de 70% das pacientes (Crawford et al., 1997). Já nas usuárias de risperidona, a prevalência é de mais de 80% (Kinon et al., 2003). As principais drogas relacionadas ao aumento de PRL estão listadas no quadro 2.

QUADRO 2
CAUSAS FARMACOLÓGICAS DE HIPERPROLACTINEMIA.

Antipsicóticos	Fenotiazinas, butirofenonas, tioxantinas risperidona, haloperidol e sulpiride
Antidepressivos	Tricíclicos, inibidores da monoamina oxidase, inibidores da recaptação da serotonina (questionável)
Antieméticos	Metoclopramida, domperidona, cimetidina e ranitidina
Anti-hipertensivos	Metildopa, reserpina e verapamil
Outros	Opioides (morfina), estrogênio e cocaína

Adaptado de: Molitch (2008).

Entre as causas patológicas, estão os tumores hipofisários funcionantes ou não, pseudotumores, hipotiroidismo, insuficiências renal e hepática crônicas, síndrome do ovário policístico (SOP).

Os prolactinomas são os tumores mais comuns da hipófise, responsáveis por 40% dos tumores hipofisários. São chamados de macroprolactinomas quando atingem tamanho ≥ 10 mm e de microprolactinomas se < 10 mm. Os tumores intrasselares correspondem a 90% dos prolactinomas e raramente aumentam de tamanho (Schlechte *et al.*, 2003). Cerca de 90% dos microprolactinomas não aumentam de tamanho em um seguimento de 4 a 6 anos e pode ocorrer mesmo sem tratamento a resolução da hiperprolactinemia, amenorreia e galactorreia (Weiss *et al.*, 1983).

A síndrome da sela vazia corresponde à herniação do espaço subaracnoide dentro da sela túrcica. Na maioria das vezes, é secundária à regressão do adenoma hipofisário após tratamento medicamentoso, cirúrgico ou radioterápico, ou após remissão espontânea (Guinto *et al.*, 2007). Também pode ocorrer após necrose hipofisária pós-parto (síndrome de Sheehan) ou hipofisite linfocítica. Já na forma primária, estão envolvidos na patogênese o aumento da pressão do líquido cefalorraquidiano e a incompetência do diafragma selar (Naing e Frohman, 2007).

Na SOP, estudos prévios observaram hiperprolactinemia em 30% dos casos (Falaschi *et al.*, 2011). Porém, mais recentemente, essa associação passou a ser considerada acidental (Robin *et al.*, 2011).

O hipotiroidismo pode levar ao aumento dos níveis de PRL. Isso se deve ao aumento da tireotrofina (TRH) pelo hipotálamo, a fim de estimular a tireoide, causando também ação estimuladora sobre a PRL. Esse aumento, raramente, excede 50 ng/mL (Molitch, 2001). Cerca de 40% dos pacientes com hipotiroidismo clínico e 22% daqueles com hipotiroidismo subclínico apresentam aumento dos níveis de PRL. A correção do hipotireodismo corrige também os níveis de PRL (Hekimsoy *et al.*, 2010).

A macroprolactinemia também pode ser responsável pelo aumento da PRL. Deve ser lembrada principalmente nos casos de pacientes com poucos sintomas ou assintomáticas. Na maioria dos casos, consiste na associação entre uma molécula de PRL e uma de IgG. Apresenta bioatividade reduzida e meia-vida mais longa. Está presente em mais de 20% dos pacientes com hiperprolactinemia. O diagnóstico pode ser feito pelo método do polietilenglicol (PEG), o mais usado, devido ao baixo custo e à viabilidade, e pelo gel de cromatografia (Gibney *et al.*, 2005). No método do PEG, valores recuperados pós-precipitação do soro < 30% são considerados positivos para macroprolactinemia, > 65% são considerados como microprolactinemia e valores ente 30 e 65% são indeterminados (Vieira *et al.*, 1998).

A hiperprolactinemia idiopática é considerada um diagnóstico de exclusão.

Quadro clínico

O quadro clínico é bastante variável. A paciente pode apresentar-se assintomática ou com um quadro clínico bastante exuberante. Os sintomas são resultados, principalmente, do efeito da PRL nas mamas e na função gonadal. A alteração da pulsatilidade do GnRH, causada pelo aumento da dopamina, com consequente alteração nos níveis do hormônio folículo-estimulante (FSH) e luteinizante (LH), resulta em anovulação com amenorreia ou oligomenorreia. Aproximadamente 90% das portadoras de hiperprolactinemia desenvolvem galactorreia (Davis, 2004), porém esse sintoma não é patognomônico da hiperprolactinemia; apenas 25% desses casos apresentam, de fato, aumento dos níveis de PRL (Serri *et al.*, 2003). A infertilidade pode também estar presente.

Estágios mais avançados de hiperprolactinemia podem cursar com hipoestrogenismo, levando à atrofia genital, osteopenia e osteoporose.

Diagnóstico

Para o diagnóstico de hiperprolactinemia, é necessária apenas uma dosagem de PRL acima do valor de normalidade do laboratório (no nosso serviço, é de 5 a 25 ng/mL), obedecendo-se às normas ideais de coleta do exame. Testes dinâmicos utilizando-se TRH, L-dopa, domperidona não devem ser realizados para o diagnóstico (Melmed *et al.*, 2011). As amostras devem ser coletadas em jejum, com intervalo de pelo menos 1 hora após o despertar (Casanueva *et al.*, 2006).

Os valores da PRL podem auxiliar na etiologia. Elevações mínimas (25 a 50 ng/mL) estão associadas com estresse, hipotireoidismo e SOP. Aumentos de até 50 ng/mL dificilmente se associam com adenomas. Elevações moderadas (50 a 100 ng/mL) estão relacionadas com microprolactinoma e síndromes de lesão da haste hipofisária. Essas lesões podem ser selares e parasselares, incluindo tumores hipofisários ou não hipofisários e casos de infiltração. Nesses casos, a hiperprolactinemia ocorre devido à interrupção da inibição dopaminérgica sobre os lactotrofos (Cortet-Rudelli et al., 2007). Aumentos > 200 ng/mL geralmente indicam macroprolactinomas (Davis, 2004).

Os exames de imagem que podem ser solicitados são a tomografia computadorizada (TC) e a ressonância magnética (RM) de crânio e sela túrcica. Podem fornecer o diagnóstico de microprolactinoma, macroprolactinoma, lesões da haste hipofisária, tumores hipotalâmicos, possibilidade de invasão suprasselar e outras lesões. A RM oferece melhor resolução, especialmente de áreas do quiasma óptico e das artérias carótidas do que a TC (Davis, 2004). É atualmente o exame de escolha para avaliação de lesões tumorais e, com o uso do contraste, aumenta a detecção de microadenomas frente à TC (Prabhakar e Davis, 2008).

Em caso de macroprolactinoma, são necessárias também a campimetria e a avaliação do neurocirurgião (Melmed et al., 2011).

Tratamento

O objetivo do tratamento é normalizar a PRL para restaurar a função gonadal, cessar a galactorreia e, no casos de prolactinomas, reduzir a massa tumoral (Davis, 2004).

O tratamento da hiperprolactinemia depende da causa. Em caso de doença específica (hipotireoidismo, pseudoprolactinoma, insuficiência renal crônica etc.), deve-se tratar a moléstia em questão.

Os pacientes em uso de antipsicóticos e antagonistas dopaminérgicos só devem ter sua prescrição modificada por seu psiquiatra. Na impossibilidade da troca ou suspensão da droga, a reposição hormonal está indicada para os casos de hipogonadismo. O uso de agonistas dopaminérgicos, nesses casos, é imprudente, devido ao risco de precipitar crises psicóticas (Chang et al., 2008). Drogas antipsicóticas, como o aripiprazole, ziprasidone, quetiapina e olanzapine, não causam hiperprolactinemia (Carvalho et al., 2001).

Nos casos de hiperprolactinemia idiopática ou macroprolactinemia, só devem ser tratados os casos sintomáticos (galactorreia, irregularidade menstrual e infertilidade).

Nos macroprolactinomas, a terapia está sempre recomendada. Já nos microprolactinomas, a indicação do tratamento inclui a presença de sintomas como infertilidade, galactorreia, hipogonadismo de longa duração, alteração no desenvolvimento puberal e para prevenção de perda de massa óssea (Molitch, 2001; Casanueva et al., 2006; Gillam et al., 2006).

O tratamento dos prolactinomas pode ser medicamentoso, cirúrgico e radioterápico, porém a terapia medicamentosa deve ser sempre a de primeira escolha. A Figura 1 mostra o fluxograma de tratamento das hiperprolactinemias.

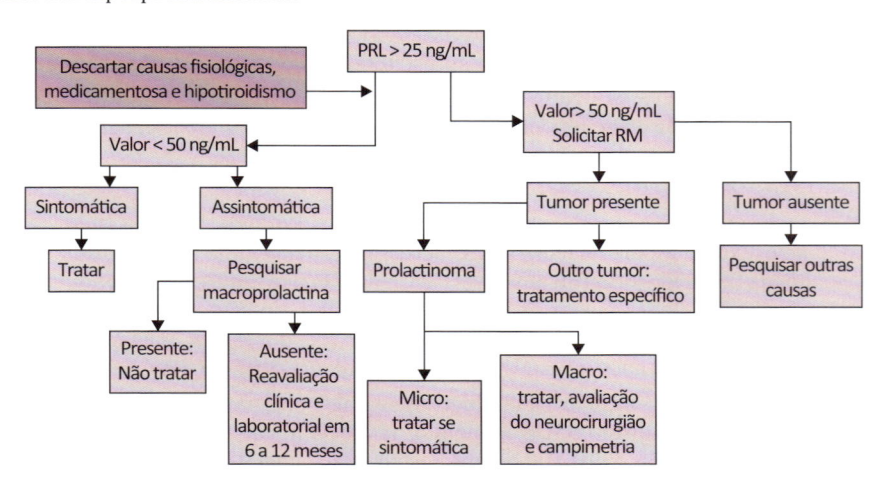

FIGURA 1. Fluxograma de tratamento das hiperprolactinemias. PRL: prolactina; RM: ressonância magnética.

Medicamentoso

As drogas utilizadas são os agonistas dos receptores D2 da dopamina. Atualmente, dispomos das opções terapêuticas descritas a seguir.

Bromocriptina

Derivado do ergot semissintético com propriedade agonista do receptor D2 e antagonista do receptor D1.

Apresenta meia-vida relativamente curta – de 8 a 12 horas (Rains *et al.*, 1995), podendo ser administrada duas a três vezes ao dia. A dose única também pode ser eficaz em algumas pacientes. Geralmente é utilizada na dose de 2,5 a 15 mg, sendo que a maioria dos pacientes responde com doses ≤ 7,5 mg/dia. Devido aos efeitos colaterais frequentes, recomenda-se iniciar o tratamento com baixas doses (0,625 a 1,25 mg/dia, com aumentos graduais a cada 2 a 4 semanas), até a normalização dos níveis de PRL.

Os efeitos colaterais observados com essa medicação são gastrintestinais (náuseas, vômitos, constipação, boca seca e dispepsia), cardiovasculares (hipotensão) e neurológicos (cefaleia). Tendem a ocorrer após doses iniciais e após o aumento das doses, podendo ser minimizados com a introdução de baixas dosagens ou com via vaginal. Cerca de 12% das pacientes não toleram as doses terapêuticas (Molitch, 1999; Webster, 1996).

Nos microprolactinomas, a normalização dos níveis de PRL, a restauração da função gonadal e a diminuição tumoral ocorrem em 80 a 90% dos casos. Já nos macroprolactinomas, essa taxa é de 70% (Colao *et al.*, 2002). Entretanto, a bromocriptina não confere cura à doença, podendo haver recorrência após sua retirada. As taxas de remissão observadas são variadas – de baixas (9%) a elevadas (20 a 44%) (Gillam *et al.*, 2006).

A resistência aos agonistas dopaminérgicos é definida como a falência na normalização dos níveis de PRL com a dose máxima da medicação ou na redução de 50% do tamanho tumoral (Gillam *et al.*, 2006). Cerca de 20% dos pacientes portadores de microprolactinoma ou com hiperprolactinemia idiopática e 30% daqueles com macroprolactinoma apresentam falência na normalização dos níveis séricos de PRL (Olafsdottir e Schlechte, 2006).

Cabergolina

É um agonista seletivo o receptor D2, amplamente utilizado nos prolactinomas. É o tratamento de escolha por ser mais eficaz que a bromocriptina na redução dos níveis de PRL e na redução tumoral (Melmed *et al.*, 2011; Dos Santos *et al.*, 2011; Wang *et al.*, 2012). A normalização nos níveis de PRL ocorre em cerca 95% das pacientes (Webster *et al.*, 1993).

Devido à sua maior meia-vida de 65 horas (Crosignani, 2006; Rains *et al.*, 1995), pode ser administrada de uma a três vezes por semana. A dose inicial é de 0,25 a 0,5 mg de uma a duas vezes por semana; doses > 3 g por semana raramente são necessárias. A dose pode ser aumentada mensalmente até a normalização dos níveis de PRL. Os efeitos colaterais são semelhantes aos observados com o uso da bromocriptina, porém menos frequentes e severos, além de terem curta duração (Rains *et al.*, 1995; Webster *et al.*, 1993). O abandono do tratamento devido à intolerância é < 3% (Molitch, 1999).

O uso contínuo entre 12 a 24 meses, em pacientes com macroprolactinomas, induz a uma diminuição de 20% do tamanho do tumor, em cerca de 80% das pacientes, com desaparecimento da lesão em 26 a 36% (Colao *et al.*, 1997).

Também está indicada nos casos resistentes à bromocriptina, com sucesso no tratamento em 80% dos casos. Cerca de 10% dos pacientes portadores de microprolactinoma e 20% daqueles com macroprolactinoma apresentam falência na normalização dos níveis de PRL. Em relação à redução do tamanho tumoral, houve falha no tratamento em menos de 10% nos casos de microprolactinoma e em de 30 a 50% naqueles com macroprolactinoma (Gillam *et al.*, 2006).

Sua retirada, em pacientes sem tumores visíveis ou com pequenos tumores remanescentes (com redução de 50% do tamanho inicial), mostrou uma taxa de recorrência da hiperprolactinemia em 24%

nos casos de hiperprolactinemia não tumoral, em 31% nos de microprolactinomas e em 36% nos de macroprolactinomas, após um período de 2 a 5 anos de sua retirada. Do total das recidivas, 50% ocorreram no primeiro ano após a retirada, 33% no segundo ano e 11% no terceiro ano (Colao et al., 2003; Colao et al., 2007).

A cabergolina tem sido associada com doença de regurgitação valvar em pacientes com doença de Parkinson. Esse risco deve ser considerado em pacientes que requerem altas doses de agonistas dopaminérgicos ou terapia de longa duração (Kars et al., 2010). O uso em pacientes com hiperprolactinemia em doses habituais não mostrou aumento de valvopatias (Córdoba-Soriano et al., 2013).

Pergolide/quinagolide

Não estão disponíveis no Brasil.

O pergolide apresenta uma potência cem vezes maior que a da bromocriptina (Franks et al., 1981), é administrado em dose única diária e tem um quinto de seu custo (Gillam et al., 2006). A alta taxa de efeitos colaterais é observada assim como no uso da bromocriptina (Lamberts e Quik, 1991).

A quinagolide também é usada em dose única diária. É tão eficaz quanto a bromocriptina (Wang et al., 2012), no entanto, não possui vantagens quando comparada à cabergolina (De Luis et al., 2000).

Seguimento

O tratamento da hiperprolactinemia deve ser iniciado com a menor dose do agonista dopaminérgico (respeitando sua meia-vida). A partir de quatro semanas do início, pode-se reavaliar os níveis de PRL e as queixas da paciente. Caso a PRL se mantenha acima do valor de normalidade, a dose deve ser aumentada até o controle dos níveis de PRL.

Nos prolactinomas, após essa normalização, o tratamento medicamentoso deve ser mantido por um período de 2 a 5 anos, com dosagens trimestrais ou semestrais. A retirada dos agonistas dopaminérgicos pode ser realizada após 2 anos de tratamento com normalização dos níveis de PRL e exame de imagem negativo. Deve ser solicitada a cada 3 meses no primeiro ano de seguimento pós-suspensão e, após, anualmente (Melmed et al., 2011). A RM deve ser sempre solicitada, caso haja aumento dos níveis de PRL ou desenvolvimento de sintomas de efeito de massa (Mancini et al., 2008).

Cirúrgico

Está indicado nas pacientes resistentes ou intolerantes ao agonistas dopaminérgicos (Melmed et al., 2011). Cerca de 10% das pacientes com prolactinomas, especialmente os macroprolactinomas, recorrem à cirurgia por não responderem ao tratamento clínico ou por persistirem com alterações do campo visual. Outras indicações são apoplexia tumoral, intolerância aos agonistas dopaminérgicos, mulheres com macroadenomas que desejam engravidar e aumento tumoral sintomático na gravidez que não responda aos agonistas dopaminérgicos (Casanueva et al., 2006; Gillam et al., 2006).

A taxa de remissão inicial é de 74,7% nos microprolactinomas e de 33,9% nos macroprolactinomas. Já a recidiva da doença está presente em 18,2% nos microprolactinomas e em 22,8% dos macroprolactinomas (Molitch, 1999).

O acesso cirúrgico transesfenoidal é o padrão para os microprolactinomas e para a maioria dos macroprolactinomas (Losa et al., 2002). As complicações da cirurgia transesfenoidal são bastante infrequentes. Podem ocorrer: lesão vascular e nervosa, meningite, abscesso, *diabetes insipidus* transitório e hipopituitarismo (Sudhakar et al., 2004; Jan et al., 2007).

Radioterapia

Utilizada após falha na terapia medicamentosa e no tratamento cirúrgico. A eficácia é de 34,1% na radioterapia convencional (Johnston et al., 1986; Tsagarakis et al., 1991) e de 31% na radioterapia estereotáxica (Landolt e Lomax, 2000), lembrando que tumores resistentes à cirurgia raramente respondem à terapia convencional. A complicação mais frequente da radioterapia convencional é o hipopituitarismo. Podem ocorrer também lesão do nervo óptico, disfunção neurológica e tumor cerebral secundário (Brada e Jankowska, 2008).

Gestação

Na gestação, os estrogênios estimulam a produção de PRL e promovem a hiperplasia dos lactotrofos. Os níveis séricos da PRL aumentam dez vezes nesse período (Rigg *et al.*, 1977) e a hipófise aumenta seu volume em mais do que o dobro (Gonzalez *et al.*, 1988).

Os prolactinomas intrasselares, geralmente, não crescem durante a gravidez. O risco aumenta nas pacientes com macroprolactinomas, principalmente naquelas não submetidas à cirurgia ou à radioterapia, atingindo uma taxa 31%. Já as pacientes com microprolactinoma e aquelas com macroprolactinomas, com tratamento cirúrgico ou radioterápico anteriores, a taxa do aumento tumoral é de 2,6 e 5% respectivamente (Gillam *et al.*, 2006; Molitch, 2006).

As pacientes com prolactinomas devem suspender o tratamento com os agonistas dopaminérgicos assim que a gestação for confirmada. Nos casos de macroprolactinomas não submetidos à cirurgia ou radioterapia anteriores, pode ser prudente manter a terapia principalmente nos casos de invasão tumoral. A dosagem sérica de PRL não é necessária durante a gestação. Pacientes com cefaleia e/ou distúrbios visuais devem ser submetidas à RM sem contraste e à campimetria. A terapia medicamentosa deve ser restaurada se o tumor apresentar crescimento significativo (Melmed *et al.*, 2011).

A bromocriptina é a droga de escolha na gestação, por ser a mais estudada e a mais segura até o momento (Molitch, 2006). Nenhuma alteração no desenvolvimento infantil foi observada em crianças cujas mães utilizaram bromocriptina no começo da gestação (Raymond *et al.*, 1958; Krupp *et al.*, 1987). A cabergolina também parece ser segura quando usada para tratar a infertilidade em pacientes com hiperprolactinemia durante o início da gestação (Colao *et al.*, 2007; Ricci *et al.*, 2002), porém há menos estudos disponíveis.

Referências

Biller BM et al. Guidelines for the diagnosis and treatment of hyperprolactinemia. J Reprod Med. 1999;44:1075-84.

Bogacka I et al. The influences of GnRH, oxytocin and vasoactive intestinal peptide on LH and PRL secretion by porcine pituitary cells in vitro. J Physiol Pharmacol. 2002;53(3):439-51.

Brada M, Jankowska P. Radiotherapy for pituitary adenomas. Endocrinol Metab Clin North Am. 2008;37(1):263-75.

Casanueva FF et al. Guidelines of the Pituitary Society for the diagnosis and management of prolactinomas. Clin Endocrinol (Oxf). 2006;65:265-73.

Carvalho MM, Góis C. [Hyperprolactinemia in mentally ill patients]. Acta Med Port. 2011;24(6):1005-12.

Chang SC, et al. Cabergoline-induced psychotic exacerbation in schizophrenic patients. Gen Hosp Psychiatry. 2008;30(4):378-80.

Christin-Maitre S, et al. Prolactinoma and estrogens: pregnancy, contraception and hormonal replacement therapy. Ann Endocrinol (Paris). 2007;68:106-12.

Colao A, et al. Predictors of remission of hyperprolactinaemia after long-term withdrawal of cabergoline therapy. Clin Endocrinol (Oxf). 2007;67:426-33.

_____. Withdrawal of long-term cabergoline therapy for tumoral and nontumoral hyperprolactinemia. N Engl J Med. 2003;349:2023-33.

_____. Dopamine receptor agonists for treating prolactinomas. Expert Opin Investig Drugs. 2002;11:787-800.

_____. Long-term and low-dose treatment with cabergoline induces macroprolactinoma shrinkage. J Clin Endocrinol Metab. 1997;82:3574-9.

Córdoba-Soriano JG, et al. Valvular heart disease in hyperprolactinemic patients treated with low doses of cabergoline. Rev Esp Cardiol. 2013;66:410-2.

Cortet-Rudelli C, et al. Etiological diagnosis of hyperprolactinemia. Ann Endocrinol (Paris). 2007;68:98-105.

Crawford AM, et al. The acute and long-term effect of olanzapine compared with placebo and haloperidol on serum prolactin concentrations. Schizophr Res. 1997;26(1):41-54.

Crosignani PG. Current treatment issues in female hyperprolactinaemia. Eur J Obstet Gynecol Reprod Biol. 2006;125:152-64.

Davis JR. Prolactin and reproductive medicine. Curr Opin Obstet Gynecol. 2004;16:331-7.

De Luis DA, et al. A randomized cross-over study comparing cabergoline and quinagolide in the treatment of hyperprolactinemic patients. J Endocrinol Invest. 2000;23(7):428-34.

Dos Santos Nunes V, et al. Cabergoline versus bromocriptine in the treatment of hyperprolactinemia: a systematic review of randomized controlled trials and meta-analysis. Pituitary. 2011;14(3):259-65.

Franks S, et al. Treatment of hyperprolactinaemia with pergolide mesylate: acute effects and preliminary evaluation of long-term treatment. Lancet. 1981;2:659-61.

Gibney J, et al. The impact on clinical practice of routine screening for macroprolactin. J Clin Endocrinol Metab. 2005;90:3927-32.

Gillam MP, et al. Advances in the treatment of prolactinomas. Endocr Rev. 2006;27:485-534.

Guinto G, et al. Primary empty sella syndrome. Contemp Neurosurg. 2007;29(11):1-6.

Gonzalez JG, et al. Pituitary gland growth during normal pregnancy: an in vivo study using magnetic resonance imaging. Am J Med. 1988;85(2):217-20.

Hattori N. Macroprolactinemia: a new cause of hyperprolactinemia. J Pharmacol Sci. 2003;92:171-7.

Hekimsoy Z, et al. The prevalence ofhyperprolactinaemia in overt and subclinical hypothyroidism. Endocr J. 2010;57(12):1011-5.

Ignacak A, et al. Prolactin--not only lactotrophin. A "new" view of the "old" hormone. J Physiol Pharmacol. 2012;63(5):435-43.

Imegawa W, et al. Control of mammary gland growth and development. In: Knobil E. The Phisiology of Reproduction. New York: Raven Press; 1994. p. 1033-63.

Kars M, et al. Update in prolactinomas. Neth J Med. 2010;68(3):104-12.

Kinon BJ, et al. Prevalence of hyperprolactinemia in schizophrenic patients treated with conventional antipsychotic medications or risperidone. Psychoneuroendocrinology. 2003;28 Suppl 2:55-68.

Jan M, et al. Prolactinoma surgery. Ann Endocrinol (Paris). 2007;68:118-9.

Johnston DG, et al. The long-term effects of megavoltage radiotherapy as sole or combined therapy for large prolactinomas: studies with high definition computerized tomography. Clin Endocrinol (Oxf). 1986;24:675-85.

Lamberts SW, Quik RF. A comparison of the efficacy and safety of pergolide and bromocriptine in the treatment of hyperprolactinemia. J Clin Endocrinol Metab. 1991;72:635-41.

Landolt AM, Lomax N. Gamma knife radiosurgery for prolactinomas. J Neurosurg. 2000;93 Suppl 3:14-8.

Losa M, et al. Surgical treatment of prolactin-secreting pituitary adenomas: early results and long-term outcome. J Clin Endocrinol Metab. 2002;87:3180-6.

Krupp P, Monka C. Bromocriptine in pregnancy: safety aspects. Klin Wochenschr. 1987;65:823-7.

Mancini T, et al. Hyperprolactinemia and prolactinomas. Endocrinol Metab Clin North Am. 2008;37:67-99, viii.

Melmed S, et al. Diagnosis and treatment of hyperprolactinemia: an Endocrine Society clinical practice guideline. J Clin Endocrinol Metab. 2011;96(2):273-88.

Molitch ME. Drugs and prolactin. Pituitary. 2008;11:209-18.

_____. Pituitary disorders during pregnancy. Endocrinol Metab Clin North Am. 2006;35:99-116, vi.

_____. Disorders of prolactin secretion. Endocrinol Metab Clin North Am. 2001;30:585-610.

_____. Medical treatment of prolactinomas. Endocrinol Metab Clin North Am. 1999;28:143-69, vii.

Naing S, et al Prolactin release in polycystic ovary. Obstet Gynecol. 1980;55(5):579-82.

Olafsdottir A, Schlechte J. Management of resistant prolactinomas. Nat Clin Pract Endocrinol Metab. 2006;2:552-61.

Prabhakar VK, Davis JR. Hyperprolactinaemia. Best Pract Res Clin Obstet Gynaecol. 2008;22:341-53.

Sudhakar N, et al. Complications after trans-sphenoidal surgery: our experience and a review of the literature. Br J Neurosurg. 2004;18:507-12.

Rains CP, et al. Cabergoline. A review of its pharmacological properties and therapeutic potential in the treatment of hyperprolactinaemia and inhibition of lactation. Drugs. 1995;49:255-79.

Raymond JP, et al. Follow-up of children born of bromocriptine-treated mothers. Horm Res. 1985;22:239-46.

Ricci E, et al. Pregnancy outcome after cabergoline treatment in early weeks of gestation. Reprod Toxicol. 2002;16:791-3.

Rigg LA, et al. Pattern of increase in circulating prolactin levels during human gestation. Am J Obstet Gynecol. 1977;129(4):454-6.

Robin G, et al. [Physiopathological link between polycystic ovary syndrome and hyperprolactinemia: myth or reality?]. Gynecol Obstet Fertil. 2011;39(3):141-5.

Schlechte JA. Clinical practice. Prolactinoma. N Engl J Med. 2003;34(21:2035-41.

Serri O, et al. Diagnosis and management of hyperprolactinemia. CMAJ. 2003;169:575-81.

Tsagarakis S, et al. Megavoltage pituitary irradiation in the management of prolactinomas: long-term follow-up. Clin Endocrinol (Oxf). 1991;34:399-406.

Vieira JG, et al. Extensive experience and validation of polyethylene glycol precipitation as a screening method of macroprolactinemia. Clin Chem. 1998;44 (8 Pt1):16-9.

Wang AT, et al. Treatment of hyperprolactinemia: a systematic review and meta-analysis. Syst Rev. 2012;1(1):33.

Webster J. A comparative review of the tolerability profiles of dopamine agonists in the treatment of hyperprolactinaemia and inhibition of lactation. Drug Saf. 1996;14:228-38.

Webster J, et al. The efficacy and tolerability of long-term cabergoline therapy in hyperprolactinaemic disorders: an open, uncontrolled, multicentre study. European Multicentre Cabergoline Study Group. Clin Endocrinol (Oxf). 1993;39:323-9.

Wedzony K, et al. Cortical localization of dopamine D4 receptors in the rat brain--immunocytochemical study. J Physiol Pharmacol. 2000;51(2):205-21.

Weiss MH, et al. Natural history of microprolactinomas: six-year follow-up. Neurosurgery. 1983;12:180-3.

Wood DF, et al. Dopamine, the dopamine D2 receptor and pituitary tumours. Clin Endocrinol (Oxf). 1991;35:455-66.

Zis AP, et al. Morphine inhibits cortisol and stimulates prolactin secretion in man. Psychoneuroendocrinology. 1984;9:423-7.

CAPÍTULO 9

Síndrome Pré-menstrual

Mariane Nunes de Nadai

Introdução

A síndrome pré-menstrual (SPM) é um distúrbio altamente prevalente entre mulheres em idade reprodutiva, levando a sintomas físicos e cognitivos relacionados a seu ciclo menstrual e que interferem de maneira significativa em seu funcionamento social, ocupacional e sexual. Pesquisas epidemiológicas mostram que 75 a 80% das mulheres apresentam sintomas durante o período pré-menstrual. Esse conjunto de sintomas tem recebido diferentes denominações, como SPM, tensão pré-menstrual (TPM), transtorno disfórico da fase lútea tardia ou transtorno disfórico pré-menstrual (TDPM) (Silva et al., 2006; Nunes et al., 1999).

Os primeiros relatos sobre esse conjunto de sintomas são de Hipócrates, que descreveu o aparecimento de cefaleia e agitação em mulheres no período pré-menstrual (Nunes et al., 1999). Ao longo dos anos, inúmeros pesquisadores buscaram investigar suas causas, fatores desencadeantes e possíveis terapias. Os estudos atuais demonstram controvérsia sobre fatores de risco e fatores de proteção para o surgimento desses sintomas. Dessa forma, esse assunto ainda merece atenção, visando à elaboração de prevenção e de tratamento eficaz para as pacientes (Cavalcanti, 1987; Silva e Minten, 2008).

Definição

A SPM pode ser definida como um conjunto de sintomas físicos, emocionais e comportamentais que aparecem no período pré-menstrual, com melhora após o início da menstruação (Silva e Minten, 2008; Allen et al., 1991). Possui caráter cíclico e recorrente e pode refletir também nos relacionamentos pessoais, tanto no ambiente familiar quanto no profissional. Para seu diagnóstico, há a necessidade de relato de algum prejuízo nas atividades rotineiras, trabalho, escola ou convívio social. As principais causas, mecanismos ou fatores desencadeantes da SPM não estão bem estabelecidos, porém uma das teorias mais utilizadas para se tentar explicar o mecanismo fisiopatológico da SPM é a de que as alterações nos níveis de estrógenos e progesterona, durante o ciclo menstrual, atuam diretamente sobre a função serotoninérgica, resultando, assim, naquelas mulheres mais sensíveis, nas manifestações da SPM (Silva e Minten, 2008).

Sinais e sintomas

Os sintomas da SPM podem ser divididos em somáticos e psíquicos (Tabela 1). Entre os sintomas somáticos mais comuns estão mastalgia, migrânea, alterações de hábitos alimentares e intestinais, acne, dor lombar, variações glicêmicas e até convulsões (Halbreich et al., 2003). Já os sintomas psíquicos mais frequentemente observados são dificuldade de concentração e desatenção, labilidade emocional, insônia, irritabilidade, choro fácil, ansiedade, depressão e fadiga (Halbreich et al., 2003; Rapkin e Mikacich, 2008).

Tabela 1
Principais sintomas da síndrome pré-menstrual.

Sintomas somáticos	Sintomas psíquicos
Mastalgia	Dificuldade de concentração
Migrânea	Desatenção
Alterações alimentares	Labilidade emocional
Alterações intestinais	Irritabilidade
Acne	Choro fácil
Dor lombar	Ansiedade
Variações glicêmicas	Depressão
Convulsões	Fadiga

Fonte: Halbreich et al., 2003.

O TDPM é uma variante mais grave da SPM, cuja severidade dos sintomas pode causar disfunções físicas, psíquicas e emocionais, interferindo também nas habilidades sociais e pessoais da paciente. Entre esses sintomas estão tristeza e ansiedade extremas, desespero, ideação suicida, pânico, apatia, alterações no sistema imune e até taquicardias sintomáticas. Estima-se que a TDPM afete cerca de 3 a 8% das mulheres (Freeman, 2003).

Nesses casos, recomenda-se instituir terapêutica adequada e acompanhamento médico para a paciente. No entanto, antes de se introduzir qualquer terapia, é importante realizar diagnóstico diferencial da SPM com outras desordens, como depressão e ansiedade (Rapkin e Mikacich, 2008).

Diagnóstico

Como grande parte das mulheres em idade reprodutiva relata algum sintoma perimenstrual, certo grau de desconforto na fase lútea pode ser considerado fisiológico. Até o momento, não existem testes específicos ou exames complementares para o diagnóstico da SPM, sendo este realizado por meio de anamnese e exame físico. A solicitação de alguns exames se justifica apenas para descartar outras patologias, que podem cursar com sintomas semelhantes.

Para o diagnóstico da SPM, é importante caracterizar a ausência dos sintomas na fase folicular e a presença de pelo menos cinco sintomas psíquicos e/ou somáticos, não necessariamente recorrentes, em dois ciclos consecutivos (Freeman, 2003).

Etiologia

Por se tratar de uma patologia com manifestações cíclicas, alguns pesquisadores associam sua etiologia a alterações nos esteroides gonadais. Essa teoria se baseia no fato de que pacientes ooforectomizadas ou com ciclos anovulatórios não manifestam essa doença (Cronje et al., 2004). A maneira pela qual os esteroides sexuais desencadeiam tais sintomas permanece desconhecida. Muitos autores sugerem que as queixas pré-menstruais sejam desencadeadas pela queda na progesterona (Sundstrom Poromaa et al., 2003). Porém, essa teoria não explica por que algumas mulheres apresentam queixas logo após a ovulação, antes mesmo da redução da concentração de progestágenos circulantes.

Evidências sugerem que mulheres com e sem SPM não diferem em relação à produção de esteroides gonadais, indicando que a SPM pode estar associada à resposta a essa variação hormonal, e não a suas concentrações (Schmidt et al., 2003). Não está claro se os sintomas somáticos pré-menstruais resultam de redução na tolerância pessoal ao desconforto ou se são causados por mudanças na resposta tecidual aos hormônios.

Alguns estudos relacionam os hormônios gonadais aos neurotrasmissores na tentativa de estabelecer uma etiologia para os sintomas pré-menstruais. Devido à associação de quadros de SPM a sintomas depressivos, a serotonina tem sido um dos principais neurotransmissores estudados. No entanto, evidências ainda apontam para etiologia multifatorial na fisiopatologia dessa síndrome (Vallone *et al.*, 2002).

Tratamento

Não existe um tratamento específico bem estabelecido para essa síndrome. Antes de se levar em consideração o tratamento farmacológico, é imprescindível realizar anamnese completa e exame físico para descartar outras condições que podem dificultar o correto diagnóstico da SPM, tais como depressão, ansiedade, hipotireoidismo, uso de álcool e outras drogas. Muitas vezes, alterações nos hábitos de vida, como aumento da prática de atividade física, cessação do tabagismo e reeducação alimentar, podem trazer melhora significativa dos sintomas.

Quando essas medidas não trazem resultados satisfatórios, torna-se necessário utilizar terapias medicamentosas. Inúmeras classes de medicamentos já foram estudadas para o tratamento dos sintomas da SMP e TDPM. Entre elas, podemos prescrever anticoncepcionais hormonais que inibem a ovulação (combinados ou apenas de progestagênio), tornando assim os ciclos anovulatórios e impedindo as oscilações hormonais. Aqueles contraceptivos que possuem drospirenona em sua formulação demonstraram melhor resposta no controle dos sintomas da SPM (Lopez *et al.*, 2009) entre os contraceptivos orais combinados, assim como aqueles com menor quantidade de dias de intervalo livre de medicamento, como os com pausa de 4 dias ou de uso contínuo. Não há comparação entre os contraceptivos combinados e aqueles contendo apenas progestagênio, e mesmo entre os combinados em suas diferentes vias. Mesmo quando não há finalidade contraceptiva, esta é uma terapêutica interessante a ser prescrita como primeira linha no tratamento da SPM e TDPM (Sulak *et al.*, 2000). Um ponto importante do uso dos contraceptivos hormonais para o controle da SPM é a inibição da ovulação. Assim, o sistema intrauterino liberador de levonorgestrel, que não inibe a ovulação na maioria das mulheres, deve ser evitado em casos mais graves de SPM, pois o fato de haver uma grande proporção de amenorreia não indica que haverá redução dos sintomas pré-menstruais, uma vez que o ciclo ovulatório persiste.

Outra classe de drogas que pode se utilizada é a dos inibidores da recaptação da serotonina (IRSR), tais como fluoxetina, sertralina e paroxetina. Tais drogas são aprovadas pela *Food and Drug Administration* (FDA) para o tratamento da SPM e TDPM e podem ser utilizadas de forma contínua ou intermitente (apenas no período perimenstrual ou sintomático). Os IRSR se mostraram superiores a placebo e também a outras classes de antidepressivos (Pearltein *et al.*, 1997). Além de agir na redução dos sintomas da SPM, também melhoram a qualidade de vida da paciente (Steiner *et al.*, 2003) (Tabela 2).

TABELA 2
ANTIDEPRESSIVOS UTILIZADOS NO TRATAMENTO DA SÍNDROME PRÉ-MENSTRUAL.

Antidepressivo	Posologia (mg/dia)	Uso
Fluoxetina*	10-60	Contínuo ou intermitente
Sertralina*	25-30	Contínuo ou intermitente
Paroxetina*	10-30	Contínuo ou intermitente
Clomipramina	25-75	Contínuo ou intermitente
Alprazolan**	0,25	Contínuo

Fonte: Cheniaux *et al.*, 2006.
* Uso aprovado pela *Food and Drug Administration* (FDA); ** Pode causar dependência.

Terapias alternativas, como ervas, homeopatia, massagens, quiropraxia e *biofeedback*, já foram testadas, porém sem evidências clínicas de melhora dos sintomas da SPM (Stevinson e Ernst, 2001).

A falha da terapia medicamentosa só pode ser considerada após sua administração por três ciclos menstruais consecutivos, desde que utilizada corretamente.

Conclusão

Por afetar uma parcela considerável das mulheres em idade reprodutiva, com consequências negativas em suas atividades diárias e qualidade de vida, a SPM pode ser considerada um problema de saúde pública. Dessa forma, é muito importante realizar diagnóstico correto e preciso e instituir terapia adequada e efetiva para essas pacientes.

Referências

Allen SS, et al. The shortened premenstrual assessment form. J Reprod Med. 1991;36(11):769-72.

Cavalcanti SMO. Síndrome da tensão pré-menstrual. Femina. 1987;15(776):80.

Cheniaux E. Tratamento da disforia pré-menstrual com antidepressivos: revisão dos ensaios clínicos controlados. J Bras Psiquiatr. 2006;55(2).

Cronje WH, et al. Hysterectomy and bilateral oophorectomy for severe premenstrual syndrome. Hum Reprod. 2004;19(9):2152-5. Epub 2004/07/02.

Freeman EW. Premenstrual syndrome and premenstrual dysphoric disorder: definitions and diagnosis. Psychoneuroendocrinology. 2003;28 Suppl 3:25-37.

Lopez LM, et al. Oral contraceptives containing drospirenone for premenstrual syndrome. Cochrane Database Syst Rev. 2009(2):CD006586.

Halbreich U, et al. The prevalence, impairment, impact, and burden of premenstrual dysphoric disorder (PMS/PMDD). Psychoneuroendocrinology. 2003;28 Suppl 3:1-23.

Nunes MG, et al. Síndrome pré-menstrual: etiopatogenia e fisiopatologia. Femina. 1999;27(25):9.

Pearlstein TB, et al. Comparison of fluoxetine, bupropion, and placebo in the treatment of premenstrual dysphoric disorder. Journal of clinical psychopharmacology. 1997;17(4):261-6.

Rapkin AJ, Mikacich JA. Premenstrual syndrome and premenstrual dysphoric disorder in adolescents. Curr Opin Obstet Gynecol. 2008;20(5):455-63.

Schmidt PJ, et al. Differential behavioral effects of gonadal steroids in women with and in those without premenstrual syndrome. N Engl J Med. 1998;338(4):209-16.

Silva CML, Minten GC. Premenstrual symptoms and syndrome according to age at menarche in a 1982 birth cohort in southern Brazil. Cad Saude Publica. 2008;24(4):835-44.

Silva CM, et al. [Population study of premenstrual syndrome]. Rev Saude Publica. 2006;40(1):47-56.

Steiner M, et al. Fluoxetine improves functional work capacity in women with premenstrual dysphoric disorder. Archives of women's mental health. 2003;6(1):71-7.

Stevinson C, Ernst E. Complementary/alternative therapies for premenstrual syndrome: a systematic review of randomized controlled trials. Am J Obstet Gynecol. 2001;185(1):227-35.

Sulak PJ, et al. Hormone withdrawal symptoms in oral contraceptive users. Obstet Gynecol. 2000;95(2):261-6.

Sundstrom Poromaa I, et al. GABA receptors, progesterone and premenstrual dysphoric disorder. Arch Womens Ment Health. 2003;6(1):23-41.

Vallone D, et al. Activity, non-selective attention and emotionality in dopamine D2/D3 receptor knock-out mice. Behavioural brain research. 2002;130(1-2):141-8.

CAPÍTULO 10

Infertilidade Conjugal

Paula Andrea de Albuquerque Salles Navarro
Rui Alberto Ferriani
Wellington de Paula Martins
Yuri Túlio Dantas Andrez Nobre

Introdução

Segundo a *American Society for Reproductive Medicine* (ASRM), a infertilidade é uma doença, definida pela incapacidade de se obter uma gestação bem-sucedida após 12 meses ou mais de intercurso sexual regular sem uso de métodos contraceptivos (ASRM, 2008). A avaliação mais precoce do casal e o tratamento da infertilidade conjugal podem ser justificados com base na história clínica, achados físicos e diagnósticos pregressos de afecções passíveis de promoverem redução da fertilidade natural.

As recomendações relativas à avaliação básica do casal infértil vêm sofrendo modificações nos últimos anos, sobretudo com a utilização mais rotineira das técnicas de reprodução assistida (TRA) para o tratamento da infertilidade conjugal. Aquele clássico conceito de que todos os casais inférteis devem passar por uma propedêutica básica vem cedendo lugar a uma abordagem racional, ou seja, baseada na individualização e na análise da relação custo-benefício de se realizar cada intervenção propedêutica e de se postergar, ou não, o início das intervenções terapêuticas específicas. Nesse sentido, abordaremos os principais aspectos relativos à propedêutica básica dos casais inférteis, considerando a relação custo-benefício, assim como os princípios do tratamento da infertilidade conjugal.

As consequências da infertilidade conjugal nem sempre são bem dimensionadas. Vários casais relutam em procurar uma ajuda médica, pois demoram a aceitar esse diagnóstico. O fato de ser um diagnóstico que tem uma conotação culturalmente desfavorável, misturada com sentimentos de vergonha, impotência, baixa autoestima, dificuldade de discutir abertamente o diagnóstico em ambiente social ou mesmo familiar, faz com que muitos casais posterguem a investigação e abandonem ou atrasem um tratamento. Cabe aos médicos dimensionar o real impacto que esse diagnóstico tem sobre determinado casal, estimulando-os a falarem sobre o assunto entre si ou mesmo a procurarem um apoio psicológico, para melhor suportarem a investigação e o tratamento, quase sempre artificiais e que interferem em demasiado em sua intimidade.

A infertilidade conjugal acomete 7 a 15% dos casais (Thoma, 2013). Essas cifras classicamente conhecidas sofrem variações em função de diversos fatores. Todavia, não podemos deixar de mencionar que não é infrequente a associação de causas de infertilidade, daí ter-se o cuidado de fazer uma propedêutica mínima do casal, mesmo na presença de um fator causal já determinado.

A primeira abordagem do casal deve levar em conta, a fim de definir o roteiro semiótico, dois aspectos: o tempo de infertilidade e a idade da mulher. Na dependência desses fatores, a abordagem é mais ou menos intervencionista.

A questão da idade da mulher é a que tem merecido um maior cuidado, visto que muitas mulheres, em virtude de seu engajamento profissional, têm adiado a primeira gestação e acabam encontrando dificuldades quando querem engravidar. Com o avançar dos anos, além da redução numérica acentuada, verifica-se um prejuízo na qualidade dos folículos disponíveis, culminando com a redução da fertilidade natural e com a potencial piora dos resultados das TRA. Também é importante ressaltar que a gravidez em mulheres com idade avançada também se acompanha de risco elevado de algumas aneuploidias fetais, de maior frequência de abortamento em consequência, entre outros fatores, de conceptos gerados com cromossomopatias, na sua maior parte decorrentes de distúrbios da conclusão da meiose oocitária, além de aumento do risco de outras complicações obstétricas.

A ASRM pontua alguns aspectos epidemiológicos que são importantes fatores causais de infertilidade conjugal e cuja abordagem preventiva pode ter um papel importante na redução dessa morbidade. O peso corporal deve estar em faixas aceitáveis, pois desnutrição ou baixa gordura corporal, assim como a obesidade são fatores que interferem na ovulação e sucesso gestacional. Além disso, a obesidade é um fator de risco independente para aborto espontâneo (Boots e Stephenson, 2011). Evitar o fumo, as drogas ilícitas, as doenças sexualmente transmissíveis (DST), com a prática do sexo seguro, e, se possível, iniciar a tentativa de engravidar em idade materna não avançada são todos fatores epidemiológicos importantes para a prevenção da infertilidade conjugal.

Roteiro semiológico

Investigar (ASRM, 2012) se em 1 ano de intercurso sexual regular sem uso de métodos contraceptivos, ou antes, se:

- idade feminina maior de 35 anos;
- antecedentes de oligo/amenorreia;
- doença peritoneal, tubária e/ou uterina conhecida ou suspeita;
- suspeita ou diagnóstico prévio de endometriose estágios III e IV;
- suspeita ou diagnóstico de subfertilidade masculina.

Na avaliação do casal infértil, deve haver, preliminarmente, um cuidado quanto às potenciais orientações pré-concepcionais (Dunlop *et al.*, 2007), incluindo aspectos ligados à saúde em geral, que eventualmente poderiam prejudicar a futura gravidez e a saúde do binômio materno-fetal. Nesse sentido, orienta-se diagnosticar/tratar neoplasias cervicais e mamárias, DST e enfermidades outras, como hipertensão arterial e *diabetes mellitus*. Ainda nesse grupo de cuidados, incluem-se as sorologias a serem realizadas no casal, com o objetivo de pesquisar sífilis, hepatite B e C, HIV I e II e HTLV I e II, que, segundo a resolução 23 da Agência Nacional de Vigilância Sanitária (ANVISA), que normatiza o funcionamento de bancos de células e tecidos germinativos no nosso país, devem ser solicitadas a todos os casais que serão submetidos às TRA. Devem ser acrescentados no estudo da parceira a pesquisa de anticorpos para rubéola (com recomendação de vacinar aquelas mulheres não imunizadas) e toxoplasmose (com recomendação de medidas de prevenção para as mulheres com sorologia negativa). Solicitar tipo sanguíneo e Coombs indireto para as mulheres Rh negativo.

Propedêutica mínima (ASRM, 2012; National Institute for Clinical Excellence, 2014; National Institute for Health and Clinical Excellence, 2012)

Estando o casal apto à procriação, há que se considerar a existência de múltiplos fatores que, muitas vezes, participam de modo associado na etiopatogenia da infertilidade. Especial atenção é dada àquelas causas que, devido à sua frequência, têm maior importância na investigação. Em função disso, as alterações tuboperitoniais que comprometem a permeabilidade tubária, as irregularidades do ciclo menstrual que se acompanham de anovulação e aquelas situações relacionadas ao fator masculino assumem maior relevância e são especialmente estudadas no roteiro básico. Testes que investigam outros fatores de frequência e importância controversas, como as causas imunológicas, cervicais, disfunções tireoidianas, insuficiência lútea, devem ser estudados de modo específico em situações especiais.

Participavam da investigação mínima muitos exames que hoje, dentro da tendência de racionalização da propedêutica, não são considerados essenciais na rotina semiológica de todos os casais e estariam reservados a indicações precisas.

Assim, hoje, a investigação preliminar mínima prevista seria:

- anamnese do casal;
- exame físico minucioso da parceira e, quando necessário, exame físico do parceiro;
- avaliação seminal (espermograma);
- avaliação da ovulação (essencialmente clínica e dosagem de progesterona cerca de uma semana antes da data esperada da próxima menstruação, para as mulheres com ciclos menstruais regulares);
- avaliação da cavidade uterina e permeabilidade tubária (ultrassonografia transvaginal e histerossalpingografia – HSG).

Propedêutica básica do fator feminino de infertilidade (ASRM, 2012; National Institute for Clinical Excellence, 2014; National Institute for Health and Clinical Excellence, 2012)

Propedêutica clínica

Dados da anamnese devem ser investigados e deve ser realizado o exame físico (Quadro 1).

Propedêutica complementar e princípios da terapêutica

Exames complementares

Avaliação da ovulação

É fundamental realizar uma caracterização detalhada do ciclo menstrual, obtendo informações sobre o intervalo, a duração e a quantificação do fluxo menstrual. A maioria das mulheres ovulatórias apresenta ciclos regulares e previsíveis, ocorrendo a intervalos de 25 a 35 dias, com 3 a 8 dias de duração e com fluxo de 5 a 80 mL, acompanhados por um padrão consistente de sintomas pré-menstruais. Apesar de a história de ciclos menstruais regulares ser altamente sugestiva da presença de ciclos ovulatórios, no último consenso da ASRM (2012) recomenda-se a realização de uma avaliação mais objetiva da presença da ovulação, por meio da realização da dosagem de progesterona cerca de 7 dias antes do dia esperado da próxima menstruação. Concentração de progesterona > 3 ng/mL fornece uma evidência confiável de ovulação recente. A dosagem seriada de progesterona, classicamente usada para avaliar qualidade de corpo lúteo, tem baixo valor preditivo, não sendo recomendada. Avaliação de temperatura basal, muco cervical, citologia ovulatória e dosagem de estradiol pouco acrescentam na investigação da ovulação, não sendo recomendadas essas avaliações.

Dosagens hormonais

Na abordagem da infertilidade conjugal, as dosagens hormonais geralmente têm valor para elucidar algum diagnóstico diferencial de anovulação que mereça uma conduta mais específica, como a hiperprolactinemia, disfunção tireoidiana ou adrenal. Caso contrário, a maioria das causas de anovulação decorre de disfunção central ou ovários policísticos, e o melhor tratamento é induzir à ovulação.

A dosagem de prolactina (PRL) deve ser solicitada apenas na vigência de distúrbio ovulatório, galactorreia ou tumor hipofisário (National Institute for Health and Clinical Excellence, 2012).

Nos casos de irregularidade menstrual, com consequente suspeita de anovulação crônica, solicitar dosagens séricas de hormônio folículo-estimulante (FSH), PRL e hormônio tireoestimulante (TSH) (ASRM, 2012; The Rotterdam ESHRE/ARM, 2004). Atentar para coletas até o 5º dia do ciclo menstrual, preferencialmente até o 3º dia do ciclo.

Se houver suspeita clínica de hiperandrogenismo, solicitar também dehidroepiandrosterona sulfato, testosterona e 17-hidroxiprogesterona (The Rotterdam ES HRE /AR M, 2004). Para as pacientes em amenorreia, solicitar a coleta em qualquer dia. Se a paciente não estiver em amenorreia, solicitar as dosagens até o 5º dia do ciclo menstrual.

Quadro 1
Anamnese e exame físico na propedêutica básica do fator feminino de infertilidade.

Anamnese	Duração da infertilidade	Períodos mais longos, superiores a 3 anos, em geral estão associados a fatores mais graves e menores chances de ocorrência de gestação natural
	Propedêutica e terapêutica já realizadas	Caracterizar e detalhar os tratamentos prévios (número de tentativas, tipos de induções, tipos de cirurgias, tipos e doses de medicações empregadas etc.). Insucesso em procedimentos prévios (inadequada resposta à indução da ovulação, falências repetidas de implantação embrionária pós-fertilização *in vitro* clássica ou micromanipulação) geralmente está associado ao pior prognóstico do casal e requer medidas mais intervencionistas
	História sexual	Investigar a frequência das relações, o tempo de relação sem contracepção, o uso de lubrificantes, a presença de disfunções sexuais
	Antecedentes pessoais	
	Hábitos de vida	Etilismo, tabagismo e uso de drogas ilícitas, como maconha e cocaína, podem interferir na fertilidade feminina
	Cirurgias prévias	Investigar a realização prévia de cirurgias que possam promover infertilidade, como: laqueadura tubárea bilateral, salpingectomia bilateral, abscessos anexiais, apendicites com abscessos, histerectomia total ou parcial, miomectomia, curetagem uterina cursando com oligo ou amenorreia e outras cirurgias que possam comprometer a integridade morfofuncional do trato genital
	Antecedentes de DSTs e infecções recorrentes do trato urinário	Caracterizar o tipo de infecção, os critérios diagnósticos empregados, a presença de tratamento prévio, a avaliação ou não de cura, anexites prévias
	Atividade profissional	
	Medicamentos	Investigar o uso contínuo ou intermitente de medicações que possam promover anovulação crônica e/ou comprometer a oogênese
	Patologias crônicas associadas	
	Antecedentes ginecológicos e obstétricos	
	Início e normalidade da puberdade	
	Caracterização dos ciclos menstruais	
	Gestação prévia, parto e puerpério	Quando, se o pai é o atual parceiro, intercorrências ocorridas durante a gestação, o parto e o puerpério e possível correlação com a infertilidade secundária atual
Exame físico	Exame físico geral	Realizar exame físico minucioso, com atenção especial para peso, índice de massa corporal, palpação da tireoide e avaliar sinais de hiperandrogenismo, galactorreia, outros sinais que sugiram possíveis disfunções orgânicas
	Exame ginecológico	Avaliar a integridade morfofuncional da genitália externa e interna

DST: doenças sexualmente transmissíveis.

Em mulheres com amenorreia secundária, a dosagem de FSH e estradiol sérico pode auxiliar no diagnóstico diferencial entre a falência ovariana precoce (alto FSH e baixo estradiol), na qual a mulher pode ser candidata à doação de oócitos, e a amenorreia hipotalâmica (FSH normal ou baixo e estradiol baixo), que pode requerer a estimulação da ovulação com gonadotrofinas (GnRH) exógenas para a indução da ovulação. Em mulheres inférteis anovulatórias, a falência em atingir a gestação após três a seis ciclos de indução da ovulação bem-sucedida deve ser considerada uma indicação de se realizar uma avaliação diagnóstica adicional de outras causas de infertilidade, se a avaliação não tiver sido concluída, ou de se buscar outras alternativas para o tratamento da infertilidade.

Hipotireoidismo assintomático ocorre em aproximadamente 7% da população geral. Testes anormais de função tireoidiana têm sido reportados em aproximadamente 1,3 a 5,1% das mulheres inférteis (evidência nível 3) (National Institute for Health and Clinical Excellence, 2012). Dessa forma, mulheres com infertilidade apresentam prevalência similar de distúrbios tireoidianos quando comparadas à população geral. Alguns importantes *guidelines* recomendam a avaliação da função tireoidiana como parte da propedêutica da infertilidade, inicialmente por meio da quantificação TSH, apenas em mulheres com sintomas de doença tireoidiana. Todavia, é importante ressaltar que há estudos que evidenciam um impacto negativo do hipotireoidismo subclínico e da presença de anticorpos antitireoidianos (AAT) mesmo em mulheres com eutireoidismo, tanto na fertilidade natural, como nos resultados dos procedimentos de reprodução assistida (Velkeniers *et al.*, 2013). Meta-análise recentemente publicada evidenciou que a suplementação de hormônio tireoidiano em mulheres com AAT e/o hipotireoidismo subclínico submetidas à fertilização *in vitro*/injeção intracitoplasmática de espermatozoides em óvulos (FIV/ICSI) resulta em aumento significativo do número de partos e implantação embrionária, além de redução de abortamento (Velkeniers *et al.*, 2013). Há necessidade de estudos randomizados e controlados bem delineados investigando o impacto da solicitação rotineira desses exames (ATT e TSH) na investigação da infertilidade conjugal, assim como analisando o impacto da suplementação de hormônio tireoidiano em mulheres com AAT e/ou hipotireoidismo subclínico nas taxas de nascidos vivos e abortamento após TRA, de modo que não há recomendação formal de solicitação desses exames na investigação da infertilidade conjugal.

Avaliação da permeabilidade tubária (ASRM, 2012; National Institute for Clinical Excellence, 2014; National Institute for Health and Clinical Excellence, 2012)

Estima-se que a doença tubária seja responsável por 14% das causas de subfertilidade feminina, sendo consequência de infecção, endometriose e/ou cirurgias prévias. Recomenda-se ser avaliada rotineiramente em casais inférteis após a avaliação da ovulação e do fator masculino. A HSG, a cromotubagem pela laparoscopia e a ultrassonografia com contraste são os métodos mais frequentemente utilizados para investigar as doenças tubárias.

A HSG permite avaliar a cavidade uterina, a permeabilidade tubária e o fator peritonial. Esse exame pode documentar a oclusão tubária proximal ou distal e sugerir a ocorrência de salpingite ístmica nodosa, fimose fimbrial e adesões peritubárias. A sensibilidade e a especificidade da HSG, comparadas a cromotubagem laparoscópica, segundo dados de uma meta-análise, são 0,65 (intervalo de confiança de 95% – IC95%: 0,50-0,78) e 0,83 (IC95%: 0,77-0,88), respectivamente. Os valores preditivos positivo e negativo desse exame são, respectivamente, 38% e 94%. Isso indica que a HSG não é um bom preditor de obstrução tubária, mas um bom indicador de patência tubária.

Recomenda-se que a HSG seja solicitada como exame de rastreamento na investigação das patologias tubárias em pacientes sem comorbidades conhecidas (doença inflamatória pélvica, endometriose ou gestação ectópica), em virtude de o exame ser menos invasivo e de menor custo. Se a HSG for anormal e caso haja necessidade de se proceder ao diagnóstico de certeza da presença ou não de doença tubária, a realização de laparoscopia confirmatória é recomendada (evidência nível 2b) (National Institute for Health and Clinical Excellence, 2012). As pacientes que serão sabidamente submetidas a procedimentos de alta complexidade (FIV ou ICSI) podem ser dispensadas de avaliação da permeabilidade tubária desde que o ultrassom pélvico não evidencie achados sugestivos de hidrossalpinge, uma vez que, nesses casos, há redução significativa das taxas de implantação embrionária (redução de aproximadamente

50% das taxas de implantação embrionária) e recomendação de realização de salpingectomia via laparoscópica (Practice Committee of the American Society for Reproductive Medicine et al., 2008).

Para as pacientes com histórico de doença inflamatória pélvica ou com quadro clínico sugestivo de endometriose ou outras anomalias tuboperitoneias, recomendam-se laparoscopia e cromotubagem, para avaliação da presença ou não de doenças tubárias. A laparoscopia deveria ser utilizada nessas situações tanto para fins diagnósticos como terapêuticos, permitindo, por exemplo, o tratamento cirúrgico da endometriose e a ressecção de hidrossalpinges.

Avaliação de anormalidades uterinas

Anormalidades uterinas, como sinéquias, pólipos, leiomiomas submucosos e septo uterino, são encontradas em 10 a 15% das mulheres que procuram tratamentos para a infertilidade (Wallach, 1972).

Recomenda-se que a ultrassonografia transvaginal (UStv) seja utilizada como exame de rastreamento das patologias uterinas. A histerossonografia, por meio da UStv, com introdução de salina na cavidade uterina, melhor define o tamanho e o formato da cavidade uterina e apresenta elevado valor preditivo positivo (> 90%) e negativo para a detecção de patologias intrauterinas (pólipos, miomas submucosos e sinéquias). Dessa forma, esse exame pode ser utilizado na investigação dessas anomalias uterinas.

A histeroscopia (HSC) é considerada o padrão-ouro para avaliação da cavidade uterina (evidência nível 2b) (National Institute for Health and Clinical Excellence, 2012). Por um lado, nos casos de ausência de sangramento uterino anormal e UStv sem anormalidades, a presença de achados histeroscópicos passíveis de comprometerem a fertilidade feminina natural e pós-tratamento é baixa. Por outro, a efetividade dos tratamentos cirúrgicos das anormalidades uterinas em melhorar as taxas de gestação não foi estabelecida. Dessa forma, não se recomenda a realização de rotina de HSC diagnóstica em todas as pacientes como parte da propedêutica básica inicial. A HSC diagnóstica é procedimento ambulatorial e, em casos de forte suspeita de pólipos endometriais ou miomas submucosos, pode se optar pela realização direta de vídeo-HSC cirúrgica.

A HSG avalia o tamanho e formato da cavidade uterina e pode sugerir anomalias müllerianas (útero unicorno, septado e bicorno) ou adquiridas (pólipos, miomas submucosos e sinéquias). Todavia, a HSG apresenta baixa sensibilidade (50%) e valor preditivo positivo (30%) para o diagnóstico de pólipos endometriais e miomas submucosos em mulheres assintomáticas.

Ultrassonografia transvaginal

Comparada ao exame pélvico bimanual, a UStv permite uma avaliação mais acurada da anatomia pélvica. A UStv auxilia no diagnóstico de patologias uterinas (miomatose e pólipos endometriais), ovarianas (imagens sugestivas de endometriomas) e hidrossalpinges (imagens anecoicas tubulares em regiões anexiais) (evidência nível 2b-3) (National Institute for Health and Clinical Excellence, 2012). Esse exame também auxilia no diagnóstico da síndrome do ovário policístico, sendo que dos três critérios diagnósticos atualmente utilizados, um deles é o ecográfico (presença de pelo menos um ovário com volume ≥ 10 cm^3 e/ou número médio de folículos antrais ≥ 12) (The Rotterdam ESHRE/ARM, 2004). Não é invasiva e apresenta relativo baixo custo, devendo ser solicitada de rotina na investigação inicial da infertilidade. Quando realizada na fase folicular tardia, permite melhor visualização do endométrio e de pólipos/miomas submucosos. Quando realizada na fase folicular precoce, permite a realização da contagem dos folículos antrais, utilizados na predição da resposta ovariana à estimulação hormonal.

Avaliação de fatores peritoneais

Os fatores peritoneais, incluindo a endometriose e as aderências pélvicas, podem causar ou contribuir para a infertilidade. A história clínica e/ou exame físico podem gerar suspeita desse diagnóstico. A investigação de fatores peritoneais pode ser considerada nos casos de infertilidade sem causa aparente.

A UStv pode evidenciar achados sugestivos de endometrioma. A laparoscopia permite a avaliação direta da anatomia pélvica e é considerada o padrão-ouro para avaliação da permeabilidade tubária e fatores tuboperitoneais, sendo o único exame definitivo para o diagnóstico de endometriose (associado a diagnóstico histopatológico de lesão suspeita, nos casos de lesões atípicas). Considerando a relação custo-benefício, nas pacientes em que não há suspeita de comorbidades associadas (como doença inflamatória pélvica e endometriose), pode-se oferecer a HSG para avaliação da permeabilidade tubária. Para as pacientes que apresentarem suspeita de comorbidades associadas (sintomas ou fatores de risco para endometriose, doença inflamatória pélvica e aderências pós-cirúrgicas) ou HSG alterada, pode-se oferecer a realização de laparoscopia diagnóstica (que pode ser terapêutica em casos específicos). Em circunstâncias específicas, pode ser sugerida a realização de laparoscopia diagnóstica para mulheres jovens assintomáticas com um longo período de infertilidade (> 3 anos), sem fatores causais identificados, particularmente se o acesso às TRA for limitado (ASRM, 2012).

Avaliação do potencial de resposta à estimulação ovariana (ASRM, 2012; Broekmans *et al.*, 2006; Ferraretti *et al.*, 2011)

A reserva ovariana refere-se ao potencial reprodutivo da mulher, baseado no número e na qualidade dos oócitos remanescentes. Mulheres em idade reprodutiva com ciclos regulares, cuja resposta à estimulação ovariana ou fecundidade são inferiores às das mulheres em idades comparáveis, são descritas como portadoras de baixa reserva ovariana. Todavia, até o presente, não dispomos de marcadores passíveis de predizer a reserva ovariana. Por outro lado, há alguns testes que são utilizados para avaliar o potencial de resposta à estimulação ovariana com GnRH, incluindo as dosagens de FSH e estradiol no terceiro dia, a contagem de folículos antrais pela UStv e as dosagens séricas de hormônio antimülleriano (AMH). Esses testes podem fornecer informações sobre o prognóstico de mulheres com aumento do risco de apresentar má resposta à estimulação ovariana (ASRM, 2012), com destaque para:

- idade > 35 anos;
- história familiar de menopausa precoce;
- presença de um único ovário ou história de cirurgia ovariana prévia, quimioterapia ou radioterapia pélvica;
- infertilidade sem causa aparente;
- mulheres que apresentaram má resposta à estimulação ovariana com GnRH;
- mulheres que serão submetidas à TRA.

Esses exames, que erroneamente são ditos como destinados a avaliar a reserva ovariana, não estabelecem o diagnóstico de reserva ovariana diminuída, mas auxiliam a predizer a resposta à estimulação ovariana com gonodotrofinas exógenas e, em menor extensão, a probabilidade de ocorrer uma gestação bem-sucedida com TRA (Broekmans *et al.*, 2006; Ferraretti *et al.*, 2011). Todavia, é importante destacar que pobres resultados em qualquer um desses testes não necessariamente implicam impossibilidade de concepção.

Na tentativa de padronizar a definição de má resposta à estimulação ovariana, foi publicado o Consenso de Bologna (Ferraretti *et al.*, 2011), em que, para esse diagnóstico, são necessários dois dos três critérios abaixo descritos:

- idade materna avançada (≥ 40 anos) ou qualquer outro fator de risco de má resposta à estimulação ovariana (abaixo descritos);
- má resposta em um ciclo prévio de estimulação ovariana com GnRH usando o protocolo convencional, ou seja, pelo menos 150 UI por dia de FSH (caracterizada pelo cancelamento do ciclo ou pela obtenção de três ou menos oócitos);
- exame anormal de predição de resposta à estimulação ovariana (CFA < 5 a 7 ou AMH < 0,5 a 1,1 ng/mL).

Por definição, a ocorrência de má resposta à estimulação ovariana pode ser comprovada apenas se a mulher tiver sido submetida a pelo menos um ciclo de estimulação ovariana. Todavia, mulheres com mais de 40 anos e com um teste de avaliação de resposta ovariana alterado apresentam elevada probabilidade de apresentarem má resposta, podendo ser classificadas como pacientes em que se espera a ocorrência da má resposta.

A ocorrência de dois episódios de má resposta à estimulação ovariana é suficiente para definir uma paciente como má respondedora, mesmo na ausência de idade avançada ou de exames anormais de predição de má resposta.

São fatores de risco para má resposta à estimulação ovariana (Ferraretti *et al.*, 2011):

- condições genéticas, como aberrações cromossômicas numéricas e estruturais, mutações ou variabilidade em genes específicos relacionados ao envelhecimento reprodutivo mutações (exemplos: síndrome de Turner e permutações do *FMR1*);
- infecção pélvica, evidenciada pela presença de dano tubário e/ou positividade para a clamídia;
- endometriomas e cirurgia ovariana prévia;
- quimioterapia prévia, especialmente uso de agentes alquilantes;
- encurtamento ciclo menstrual.

FSH e estradiol no terceiro dia do ciclo (ASRM, 2012; Broekmans et al., 2006; Ferraretti et al., 2011)

Níveis elevados de FSH (10-20 IU/L), obtidos do 2º ao 5º dia do ciclo, estão associados com pobre resposta à estimulação ovariana e falha em conceber. Ensaios padronizados pela Organização Mundial da Saúde (OMS) demonstram elevada especificidade (83 a 100%) na predição da pobre resposta à estimulação ovariana (usualmente definida como < 2 a 3 folículos ou ≤ 4 oócitos captados) (Broekmans *et al.*, 2006). Todavia, a sensibilidade para identificação de mulheres que apresentarão má resposta à estimulação ovariana varia bastante (10 a 80%) (Broekmans *et al.*, 2006). A avaliação das concentrações séricas de estradiol não deve ser utilizada, isoladamente, para o rastreamento da redução da reserva ovariana. Esse exame tem valor apenas para auxiliar na interpretação correta de "valores de FSH normais". Quando a concentração sérica de FSH está normal, mas os níveis de estradiol estão elevados (> 60 a 80 pg/mL) na fase folicular precoce, há evidência limitada de uma associação com pobre resposta à estimulação ovariana, aumento das taxas de cancelamento e menores taxas de gestação (Evers, 1998).

Contagem de folículos antrais

A contagem de folículos antrais (2 a 10 ou 3 a 8 mm de diâmetro médio, aferido nos dois maiores planos) corresponde ao somatório dos folículos antrais de ambos os ovários, realizada pela UStv durante a fase folicular precoce do ciclo. Uma contagem de folículos antrais baixa (< 5 a 7) (Ferraretti *et al.*, 2011) tem sido associada à pobre resposta à estimulação ovariana e a menores taxas de gestação (Hendriks *et al.*, 2005).

Nível sérico de hormônio antimülleriano

As concentrações séricas de AMH, produzido pelas células da granulosa de pequenos folículos antrais, são independentes das GnRH e permanecem relativamente estáveis durante todo o ciclo menstrual (Tsepelidis *et al.*, 2007). Dessa forma, a avaliação dos níveis séricos de AMH pode ser realizada em qualquer dia do ciclo menstrual. Concentrações de AMH < 1 ng/mL têm sido associadas à pobre resposta à estimulação ovariana e a menores taxas de gestação em ciclos de FIV [4].

Outros exames (ASRM, 2012)

A biópsia de endométrio para datação histológica endometrial não é um método válido para a avaliação da função lútea ou para o diagnóstico de deficiência lútea.

O teste pós-coito também não é um método válido para a avaliação de fatores cervicais de infertilidade e não se recomenda sua realização como parte da investigação da infertilidade conjugal.

A detecção de anticorpos anti-*Clamydia trachomatis* tem sido associada à doença tubária. Todavia, esse teste tem limitada utilidade clínica e, comparado à laparoscopia, tem baixa sensibilidade (40 a 50%), valor preditivo positivo (60%) e elevado valor preditivo negativo (80 a 90%). Não se recomenda seu uso rotineiro na investigação da infertilidade conjugal.

Propedêutica do fator masculino de infertilidade (Practice Committee of American Society for Reproductive Medicine, 2012; The Male Infertility Best Practice Policy Committee of the American Urological Association, The Practice Committee of the American Society for Reproductive Medicine; 2004; Shefi e Turek, 2006; WHO, 2010; Cooper *et al.*, 2010)

Propedêutica clínica

Na propedêutica do homem infértil, a história clínica bem dirigida para os prováveis fatores de risco de infertilidade e o exame físico minucioso são recursos valiosos no início do processo investigativo.

Anamnese

Elementos de maior relevância clínica e que devem ser investigados:

- duração da infertilidade: em geral, períodos longos de infertilidade podem estar mais associados a fatores masculinos e/ou femininos mais graves;
- paternidade pregressa: se ocorreu com a mesma ou com outra parceira. Embora não seja garantia de fertilidade, em geral há melhor prognóstico;
- anomalias congênitas: nas criptorquidias uni ou bilaterais, geralmente ocorre uma redução na concentração de espermatozoides. Hipospadia e epispadia são condições que podem prejudicar emissão adequada do sêmen;
- exposição a fatores de risco: radiação, quimioterápicos, calor, pesticidas e alguns medicamentos (cimetidina, nitrofurantoína e sulfasalazina) têm potencial para alterar a espermatogênese;
- antecedentes de doença febril prolongada: a elevação da temperatura testicular pode influir na espermatogênese, manifestando-se cerca de 3 meses após o evento febril. A orquite viral bilateral pós-parotidite, quando ocorre após a puberdade, pode resultar azoospermia;
- início e normalidade da puberdade: tanto a puberdade precoce (antes dos 9 anos de idade) quanto o retardo do desenvolvimento puberal podem resultar em alterações estruturais com potencial para modificar a fertilidade;
- hábitos: o álcool em excesso produz alterações que podem reduzir a produção de espermatozoides. O fumo pode influir na motilidade do espermatozoide. Maconha e cocaína têm ação deletéria na espermatogênese;
- cirurgias pregressas: as inguinotomias podem causar obstrução iatrogênica dos deferentes. Cirurgia no colo vesical pode produzir ejaculação retrógrada. Simpatectomia lombar e linfadenectomia retroperitoneal podem afetar a emissão espermática;
- trauma: antecedentes de trauma raquimedular podem comprometer a emissão e ejaculação, e o trauma escrotal pode resultar em atrofia testicular;
- torção de cordão espermático: pode levar à atrofia do testículo;
- hábitos e história sexual: alterações da libido, ejaculação precoce, frequência das relações, disfunção erétil, tempo sem método contraceptivo, masturbação e uso de lubrificantes são informações importantes na avaliação;
- antecedentes infecciosos: infecções recorrentes do trato geniturinário e DST são relevantes na história do casal.

Outros fatores: doenças sistêmicas, como *diabetes mellitus*, esclerose múltipla, cirrose hepática e insuficiência renal, podem interferir na fertilidade. Sintomas como infecções respiratórias agudas de repetição podem sugerir defeito ciliar (síndrome de Kartagener). Anosmia ou defeito na linha média da face sugerem a síndrome de Kallmann. Galactorreia, dor de cabeça e alteração do campo visual sugerem processo expansivo de hipófise com hiperprolactinemia.

Exame físico

O exame físico geral deve ser minucioso, uma vez que as doenças sistêmicas podem repercutir no trato reprodutor. O exame da genitália pode fornecer novos elementos diagnósticos, além de complementar os dados da anamnese:

- virilização do paciente: a presença de caracteres sexuais primários e secundários do sexo masculino identifica ação androgênica adequada;
- testículos: o volume testicular reflete a altura do epitélio seminífero, sendo que, caso ocorra redução no epitélio germinativo, os diâmetros testiculares estarão reduzidos. A consistência testicular também deve ser avaliada;
- epidídimos: a palpação permite localizar defeitos na cabeça, corpo e cauda;
- ductos deferentes: devem ser palpados em toda a extensão intraescrotal e devem ser avaliadas a homogeneidade de seu calibre e a simetria entre os dois ductos;
- escroto: é particularmente importante no diagnóstico da mais frequente alteração testicular com importância na fertilidade – a varicocele;
- pênis: tamanho da haste, posição do meato uretral e presença de placas;
- toque retal: identificação de cistos ou dilatação das vesículas seminais.

Propedêutica complementar

Exames complementares

Espermograma (WHO, 2010; Cooper *et al.*, 2010)

É o exame de rotina na pesquisa de todos os casos de infertilidade conjugal. O sêmen é coletado por masturbação, após período de abstinência sexual de 2 a 7 dias. Devido às variações fisiológicas, devem-se avaliar, no mínimo, duas amostras, coletadas, idealmente, num intervalo de 3 meses.

A padronização do espermograma deve seguir as recomendações vigentes na quinta edição do Manual de Avaliação e Processamento Seminal da Organização Mundial da Saúde (WHO, 2010), sendo considerados normais os parâmetros descritos na Tabela 1.

Tabela 1
Valores de normalidade para análise seminal.

Variável	Valor de referência	Intervalo de confiança
Volume	1,5 ml	1,4-1,7
Concentração total	39 milhões por ejaculado	33-46 milhões por ejaculado
Concentração por mL	15 milhões por mL	12-16 milhões por mL
Vitalidade	58% de vivos	55-63% de vivos
Motilidade progressiva	32% de espermatozoides progressivos	31-34 de espermatozoides progressivos
Motilidade total	40% de espermatozoides móveis	38-42 de espermatozoides móveis
Morfologia normal	4,0%	3,0-4,0

Modificado de: WHO, 2010; Cooper *et al.*, 2010.

Espermocultura

Solicitar baseando-se no relato de DST, infecções do trato urinário ou presença de leucospermia. Segundo a resolução da Anvisa (RDC 33 e 23), deve ser realizado em casais que serão submetidos à FIV/ICSI.

Dosagens hormonais

Solicitadas principalmente em casos de oligozoospermia, bloqueio da função sexual e clínica de endocrinopatia. Caso haja queixas de perda da libido e de disfunção erétil, solicitar LH, FSH, testosterona, PRL; se ginecomastia presente, solicitar estradiol.

Provas funcionais

Objetivam evidenciar a recuperação de formas ativas dos espermatozoides *in vitro*, que traduzem um prognóstico de fertilização *in vivo*. A principal é o teste de capacitação espermática. Está indicada nos casos de oligo e/ou astenozoospermia, para definição da TRA a ser indicada (fertilização *in vitro* clássica, quando a quantidade de espermatozoides progressivos recuperados após o teste de capacitação é > 1 a 2 milhões, ou injeção intracitoplasmática de espermatozoide, quando a quantidade de espermatozoides progressivos recuperados após o teste de capacitação é < 1 a 2 milhões).

Análise da integridade do DNA seminal

A integridade do DNA pode ser analisada por meio de uma variedade de testes que avaliam o grau de fragmentação do DNA seminal. A maior ocorrência da fragmentação do DNA seminal parece se correlacionar com a dificuldade de obter a gestação tanto por via natural quanto através das TRA. Em geral, esses exames demonstram alta sensibilidade e baixa especificidade.

Atualmente não há evidências suficientes na literatura para sustentar a utilização rotineira dos testes de integridade do DNA na avaliação da infertilidade masculina. Além disso, não existem terapias comprovadas para corrigir as anormalidades encontradas nos exames.

Biópsia testicular

Indicada para diferenciar quadros de azoospermia obstrutiva dos casos de azoospermia por falência germinativa (não obstrutiva); tem valor preditivo para obtenção de espermatozoides para ICSI. Os achados histopatológicos mais frequentes são:

- espermatogênese normal;
- hipoespermatogênese: redução quantitativa da linhagem germinativa no túbulo, que resulta em oligo ou azoospermia;
- parada de maturação das células germinativas: em que existem apenas alguns estágios da meiose no epitélio germinativo, não se completando a formação até espermatozoide;
- aplasia germinativa (ou síndrome das células de Sertoli): aqui, não há epitélio germinativo e o túbulo é formado apenas por células de Sertoli;
- hialinização testicular: substituição parcial ou total, do túbulo seminífero, por substância hialina. Nesse caso, conforme o grau de comprometimento, é encontrada oligo ou azoospermia.

Exames de imagem

Ultrassom escrotal, transretal e deferentografia são os exames de imagem mais usuais (Quadro 2).

Avaliação genética

Pacientes com infertilidade masculina apresentam maior probabilidade do que a população em geral de apresentarem uma mutação ou anomalia cromossômica. Dessa forma, cerca de 15% dos homens com azoospermia podem apresentar anormalidades no cariótipo, microdeleções do cromossomo Y, ou mutação no gene da fibrose cística (CFTR). Além de importante para a investigação da etiologia da infertilidade, a avaliação genética também avalia o risco de transmissão de anomalias genéticas para a prole em casos de fertilização assistida ou ICSI.

Quadro 2
Exames de imagem mais usuais na propedêutica complementar em casos de infertilidade masculina.

Ultrassom escrotal	A maioria das alterações escrotais pode ser identificada durante o exame físico. Estas incluem a varicocele, agenesia ou hipoplasia dos ductos deferentes, alterações epididimárias e massas testiculares. O ultrassom auxilia nos casos em que exame físico é duvidoso, ou nos casos de suspeita de massas testiculares A indicação de Doppler no diagnóstico da varicocele subclínica é controversa, já que estudos não demonstraram benefício no tratamento desses casos
Ultrassom transretal	Indicado nos casos de hipospermia e naqueles suspeitos de obstrução dos ductos ejaculatórios. Pode identificar vesículas seminais dilatadas ou hipoplásicas, dilatação dos ductos ejaculadores ou cistos prostáticos na linha média
Deferentografia	Atualmente em desuso. Pode auxiliar na confirmação de obstrução dos ductos deferentes

Cariótipo Banda G

As anormalidades cromossômicas ocorrem em até 6% dos homens inférteis, e sua prevalência aumenta quanto menor a contagem seminal.

É recomendada a realização de cariótipo com bandeamento G para:

- homens com oligozoospermia grave (< 2 milhões de espermatozoides/mL) ou azoospermia;
- casais com história de abortamento habitual;
- casais com antecedentes de aberrações cromossômicas;
- doadores de sêmen.

Pesquisa de microdeleções do cromossomo Y

Aproximadamente 13% dos homens com azoospermia não obstrutiva ou oligospermia grave apresentam microdeleções do cromossomo Y. Essas microdeleções responsáveis pela infertilidade são localizadas nas regiões AZF a, b, ou c do cromossomo Y, e podem ser detectadas por meio da análise da reação em cadeia da polimerase (PCR).

A identificação das microdeleções tem significado prognóstico e ético, já que não há relatos de recuperação de espermatozoide por meio da TESE (*testicular sperm extraction*) nos pacientes com microdeleções do AZF a e b, enquanto estes são obtidos em 80% dos casos das microdeleções do AZF c.

Pesquisa das mutações do gene da fibrose cística

Recomenda-se essa pesquisa nas parceiras de homens com azoospermia obstrutiva por agenesia congênita dos ductos deferentes (CAVD). Caso a mulher apresente alguma mutação, deve-se proceder à pesquisa no parceiro masculino.

Deve-se lembrar que a falha na detecção de anormalidades no gene da fibrose cística (CFTR) em homens com CAVD não afasta a presença de mutação.

Princípios do tratamento

Tratamento do fator feminino e encaminhamento para serviços terciários de atenção à saúde

Para os casos de fator ovulatório de infertilidade, sem detecção de fator canalicular ou masculino, proceder ao tratamento específico da etiologia da anovulação. Em pacientes com síndrome do ovário policístico, além das orientações relacionadas às modificações de estilo de vida, a primeira droga de escolha para a indução da ovulação é o citrato de clomifeno (50 mg/dia por 5 dias consecutivos, iniciando o uso no terceiro ou quinto dias do ciclo menstrual) (The Thessaloniki ESHRE/ASRM-Sponsored PCOS Consensus Workshop Group, 2008). Apesar de os resultados de estudos clínicos sugerirem que a monitorização ultrassonográfica do ciclo não seja mandatória (The Thessaloniki ESHRE/ASRM-Sponsored PCOS Consensus

Workshop Group, 2008; Legro *et al.*, 2007), sempre que possível é recomendada, com a finalidade de se monitorizarem o desenvolvimento folicular e a resposta endometrial. Nos casos em que há desenvolvimento de um ou dois folículos com diâmetro ≥ 18 a 20 mm, recomenda-se o coito diariamente ou em dias alternados. Não há evidência de que a administração de gonadotrofina coriônica humana (hCG) aumente a chance de gestação (Kosmas *et al.*, 2007). Nos casos de ausência de resposta ou de gestação à indução da ovulação com citrato de clomifeno, a segunda linha de tratamento consiste na indução da ovulação com GnRH, sendo mandatória a monitorização ecográfica do ciclo ou a realização de *drilling* ovariano por videolaparoscopia, que pode ser realizado nos casos em que esta foi indicada por outras causas. Não se recomenda indicar a videolaparoscopia exclusivamente com a finalidade de se realizar esse procedimento. A indução da ovulação com citrato de clomifeno/GnRH é altamente efetiva, gerando uma taxa cumulativa de gestação de aproximadamente 72% (Eijkemans *et al.*, 2003). Quando há ausência de resposta ou de gestação após indução da ovulação com GnRH, a terceira linha de tratamento consiste da fertilização *in vitro*.

Os casos em que for identificado fator canalicular devem ser encaminhados para serviços terciários de atenção à saúde para avaliação especializada e individualização em relação à indicação de intervenção cirúrgica e/ou fertilização *in vitro*.

Tratamento do fator masculino e encaminhamento para serviços terciários de atenção à saúde

Os casos em que for identificado fator masculino deverão ser encaminhados para serviços terciários de atenção à saúde para abordagem específica, variando de tratamento clínico, cirúrgico e/ou procedimento de reprodução assistida.

Tratamento medicamentoso

O fator masculino está envolvido em metade dos casos de infertilidade. Assim, a identificação da patologia e o tratamento do fator masculino podem permitir aos casais recuperar a fertilidade e conceber por meio de relações naturais. O objetivo do tratamento específico da infertilidade masculina é diagnosticar as causas reversíveis de infertilidade e tratá-las com medicamentos apropriados para alcançar a melhoria da qualidade seminal e das taxas de gravidez.

Apesar dos avanços no diagnóstico e acompanhamento de homens inférteis, até 25% dos pacientes apresentam análises seminais anormais para as quais nenhuma etiologia pode ser identificada. Essa condição é definida como a infertilidade idiopática e, nessa situação, tratamentos inespecíficos, baseados em conceitos teóricos, são geralmente aplicados. Uma variedade de terapias empíricas tem sido recomendada para o tratamento desses pacientes. No entanto, com poucas exceções, nenhuma dessas terapias tem se demonstrado efetiva quando repetida em estudos randomizados e controlados.

Quando a terapia farmacológica empírica é utilizada, o tratamento deve durar, pelo menos, 3 a 6 meses para ser avaliado após um ciclo completo de 74 dias da espermatogênese. O casal infértil deve ser informado da resposta inconsistente da terapia e da baixa taxa de concepção, quando comparada com os resultados da reprodução assistida. A falta de uma melhoria significativa nos parâmetros seminais ou a não obtenção da gravidez após pelo menos dois ciclos de tratamento pode ser uma indicação para prosseguir com a reprodução assistida.

Tratamento específico

Hipogonadismo hipogonadotrófico

As causas mais comuns dessa situação são a síndrome de Kallmann, tumores da hipófise e o uso de anabolizantes. Corresponde a uma pequena parcela dos casos de infertilidade masculina e pode ser classificada em congênita ou adquirida.

Na avaliação inicial, além do estudo do perfil hormonal, deve-se realizar uma ressonância magnética da hipófise para excluir a presença de um tumor.

Nos pacientes com hipogonadismo adquirido, a espermatogênese normal pode ser restabelecida por meio do tratamento com GnRH. A terapia com hCG, a qual tem atividade semelhante ao LH, é o tratamento mais comumente utilizado (Shin e Honig, 2002). Normalmente, administram-se 1.500 a 3.000 UI de hCG subcutânea três vezes por semana. No entanto, as causas congênitas frequentemente requerem a adição FSH. Nesses casos, após cerca de 3 meses de tratamento com hCG, injecções intramusculares de FSH em doses de 37,5 a 75 UI são adicionadas três vezes por semana (March e Isidori, 2002).

Hiperprolactinemia

A hiperprolactinemia é uma forma de hipogonadismo causada por secreção excessiva PRL. O excesso da PRL inibe a secreção hipotalâmica de GnRH, levando a uma disfunção sexual e reprodutiva. Pode ser causada por um tumor hipofisário (microadenoma ou macroadenoma), hipotireoidismo e estresse, medicamentos como antidepressivos tricíclicos e alguns anti-hipertensivos, além de causas idiopáticas. As causas mais comuns de hiperprolactinemia são os microadenomas (< 10 mm) e macroadenomas (> 10 mm) secretores de PRL.

O nível de elevação da PRL sugere o tipo de patologia presente. Níveis de PRL > 250 ng/mL sugerem os macroadenomas, entre 100 e 250 ng/mL os microadenomas, e entre 25 e 100 ng/mL uma compressão da haste hipofisária (Burrows et al., 2002).

Geralmente, em pacientes com adenomas, as GnRH e os níveis de testosterona são suprimidos enquanto os níveis de PRL estão elevados.

A ressonância magnética da hipófise é realizada de rotina para descartar um tumor hipofisário.

O tratamento da hiperprolactinemia depende da causa. O controle do hipotireoidismo ou a interrupção de alguns medicamentos podem regularizar os níveis séricos da PRL. Embora a cirurgia e a radioterapia sejam indicadas no tratamento de pacientes com adenomas secretores, a maioria dos pacientes com adenomas ou hiperprolactinemia idiopática não necessita da cirurgia, sendo a terapia medicamentosa o tratamento inicial de escolha. Já nos pacientes com macroadenomas, geralmente a cirurgia é necessária.

A bromocriptina, um antagonista dopaminérgico, pode reduzir de forma significativa os níveis séricos de PRL em homens oligospérmicos com hiperprolactinemia e aumentar a contagem seminal a um nível que possa resultar em gestação. As doses variam entre 2,5 e 7,5 mg por dia, distribuídas entre 2 a 4 tomadas diárias, na tentativa de evitar efeitos secundários gastrintestinais.

A cabergolina é um agonista da dopamina de longa duração eficaz e bem tolerado em pacientes com hiperprolactinemia. A cabergolina é tão eficaz quanto a bromocriptina na redução dos níveis de PRL e também na redução do tamanho tumoral. Além disso, tem a vantagem de menos efeitos adversos e requer doses menos frequentes. A dose inicial é de 1,0 mg/semana, mas uma vez que a secreção de PRL é devidamente controlada a dose pode ser reduzida para 0,5 mg/semana, o que reduz ainda mais os custos de terapia.

A cirurgia transesfenoidal permanece uma opção, especialmente para pacientes com microadenomas, em que a terapia medicamentosa foi ineficaz.

Infecções do trato urinário

A prevalência de leucospermia (> 1 milhão leucócitos/mL sêmen) entre os pacientes de infertilidade masculina é de aproximadamente 10 a 20%. Na microscopia, tanto leucócitos quanto as células germinais imaturas têm uma aparência semelhante e são denominados "células redondas." Apesar de muitos laboratórios indevidamente identificarem todas as células redondas como leucócitos, esses dois tipos de células deveriam ser diferenciados por meio de técnicas imuno-histoquímicas.

A leucospermia está correlacionada com a produção de espécies reativas de oxigênio (ROS), bem como com a redução da integridade do DNA seminal.

Os pacientes com leucospermia devem ser avaliados na tentativa de identificação de uma infecção ou inflamação do trato urinário, e uma espermocultura deve ser realizada. Aproximadamente 80% das espermoculturas são negativas, tornando o significado da leucospermia um tema controverso.

Optamos por tratar os casos de leucospermia em que a cultura identifique um agente *Gram*-negativo e as quinolomas são usadas por 2 a 3 semanas nessa situação (Weidner et al., 1999).

Os objetivos do tratamento são reduzir ou erradicar os micro-organismos nas secreções prostática e seminal, normalizar a leucospermia e melhorar os parâmetros seminais. Embora terapêutica antibacteriana reduza os níveis dos marcadores inflamatórios e erradique a infecção, não há estudos disponíveis sobre o assunto que demonstrem melhores taxas de gravidez com esse tratamento.

Desordens da ejaculação

Disfunção ejaculatória deve ser suspeitada em qualquer paciente com hipospermia (< 1,5 mL) ou anejaculação e deve ser distinguida da anorgasmia.

A ejaculação retrógrada pode ser definida como a emissão anormal do fluxo seminal para o interior da bexiga durante a ejaculação. Sua etiologia pode ser anatômica, neurogênica, farmacológica ou idiopática. Agentes farmacológicos implicados na ejaculação retrógrada incluem os neurolépticos, antidepressivos tricíclicos, alfabloqueadores utilizados no tratamento da hiperplasia prostática e anti-hipertensivos.

O diagnóstico da ejaculação retrógrada é feito por meio da análise da urina após masturbação. Embora os critérios exatos ainda não estejam definidos, a identificação de mais que 10 a 15 espermatozoides por campo no grande aumento confirma o quadro.

O tratamento medicamentoso geralmente é eficaz em pacientes sem alterações do colo vesical causadas por cirurgias, como a ressecção transuretral da próstata. Os agentes utilizados são os agonistas alfa-adrenérgicos, como sulfato de efedrina, pseudoefedrina, sendo a imipramina (25 mg) a opção de escolha. Essas drogas induzem à ejaculação por meio de um aumento na tônus simpático do esfíncter interno e canal deferente.

A medicação deve ser administrada em ciclos programados para o período ovulatório da parceira, pois esses medicamentos são mais eficazes quando utilizados por curtos períodos, pelo menos 7 a 10 dias antes da ejaculação planejada. Quando utilizados continuamente, pode-se desenvolver tolerância à medicação, não se obtendo a ejaculação. Caso não se observe nenhum efeito em 2 semanas de tratamento, considera-se falha terapêutica.

Caso as medicações não consigam restaurar a ejaculação normal, os espermatozoides podem ser recuperados a partir da urina pós-ejaculatória para a reprodução assistida ou podem-se realizar técnicas invasivas para obtenção de espermatozoides como a aspiração percutânea de espermatozoides do epidídimo (PESA, sigla do inglês *percutaneous epidydimal sperm aspiration*).

Espécies reativas de oxigênio

Os espermatozoides produzem uma pequena quantidade de ROS, que é necessária para a função celular fisiológica normal, como capacitação, hiperativação e fusão espermatozoide-oócito. Os níveis elevados de ROS são identificados como um marcador de infertilidade masculina, independentemente dos parâmetros seminais (Agarwal *et al.*, 2005; Agarwal *et al.*, 2006). Embora o organismo utilize uma série de mecanismos para minimizar as lesões induzidas pelos ROS, os antioxidantes do plasma seminal são a forma mais importante de proteção que o esperma tem contra essa agressão (Agarwal *et al.*, 2005). Essas descobertas são a base para o uso de antioxidantes como suplementos orais para diminuir estresse oxidativo e melhorar a fertilidade. O plasma seminal contém dois tipos diferentes de antioxidantes para minimizar os danos induzidos pelos radicais livres: antioxidantes enzimáticos e não enzimáticos. A proteção antioxidante compreende três níveis de mecanismos de defesa: prevenção, interceptação e reparação.

Estudos recentes demonstraram um aumento dos níveis de ROS em 25 a 40% no sêmen dos homens inférteis. Pacientes com infertilidade masculina idiopática geralmente apresentam maiores níveis seminais de ROS e propriedades antioxidantes mais baixas que os controles saudáveis. Alguns ensaios clínicos têm demonstrado os efeitos benéficos dos antioxidantes em casos selecionados de infertilidade masculina, enquanto outros estudos não conseguiram reproduzir esses resultados. A taxa de gravidez, o mais relevante parâmetro a ser estudado, foi relatada em poucos desses estudos. Além disso, a maioria dos estudos analisa múltiplas combinações antioxidantes, com diferentes doses e durações. Aliado a isso, os estudos, em sua maioria, têm baixa qualidade científica por não serem placebo-controlados, nem duplo-cegos. Sem estudos com esse desenho criterioso, a eficácia da suplementação com antioxidantes em pacientes inférteis permanece inconclusiva.

Tratamento inespecífico

Atualmente não há consenso sobre o tratamento medicamentoso dos pacientes com oligospermia idiopática. Embora o papel da terapia hormonal para homens com anormalidades específicas esteja bem definido, a literatura permanece inconclusiva e controversa para uso empírico dessas medicações para os pacientes com infertilidade idiopática. O tratamento empírico tem sido utilizado apesar da falta de grandes estudos randomizados e controlados (Ko *et al.*, 2012).

Esse fato é muito importante já que mais de 25% dos homens inférteis apresentam alterações idiopáticas na análise seminal (Cocuzza e Agarwal, 2007). Na ausência de uma terapêutica medicamentosa bem definida ou de anormalidades anatômicas cirurgicamente corrigíveis, esses homens são, muitas vezes, tratados com terapias medicamentosas empíricas ou TRA, incluindo inseminação intrauterina, fertilização *in vitro* e injeção intratoplasmática de espermatozoides (Schiff *et al.*, 2007).

Outro fato importante é que a agência *Food and Drug Administration* (FDA) não aprova nenhuma das drogas (clomifeno, tamoxifeno e anastrozole) para uso em homens, ou específicamente para uso no tratamento da infertilidade masculina.

No entanto, em recente estudo realizado na *American Urological Association*, 64,9% dos urologistas utilizam rotineiramente a terapia medicamentosa empírica no tratamento da infertilidade masculina idiopática. Foi constatado que 25% da população estudada indicava o uso da testosterona exógena no tratamento da infertilidade, apesar de a testosterona suprimir o eixo hipotálamo-hipofisário, resultando em diminuição da testosterona intratesticular e, por fim, na diminuição da espermatogênese.

O tratamento medicamentoso empírico tem sido utilizado para a infertilidade masculina idiopática desde os anos 1970. Nas últimas quatro décadas, vários serviços avaliaram os potenciais efeitos benéficos da terapia com resultados inconclusivos (Kim e Schlegel, 2008; Ghanem e Shamloul, 2009).

Tratamento cirúrgico

VARICOCELE

O tratamento cirúrgico da varicocele deve ser indicado nos pacientes com infertilidade, varicocele clínica e alteração de pelo menos um dos parâmetros seminais (concentração, motilidade ou morfologia) (Abul-Fotouh Abdel-Maguid, Ibrahim Othman, 2010). Nessas situações, a correção da varicocele parece ser superior à observação clínica, com elevação das taxas de gravidez natural e melhora nos parâmetros seminais (Marmar *et al.*, 2007).

A técnica cirúrgica de escolha para a correção da varicocele é a abordagem subinguinal microcirúrgica, que apresenta menores índices de recidiva e complicações no pós-operatório. Essa técnica apresenta melhora nos parâmetros seminais, maiores taxas de gravidez e menos complicações quando comparada com a correção sem microcirurgia (Abul-Fotouh Abdel-Maguid, Ibrahim Othman, 2010).

A varicocele subclínica é definida pela ocorrência de refluxo sanguíneo no plexo pampiniforme documentado na ultrassonografia, mas que não é identificado no exame clínico em posição ortostática, mesmo com a manobra de Valsalva. Nessa situação, não parecer haver nenhum benefício do tratamento cirúrgico quando comparado à observação.

MICROCIRURGIA

A vaso-vasoanastomose e a epidídimo-vasoanastomose são indicadas na azoospermia obstrutiva, normalmente após realização de vasectomia. Na literatura mundial, entre 2 e 6% dos pacientes vasectomizados recorrem à reversão da vasectomia.

Na vaso-vasoanastomose a taxa de permeabilidade e de gravidez é de, respectivamente, 97 e 76%, com intervalo de obstrução de ate 3 anos; 88 e 53% para intervalos de 3 a 8 anos; e 79 e 44% para intervalos entre 9 e 14 anos. O sucesso do procedimento correlaciona-se com o tempo de vasectomia, técnica microcirúrgica, experiência do cirurgião e qualidade do fluido seminal. A idade da parceira também é um fator a ser analisado antes da reversão.

Técnicas invasivas para recuperação de espermatozoides

Essas técnicas são utilizadas em casais que serão submetidos à ICSI, em que o parceiro não apresenta espermatozoides no ejaculado. As taxas de sucesso em recuperação de espermatozoides e gestação são semelhantes entre as técnicas realizadas no epidídimo (a PESA e a MESA, sigla do inglês *microsurgical epidymal sperm aspiration*, aspiração microcirúrgica de espermatozoides do epidídimo). As técnicas que abordam o testículo (TESA, sigla do inglês *testicular sperm aspiration*, aspiração percutânea de espermatozoides do testículo e TESE, sigla do inglês *testicular sperm extraction*, extração de espermatozoides) devem ser indicadas somente na falha de obtenção de espermatozoides do epidídimo.

Técnicas de reprodução assistida

De modo sucinto, recomenda-se a inseminação intrauterina para os casos de fator masculino leve (> 5 milhões de espermatozoides progressivos recuperados após teste de capacitação, com morfologia estrita ≥ 4%). Para os casos com fator masculino com 2 a 5 milhões de espermatozoides progressivos recuperados após teste de capacitação, recomenda-se a FIV clássica. Para os casos com menos de 2 milhões de espermatozoides progressivos recuperados após teste de capacitação, recomenda-se ICSI. Via de regra, quando da indicação de ICSI, recomenda-se a realização de procedimentos invasivos para a obtenção de espermatozoides apenas quando isso não é possível pela amostra obtida por masturbação.

Conclusões

Qual a propedêutica básica de um casal infértil? Se formos analisar ao longo dos anos, observa-se que os diversos consensos de sociedades médicas ou mesmo da Organização Mundial da Saúde vêm se tornando mais econômicos, com menos exames aplicados de rotina, procurando, após uma propedêutica mínima, individualizar o casal na procura da melhor opção terapêutica. Devemos realizar todas as avaliações necessárias para a definição do diagnóstico, prognóstico e indicação terapêutica, no menor tempo possível, considerando os tratamentos disponíveis e aos quais o casal terá acesso. Deve-se buscar o balanço adequado entre não ser demasiadamente intervencionista, indicando procedimentos de reprodução assistida sem propedêutica prévia pertinente, e não postergar demais a indicação da terapêutica mais apropriada, realizando exames desnecessários e, eventualmente, comprometendo o prognóstico do casal, especialmente nos casos de mulheres com idade avançada. O bom senso, aliado ao conhecimento de probabilidades de sucesso, deve nortear os clínicos para que atuem de maneira mais ou menos conservadora, a depender de uma individualização do casal.

Uma sequência de investigação desejável a ser adotada como rotina seria a seguinte, desde que haja indicação em se pedir todos os exames complementares:

- primeira avaliação: avaliação clínica, coleta de colpocitologia e solicitação de UStv, sorologias, espermograma e as dosagens hormonais necessárias.
- segunda avaliação: repetir espermograma se alterado (intervalo de 3 meses entre os exames) e encaminhar para urologia. Solicitar HSG ou, nos casos de suspeitas de comorbidades associadas, solicitar diretamente a laparoscopia diagnóstica (encaminhar para serviço terciário). Se sangramento uterino anormal e/ou alterações na UStv sugestivas de anormalidades cavitárias, solicitar vídeo-HSC diagnóstica (encaminhar para serviço terciário).

Múltiplas variáveis devem ser analisadas em conjunto no momento de se indicarem as intervenções terapêuticas para o tratamento da infertilidade conjugal, que variam de terapias medicamentosas, cirúrgicas ou TRA.

REFERÊNCIAS

Abul-Fotouh Abdel-Maguid, Ibrahim Othman. Microsurgical and nonmagnified subinguinal varicocelectomy for infertile men: a comparative study. Fertil Steril. 2010;94(7):2600-3.

Agarwal A, et al. Reactive oxygen species as an independent marker of male factor infertility. Fertil Steril. 2006;86:878-85.

_____. Prevention of oxidative stress injury to sperm. J Androl. 2005;26:654-60.

Boots C, Stephenson MD. Does obesity increase the risk of miscarriage in spontaneous conception: a systematic review. Semin Reprod Med. 2011;29(6):507-13.

Broekmans FJ, et al. A systematic reviewof tests predicting ovarian reserve and IVF outcome. Hum Reprod Update. 2006;12:685-718.

Burrows PJ, et al. Comprehensive office evaluation in the new millennium. Urol Clin North Am. 2002;29:873-94.

Cocuzza M, Agarwal A. Nonsurgical treatment of male infertility: specific and empiric therapy. Biologics. 2007;1:259-69.

Cooper TG, et al. World Health Organization reference values for human semen characteristics. Hum Reprod Update. 2010;16(3):231-45.

Dunlop AL, et al. National recommendations for preconception care: the essential role of the family physician. J Am Board Fam Med. 2007;20(1):81-4.

Eijkemans MJ, et al. High singleton live birth rate following classical ovulation induction in normogonadotrophic anovulatory infertility (WHO 2). Hum Reprod. 2003;18:2357-62.

Evers JL, et al. Elevated levels of basal estradiol-17beta predict poor response in patients with normal basal levels of follicle-stimulating hormone undergoing in vitro fertilization. Fertil Steril. 1998;69:1010-4.

Ferraretti AP, La Marca A, Fauser BCJM, Tarlatzis B, Nargund G, Gianaroli L on behalf of the ESHRE working group on Poor Ovarian Response Definition. ESHRE consensus on the definition of 'poor response' to ovarian stimulation for in vitro fertilization: the Bologna criteria. Hum Reprod. 2011;26(7):1616-24.

Ghanem H, Shamloul R: An evidence-based perspective to the medical treatment of male infertility: a short review. Urol Int. 2009;82:125.

Hendriks DJ, et al. Antral follicle count in the prediction of poor ovarian response and pregnancy after in vitro fertilization: a meta-analysis and comparison with basal folliclestimulating hormone level. Fertil Steril. 2005;83:291-301.

Kim HH, Schlegel PN. Endocrine manipulation in male infertility. Urol Clin N Am. 2008;35:303.

Ko EY, et al. Impirical medical therapy for idiopathic male infertility: a survey of the American Urological Association. J Urol. 2012;187(3):973-8.

Kosmas IP, et al. Human chorionic gonadotropin administration vs. luteinizing monitoring for intrauterine insemination timing, after administration of clomiphene citrate: a meta-analysis. Fertil Steril. 2007;87:607-12.

Legro RS. et al. Clomiphene, metformin, or both for infertility in the polycystic ovary syndrome. N Engl J Med. 2007;356:551-66.

March MR, Isidori A. New frontiers in the treatment of male sterility. Contraception. 2002;65:279-8.

Marmar JL. et al. Reassessing the value of varicocelectomy as a treatment for male subfertility with a new meta-analysis. Fertil Steril. 2007;88(3):639-48.

National Institute for Health and Clinical Excellence. Fertility: assessment and treatment for people with fertility problems (update). London: RCOG Press; 2012.

National Institute for Clinical Excellence. Fertility: assessment and treatment for people with fertility problems. London: RCOG Press; 2004.

Practice Committee of American Society for Reproductive Medicine. Diagnostic evaluation of the infertile female: a committee opinion. Fertil Steril. 2012;98(2):302-7.

_____. Definitions of infertility and recurrent pregnancy loss. Fertil Steril. 2008;89(6):1603.

Practice Committee of the American Society for Reproductive Medicine in collaboration with the Society of Reproductive Surgeons. Salpingectomy for hydrosalpinx prior to in vitro fertilization. Fertil Steril. 2008;90(5 Suppl):S66-68.

Shefi S, Turek PJ. Definition and current evaluation of subfertile men. Int Braz J Urol. 2006;32(4):385-97.

Schiff JD, et al. Medical and surgical management male infertility. Endocrinol Metab Clin N Am. 2007;36:313-31.

Shin D, Honig SC. Economics of treatments for male infertility. Urol Clin North Am. 2002;29:841-53.

The Male Infertility Best Practice Policy Committee of the American Urological Association, The Practice Committee of the American Society for Reproductive Medicine. Report on optimal evaluation of the infertile male. Fertil Steril. 2004;82(SUPPL 1):S123.

The Rotterdam ESHRE/ARM- sponsored PCOS consensus workshop group. Revised 2003 consensus on diagnostic criteria and long-term health risks to polycystic ovary syndrome (PCOS). Hum Reprod. 2004;19(1):41-7.

Thoma ME, et al. Prevalence of infertility in the United States as estimated by the current duration approach and a traditional constructed approach. Fertil Steril. 2013;99(5):1324-31.

The Thessaloniki ESHRE/ASRM-Sponsored PCOS Consensus Workshop Group. Consensus on infertility treatment related to polycystic ovary syndrome. Fertil Steril. 2008;89(3):505-22.

Tsepelidis S, et al. Stable serum levels of anti-Mullerian hormone during the menstrual cycle: a prospective study in normo-ovulatory women. Hum Reprod. 2007;22:1837-40.

Velkeniers B, et al. Levothyroxine treatment and pregnancy outcome in women with subclinical hypothyroidism undergoing assisted reproduction technologies: systematic review and meta-analysis of RCTs. Hum Reprod Update. 2013;19:251-8.

Wallach EE. The uterine factor in infertility. Fertil Steril. 1972;23:138-58.

Weidner W, et al. Relevance of male accessory gland infection for subsequent fertility with special focus on prostatitis. Hum Reprod Update. 1999;5:421-32.

World Health Organization (WHO). WHO Laboratory Manual for the Examination and processing of human semen. 5. ed. Switzerland; 2010.

CAPÍTULO 11

Aborto Recorrente

Rui Alberto Ferriani
Wellington de Paula Martins
Paula Andrea de Albuquerque Salles Navarro

Introdução

A perda gestacional é um problema de saúde pública, estando associada a morbidade materna e a um grande trauma psicológico. A Organização Mundial da Saúde define o termo aborto como a perda que ocorre antes de 20 semanas gestacionais, embora outros consensos estendam esse prazo para 24 semanas gestacionais. O aborto é um evento comum, ocorrendo em aproximadamente 15 a 25% das gestações (Wilcox et al., 1988); estima-se que menos de 5% das mulheres terão duas perdas, e que cerca de 1% terá três ou mais perdas gestacionais (Stirrat, 1990). O aborto recorrente (AR) é definido como três ou mais perdas consecutivas, mas justifica-se uma abordagem clínica já a partir de duas ou mais perdas consecutivas, tendo em vista as repercussões emocionais que duas perdas já ocasionam e pela probabilidade de recorrência estar aumentada já a partir de duas perdas (Jaslow et al., 2010; Practice Committee of the American Society for Reproductive Medicine, 2012).

A maioria dos abortos de mulheres com AR ocorre antes da 10ª semana e em grande parte desses casos há eliminação espontânea do feto (quando formado), quase sem sintomas. Por outro lado, os abortos ocorridos após a 10ª semana de gestação são causas de mais sintomas, como sangramento uterino e cólicas, e a necessidade de curetagem para remoção de restos ovulares é mais comum.

Prognóstico

Após 5 anos da primeira consulta em um centro especializado, 66,7% das mulheres com AR terão conseguido uma gestação a termo, chance essa que sobe para 71,1% após 15 anos da primeira consulta (Lund et al., 2012). Esses números devem ser mostrados às pacientes, que frequentemente apresentam grande ansiedade com o problema, e é alentador que, apesar das inúmeras dificuldades que temos em relação à determinação de fatores etiológicos e controvérsias no tratamento, cerca de dois terços das mulheres acabam tendo uma gestação a termo em 5 anos de atendimento.

As chances de sucesso diminuem conforme a idade materna avança, sendo que, entre mulheres com três ou mais perdas gestacionais, o risco de ter uma nova perda sobe de 40% na idade entre 35 e 39 anos, e para 60% na idade de 40 e 44 anos (Nybo Andersen et al., 2000). As chances de sucesso também diminuem conforme aumenta o número de perdas prévias (Lund et al., 2012).

Causas

As causas das perdas gestacionais mais tardias podem diferir das causas das perdas mais precoces, sendo que, nesses casos, as aneuploidias fetais respondem por boa parte dos casos. Deve-se lembrar que a maioria das perdas gestacionais é esporádica e grande parte delas resulta de causas genéticas do embrião/feto, que são fortemente influenciadas pela idade materna (Practice Committee of the American Society for Reproductive Medicine, 2012), o que explica as limitações terapêuticas. Até 50 a 60% dos casos de AR, após a investigação rotineira, permanecerão sem uma causa explicada.

Várias causas têm sido sugeridas como relacionadas a AR (Quadro 1), mas há grandes controvérsias, devido à falta de estudos com bom nível de evidência e, por isso, apresentamos os consensos atuais, sempre sujeitos a mudanças conforme novas evidências surjam.

Quadro 1
Frequência de causas possivelmente associadas a aborto recorrente.

Causa	Frequência (%)
Citogenéticas	2-5
SAAF	8-4 (média 15)
Anatômicas	2-37 (média 12)
Hormonal ou metabólica	0-6 (TSH principal)
Infecciosa	Desconhecida ou ignorada
Aloimune	Desconhecida ou ignorada
Fator masculino	Desconhecida ou ignorada
Psicológica	Desconhecida ou ignorada
Ambiental	Desconhecida ou ignorada
Sem causa aparente	40-60

Fonte: Branch et al., 2010; Practice Committee of the American Society for Reproductive Medicine, 2012.
SAAF: síndrome do anticorpo antifosfolípide; TSH: hormônio estimulante da tiroide.

Causas genéticas

Não há muitas dúvidas de que são frequentes as anormalidades cariotípicas esporádicas nos produtos de concepção, mas a frequência de anormalidades cariotípicas dos genitores é baixa. Na avaliação dos cariótipos dos pais, podem ser encontradas anormalidades cromossômicas estruturais balanceadas, como translocações recíprocas e robertsonianas em torno de 2 a 5% dos casos (Royal College of Obstetricians and Gynaecologistis, 2011). Nos casos em que um dos parceiros apresenta uma anormalidade cromossômica, o aconselhamento genético está recomendado, e entre as possibilidades mais recentes, tem-se aventado a fertilização *in vitro* (FIV) associada a diagnóstico genético pré-implantacional (PGD) para translocações específicas. Entretanto, não há consenso na literatura quanto a essa indicação, tendo em vista que a taxa de nascidos vivos em casais com AR submetidos a FIV/PGD é em torno de 31 a 35% por ciclo, enquanto a taxa cumulativa de nascidos vivos com a conduta clínica expectante apenas é de 55 a 74% (Franssen et al., 2011; Hirshfeld Cytron et al., 2011). Assim, embora a conduta clínica expectante seja altamente angustiante para as mulheres, que querem sempre fazer algo pelo seu problema, o uso de uma técnica de alto custo e complexidade, como a FIV/PGD, nos casos de alteração cariotípica dos pais, não se mostra razoável como rotina.

A análise cariotípica do material dos abortos subsequentes tem um certo impacto psicológico favorável para o casal, no sentido de conhecer as características do material de aborto, e tem uma relação prognóstica. Cerca de 24,5% dos casos não apresentam nenhuma causa detectada e cariótipo embrionário normal, ou seja, casos sem nenhuma explicação aparente. Essas pacientes têm menor chance cumulativa de gravidez normal subsequente (44,7%) do que pacientes que apresentam material embrionário cariotipicamente anormal (71,9%) (Sugiura-Ogasawara et al., 2012). Isso pode sugerir outras causas não genéticas, relacionadas a perda de embriões euploides e não diagnosticadas.

Síndrome do anticorpo antifosfolípide

A relação entre síndrome do anticorpo antifosfolípide (SAAF) e AR é bem conhecida, e essa associação deve ser sempre investigada. Os critérios diagnósticos da SAAF estão apresentados no quadro 2 e incluem a determinação de anticardiolipina (ACA), lúpus anticoagulante e anti-beta-2-glicoproteína (anti-β2GP1). Há outros anticorpos antifosfolípides (aPL), e não há consenso de que a determinação desses aPL menos comuns traga algum benefício ao diagnóstico de AR (Practice Committee of the American Society for Reproductive Medicine, 2012). A solicitação dos aPL referidos deve ser feita em todos os casos com história de duas perdas inexplicadas antes da 10ª semana gestacional e também em casos de má história obstétrica, com uma única perda fetal após a 10ª semana e em partos prematuros causados por pré-eclâmpsia/eclâmpsia ou insuficiência placentária (Practice Committee of the American Society for Reproductive Medicine, 2012).

Quadro 2
Critérios diagnósticos da síndrome do anticorpo antifosfolípide (SAAF). Necessário pelo menos um critério clínico e um critério laboratorial.

Critérios clínicos (um de dois critérios)	Trombose vascular (arterial, venosa ou de pequenos vasos) Morbidade obstétrica (um dos abaixo listados) - um ou mais óbitos explicados de fetos morfologicamente normais após 10 semanas de gestação, com morfologia fetal normal detectada à ultrassonografia ou ao exame direto do feto - um ou mais partos pré-termos antes de 34 semanas de gestação por pré-eclâmpsia/eclâmpsia ou insuficiência placentária (oligoidrâmnio, RCIU, centralização fetal ao exame de Doppler ou testes de vitalidade fetal indicando hipoxemia) - três ou mais abortos inexplicáveis antes da 10ª semana de gestação, com exclusão de alterações hormonais e anatômicas maternas, além de causas genéticas maternas e paternas
Critérios laboratoriais (um de três critérios)	Pesquisa de anticardiolipina (IgG ou IgM) no soro ou plasma pela técnica de ELISA. Se positivo, repetir com intervalo mínimo de 12 semanas Pesquisa do anticoagulante lúpico no plasma. A amostra do paciente deve ser submetida a dois testes de *screening* (TTP-AL e DRVV-LA1) e, de acordo com os resultados, devem ser realizados testes, envolvendo a adição de plasma normal, bem como os testes confirmatórios (fase hexagonal e DRVV-LA2). Se positivo por pelo menos uma técnica, repetir com intervalo mínimo de 12 semanas Pesquisa de anti-β2GP1 (IgG ou IgM) no soro ou plasma pela técnica de ELISA. Se positivo, repetir com intervalo mínimo de 12 semanas

Fonte: International Consensus Statement on an Update of the Classification Criteria for Definite Antiphospholipid Syndrome. J Thromb Haemost. 2006;4:295-306.
Anti-β2GP1: anti-beta-2-glicoproteína. RCIU: restrição de crescimento intraútero.

A relação entre SAAF e AR se baseia no mecanismo de hipercoagulabilidade existente, que envolve atividade alterada nos três principais componentes da coagulação: plaquetas, fibrinólise e cascata de coagulação. Os aPL inibem a ativação de proteína C e formação de proteína C ativada, prevenindo a inativação de fatores V e VII (Check, 2012). A presença de anti-β2GP1 facilita a ligação do aPL com a proteína C, e o resultado é um estado pró-trombose placentária. A presença de aPL pode se associar a outros mecanismos protrombóticos e também a fenômenos inflamatórios e imunomodulatórios não relacionados aos fatores de coagulação.

Trombofilias hereditárias

As trombofilias hereditárias (fator V de Leiden, mutações do gene da protrombina, deficiências de proteína C, proteína S e antitrombina e hiper-homocistenemia) são comuns na população em geral (sendo que a maioria das mulheres tem gestação normal) e não há estudos definitivos que comprovem a associação de AR e trombofilia. Por isso, sua pesquisa em casos sem história clínica de fenômenos tromboembólicos não é recomendada (Practice Committee of the American Society for Reproductive Medicine, 2012). Entretanto, casos com má história obstétrica (perdas gestacionais mais tardias) podem relacionar-se a trombofilias hereditárias. O mecanismo de perda gestacional parece estar relacionado à trombose dos vasos uteroplacentários.

Causas anatômicas

As malformações uterinas são causas de perdas, mas em geral com idades gestacionais mais avançadas, causando trabalho de parto prematuro e apresentações fetais anômalas, sendo menos relacionadas a perdas precoces. Embora a relação entre anomalias uterinas e AR seja discutível, justifica-se sua investigação, pois enquanto elas estão presentes em cerca de 4,3% da população feminina fértil, elas ocorrem em 12,6% das mulheres com AR (Grimbizis *et al.*, 2001). As perdas gestacionais são mais frequentes em casos de útero septado, bicorno e arqueado.

Causas hormonais

Causas hormonais são aventadas como relacionadas a AR, mas as evidências científicas são fracas. Recomenda-se uma avaliação da função tireoidiana com determinação de hormônio estimulante da tireoide (TSH), e níveis > 2,5 mUI/L sugerem um tratamento clínico com hormônio tireoidiano. A determinação de anticorpos antitireoidianos é mais controversa e o impacto clínico de eventual tratamento não foi testado em casos de AR. Diabetes controlado não é fator de risco para AR; níveis elevados de PRL podem se relacionar a perdas gestacionais, em geral associadas à disfunção ovulatória e insuficiência lútea (Royal College of Obstetricians and Gynaecologists, 2012).

Fator masculino

Tem-se tentado relacionar a presença de altos índices de fragmentação de DNA do esperma a AR, mas não há evidências que justifiquem sua determinação rotineira nesses casos. O uso de eventual reprodução assistida para poder suplantar um possível excesso de fragmentação espermática não mostra benefícios aos casais (Practice Committee of the American Society for Reproductive Medicine, 2012).

Outras causas

Embora infecções virais ou bacterianas sejam potencialmente capazes de provocar abortos, elas não são relacionadas a casos de AR e, assim, testes para ureaplasma, micoplasma, listeria, toxoplasma, citomegalovírus, herpes, clamídia ou outros agentes infecciosos não são recomendados rotineiramente (Branch *et al.*, 2010; Practice Committee of the American Society for Reproductive Medicine, 2012). Da mesma maneira, embora uma deficiência lútea possa ser causa de aborto, é difícil que ocorra repetidamente e que cause AR. O diagnóstico de deficiência lútea também é muito controverso, já que há baixa sensibilidade da determinação sanguínea de progesterona em fase lútea e da análise histológica endometrial, e por isso não é recomendado em casos de AR.

A hipótese de que o AR seja causado por uma rejeição imunológica materna, como uma causa aloimune, é atraente, tendo em vista vários casos sem causa explicada. Entretanto, testes como tipagem HLA, para testar a reatividade materna contra o pai e determinação de subpopulações leucocitárias, não são recomendados, tendo em vista a falta de evidência de que esse *screening* para aloimunização possa ter impacto clínico (Branch *et al.*, 2010; Practice Committee of the American Society for Reproductive Medicine, 2012).

Avaliação

Uma boa anamnese é essencial, quando se deve caracterizar ao máximo as perdas anteriores. Devem-se caracterizar perdas esporádicas de perdas recorrentes e caracterizar também se as eventuais perdas foram decorrentes de gestação clínica, com documentação histológica ou ultrassonográfica. Também se deve atentar à idade gestacional das perdas, se houve curetagem ou quadro infeccioso associado, além de morbidade pessoal e familiar (inquerir sobre história de trombose ou doença imunológica).

Uma avaliação geral deve ser feita com coleta de citologia cervicovaginal e espermograma. Não há benefícios provados de que deva ser feita avaliação da fragmentação espermática. Para casos com alguma suspeita clínica, a determinação de glicemia de jejum e hemograma completo com contagem de plaquetas deveria ser feita. A fim de fazer uma orientação pré-concepcional adequada, deve ser solicitada a pesquisa sorológica básica (VDRL, HBsAg, anti-Hbc, anti-HCV, anti HIV, anti-HTLV, RIF para toxoplasmose e sorologia para rubéola) e tipagem sanguínea, com teste de Coombs indireto, caso a mãe seja Rh negativa.

A avaliação específica deve ser feita baseada nas evidências atuais que justifiquem solicitar um determinado exame, desde que sua interpretação tenha algum impacto clínico, em termos de redução de morbidade. O Quadro 3 apresenta as principais investigações e tratamentos sugeridos.

Quadro 3
Principais métodos diagnósticos e terapêuticos em casos de aborto recorrente.

Análise	Investigação	Terapêutica
Genética	Cariótipo dos genitores; cariótipo do produto de concepção	Aconselhamento; PGD não tem indicação de rotina; aneuploidias do concepto têm melhor prognóstico
Fator uterino	Ultrassonografia e histeroscopia obrigatórios; ultrassonografia tridimensional, histerossalpingografia, histerossonografia e ressonância magnética, eventualmente	Correção histeroscópica de septo e miomas que distorcem cavidade; demais alterações não apresentam benefícios com correção cirúrgica; considerar útero substituição
SAAF	Anticardiolipina, lúpus anticoagulante, anti-β2GP1; se positiva, repetir em 12 semanas; discutível a pesquisa de outros anticorpos	AAS e heparina
Trombofilias	Fator V de Leiden, mutação G20210A do gene da protrombina, proteína S, proteína C, antitrombina III, homocisteinemia; pedir apenas em casos de história pessoal ou familiar de trombose e má história obstétrica, ou após descartadas outras causas	AAS e heparina
Hormonal	TSH, PRL; se suspeita clínica glicemia; avaliação de reserva ovariana eventual (FSH, AMH)	Correção específica (hormônio tireoidiano, cabergolina); doação de óvulo em baixa reserva
Fator masculino	Espermograma; avaliação de aneuploidias e fragmentação DNA seminal controversa	?
Geral	Hábitos de vida, sorologias pré-concepção	*Loving care*, suporte com progesterona; repouso sem eficácia comprovada
Sem comprovação de impacto clínico	Aloimunidade, autoanticorpos tireoidianos, teste velas Hegar, subpopulações leucocitárias, cross-match, progesterona, fatores infecciosos	?

Fonte: Branch *et al.*, 2010; Practice Committee of the American Society for Reproductive Medicine, 2012.
PGD: diagnóstico genético pré-implantacional; SAAF: síndrome do anticorpo antifosfolípide; AAS: ácido acetilsalicílico; anti-β2GP1: anti-beta-2-glicoproteína; TSH: hormônio estimulante da tiroide; PRL: prolactina; FSH: hormônio folículo-estimulante; AMH: hormônio antimülleriano.

Avaliação genética

A realização do cariótipo dos genitores pode propiciar um aconselhamento genético. Se, no futuro, o *screening* genético pré-implantacional se demonstrar efetivo, poderá ser usado nos casos com alterações genotípicas paternas. A realização do cariótipo do material de perdas fetais subsequentes ajuda a definir o prognóstico futuro.

Avaliação imunológica e de trombofilias

Para os casos de AR, deve ser solicitada a pesquisa de autoanticorpos necessários para o diagnóstico de SAAF (Quadro 2), quais sejam, ACA (IgG qualquer título e IgM), anti-β2GP1 (pedir IgG e IgM) e anticoagulante lúpico (AL). No caso de ACA ou anti-β2GP1 positivos (isoladamente ou ambos) repetir em intervalo mínimo de 12 semanas e máximo de 5 anos. A pesquisa de outros aPL não mostra, pelas evidências atuais, benefícios adicionais.

A pesquisa do AL merece cuidados, pois não há um único teste capaz de identificar todos os ALs. Solicita-se a pesquisa de AL e não dos testes isoladamente (DRVVT, TCK, PIL, hexagonal etc). A amostra do paciente deve ser submetida, no laboratório, a dois testes de *screening* (TTP-AL e DRVV-LA1) e, de acordo com os resultados, devem ser realizados testes, envolvendo a adição de plasma normal, bem como os testes confirmatórios (fase hexagonal e DRVV-LA2). Caso algum dos testes seja positivo, este será discriminado e nova amostra deve ser coletada com intervalo mínimo de 12 semanas.

A investigação de aloimunidade, com testes de *cross-matching*, determinará de HLA e subpopulações leucocitárias, não se justifica rotineiramente, pois não há estudos que comprovem sua eficácia como fatores discriminadores nem que as possíveis terapêuticas a serem empregadas tenham algum impacto clínico.

A pesquisa de trombofilias hereditárias para os casos de AR é indicada apenas quando houver história pessoal ou familiar de doenças tromboembólicas ou para os casos que não foi encontrado nenhum outro fator causal. Entretanto, para os casos de má história obstétrica e perdas gestacionais tardias, sugere-se sua pesquisa sistemática. Solicitam-se a pesquisa de Fator V de Leiden e FII G20210A (mutação da protrombina), e a dosagem de homocisteína. Não solicitamos a mutação da MTHFR, pois o genótipo alterado é bem prevalente (cerca de 40% da população) e não há consenso se a presença de mutação apenas, sem avaliar os níveis de homocisteína, está relacionada a aumento do risco de trombose. Avaliamos apenas a homocisteinemia. Também deve ser solicitado proteína S livre (pela técnica de ELISA), antitrombina (ensaio cromogênico) e proteína C (ensaio cromogênico). Devido a possíveis falsos resultados decorrentes de carência de vitamina K, antes de dosar proteína S e C, deve-se prescrever vitamina K (uma ampola da formulação intramuscular ingerida via oral, 2 mL, 10 mg, ao dia, durante 3 dias) e colher o sangue para a dosagem após 1 semana do uso da primeira ampola.

Avaliação uterina

A avaliação anatômica pode ser feita pela histerossalpingografia, ultrassonografia (US) e/ou ressonância magnética. A US vaginal é o exame mais simples, que dá boas informações sobre possíveis malformações, miomatose e suspeita de pólipo, mas não é o ideal para avaliação da cavidade uterina. A US tridimensional é promissora em relação ao diagnóstico de malformações uterinas e pode dispensar a ressonância magnética, que raramente será necessária para complementar alguma informação que a US não tenha conseguido ser específica.

A avaliação da cavidade uterina, que pode ser feita pela histerossalpingografia ou histerossonografia a critério clínico, é melhor feita pela histeroscopia, quando pode ser definido se há comprometimento ou distorções de cavidade endometrial e planejada alguma conduta cirúrgica. A laparoscopia, embora seja o padrão-ouro, raramente terá que ser indicada.

O diagnóstico de incompetência istmo cervical fora do período gestacional é bastante duvidoso, devido à baixa sensibilidade dos testes com velas de Hegar, considerados positivos com passagem indolor de velas ≥ 6 a 8. Não são mais utilizados de rotina. Seu uso era para indicar cerclagem profilática fora do período gestacional, mas há também controvérsias se a cerclagem profilática antes da gravidez seja capaz de reduzir, de fato, as perdas em segundo trimestre de pacientes de baixo risco, com colo normal à US (Drakeley *et al.*, 2003). Os casos de encurtamento do colo uterino, durante o período gestacional, diagnosticados à US, parecem se beneficiar da cerclagem profilática realizada durante a gestação (Althusius *et al.*, 2001).

Avaliação hormonal

Poucas dosagens são realmente necessárias. Está indicada a determinação de prolactina (PRL) plasmática e TSH. A avaliação da reserva ovariana não é elucidativa do diagnóstico, mas ajuda a definir o prognóstico da paciente, pois baixa reserva, associada a idade elevada, piora o prognóstico. Nesse caso, a dosagem de FSH na fase folicular precoce é o exame mais barato, e a dosagem do hormônio antimüleriano (AMH) tem melhor sensibilidade para avaliação da reserva. Há controvérsias sobre a solicitação de anticorpos antitireoidianos. Até que mais dados definitivos surjam, indicamos a determinação de antiperoxidase.

Conduta

Abordagem geral

A causa do AR ou má história obstétrica não é diagnosticada em cerca de 50 a 60% dos casos. É importante que as pacientes saibam disso, pois ficam frustradas quando não apresentamos nenhum fator causal e devemos lembrá-las de que o prognóstico é favorável, mesmo sem nenhuma intervenção médica. Grupos que receberam placebo em alguns estudos controlados de algumas intervenções mostram taxas de nascidos vivos de 65%, o que deve ser enfatizado às pacientes (Opartmy *et al.*, 2006). Recomenda-se sempre um apoio psicológico, a fim de suportar as angústias decorrentes das perdas e das intervenções médicas A anticoncepção está indicada até que se investiguem as causas possíveis e se estabilize o quadro emocional do casal. Ao engravidar novamente, recomenda-se um cuidado pré-natal intensivo, precoce e bastante cuidadoso, que é o chamado *loving care* – talvez a melhor conduta sempre a ser tomada (Brigham *et al.*, 1999). Junto disso, reforçar hábitos de vida saudáveis, como exercício físico, perda de peso, restrição de bebidas alcoólicas e cigarro.

Conduta nas anomalias anatômicas

Baseado apenas em opiniões de especialistas e estudos retrospectivos, indica-se a ressecção histeroscópica dos septos uterinos (Heinonen, 1997; Valli *et al.*, 2004). Enfatiza-se que muitas mulheres com septo podem ter uma gestação normal e, por isso, estudos prospectivos são necessários. Para os casos de malformações uterinas, como útero bicorno, unicorno, arqueado e didelfo, a correção cirúrgica não é indicada, tendo em vista sua complexidade e falta de benefícios demonstrados, já que muitas mulheres portadoras dessas anomalias conseguem gestação a termo.

Nos casos de útero miomatoso ou pólipos endometriais, há também controvérsias sobre a eficácia da conduta cirúrgica na prevenção de novas perdas gestacionais, já que não há estudos prospectivos adequados. Sugere-se a indicação apenas em casos de distorção da cavidade endometrial ou volume excessivo. A orientação clínica é realizar a miomectomia por via histeroscópica, se for submucoso, e a miomectomia por via aberta, se for intramural. Casos refratários podem ser considerados para uma possível gestação com útero de substituição.

Na incompetência istmo cervical, conforme discutido, o diagnóstico fora do período gestacional é pouco preciso e, por isso, a cerclagem prévia não tem sido indicada, reservando-se a cerclagem aos casos diagnosticados durante a gestação, ou casos de encurtamento de colo, até a 18ª semana de gestação.

Tratamento das trombofilias e síndrome do anticorpo antifosfolípide

Casos com SAAF confirmada e trombofilias congênitas relacionadas a má história obstétrica, ou AR, ou com história pessoal ou familiar de trombose devem ser considerados para terapia anticoagulante. O racional para seu uso é que situações de hiperestrogenismo (como a gestação ou induções de ovulação) ativariam mecanismos pró-trombóticos, que dificultariam a vascularização placentária e facilitariam morbidades como a perda gestacional ou doenças hipertensivas. O ácido acetilsalicílico (AAS) bloqueia a conversão de ácido aracdônico a tromboxane A2, que agrega plaquetas e causa vasoconstrição, sendo, portanto, inibidor da agregação plaquetária. Embora haja casos descritos de gastroquise, seu uso tem potencialmente poucos riscos diante dos eventuais benefícios. A heparina ativa anticoagulantes como antitrombina III, proteína C e proteína S, prevenindo trombose e tem também possível efeito anti-inflamatório. Seu uso, durante a gestação, é relativamente seguro (categoria B).

Embora haja ainda algumas meta-análises controversas, a prevenção de casos de AR e presença de aPL parece ser mais eficaz com a associação de heparina e AAS do que o uso de heparina isolada (Mak *et al.*, 2010). Há também controvérsia se a heparina não fracionada (HNF) seria superior a heparina de baixo peso molecular (HBPM), e boa parte dos estudos não faz diferença entre elas e, na falta de estudos mais convincentes, não adotamos o uso restrito de uma delas, levando-se em conta que a heparina, que requer injeções duas vezes ao dia, é mais barata.

Recomenda-se AAS em baixas doses diárias desde antes de conceber (100 mg). Após o diagnóstico de gravidez, deve-se iniciar dose profilática de HNF ou HBPM, associadas ao AAS. O AAS deverá ser mantido até a 36ª semana e a heparina em geral é retirada 24 horas antes da resolução da gravidez, retornando seu uso durante o puerpério até 12 semanas (dose terapêutica ou profilática). O uso preferencial de HBPM (melhor biodisponilidade e menor taxa de plaquetopenia) é a enoxaparina: 40 mg, por via subcutânea, a intervalos de 24 horas (se índice de massa corporal ≥ 30 kg/m^2, fazer 1 mg/kg/dia com no máximo 80 mg por via subcutânea a cada 24 horas); a HNF é utilizada na dose de 5.000 UI por via subcutânea a cada 12 horas e ajustada conforme o peso gestacional.

Em casos de hiper-homocisteinemia, em que há aumento da coagulação sanguínea pela inibição de ativadores do fibrinogênio tissular, indicam-se 5 mg de ácido fólico, assim que for feito o diagnóstico. Se a homocisteína não for reduzida em 1 mês, devem-se associar vitaminas B6 (100 a 600 mg/dia) e B12 (500 a 1000 mg/dia).

Para os casos que tenham indicação de heparina e que necessitam de indução da ovulação, deve-se iniciar heparina em dose profilática (5.000 UI a cada 12 horas se não fracionada ou 1 mg/kg/dia de enoxaparina) já no início da indução. Se houver captação de óvulos, suspende-se 12 horas antes da captação e reinicia-se seu uso 12 horas depois, sendo mantida por toda gestação.

Conduta quando as causas são desconhecidas

Para casos idiopáticos, vários procedimentos têm sido testados, mas, à exceção do *loving care*, não há grandes evidências de benefícios, e alguns podem até promover eventos adversos. Suplementos vitamínicos isolados ou combinados, antes e durante a gravidez, não têm efeito benéfico comprovado (Rumbold *et al.*, 2005). O uso de corticoides, como possíveis imunossupressores, feito no passado, não tem indicação, e pode relacionar-se a hipertensão e diabetes gestacional. Meta-análise de estudos que utilizaram a transfusão de leucócitos paternos ou de doadores não mostra resultados benéficos, e tais transfusões incorrem em riscos de sensibilização imunológica, além dos consequentes à injeção de hemoderivados. Também a imunoterapia ativa com imunoglobulinas endovenosas (bastante caro) não mostra efeitos superiores a placebo (Ata *et al.*, 2011).

Tem sido prescrita heparina profilática e/ou AAS para casos de AR idiopáticos. Isso tem levado inúmeras mulheres a permanecerem em uso desse medicamento durante toda a gestação, causando um desconforto, além de ter um custo elevado. Dois estudos randomizados controlados não mostraram benefícios do uso de AAS e/ou heparina nesses casos e, por isso, não se recomenda essa terapêutica preventiva (Kandoorp *et al.*, 2010; Clark *et al.*, 2010).

O tratamento empírico com progesterona não é efetivo para casos com perdas esporádicas, mas parece ter um efeito favorável em casos de AR e, por isso, recomendamos seu uso rotineiramente, independente de um diagnóstico de insuficiência lútea (Oates-Whitehead *et al.*, 2003). Utiliza-se a progesterona natural, por via vaginal (200 mg, a cada 8 horas) ou di-hidrogesterona via oral (10 mg, a cada 8 horas), desde a ovulação até a 12ª semana de gestação. A partir dessa idade gestacional, o uso de progesterona está indicado nos casos de encurtamento de colo, visualizado à US.

Embora o número de estudos ainda seja pequeno, sugere-se que pacientes com valores de TSH > 2,5mUI/L devam ser tratadas com a reposição de hormônios tireoidianos. Há alguns poucos relatos de tratamento com hormônios tireoidianos em casos de presença de anticorpos antitireoidianos e níveis de TSH normais, mas as evidências de seu uso sistemático ainda são pequenas. Terapêutica com imunoglobulinas não foram bem testadas para esses casos.

Referências

Althuisius SM, et al. Final results of the Cervical Incompetence Prevention Randomized Cerclage Trial (CIPRACT): therapeutic cerclage with bed rest versus bed rest alone. Am J Obstet Gynecol. 2001;185(5):1106-12.

Ata B, et al. A systematic review of intravenous immunoglobulin for treatment of unexplained recurrentmiscarriage. Fertil Steril. 2011;95(3):1080-5.e1-2.

Branch DW, et al. Clinical practice. Recurrent miscarriage. N Engl J Med. 2010;363(18):1740-7.

Check JH. The use of heparin for preventing miscarriage. Am J Reprod Immunol. 2012;67(4):326-33.

Clark P, et al. SPIN (Scottish Pregnancy Intervention) study: a multicenter, randomized trial of low-molecular--weight heparin and lowdose aspirin in women with recurrent miscarriage. Blood. 2010;115:4162-7.

Drakeley AJ, et al. Cervical stitch (cerclage) for preventing pregnancy loss in women. Cochrane Database Syst Rev. 2003;1:CD003253.

Franssen MTM, et al. Reproductive outcome after PGD in couples with recurrent miscarriage carrying a structural chromosome abnormality: a systematic review. Hum Reprod Update. 2011;17:467-75.

Grimbizis GF, et al. Clinical implications of uterine malformations and hysteroscopic treatment results. Hum Reprod Update. 2001;7:161-74.

Heinonen PK. Reproductive performance of women with uterine anomalies after abdominal or hysteroscopic metroplasty or no surgical treatment. J Am Assoc Gynecol Laparosc. 1997;4:311-7.

Hirshfeld-Cytron J, et al. Management of recurrent pregnancy loss associated with a parental carrier of a reciprocal translocation: a systematic review. Sem Reprod Med. 2011;29:470-81.

International Consensus Statement on an Update of the Classification Criteria for Definite Antiphospholipid Syndrome – J Thromb Haemost. 2006;4:295-306.

Jaslow CR, et al. Diagnostic factors identified in 1020 women with two versus three or more recurrent pregnancy losses. Fertil Steril. 2010;93:1234-43.

Kaandorp SP, et al. Aspirin plus heparin or aspirin alone in women with recurrent miscarriage. N Engl J Med. 2010;362:1586-96.

Lund M, et al. Prognosis for live birth in women with recurrent miscarriage: what is the best measure of success? Obstet Gynecol. 2012;119(1):37-43.

Mak A, et al. Combination of heparin and aspirin is superior to aspirin alone in enhancing live births in patients with recurrent pregnancy loss and positive anti-phospholipid antibodies: a meta-analysis of randomized controlled trials and meta-regression. Rheumatology. 2010;49:281-8.

Nybo Andersen AM, et al. Maternal age and fetal loss: population based register linkage study. BMJ. 2000;320:1708-12.

Oates-Whitehead RM, et al. Progestogen for preventing miscarriage. Cochrane Database Syst Rev. 2003;(4):CD003511.

Opartrny L, et al. Association between antiphospholipid antibodies and recurrent fetal loss in women without autoimmune disease: a metaanalysis. J Rheumatol. 2006;33:2214-21.

Practice Committee of the American Society for Reproductive Medicine, 2012. Evaluation and treatment of recurrent pregnancy loss: a committee opinion. Fertil Steril. 2012;98:1103.

Royal College of Obstetricians and Gynaecologists, Scientific Advisory Committee, Guideline No. 17. The Investigation and treatment of couples with recurrent miscarriage. 2011.

Rumbold A, et al. Vitamin supplementation for preventing miscarriage. Cochrane Database Syst Rev. 2011;(1):CD004073.

Stirrat GM. Recurrent miscarriage. Lancet. 1990;336:673-5.

Sugiura-Ogasawara M, et al. Abnormal embryonic karyotype is the most frequent cause of recurrent miscarriage. Hum Reprod. 2012;27(8):2297-303.

Valli E, et al. Hysteroscopic metroplasty improves gestational outcome in women with recurrent spontaneous abortion. J Am Assoc Gynecol Laparosc. 2004;11:240-4.

Wilcox AJ, et al. Incidence of early loss of pregnancy. N Engl J Med. 1988;319:189-94.

CAPÍTULO 12

Dor Pélvica Crônica

Antônio Alberto Nogueira
Júlio César Rosa e Silva
Omero Benedicto Poli Neto

Introdução

A prática médica moderna ainda segue um modelo cartesiano tradicional, com uma dicotomia mente-corpo, na qual a dor é encarada como física (real) ou mental (irreal). Isso não é diferente no nosso ambiente de trabalho. Na prática ginecológica, tal busca muitas vezes culmina em uma cirurgia abdominal sem critérios claros de indicação. Caso não exista uma doença óbvia, a paciente passa a ser rotulada como tendo uma doença mental, sendo, não raramente, considerada inventiva. Nessa ocasião, ela geralmente fica brava e se sente traída e humilhada. Quase sempre recusa a ajuda psicológica e continua a procurar tratamento "somático" em outro local. É frequente avaliarmos uma mulher que já passou por quase uma dezena de profissionais diferentes.

Hoje, é claro que a avaliação completa da queixa de dor de uma paciente exige não apenas a pesquisa de uma possível disfunção física, como também a análise cuidadosa e simultânea dos estados motivacionais, psicológicos e afetivos que modulam a percepção da dor, particularmente se crônica. Via de regra, esses últimos estão sempre presentes, mas a disfunção física nem sempre é identificável. Embora todos (ou quase todos) os profissionais tenham esse conceito teórico, raramente o aplicam na prática cotidiana. Tempo, estrutura física, interesse, informação e preceitos ético-sociais provavelmente interferem nesse paradoxo. Como centro formador, acreditamos que profissionais deveriam ser instruídos que a distinção obrigatória entre a natureza "física" ou "mental" de uma dor é de pouco ou nenhum interesse, visto que essa premissa é falsa por princípio. Para que o médico tenha sucesso, ele precisa saber além: precisa compreender o conceito da paciente e dos que a rodeiam acerca da dor que a aflige. Consideramos importante ressaltar, já no início, que as causas mais comuns de dor pélvica crônica (DPC) envolvem o sistema urinário e digestório, seguidas das causas ginecológicas e miofasciais. Isso é importante, porque ainda há, no nosso meio, uma predominância na indicação de cirurgia para investigar a causa da dor. A cirurgia apenas deve ser realizada quando for excluído o diagnóstico dessas condições, particularmente a síndrome do intestino irritável, a síndrome da bexiga dolorosa e a síndrome miofascial abdominal. Preferencialmente, as cirurgias devem ser realizadas por laparoscopia. A indicação de histerectomia é, na maioria das vezes, fator complicador, e não de solução. Apesar de o capítulo ser extenso, ele não pretende esgotar o assunto, e sim nortear o profissional em sua atuação clínica diária. Na dúvida, um especialista deverá ser consultado.

Definição

DPC é definida como dor não cíclica com duração igual ou superior a 6 meses localizada na pelve anatômica, parede abdominal anterior inferior (na altura da cicatriz umbilical ou abaixo dela), região lombossacral ou nádegas, suficientemente severa para interferir nas atividades habituais ou necessitar de cuidados médicos. Não se enquadram nesse diagnóstico mulheres com dismenorreia ou dispareunia isoladas, nem gestantes e mulheres com câncer.

Contexto

Prevalência de 3,8% em mulheres (similar à enxaqueca, asma e dor nas costas), podendo variar de 14 a 24% em mulheres na idade reprodutiva, com impacto direto na sua vida conjugal, social e profissional. É provável que, no Brasil, essa prevalência seja aproximadamente de 10%. Estima-se um custo direto e indireto superior a US$2 bilhões por ano. É responsável por 40 a 50% das laparoscopias ginecológicas e aproximadamente 12% das histerectomias realizadas. No entanto, esses procedimentos, com frequência, não revelam uma causa óbvia para a DPC.

Fisiopatologia

É uma condição clínica cuja fisiopatologia não é bem compreendida. Resulta de uma complexa interação entre os sistemas genital, gastrintestinal, urinário, nervoso, musculoesquelético e endócrino, influenciada ainda por fatores psicológicos e socioculturais. Qualquer estrutura abdominal e/ou pélvica pode estar envolvida na etiologia da DPC, mas principalmente órgãos do trato genital superior, músculos e fáscias da parede abdominal e assoalho pélvico, bexiga, ureteres, trato gastrintestinal, nervos e vasos sanguíneos. Muitas vezes, inflamação ou congestão em órgãos reprodutivos, e mesmo do trato urinário ou digestivo de causas fisiológicas (menstruação, ovulação) ou patológicas como a endometriose, podem causar dor visceral, e até em músculos e pele com inervação oriunda de um mesmo segmento espinal. A predominância de DPC em mulheres no menacme não pode ser inteiramente explicada por esse tipo de hiperalgesia desencadeada por alterações cíclicas no aparelho reprodutor. Outros mecanismos potenciais incluem efeitos hormonais no sistema nervoso central e periférico, além de influências psicossociais e culturais. Para facilitar, a abordagem dois aspectos são fundamentais: tipos de dor e diagnóstico diferencial.

Diagnóstico diferencial

Os diagnósticos mais frequentes são:

- nível de evidência A: endometriose, síndrome da bexiga dolorosa/cistite intersticial, constipação, síndrome do intestino irritável, síndrome miofascial abdominal, espasmo no assoalho pélvico, síndrome da congestão pélvica, doença inflamatória pélvica, neuralgias (pudendo, ilioipogástrico, ilioinguinal e genitofemoral), síndrome do ovário residual e salpingite por tuberculose;
- nível de evidência B: aderências, leiomiomas, pseudocisto peritoneal e contração não inibida do músculo detrusor;
- nível de evidência C: adenomiose, dor ovulatória, cistos anexiais, estenose cervical, endometrite crônica, pólipo cervical ou endometrial, dispositivo intrauterino, prolapso genital, infecção crônica do trato urinário inferior, urolitíase, diverticulose, hérnias, enxaqueca ou epilepsia abdominal.

Investigação

História clínica

Questionar características da dor (visceral, somática ou neural), localização (mapa da dor), fatores de melhora e piora, duração dos sintomas, e relação com o ciclo menstrual. Checar se realizou tratamentos prévios, clínicos ou cirúrgicos. História obstétrica, número e tipo de partos (partos traumáticos e complicações puerperais), cirurgias abdominais ou pélvicas anteriores, tipos de incisão, complicações, história de doença inflamatória pélvica, corrimento de repetição e múltiplos parceiros devem ser investigados. Informações sobre o aparelho gastrintestinal e urinário devem ser rigorosamente pesquisadas, assim como o padrão menstrual e dispareunia. Rastreamento com instrumentos psicométricos é fundamental em serviços de referência. Exame físico detalhado com teste de sensibilidade periférica na área, detecção de pontos de gatilho, áreas de hiperestesia ou alodínea, avaliação da força muscular são fundamentais para o diagnóstico diferencial. História psicossocial de traumas, incluindo violência doméstica (física ou emocional) e/ou sexual, atual ou passada, faz parte do interrogatório. Queixas ou antecedentes de depressão e/ou ansiedade, fibromialgia, enxaqueca e lombalgia auxiliam na abordagem holística. Conhecer os medicamentos em uso é fundamental.

Tipos de dor

Dor de origem somática

Acomete pele, músculos, fáscias, ossos e articulações. É sentida na superfície, tende a ser abrupta, definida, localizada e limitada. O peritônio parietal comprometido está associado a esse tipo de dor.

Dor de origem neural

Tem características similares às da dor somática, com algumas particularidades como irradiação, parestesia ou disestesia no território de inervação correspondente. A dor geralmente é definida como em queimação, choque, tiro, facada, doída e dormência. Alodínea é frequente. Há alguns instrumentos que podem auxiliar no diagnóstico de dor neuropática (Schestatsky *et al.*, 2011).

Dor de origem visceral

É difusa, obtusa, mal localizada e pode ser referida, às vezes, associada a fenômenos autonômicos, como náuseas, vômitos e reações emocionais. Pode estar associada à alodínea (Jarrel *et al.*, 2011). A lateralidade não é linear, ou seja, lesões em um antímero podem ser percebidas contralateralmente.

Dor de origem psicológica

Não deve ser confundida com "invenção" ou "simulação". Embora alterações de personalidade, de conduta e depressão tenham papel bem definido na maneira de percepção da dor, a DPC psicogênica é menos frequente e diagnóstico de exclusão. Muito tem se estudado sobre limiares individuais e sensibilização central. Eventos bioquímicos associados a esses elementos podem ser os responsáveis pela percepção da dor.

Mensuração clínica da dor

Utilizamos comumente a Escala Analógica Visual (EAV), embora existam outros instrumentos que podem trazer dados adicionais em casos selecionados (por exemplo, o inventário McGill de dor). A EAV é a mais utilizada na prática clínica pela exequibilidade, rapidez e aplicação clínica. Consta de uma linha ininterrupta de 10 cm de extensão, na qual a paciente é orientada a marcar o ponto que corresponde à dor referida, lembrando que o início da escala (zero) corresponde à ausência de dor, e o término da escala (10) corresponde à pior dor já vivenciada (parto sem analgesia, infarto do miocárdio, dor de dente, litíase urinária, entre outras) ou imaginada. Tem como vantagem a simplicidade, é amplamente utilizada independente do idioma, e compreensível pela maioria dos pacientes independente da escolaridade. É importante salientar que a EAV compara melhor um indivíduo em vários momentos do que dois ou mais indivíduos entre si. Para crianças e sujeitos que não compreendem a EAV, podemos utilizar a escala de faces.

Exame físico

Exame físico geral, incluindo avaliação de sinais vitais. Deve ser realizado para se ter informações sobre a saúde geral. Especial atenção deve ser dada ao modo de andar, características faciais de sofrimento e posturas antálgicas.

Exame abdominal

O exame abdominal deve iniciar com a inspeção de cicatrizes e deformações; presença de massas, aumento do tamanho de vísceras e distensão de alças intestinais, hérnias, pontos de gatilho e alterações de sensibilidade (hiperestesia, parestesia, disestesia, anestesia e alodínea). A palpação da parede abdominal concomitante com manobra de "Valsalva" ou elevando a cabeça com contração dos músculos da parede abdominal (teste de Carnett) é útil no diagnóstico diferencial entre dor somática de origem na parede abdominal (miofascial, endometriose em cicatriz cirúrgica e hérnias) e dor visceral – no primeiro caso a dor se mantém ou se intensifica, enquanto na última situação há tendência da paciente relatar melhora da dor. Investigar reflexos cutâneos musculares e sensibilidade cutânea do dermátomo correspondente ou área de inervação do tronco neural é de grande valia como ferramenta de diagnóstico diferencial.

Exame pélvico

O exame pélvico deve ser realizado da maneira mais confortável e delicada possível, pois a sensibilidade dolorosa dessas pacientes está frequentemente exacerbada. A bexiga deve estar vazia. Realizar a inspeção e a palpação da genitália externa (vulva, vestíbulo e uretra) à procura de lesões ou pontos dolorosos ou alterações de sensibilidade, seguido pelo exame especular tradicional. O toque vaginal, inicialmente unidigital, deve avaliar as paredes vaginais, a projeção de vísceras adjacentes (uretra, bexiga e reto), o útero e anexos (dor à mobilização e massas), a musculatura do assoalho pélvico, ligamentos uterossacros e septo retovaginal. Antes de proceder ao exame pélvico-abdominal combinado, é necessário bloquear com analgésicos eventuais pontos de gatilho do abdome. Toque retal deve ser realizado para avaliar o septo retovaginal na suspeita de comprometimento durante exame vaginal. É fundamental que a bexiga esteja vazia no momento do exame.

Avaliação da musculatura do assoalho pélvico

Palpação vaginal unidigital, com a paciente em posição de litotomia e flexão de quadril e joelhos. Verificar se existe dor, espasmo e/ou ponto de gatilho no músculo levantador do ânus.

Exames subsidiários

Devem ser realizados de acordo com a história clínica e exame físico, quando seus resultados puderem interferir no diagnóstico, seguimento e tratamento.

Ultrassonografia transvaginal

Indicamos para todos os casos de DPC. Avaliar genitália interna e vascularização pélvica (Dopplervelocimetria).

Ultrassonografia de parede abdominal

Indicamos sempre que houver suspeita de síndrome miofascial, neuralgias, endometriomas ou hérnias de parede abdominal.

Ultrassonografia transperineal

Não realizamos rotineiramente. Mas pode ser útil para avaliar objetivamente o assoalho pélvico, particularmente em mulheres com dispareunia significativa.

Dosagem sérica de CA-125

Seu uso rotineiro é controverso. Indicamos em casos clínicos duvidosos ou quando há suspeita clínica de endometriose e massas anexiais.

Urina tipo I, cultura de urina

Indicamos sempre que houver sintomas relevantes e referentes ao sistema urinário.

Ultrassonografia de vias urinárias

Indicamos sempre que houver sintomas relevantes e referentes ao sistema urinário, particularmente suspeita de lesões neoplásicas ou cálculos no sistema urinário, hematúria ou infecção urinária de repetição.

Urodinâmica

Seu uso rotineiro é controverso. Quando há suspeita clínica de síndrome da bexiga dolorosa ou cistite intersticial, é útil como ferramenta de auxílio ao diagnóstico.

Cistoscopia

Indicamos quando houver suspeita de síndrome da bexiga dolorosa ou cistite intersticial que não responderam ao tratamento de primeira linha. Realizamos biópsia de lesões identificadas e da parede vesical.

Sangue oculto nas fezes

Indicamos quando houver suspeita de lesões neoplásicas ou inflamatórias do sistema intestinal, queixas intestinais em mulheres com mais de 50 anos e história familiar de polipose intestinal.

Laparoscopia e histeroscopia diagnóstica

Indicamos na suspeita de endometriose e/ou quando descartada a hipótese de síndrome do intestino irritável, síndrome da bexiga dolorosa, cistite intersticial, síndrome miofascial abdominal, neuralgia ou quando o tratamento dessas doenças não repercutir em melhora clínica. Esses procedimentos estão associados à detecção de anormalidades entre 30 e 80% das pacientes com DPC.

Tratamento: recomendações gerais

Mesmo sem etiologia definida, a DPC não é apenas um sintoma e deve ser tratada. Infelizmente, o tratamento é usualmente insatisfatório e o alívio dos sintomas, limitado e transitório.

Anti-inflamatórios não hormonais

São drogas muito utilizadas no cotidiano, inclusive como automedicação. Não reforçamos o uso crônico devido ao risco de efeitos colaterais. Usar no início do episódio de dor e tentar ao menos três drogas isoladas ou associadas antes de iniciar tratamento com opioides. Possibilidades: diclofenaco (75 mg, via oral, duas vezes ao dia), nimesulida (50 a 200 mg, via oral, duas vezes ao dia), naproxeno (250 a 500 mg, via oral, uma a duas vezes ao dia), ibuprofeno (600 a 800 mg, via oral, três vezes ao dia), cetoprofeno (100 a 300 mg, via oral, uma vez ao dia), trometamina (10 mg sublingual a cada 4 a 6 horas), lumiracoxib (400 mg, via oral, uma vez ao dia), celecoxib (100 a 200 mg, via oral, duas vezes ao dia). É importante lembrar que essas drogas podem piorar a sintomatologia em mulheres com síndrome do intestino irritável e da bexiga dolorosa, e usualmente não funcionam para mulheres com dor de origem neural ou com componente neural substancial.

Opiáceos

Efeito controverso no tratamento da DPC. Deve ser sempre associado a um anti-inflamatório não hormonal. Indicados quando não houver resposta ao tratamento prévio. Não há contraindicação pelo "risco de dependência", mas é uma condição que exige o máximo de atenção. As opções são: tramadol (50 mg a 500 mg via oral ao dia); codeína (usualmente combinada com paracetamol 30 mg a 120 mg via oral ao dia); morfina (20 mg a 200 mg via oral ao dia, divididos em duas tomadas); buprenorfina (0,2 mg a 0,4 mg sublingual a cada 6 a 8 horas). Sua indicação é rara.

Antidepressivos tricíclicos, anticonvulsivantes e inibidores seletivos da recaptação de serotonina

Indicado em muitas situações (descritas em capítulos específicos). Eles melhoram a tolerância à dor, restabelecem o padrão de sono e reduzem sintomas depressivos. Possibilidades: amitriptilina (nortriptilina) 25 mg via oral ao dia, podendo atingir 100 mg ao dia; gabapentina (Neurontin®) 300 mg, três vezes ao dia, podendo atingir 3.600 mg ao dia; pregabalina (Lyrica®) 75 mg duas vezes ao dia, podendo atingir 300 mg duas vezes ao dia.

Supressão da menstruação

Pode ser feita por meio de contraceptivos hormonais ou análogos do GnRH. Indicamos em condições específicas ou quando a doença tiver relação estreita com o ciclo menstrual e nenhum outro diagnóstico ou tratamento surtirem efeito.

Acupuntura

Indicamos a acupuntura sistêmica como técnica alternativa quando outras medidas não surtiram efeito ou como método adjuvante à terapia específica, particularmente nos casos de síndrome miofascial abdominal.

Miorrelaxantes

Indicamos quando há presença de espasmos musculares ou tensão significativa no início do tratamento. Seu efeito é controverso. Por exemplo: tiocolquicósido (Coltrax® 4 mg via oral, dose máxima recomendada de 16 a 32 mg ao dia).

Eletroterapia (TENS)

Indicamos para o controle de episódios de dor intensa ou quando outras medidas não surtiram efeito.

Reeducação postural global (RPG)

Indicamos sempre que possível.

Fortalecimento do assoalho pélvico

Indicamos após resolução da dor/espasmos musculares/dispareunia. Realizada por meio de exercícios de contração da musculatura do assoalho pélvico por aproximadamente 10 segundos, seguidos de um descanso de 30 segundos. Devem ser realizados em sincronia com a expiração e sem realização de manobra de Valsalva.

Anestésicos tópicos injetáveis

Injeção local de anestésicos nos pontos de gatilho, para tratamento da síndrome miofascial; bloqueio de nervos ilioiguinais, ilioipogástricos e pudendos para tratamento das neuralgias.

Massagem perineal

Indicamos para tratamento de espasmo dos músculos do assoalho pélvico associado à dispareunia. Recomendamos aplicar uma pressão digital leve, com deslizamento sobre o músculo durante aproximadamente 10 minutos ou até alívio/desaparecimento da dor. Pode ser ensinado e, portanto, autoaplicado.

Ablação de ligamentos uterossacros e neurectomia pré-sacral

Indicamos como medida excepcional. Há poucas evidências de melhora em longo prazo. Têm melhor eficácia no tratamento da dismenorreia intensa não responsiva a outros tratamentos.

Adesiólise
Indicamos a realização, mas seu real efeito é controverso.

Histerectomia
Indicamos excepcionalmente.

Ablação de uterossacros e neurectomia pré-sacral
Indicamos excepcionalmente.

Constipação crônica
A prevalência na população é de 14-30%. É duas vezes mais frequente em mulheres em todas as fases da vida.

Critérios diagnósticos
Devem incluir dois ou mais dos seguintes itens (critérios cumpridos nos últimos 3 meses com início do sintoma pelo menos seis meses antes do diagnóstico):
- tensão durante pelo menos 25% das defecações;
- fezes encaroçadas ou duras em pelo menos 25% das defecações;
- sensação de evacuação incompleta em pelo menos 25% das defecações;
- sensação de obstrução/bloqueio anorretal em pelo menos 25% das defecações;
- manobras manuais para facilitar pelo menos 25% das defecações (por exemplo, evacuação digital e suporte do assoalho pélvico);
- menos que três defecações por semana.

Evacuações são raras sem o uso de laxantes. Há insuficiência de critérios para síndrome do intestino irritável.

Propedêutica
Diagnóstico essencialmente clínico. Diário alimentar é recomendável. Investigar uso de medicações que podem culminar em constipação: opioides, anticolinérgicos, antidepressivos tricíclicos, bloqueadores do canal de cálcio, antipsicóticos, antiácidos, suplementos de ferro, drogas antidiarreicas.

Exames adicionais devem ser discutidos com os responsáveis pelo ambulatório.

Sinais que exigem investigação minuciosa: início recente dos sintomas em mulheres com mais de 50 anos; sintomas severos nunca investigados; sangramento retal, febre ou perda de peso; anemia; história familiar de câncer de intestino, doença intestinal inflamatória, doença celíaca; massa retal ou abdominal palpável.

Tratamento
Tem como objetivos o alívio dos sintomas e o restabelecimento do ritmo intestinal normal.

Mudanças do estilo de vida
Dieta adequada, balanceada. Restabelecer e readequar hábitos.

Aumento da ingesta hídrica
Recomenda-se a ingestão adequada (aproximadamente 2 L ao dia), mas sobrecarga não traz benefício.

Aumento da ingesta de fibras

Recomenda-se a ingestão de 30 g ou mais por dia. Aumenta o peso das fezes e reduz o tempo de trânsito intestinal. Evitar o excesso. Fibras solúveis podem ser úteis (uma a duas vezes ao dia).

Exercício físico

Recomenda-se a realização de atividade física pelos benefícios que trazem em longo prazo. Melhora a função intestinal em mulheres na menopausa, mas, no menacme, apenas se for exercício físico vigoroso.

Agentes facilitadores

PSYLLIUM

É efetivo no tratamento em curto prazo. Não há estudos sobre seu efeito em longo prazo.

ÓLEO MINERAL

Evidências insuficientes para seu uso no tratamento da constipação de adultos.

SUPOSITÓRIOS (GLICERINA)

Evidências de melhora em curto prazo.

ENEMAS

Sem evidências de melhora.

Agentes osmóticos

LEITE DE MAGNÉSIA

Efetivo (20 mL diariamente). Custo baixo. Deve ser utilizado em mulheres com função renal normal.

LACTULOSE

Efetivo (15 a 30 mL diariamente).

POLIETILENO GLICOL

Efetivo. Também auxilia no abandono dos outros tipos de laxantes. No Brasil é liberado pela Agência Nacional de Vigilância Sanitária (ANVISA) para "limpeza intestinal antes da colonoscopia". Envelope de 109,6 g deve ser diluído em 1 L de água.

Procinéticos

PRUCALOPRIDA

Evidências de melhora em curto prazo (após uma semana de uso): 1 a 2 mg ao dia.

TEGASERODE

Evidências de melhora em curto prazo: 6 mg duas vezes ao dia. Custo elevado. Foi retirado do mercado por seus efeitos adversos.

DOMPERIDONA

Sem evidências.

Laxantes irritativos

Senna, picossulfato, cáscara, bisacodil, 46. Efetivos em curto prazo, mas não recomendados em longo prazo. Podem piorar os sintomas.

Terapia comportamental

BIOFEEDBACK
Efetivo para tratamento da constipação intestinal associada à discinergia do músculo levantador do ânus.

Síndrome do intestino irritável

A prevalência na população é de 3 a 20%. É mais frequente em jovens entre 20 e 40 anos e mulheres no menacme. Cerca de 30% das mulheres com DPC.

Critérios diagnósticos

São critérios de diagnóstico (critérios cumpridos nos últimos 3 meses com início do sintoma pelo menos 6 meses antes do diagnóstico):
- dor ou desconforto abdominal recorrente por pelo menos 3 dias por mês nos últimos 3 meses associada com dois ou mais itens seguintes;
- melhora com defecação;
- início associado com a mudança na frequência de fezes;
- início associado com a mudança na forma (aparência) das fezes.

Desconforto significa uma sensação incômoda não descrita como dor. Em pesquisa, dor/desconforto costuma ter a frequência definida de pelo menos dois dias na semana.

Geralmente se manifesta em episódios, muitas vezes desencadeados por situações de estresse. Está associado à intolerância láctea e piora após ingestão de alguns alimentos. Uso de antibióticos e anti-inflamatórios não esteroides (AINEs) pode piorar os sintomas.

Sinais de alerta

Anemia, afinamento das fezes, sangramento retal ou nas fezes, perda de peso não explicada, anorexia ou saciedade precoce, abdome tenso ou rígido ou defesa abdominal, diarreia aquosa persistente, diarreia sanguinolenta, náuseas e vômitos, febre. Nesses casos, encaminhar para avaliação com especialista.

Propedêutica

Diagnóstico essencialmente clínico. Exames adicionais devem ser discutidos com os responsáveis pelo ambulatório. Diário alimentar é recomendável.

Tratamento

Alívio dos sintomas e prevenção de novos episódios. Alterações do humor frequentemente desencadeiam ou exacerbam os sintomas, portanto devem ser investigados.

Mudanças do estilo de vida

REGIME DIETÉTICO
Evitar leite se intolerância. Evitar cafeína, pêssego, maçã, pera, ameixa, chocolate, gelatina de frutas, suco de uva, ervilha, lentilha, grão de bico, feijão se houver queixas de meteorismo (gases). Aumentar ingestão de fibras: tanto para pacientes com diarreia quanto constipação; incentivar ingesta de produtos com mistura de grãos/cereais. Adequar a ingesta de fibras.

EXERCÍCIO FÍSICO
Recomenda-se a realização de atividade física pelos benefícios que trazem em longo prazo. Melhora a função intestinal em mulheres na menopausa, mas, no menacme, apenas se for exercício físico vigoroso.

Fármacos

Antidepressivos tricíclicos

Indicamos particularmente se houver distúrbio do humor/sono (insônia). Eles melhoram a tolerância à dor, restabelecem o padrão de sono e reduzem sintomas depressivos e mobilidade intestinal. Iniciamos o uso com 25 mg de amitriptilina via oral ao dia, podendo atingir 100 mg ao dia.

Antiespasmódico

Butilescopolamina (Buscopan®) 10 a 20 mg de três a cinco vezes ao dia. Em casos com sintomatologia exuberante sem melhora com tratamento prévio, podemos utilizar a mebeverina (Duspatalin®) 200 mg via oral a cada 12 horas seguida de 200 mg via oral ao dia para controle da dor abdominal.

Se meteorismo associado, dimeticona 40 a 80mg via oral três vezes ao dia (após as refeições e ao deitar).

Se diarreia associada, loperamida (Diasec®), na dose inicial 4 mg via oral seguida de 4 a 8 mg via oral de três a quatro vezes ao dia (dose máxima: 16 mg por dia).

Psicoterapia

Indicada para casos severos de síndrome do intestino irritável.

Se constipação associada, vide protocolo específico.

Outras indicações

Prucaloprida (Resolor®), 1 a 2 mg ao dia, tem eficácia comprovada no tratamento da constipação crônica.

Tegaserode (Zelmac®), 6 mg, duas vezes ao dia, foi retirado do mercado recentemente.

Outras opções são:

- brometo de otilônio (Lonium®), 40 mg, uma a três vezes ao dia;
- óleo mineral de menta piperita (Mentaliv®), 200 mg, um a dois comprimidos três vezes ao dia;
- brometo de pinavério (Dicetel®), 50 mg, um comprimido três a quatro vezes ao dia.

Síndrome da bexiga dolorosa (cistite intersticial)

Tem prevalência 18 a 510 casos por 100 mil indivíduos. Cerca de 30% das mulheres com DPC.

Critérios diagnósticos

Síndrome clínica caracterizada por dor suprapúbica relacionada ao enchimento vesical, aumento da frequência miccional (mais que oito vezes ao dia) e urgência miccional na ausência de outra doença identificável, como infecção do trato urinário, tumores vesicais, cistite actínica ou medicamentosa. Outros sintomas que podem estar presentes: dispareunia, sensação de pressão em baixo ventre, noctúria, despertar noturno com dor, dor persistente após intercurso sexual.

A dor pode se localizar no abdome inferior, região lombar, vaginal e uretral, e ser exacerbada por intercurso sexual e menstruação. Presença de úlceras de Hunner é patognomônico. Sufusões hemorrágicas na parede vesical após distensão vesical por duas vezes, durante 1 a 2 minutos, a 80 a 100 cm de água de pressão, e capacidade vesical menor que 350 mL indicam dor de origem vesical.

Critérios de exclusão

Capacidade vesical superior a 400 (350) mL na cistometria; ausência de urgência durante a cistometria com 150 mL de água; contrações involuntárias do detrusor; ausência de noctúria; sintomas provocados por antibióticos, antissépticos urinários, anticolinérgicos ou antiespasmódicos; frequência miccional inferior a oito vezes por dia; diagnóstico de cistite bacteriana; litíase vesical ou ureteral baixa;

herpes genital ativo ou vaginites; neoplasia uretral, vaginal, cervical ou uterina; divertículo da uretra; ciclofosfamida ou qualquer cistite química; cistite tuberculosa; cistite actínica; tumores vesicais benignos ou malignos.

Propedêutica

Urina tipo I e urocultura

Indicamos em todos os casos. Cerca de 40% das pacientes têm hematúria microscópica e a urocultura é negativa.

Ultrassonografia de vias urinárias

Indicamos sempre que houver hematúria e/ou mulher tabagista com idade superior a 50 anos, suspeita de neoplasia ou cálculos.

Urodinâmica

Indicamos na ausência de outras patologias específicas após excluir infecção do trato urinário.

Cistoscopia

Indicamos quando as queixas urinárias são muito importantes e o questionário PUF *(Pelvic Pain and Urgency/Frequency)* apresentar escore maior que 12, urodinâmica sugestiva e ausência de resposta ao tratamento de primeira linha. Úlceras de Hunner ou mais de dez glomerulações em três quadrantes da parede vesical (hemorragias submucosas após distensão vesical) fecham o diagnóstico de cistite intersticial. A maior indicação hoje é excluir neoplasias em pacientes selecionadas: hematúria, sintomáticas e/ou tabagistas com mais de 50 anos e ausência de resposta ao tratamento clínico convencional.

Biópsia vesical

Indicada quando encontrado lesão na parede vesical.

Teste de sensibilidade ao potássio intravesical

Sensibilidade de 80%. Não indicamos na suspeita de infecção ou cistite actínica ou imediatamente após hidrodistensão.

Teste de infusão intravesical de anestésico

Sensibilidade de 80%. Não indicamos na suspeita de infecção ou cistite actínica ou imediatamente após hidrodistensão. Sugestão: 40.000UI heparina, 8 mL de lidocaína 1 a 2% e 3 mL de bicarbonato de sódio 8,4% suspendido em um volume total de 15 mL. Manter a solução por 30 minutos. Indicado quando persistir a suspeita clínica e a urodinâmica for inconclusiva.

Tratamento

Alívio dos sintomas e prevenção de novos episódios. Evitar retenção urinária. Alterações do humor frequentemente desencadeiam ou exacerbam os sintomas, portanto devem ser investigados. Evitar uso de analgésicos, pois podem piorar os sintomas. Podemos dividir as estratégias de tratamento (Hanno *et al.*, 2011) em:

- primeira linha: mudanças no estilo de vida, controle da ingesta hídrica (restrição ou aumento), evitar alimentos reconhecidos pelo paciente como irritantes vesicais e medidas de enfrentamento;
- segunda linha: terapia medicamentosa intravesical ou via oral;
- terceira linha: hidrodistensão sob anestesia;
- quarta linha: neuromodulação e estimulação do nervo pudendo.

Mudanças no estilo de vida

REGIME DIETÉTICO

Reduzir ou evitar alimentos ácidos, bebidas gaseificadas (carbonatadas), cafeína, álcool, tomate, pimenta, sucos ácidos e glutamato monossódico. Observar associação das queixas com ingesta de queijo, iogurte, chocolate, maionese, catchup, mostarda, banana, cebola e defumados em geral. Se presentes, reduzir ingesta.

TREINAMENTO VESICAL

Reduzir/aumentar a frequência miccional conforme necessidade. Se possível manter maior período de retenção com o objetivo de aumentar a capacidade vesical. Aumentar a hidratação, caso identifique a necessidade.

EXERCÍCIO FÍSICO E FISIOTERAPIA

Podem interferir nos limiares de dor e atuar como medida de enfrentamento.

TERAPIA LOCAL INTRAVESICAL

Melhores resultados em pacientes que apresentam úlceras de Hunner. É indicada em pacientes com sintomatologia intensa ou com melhora insatisfatória após terapia sistêmica.

ÁCIDO HIALURÔNICO

Aplicação semanal, por quatro semanas, e seguir com aplicação mensal até o desaparecimento dos sintomas (Riedl et al., 2008; Engelhardt et al., 2011). Disponível no mercado Cystistat® 40 mg/50 mL.

DIMETILSULFÓXIDO

Indicamos o seguinte protocolo, conforme o preconizado pelo Ambulatório de Uroginecologia do Departamento de Ginecologia e Obstetrícia. Após esvaziamento vesical, instilar 15 mL de lidocaína gel na bexiga e aguardar 10 minutos. Após esse período, proceder à instilação intravesical de solução constituída de 20 mL de bicarbonato de sódio, 25 mL de dimetilsulfóxido (DMSO), 25 mL de soro fisiológico 0,9%, 100 mg de hidrocortisona e 2 mL de heparina (10.000 U). Aguardar cerca de 15 a 20 minutos. Lavar a bexiga com 200 ml de soro fisiológico 0,9% e instilar em seguida 25.000 UI de heparina. Indica-se o uso uma a duas vezes por semana, por 6 (4-8) semanas consecutivas, seguida de aplicações mensais por 3 meses.

FÁRMACOS

- Pentosan Polysulfate Sodium (PPS, Elmiron®): 100 mg via oral a cada 6 ou 8 horas, por pelo menos 6 meses. Não está disponível no Brasil. É a terapia de primeira linha em muitos países.
- Antidepressivos tricíclicos: indicamos particularmente se houver distúrbio do humor/sono (insônia). Eles melhoram a tolerância à dor, restabelecem o padrão de sono e reduzem sintomas depressivos, a frequência miccional e a noctúria. Iniciamos o uso com 25 mg de amitriptilina via oral ao dia, podendo atingir 100 mg ao dia.
- Anti-histamínicos: podem ser associados se processos alérgicos associados (hidroxizina: 25 mg 3-4 vezes ao dia).
- Gabapentina: protocolos experimentais. Indicamos excepcionalmente 300 a 2.400 mg via oral ao dia. Deve-se discutir com o responsável do ambulatório.

ESTIMULAÇÃO ELÉTRICA TRANSCUTÂNEA OU ENDOVAGINAL

Efetiva no controle da dor. Tem menores efeitos em fumantes.

ESTROGÊNIO TÓPICO

Indicado quando há sinais clínicos de hipoestrogenismo. Prescrever em dias alternados é suficiente:

- estrogênios equinos conjugados (Premarin®) 0,625 mg/g;
- estriol (Ovestrion®) 1 mg/g;
- promestrieno (Colpotrofine®) 10 mg/g.

Síndrome do ovário remanescente

Incidência e prevalência indeterminada. Ocorre quando tecido ovariano é inadvertidamente deixado após ooforectomia. É de difícil caracterização clínica, mas os sintomas incluem ausência de sintomas clínicos de menopausa em mulheres com ooforectomia bilateral e níveis normais de hormônio folículo-estimulante (FSH).

Critérios diagnósticos

Não existem critérios objetivos.

Ultrassonografia, FSH.

Propedêutica

Ultrassonografia transvaginal

Avaliação da pelve e procura de nódulos sugestivos.

Laparoscopia

Indicamos na suspeita para investigação. A presença de aderências dificulta a avaliação e, frequentemente, é necessária grande exposição do retroperitônio.

Tratamento

SUPRESSÃO HORMONAL

Frequentemente os resultados são insatisfatórios, mas deve ser a primeira linha terapêutica quando possível, visto as dificuldades cirúrgicas. Contraceptivos hormonais combinados, progestágenos, análogo do hormônio liberador de gonadotrofina (GnRH).

LAPAROSCOPIA

Indicada em casos sem sucesso com a supressão hormonal. A taxa de recidiva dos sintomas é alta e não são incomuns lesões de estruturas urológicas e intestinais.

Síndrome da congestão pélvica

A prevalência é de 10 a 38% de congestão pélvica. Síndrome clínica caracterizada pela dilatação com redução na velocidade ou inversão de fluxo nas veias pélvicas. Igualmente prevalente entre nulíparas e multíparas. Caracteriza-se pela dor pélvica migratória, dispareunia profunda, dor pós-coital, e piora da dor após longos períodos em posição ortostática, ou atividade física.

Critérios diagnósticos

Não existem critérios objetivos.

Ultrassonografia, angiorressonância e venografia transuterina são similares.

Critérios mais frequentemente utilizados:
- diâmetros dos vasos: < 4 mm; > 4 mm; > 8 mm;
- tortuosidade: ausente, moderada, severa;
- redução na velocidade de fluxo ou inversão na direção do fluxo;
- *clearance* do contraste: imediato, > 20 segundos: > 40 segundos.

Propedêutica

Ultrassongrafia transvaginal

Avaliação morfológica e Dopplervelocimétrica dos vasos ovarianos e uterinos. Na suspeita, encaminhar à radiologia intervencionista para angiorressonância e venografia.

Angiorressonância nuclear magnética

Indicada para confirmação do diagnóstico após ultrassonografia transvaginal. Protocolo experimental.

Venografia transuterina

Indicada para confirmação do diagnóstico após ultrassonografia transvaginal. Protocolo experimental.

Laparoscopia

Indicamos após insucesso terapêutico com tratamento farmacológico.

Tratamento

Progestágeno

Medroxiprogesterona 30 mg diariamente, ou desogestrel 75 mcg diário contínuo, ou etonogestrel 68 mg por implante subcutâneo (duração 3 anos), ou levonorgestrel endoceptivo com liberação de 20 mcg ao dia (duração 5 anos).

Análogos do GnRH

Gosserrelina 10,8 mg, com aplicação subcutânea, em duas doses com intervalo de 3 meses.

Embolização

Indicamos quando o tratamento farmacológico não surtir efeito e a laparoscopia não identificar outras condições que podem levar à DPC. Realizada pela equipe da radiologia intervencionista. No momento, é realizada após confirmação da estase venosa, pela angiorressonância e venografia.

Síndrome miofascial abdominal

A prevalência é incerta, mas estima-se próxima a 30% no Brasil. A definição tradicional da dor miofascial é que ela é a dor que resulta de pontos de gatilho (*trigger points*, TRP) em um músculo ou fáscia. TRP são áreas pequenas e sensíveis em um músculo que espontaneamente ou mediante compressão causa dor de em uma região distante, conhecida como zona de dor referida. Pontos dolorosos (*tender spots*, TSS), em contraste com os TRP, só causam dor localmente. Bandas tensas (*taut band*, TB) são grupos de fibras musculares tensas e dolorosas à palpação. TB é um achado comum em dor miofascial. Em geral a flexibilidade do músculo está diminuída e sua função, reduzida.

Critérios diagnósticos

Os critérios diagnósticos são clínicos: pontos dolorosos em um ou mais músculos, padrão típico de dor referida, reconhecimento da dor pelo paciente, contratura muscular visível ou palpável no ponto de gatilho, amplitude de movimento restrita e dolorosa. Os pontos de gatilho podem ser ativos (dor espontânea) ou latentes, que, embora não apresentem dor espontânea, podem restringir movimentos e causar fraqueza muscular. Além dos sintomas álgicos, pode estar associada a fenômenos autonômicos como piloereção, vasoconstrição, hiperidrose, mudanças de temperatura e uma variedade de reflexos somatoviscerais. É importante distingui-la da dor neuropática. Esta frequentemente é descrita como em queimação e, caracteristicamente, apresenta irradiação para o dermátomo correspondente (os nervos mais afetados são o nervo ilioinguinal e o ilioipogástrico). A injeção de anestésico local confirma a existência do ponto de gatilho.

Propedêutica

Injeção de anestésico local
Lidocaína 1 a 2%, 2 mL no ponto de gatilho. Eliminação dos sintomas confirma o ponto de gatilho.

Ultrassom de parede abdominal
Realizado para excluir outras doenças como endometriomas e hérnias de parede abdominal.

Eletromiografia
Protocolo experimental.

Laparoscopia
Indicada apenas se não houver melhora clínica após medidas terapêuticas específicas.

Tratamento

Injeção de anestésico local
Lidocaína 1 a 2%, 2 a 4 mL no ponto de gatilho. Aplicação semanal durante 5 a 10 semanas.

Fisioterapia

ACUPUNTURA
Indicamos uma a duas sessões semanais durante 5 a 10 semanas após insucesso do bloqueio anestésico. Caso haja possibilidade de realização concomitante com o injeção anestésica, recomendamos.

ESTIMULAÇÃO ELÉTRICA TRANSCUTÂNEA
Pode ser utilizada para alívio agudo dos sintomas. Pouco efeito em longo prazo.

COMPRESSÃO ISQUÊMICA
Deve ser realizada após analgesia do local. Pode ser digital ou com algômetro – cinco aplicações de 60 segundos com intervalos de 30 segundos entre cada uma. Pode ser aprendido e realizado diariamente.

ALONGAMENTO
Recomendado para todas as pacientes que não estejam apresentando dor no momento.

Neuralgias ilioipogástrica, ilioinguinal e pudenda

A prevalência é incerta, mas estima-se ser próxima a 10%. No Brasil, a prevalência deve ser superior em virtude do número elevado de cirurgias transversais na região do hipogástrio, particularmente cesáreas. Não há uma definição exata de dor neuropática, mas ela se assemelha clinicamente à dor oriunda de estruturas miofasciais, resultando em um ponto de gatilho. Porém, diferentemente da síndrome miofascial, a dor é tipicamente neural e todo o dermátomo do nervo está comprometido. Por exemplo: a região perianal na neuralgia do pudendo, a raiz interna da coxa na neuralgia do ilioinguinal e a região hipogástrica na neuralgia do ilioipogástrico. Pacientes com panículo adiposo escasso podem ter identificado um nódulo que corresponde a um neuroma.

Critérios diagnósticos

Os critérios diagnósticos são clínicos: pontos dolorosos, alteração da sensibilidade na região inervada pelo tronco neural. É frequente a presença de alodínea. Assim como a síndrome miofascial abdominal, a injeção de anestésico local confirma a existência do ponto de gatilho.

Propedêutica

Injeção de anestésico local
Lidocaína 1 a 2%, 2 mL no ponto de gatilho. Eliminação dos sintomas confirma o ponto de gatilho.

Ultrassom de parede abdominal
Realizado para excluir outras doenças como endometriomas e hérnias de parede abdominal.

Laparoscopia
Indicada apenas se não houver melhora clínica após medidas terapêuticas específicas.

Tratamento

Injeção de anestésico local
Lidocaína 1 a 2%, 2 a 4 mL no ponto de gatilho. Aplicação semanal durante 5 a 10 semanas.

Neurólise química
Toxina botulínica. Não temos experiência clínica.

Neurólise cirúrgica
Exérese do neuroma.

Fisioterapia

Acupuntura
Em geral não apresentam bons resultados como técnicas primárias de tratamento.

Doença inflamatória pélvica, corrimentos e cervicites

Embora sua prevalência seja alta, a doença inflamatória pélvica é questionada como condição determinante como etiologia principal da DPC. De qualquer forma, uma vez feito o diagnóstico ou na suspeita clínica, orientamos o tratamento conforme preconizado pelo Ministério da Saúde.

Doença inflamatória pélvica

Orientar abstinência sexual no período, sugerir sorologias, tratar o parceiro com azitromicina 1 g via oral dose única + ciprofloxacino 500 mg via oral dose única.

- **Esquema 1**: ceftriaxone 250 mg intramuscular em dose única + doxiciclina 100 mg via oral a cada 12 horas por 14 dias + metronidazol 500 mg via oral a cada 12 horas por 14 dias.
- **Esquema 2**: ciprofloxacino 500 mg via oral a cada 12 horas por 14 dias ou ofloxacino 400 mg via oral a cada 12 horas por 14 dias + doxiciclina 100 mg via oral a cada 12 horas por 14 dias + metronidazol 500 mg via oral a cada 12 horas por 14 dias.

Cervicites

Orientar abstinência sexual no período, sugerir sorologias, tratar o parceiro preferencialmente com dose única. Gestantes e menores de 18 anos contraindicam-se ciprofloxacino e ofloxacino.

- **Esquema 1**: azitromicina 1 g via oral em dose única ou doxiciclina 100 mg via oral a cada 12 horas por 7 dias + ciprofloxacino 500 mg via oral dose única ou ceftriaxona 250 mg intramuscular em dose única.
- **Esquema 2:** eritromicina 500 mg via oral a cada 6 horas durante 7 dias ou tetraciclina 500 mg via oral a cada 6 horas por 7 dias ou ofloxacino 400 mg via oral a cada 12 horas por 7 dias +

cefixima 400 mg via oral dose única ou ofloxacino 400 mg via oral em dose única ou espectinomicina 2 g intramuscular em dose única.

Tricomoníase
- **Esquema 1:** metronidazol 2 g via oral em dose única ou metronidazol 400 a 500 mg via oral a cada 12 horas por 7 dias.
- **Esquema 2** secnidazol 2 g via oral em dose única ou tinidazol 2 g via oral em dose única.
- **Esquema 3 (gestantes e durante amamentação)**: metronidazol 2 g via oral em dose única ou metronidazol 250 mg via oral a cada 8 horas por 7 dias.

Vaginose bacteriana
- **Esquema 1:** metronidazol 400 a 500 mg via oral a cada 12 horas por 7 dias.
- **Esquema 2:** metronidazol 2 g via oral em dose única ou metronidazol gel 0,75% aplicação 5 g vaginal, duas vezes ao dia, por 5 dias, ou clindamicina 300 mg via oral a cada 12 horas por 7 dias, ou clindamicina creme 2% uma aplicação à noite por 7 dias.
- **Esquema 3 (gestantes e durante amamentação)**: metronidazol 250 mg via oral a cada 8 horas por 7 dias, ou metronidaol 400 mg via oral a cada 12 horas por 7 dias, ou clindamicina 300 mg via oral a cada 12 horas por 7 dias.

Candidíase

Raramente é causa de DPC, mas pode acompanhar o quadro clínico.
- **Esquema 1:** miconazol creme vaginal 2% uma vez à noite ao se deitar por 7 dias, ou clotrimazol creme vaginal 1% uma vez à noite ao se deitar por 6 a 12 dias, ou clotrimazol óvulos vaginais de 100 mg uma vez ao se deitar por 7 dias, ou tioconazol creme vaginal 6,5% ou óvulos vaginais 300 mg em aplicação única, ou nistatina 100.000UI vaginal à noite ao se deitar por 14 dias.
- **Esquema 2:** fluconazol 150 mg via oral em dose única, ou itraconazol 200 mg via oral a cada 12 horas por 1 dia, ou cetoconazol 400 mg via oral uma vez ao dia durante 5 dias.
- **Esquema 3:** miconazol creme vaginal 2% uma vez à noite ao se deitar por 7 dias, ou clotrimazol creme vaginal 1% uma vez à noite ao se deitar por 6 a 12 dias, ou clotrimazol óvulos vaginais de 100 mg uma vez ao se deitar por 7 dias, ou nistatina 100.000UI vaginal à noite ao se deitar por 14 dias.

Referências

Engelhardt PF, et al. Long-term results of intravesical hyaluronan therapy in bladder pain syndrome/interstitial cystitis. Int Urogynecol J. 2011;22:401-5.

Gomide L, et al. Lower pain thresholds in women with chronic pelvic pain: recognizing the role of anxiety and depression as part of person-centered approaches to treatment. Int J Pers Cent Med. 2012;2:271-8.

Gurian MBFG, et al. Chronic pelvic pain of musculoskeletal cause in women. Expert Rev Obstet Gynecol. 2012;7:149-57.

Hanno PM, et al. AUA Guideline for the Diagnosis and Treatment of Interstitial Cystitis/Bladder Pain Syndrome. J Urol. 2011.

Jarrell J, et al. Bedside testing for chronic pelvic pain: discriminating visceral from somatic pain. Pain Res Treat. 2011;692102.

Montenegro ML, et al. Pain pressure threshold algometry of the abdominal wall in healthy women. Brazilian journal of medical and biological research. Braz J Med Biol Res. 2012;45:578-82.

_____. Abdominal myofascial pain syndrome must be considered in the differential diagnosis of chronic pelvic pain. Eur J Obstet Gynecol Reprod Biol. 2009A;147:21-4.

_____. Postural changes in women with chronic pelvic pain: a case control study. BMC Musculoskeletal Disorders. 2009B;10:82.

_____. Physical therapy in the management of women with chronic pelvic pain. Int J Clin Pract. 2008;62:263-9.

Nogueira AA, et al. [Myofascial syndrome: a common and underdiagnosed cause of chronic pelvic pain in women]. Rev Bras Ginecol Obstet. 2009;31:425-6.

Poli-Neto OB, et al. Increased capsaicin receptor TRPV1 in the peritoneum of women with chronic pelvic pain. Clin J Pain. 2009;25:218-22.

Rocha MG, et al. TRPV1 Expression on peritoneal endometriosis foci is associated with chronic pelvic pain. Reproductive Sciences. 2010.

Romao AP, et al. Chronic pelvic pain: multifactorial influences. J Eval Clin Pract. 2011;17:1137-9.

Romao AP, et al. High levels of anxiety and depression have a negative effect on quality of life of women with chronic pelvic pain. Int J Clin Pract. 2009;63:707-11.

Riedl CR, et al. Hyaluronan treatment of interstitial cystitis/painful bladder syndrome. Int Urogynecol J Pelvic Floor Dysfunct. 2008;19:717-21.

Schestatsky P, et al. Brazilian Portuguese validation of the Leeds Assessment of Neuropathic Symptoms and Signs for patients with chronic pain. Pain Medicine. 2011;12:1544-50.

Silva GPOG, et al. High prevalence of chronic pelvic pain in women in Ribeirao Preto, Brazil and direct association with abdominal surgery. Clinics (Sao Paulo). 2011;66:1307-12.

Silva RP, Poli-Neto OB. Desenvolvimento e implantação de banco de dados para gerenciamento de informações aplicadas à pesquisa científica sobre dor pélvica crônica em mulheres. Revista Qualidade HC. 2012;2:1-6.

Souza PP, et al. Qualitative research as the basis for a biopsychosocial approach to women with chronic pelvic pain. J Psychosomatic Obstet Gynaecol. 2011;32:165-72.

CAPÍTULO 13

Problemas Ginecológicos Comuns na Infância e Adolescência

Flávia Raquel Rosa Junqueira
Rosana Maria dos Reis

Introdução

Embora a ginecologia na infância e adolescência apresente características comuns à ginecologia da mulher adulta, a abordagem desse grupo de pacientes é peculiar tanto em relação ao exame físico, quanto aos distúrbios que acometem essa faixa etária específica.

Neste capítulo, são abordadas as particularidades do exame físico e do desenvolvimento puberal normal, além dos principais distúrbios presentes nessa faixa etária: puberdade precoce, vulvovaginites e anomalias müllerianas.

Particularidades do exame da genitália externa e mamas durante a infância e desenvolvimento puberal

Ao examinar crianças com idade superior a 2 anos, além do consentimento do responsável, que a trouxe à consulta, deve haver também o consentimento da criança. Não se deve forçar a realização do exame físico, sendo que nem sempre, em uma primeira consulta, é possível concluir o exame físico completo. É importante na infância a presença do acompanhante sempre próximo, pois transmite segurança para a criança (Rosa-e-Silva, 2012).

No quadro 1, podemos observar algumas particularidades das diversas faixas etárias, associadas a importância clínica correspondente (Rosa-e-Silva, 2012).

Seguem abaixo algumas formas himenais:

- anular: circular ocupando todo o contorno no introito vaginal (é o mais frequentemente visto);
- rim posterior: ocupa apenas a porção posterior do introito;
- redundante: apresenta mucosa excedente que pode dificultar a visualização do introito vaginal;
- cribiforme: com microperfuração em toda sua superfície, não impedindo, mas dificultando a saída do fluxo menstrual;
- septado: pérvio, porém com uma trave de tecido geralmente longitudinal;
- imperfurado: introito vaginal obstruído por uma membrana himenal contínua, impedindo completamente a passagem do fluxo menstrual.

Quadro 1
Particularidades do exame físico na infância e adolescência.

	Exame físico	Importância clínica
Recém-nascida	Confirmar presença de vagina pérvia (se necessário, por meio da introdução de sonda nasogástrica fina (n°4, por exemplo)	Ambiguidade genital
	Comum genitália ingurgitada, com pequenos e grande lábios proeminentes e secreção vaginal. Mamas com broto mamário uni- ou bilateral	"Crise genital" (Magalhães e Andrade, 1998): pode cursar com sangramento vaginal em 5 a 10% dos casos. Resposta aos esteroides sexuais maternos. Desaparece em alguns dias
	Verificar presença de hérnias inguinais, uni- ou bilaterais	Distúrbios do desenvolvimento sexual
Pré-púbere	Grandes lábios entreabertos, devido ao pequeno volume. Pequenos lábios bastante finos. Vestíbulo fica entreaberto. Comum a observação do meato uretral e hímen já na inspeção estática (Figura 1). Quando não for possível, uma suave tração na base dos grandes lábios permite a abertura do introito e a visualização completa do hímen Genitália com aspecto avermelhado, devido ao adelgaçamento da mucosa. Para diferenciar a hiperemia real da vermelhidão fisiológica, a inspeção sob boa iluminação é suficiente. Se for possível a identificação da trama capilar na mucosa vaginal, trata-se de vermelhidão normal, se isso não for possível, é porque há edema na mucosa e a coloração pode ser atribuída à hiperemia por processo inflamatório Avaliação do tipo de hímen (Figura 2) Conteúdo vaginal só deverá ocorrer após o início do desenvolvimento puberal, quando os níveis séricos de estradiol começam a se elevar. Normalmente tem coloração amarelo clara, sem odor e não vem acompanhada de hiperemia vulvar; características diferentes destas devem ser investigadas.	Vulvovaginites Abuso sexual Hímen imperfurado
Púbere e adolescente	Desenvolvimento dos caracteres sexuais secundários, segundo os critérios de Tanner e Marshal (Marshal e Tanner, 1969) (Quadro 2) Exame de mamas é semelhante ao de mulheres adultas. Expressão positiva deve ser bem caracterizada. Em casos de anovulação crônica com saída de secreção leitosa multiductal não há necessidade de se coletar material para citologia, já que a clínica é fortemente sugestiva de galactorreia. Embora as doenças benignas e malignas da mama sejam pouco prevalentes nessa faixa etária, a presença de secreção uniductal e/ou unilateral, com aspecto sanguinolento ou acastanhado, deve ser investigada com coleta de citologia e exame de imagem Em adolescentes, que ainda não tiveram relações sexuais, realizar inspeção da vulva em busca de lesões externas, saída de conteúdo vaginal anormal, avaliação de permeabilidade do hímen, pesquisa de outras malformações de seio urogenital ou clitoromegalia. A tração na base dos grandes lábios, associada a manobra de Valsalva, geralmente produz a exposição do hímen e permite sua completa avaliação, caso contrário usar cotonete como explorador. Eventualmente pode estar indicada a vaginometria (medida da profundidade vaginal), realizada com o emprego de um histerômetro Havendo histórico de atividade sexual realizar o exame ginecológico completo (US Preventive Services Task Force, (2003).	Puberdade precoce Atraso do desenvolvimento puberal Amenorreia primária Infecções vaginais Anovulações crônicas

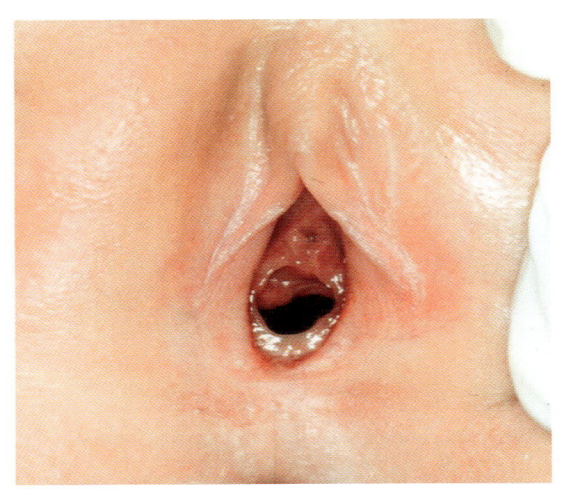

FIGURA 1. Genitália externa feminina de criança.

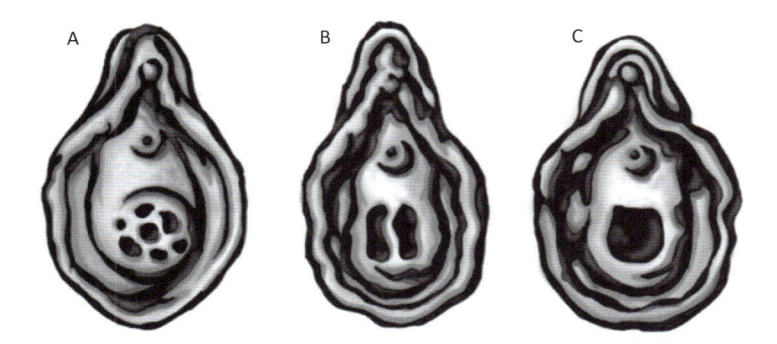

FIGURA 2. Formas himenais. (A) Hímen cribiforme; (B) Hímen septado; (C) Hímen anular.

Quadro 2
Estádios de Tanner e Marshal (Marshal e Tanner, 1969).

Estádio	Mamas	Pelos
1	Ausência completa de desenvolvimento mamário	Ausência completa de pelos pubianos
2	Broto mamário (tecido glandular limitado à área retroareolar da mama)	Pelos mais escuros e grossos, lisos ou encaracolados em região de fenda vulvar
3	Tecido glandular que extravasa os limites da aréola, de volumes variáveis. Os contornos mamários, superior e inferior, são arredondados	Pelos se estendem até o monte púbico, sem assumir ainda formato triangular de distribuição de pelos
4	Caracterizado pela presença de "degrau" entre o tecido mamário e a aréola, como se essa última estivesse sobreposta à mama	Pelos assumem distribuição triangular
5	Mama adulta, já sem o aspecto de sobreposição areolar presente no M4, sendo o contorno superior da mama mais retificado e a aréola mais pigmentada. O volume é variável e, em casos de mamas pequenas, pode se confundir com M3, sendo diferenciada dessa principalmente pelo formato	Pelos se estendem em direção às raízes das coxas

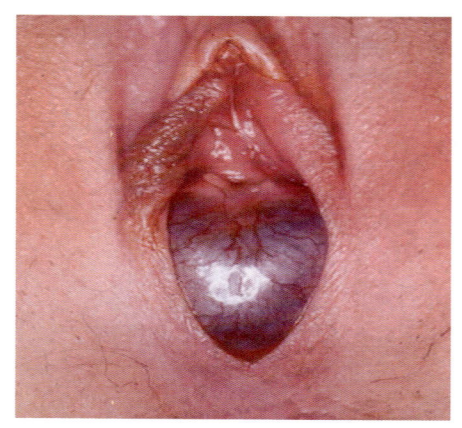

FIGURA 3. Hímen imperfurado com retenção de fluxo menstrual (hematocolpo).

Na investigação dos quadros de anovulação crônica, em adolescentes, atentar para os seguintes marcadores clínicos durante o exame físico:

- índice de massa corporal (IMC): divisão do peso em quilos pela altura em metros quadrados e é expresso em kg/m^2;
- medida da cintura: preditor de risco cardiovascular, considerado normal para o sexo feminino quando menor que 88 cm (Scott *et al.*, 2004). A medida da cintura deverá ser medida à meia distância entre a última costela e a crista ilíaca ipsilateral, vista do aspecto anterior (Lean *et al.*, 1995; WHO, 1995). A relação cintura quadril tem sido menos valorizada, mas tem significado clínico na caracterização do padrão de distribuição da gordura corporal, sendo a distribuição ginecoide aquela com maior deposição de gordura nas regiões de glúteos e coxas (relação C/Q < 0,80) e a distribuição androgênica de gordura (distribuição androide), comum nas anovulações hiperandrogênicas, caracteriza-se pela deposição predominante de gordura abdominal, consequentemente visceral (relação C/Q>0,80) (Figura 4);
- escore semiquantitativo de Ferriman e Gallwey modificado (Ferriman e Gallwey, 1961; Hatch *et al.*, 1981): o hirsutismo, manifestação do hiperandrogenismo, caracteriza-se pela presença de pelos em áreas onde normalmente a mulher não os apresenta. Esse escore é dado a

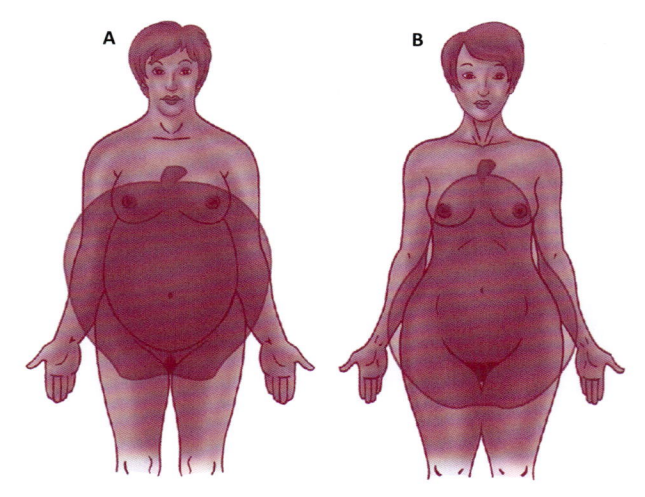

FIGURA 4. Distribuição de gordura tipo androide (**A**) e ginecoide (**B**).

partir da avaliação de nove regiões e cinco gradações de concentração de pelos, sendo que zero corresponde à ausência total de pelos terminais e 4, à presença de grande quantidade, conforme esquematizado na Figura 5. A presença de escore ≥ 8 caracteriza o hirsutismo;

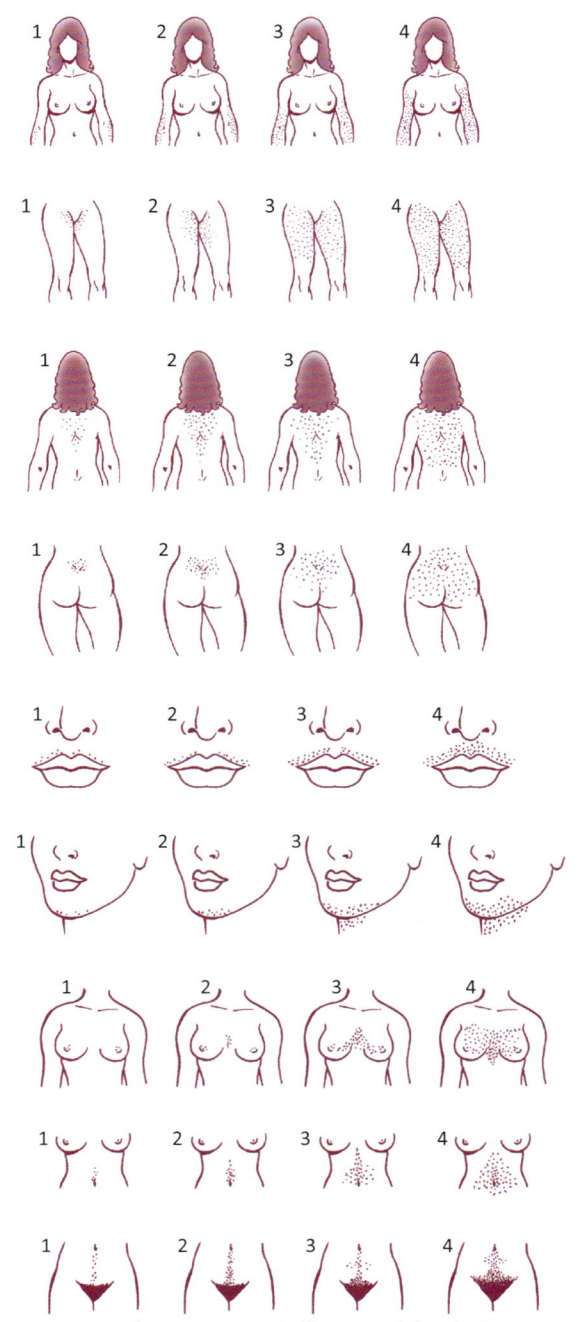

FIGURA 5. Escore semiquantitativo de Ferriman e Gallwey modificado (Ferriman e Gallwey, 1961; Hatch et al., 1981).

- envergadura: é a medida da distância entre as pontas dos dedos médios com os braços abertos a 90° em relação ao corpo (posição de cruz). Normalmente essa medida não deve ser maior que a altura do indivíduo, acrescida de 2 cm. Envergaduras superiores podem indicar hipoestrogenismo, sendo que a falta desse hormônio postergou a soldadura das epífises ósseas e permitiu maior crescimento dos ossos longos;
- *acantose nigricans*: manchas escurecidas presentes em regiões de dobras como axilas, sulco intermamário, região inguinal e região cervical (Figura 6). Esse sinal é patognomônico da presença de hiperinsulinemia, condição comumente associada a pacientes com anovulação hiperandrogênica e obesidade;
- acne: a ação dos androgênios sobre o folículo sebáceo propicia o aparecimento da acne em graus variados.

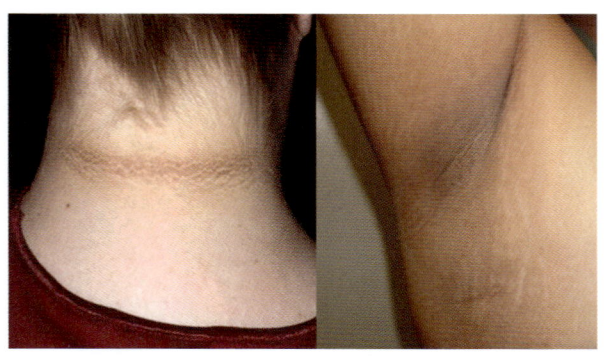

FIGURA 6. *Acantose nigricans* em região da nuca e axila.

Puberdade normal

A puberdade é o período de transição biológica entre a infância e a vida adulta, caracterizada pelo amadurecimento dos caracteres sexuais primários (genitais e gonádicos), pelo surgimento e amadurecimento dos caracteres sexuais secundários (mamas e pelos pubianos e axilares) e pelo estirão de crescimento.

A reativação do eixo hipotálamo-hipófise-gonadal (HHG) consiste no principal evento neuroendócrino associado ao desencadeamento da puberdade, porém os mecanismos que levam a essa reativação permanecem desconhecidos. A teoria melhor aceita atualmente para explicar esse processo inclui a diminuição da atividade de neurotransmissores inibidores do neurônio produtor do hormônio liberador de gonadotrofinas (GnRH), como o ácido gama-aminobutírico (GABA), e o aumento da atividade de neurotransmissores estimuladores do neurônio GnRH, como o glutamato e a kisspeptina (Carvalho e Sá, 2012).

Cronologia da puberdade

A puberdade é considerada normal quando iniciada após os 8 anos de idade em meninas (Largo e Prader, 1983). A sequência de eventos da puberdade usualmente segue o padrão: crescimento acelerado, telarca, pubarca e menarca, cobrindo um período em média de 4,5 anos (1,5 a 6 anos). Em 20% das meninas, a pubarca antecede a telarca (Pinyerd e Zipf, 2005).

Nas meninas, o primeiro sinal visível de maturação sexual é o surgimento do broto mamário, geralmente ao redor dos 10 a 11 anos de idade. O desenvolvimento mamário completo leva de 3 a 4 anos, finalizando-se geralmente aos 14 anos. A adrenarca, ou o início da esteroidogênese adrenal, predominantemente de androgênios, precede a pubarca, iniciando-se bioquimicamente ao redor dos 6 anos de idade. A manifestação clínica da adrenarca, ou seja, a pubarca, entretanto, acontece cerca de 6 a 12 meses após a telarca (Pinyerd e Zipf, 2005). Os pelos pubianos levam cerca de três anos para completar seu desenvolvimento. A menstruação geralmente ocorre aos 12,8 anos (11 a 13 anos). Em 75% da meninas, a menarca acontece em M4, enquanto em 25% delas acontece em M3. Os ciclos menstruais, inicialmente, são anovulatórios, associados a menstruações irregulares. Cerca de 1 a 2 anos após a menarca, os ciclos menstruais tornam-se ovulatórios e regulares (Marshal e Tanner, 1969) (Quadro 3).

QUADRO 3
DESENVOLVIMENTO PUBERAL.

Crescimento acelerado	M2 a M5: 3 a 4 anos
	P2 a P5: 3 anos
Telarca (10 a 11 anos)	
6 a 12 meses após pubarca	M2 até a menarca: média de 2,6 anos
	M2-M3: pico da velocidade de crescimento (1,3 ano
Menarca (11 a 13 anos)	antes da menarca)
	M4: menarca (em 75% dos casos)
Esse processo leva 4,5 anos (1,5 a 6 anos)	
	Menarca: 12,8 anos (média)
	Menarca: idade óssea de 12 a 13 anos
	Crescimento após a menarca: 2,5 cm (1 a 7 cm)

Estirão de crescimento

A taxa de crescimento ósseo é acelerada na puberdade, sendo que 45% da massa esquelética total do adulto é desenvolvida entre os 11 e 18 anos de idade.

A duração total da fase de crescimento puberal é o principal fator determinante da estatura final do adulto. O início mais precoce da puberdade leva a uma menor estatura final, enquanto o início mais tardio leva a uma maior estatura no adulto.

O estirão de crescimento puberal foi dividido em três estágios por Tanner (1962):

- estágio inicial: velocidade mínima de crescimento (peripuberal);
- pico da velocidade de crescimento (PVC): aceleração rápida do crescimento;
- estágio final: diminuição da velocidade e interrupção do crescimento, por ocasião da fusão epifisária.

O estirão de crescimento constitui a primeira manifestação da puberdade na maioria das meninas, apesar de o aparecimento do broto mamário ser o primeiro sinal notado. Contribui para isso o fato de a fase inicial do estirão ser de crescimento lento. O PVC, fase clinicamente mais visível, ocorre entre os estádios M2 e M3, cerca de 1,3 ano antes da menarca, o que limita o potencial de crescimento após esse evento. Após a menarca, a maioria das meninas cresce apenas 2,5 cm de altura (1 a 7 cm) (Grumbach e Styne, 2003). Tanner observou uma média de crescimento de 25 cm nas meninas entre o início e o final do estirão de crescimento (Figura 7).

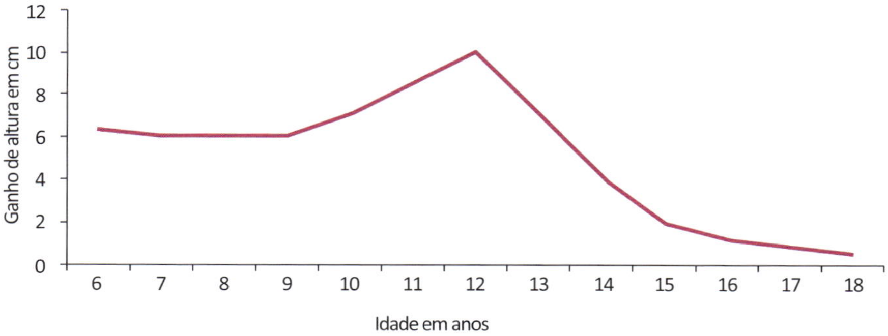

FIGURA 7. Ganho de altura durante a puberdade – dados de Tanner (US Preventive Services Task Force, 2003).

Caracteres sexuais secundários

O desenvolvimento dos caracteres sexuais secundários se constitui em dois diferentes fenômenos: o desenvolvimento das mamas (telarca) e o crescimento dos pelos pubianos (pubarca), que foram cuidadosamente estudados e classificados por Tanner e Marshal (1969).

Caracteres sexuais primários

A mucosa vaginal torna-se progressivamente espessa e enrugada e uma secreção clara aparece, aumentando de volume nos meses que antecedem a menarca. O pH vaginal diminui devido ao aumento da produção de ácido lático pelo lactobacilos. Ocorre depósito de gordura subcutânea no monte pubiano e grandes lábios, espessamento do epitélio vulvar e os pequenos lábios e clitóris tornam-se mais proeminentes (Farage e Maibach, 2006).

O útero e os ovários apresentam um aumento progressivo de volume. O útero apresenta um aumento maior do corpo em relação ao colo e tem sua forma tubular modificada para a forma característica de pera (Holm *et al*., 1995).

Menarca

A menarca, definida como a primeira menstruação, constitui um evento marcante no desenvolvimento puberal e sinaliza a obtenção da capacidade reprodutiva. Os ciclos menstruais são irregulares nos dois primeiros anos após a menarca devido à alta prevalência de anovulação, cerca de 55% (Metcalf e MacKenzie, 1980).

Puberdade precoce

A puberdade precoce é aquela em que há o aparecimento dos caracteres sexuais secundários antes dos 8 anos de idade em meninas e dos 9 anos de idade em meninos. Em meninas, outro critério é a ocorrência da menarca antes dos nove anos de idade (Partsch *et al*., 2002).

Devido à alta sensibilidade do esqueleto ao estrogênio, mesmo em níveis baixos, essas crianças são transitoriamente altas para sua idade; mas, como resultado da fusão epifisária precoce, evoluem com baixa estatura na idade adulta (Speroff e Fritz, 2005). Outros riscos associados ao desenvolvimento puberal precoce são: abuso sexual, gestação precoce, tabagismo e uso de álcool e drogas antes dos 14 anos, iniciação sexual e sexo desprotegido antes dos 16 anos, absenteísmo escolar (Downing e Bellis, 2009).

No quadro 4, apresentamos as principais causas de puberdade precoce.

Avaliação diagnóstica

O diagnóstico da puberdade precoce deve ser baseado na história clínica, exame físico e exames complementares, conforme o quadro 5.

Lembrar que a ultrassonografia abdominal e pélvica também é útil para detecção de tumores ovarianos ou adrenais (Partsch *et al*., 2002). Além disso, em todas as crianças com puberdade precoce verdadeira é mandatória a realização de tomografia computadorizada ou ressonância magnética de crânio e sela túrsica, para exclusão de causas centrais, visto que a puberdade precoce pode ser o único sintoma de um tumor ou malformação intracraniana. O exame mais sensível é a ressonância magnética, que permite identificar mesmo pequenos tumores, como o hamartoma hipotalâmico, a mais comum lesão de sistema nervoso central (SNC) associada à puberdade precoce verdadeira (Speroff e Fritz, 2005). Há controvérsias quanto à realização em meninas entre 6 e 8 anos de idade (Carel *et al*., 2009).

A avaliação hormonal inicial deve incluir a dosagem basal de LH, FSH e estradiol, sendo que o LH basal pode ser diagnóstico. No quadro 6, encontramos os valores de corte propostos na literatura. Os valores de corte podem sofrer variações a depender do método dosimétrico utilizado.

Quadro 4
Etiologia da puberdade precoce.

Puberdade precoce verdadeira ou dependente de GnRH	Pseudopuberdade precoce ou independente de GnRH
1:5.000 a 1:10.000 crianças (Gonzalez, 1994; Culter, 1988), acometendo, principalmente, o sexo feminino, numa relação de 3:1 (Gonzalez, 1994) a 23:1 (Bridges et al., 1994) Idiopáticas (69 a 98% em meninas) Causas orgânicas: tumores do sistema nervoso central, dentre eles, hamartomas hipotalâmicos, craniofaringiomas, astrocitomas, gliomas, neurofibromas, ependimomas e teratoma suprasselar; em geral de localização próxima ao hipotálamo. Encefalites, meningites, hidrocefalia, doença de von Recklinghausen e trauma craniencefálico. Hipotireoidismo (pode haver galactorreia associado à baixa estatura)	Principal causa: hiperplasia adrenal congênita Tumores ovarianos (11%), geralmente produtores de estrogênio, como, o tumor de células da granulosa. Outros tumores: gonadoblastoma, teratomas, tumor de células lipoides, cistoadenomas e até mesmo cânceres de ovário (massa pélvica ou abdominal palpável presente em até 80% dos casos) Uso iatrogênico de hormônios, presentes em anticoncepcionais orais, anabolizantes ou cremes para cabelo e face Síndrome de McCune Albright (múltiplas lesões císticas disseminadas pelos ossos, com alto risco de fratura, manchas café com leite e precocidade sexual) (5%) Produção ectópica de gonadotrofinas (0,5%). Os mais comuns são tumores produtores de gonadotrofina coriônica humana (hCG), como o corioepitelioma e disgerminoma de ovário, e o hepatoblastoma*

*Puberdade precoce de origem periférica pode levar a uma ativação secundária do eixo hipotálamo-hipófise-gonadal com o desenvolvimento e a superposição de uma puberdade precoce dependente de GnRH (Bridges *et al.*, 1994).

Quadro 5
Parâmetros de avaliação para o diagnóstico da puberdade precoce.

Estadiamento de Tanner e Marshal (Marshall e Tanner, 1969)
Peso e estatura atuais, em relação à curva de velocidade de crescimento
Velocidade de crescimento nos últimos 6 a 12 meses (cm/ano)
Cálculo do canal familiar: Estatura estimada = $\frac{\text{altura do pai (cm)} + \text{altura da mãe (cm)}}{2} - 13 \pm 10$ cm
Cálculo da estatura adulta predita, por meio do método de Bayley-Pinneau (1952)
US pélvico (Martins e Nastri, 2009): relação corpo/colo (> 2/1) • comprimento uterino (> 3,4-4,0 cm) • ecoendometrial (se presente, 100% específico) • volume ovariano (0-6 anos > 1,78 cm^3; 6-8 anos > 1,96 cm^3; 8-10 anos > 2,69 cm^3)
Idade óssea, pelo método de Greulich-Pyle (1959)
LH, FSH e estradiol basais
Se dosagens hormonais normais, teste de estímulo para avaliação do eixo HHO

US: ultrassonografia; LH: hormônio luteinizante; FSH: hormônio folículo-estimulante; HHO: hipotálamo-hipófise-ovariano.

Quadro 6
Valores de hormônio luteinizante (LH) basal e relação LH/hormônio folículo-estimulante (FSH) basal no diagnóstico da puberdade precoce (Junqueira e Reis, 2012).

Autor	Protocolo	Método	Valor de corte
Neely et al. (1995)	LH basal	ICMA	LH basal > 0,1 UI/L (S 94%; E 88%) LH basal > 0,3 UI/L (E 100%)
Brito et al. (1999)	LH basal	IFMA	LH > 0,6 UI/L
Wacharasindhu et al. (2000)	LH/FSH basal	IFMA	LH/FSH basal > 0,2
Supornsilchai et al. (2003)	LH/FSH basal	IFMA	LH/FSH basal > 0,2
Resende et al. (2007)	LH basal	ICMA	LH > 0,2 UI/L
Sathasivam et al. (2010)	LH basal	ICMA	LH basal ≥ 0,3U/L / E2 basal ≥ 10 ng/L
Junqueira et al. (2010)	LH basal	ICMA	LH > 0,14 UI/L

ICMA: *immunochemiluminometric assays*; S: sensibilidade; E: especificidade; IFMA: *immunofluorometric assays*.

A medida das gonadotrofinas após estímulo com GnRH ou análogo do GnRH (aGnRH) também é utilizada. O teste do GnRH é um teste dinâmico que consiste na administração endovenosa de GnRH (gonadorelina) na dose de 100 mcg com dosagens séricas de FSH e LH nos tempos zero e 30 minutos após a infusão. Outros protocolos existem, com dosagens múltiplas de FSH e LH, mas não há incremento no valor diagnóstico em relação às dosagens nos tempos zero e 30 minutos após a infusão de GnRH (Pinyerd e Zipf, 2005). O teste do GnRH é importante para a diferenciação entre puberdade precoce dependente e independente de GnRH. No caso da primeira, há uma resposta predominante do LH, comparada a do FSH (Partsch et al., 2002). Entretanto, há vários critérios para interpretação do teste do GnRH, como mostra o quadro 7. Assim, os testes de estímulos devem ser interpretados de acordo com a metodologia utilizada e tradição de cada serviço, visto não haver *cutoffs* diagnósticos claros. Além disso, nem sempre os resultados do teste condizem com os aspectos clínicos, sugerindo uma falha no reconhecimento de uma parcela dos casos de puberdade precoce verdadeira, devido à limitada sensibilidade e acurácia desse método.

Quadro 7
Valores do pico do hormônio luteinizante (LH) basal e relação LH/hormônio folículo-estimulante (FSH) após estímulo com GnRH no diagnóstico da puberdade precoce (Junqueira e Reis, 2012).

Autor	Protocolo	Método	Valor de corte
Partsch et al. (1989)	Relação LH/FSH após GnRH	RIA	LH/FSH > 1
Oerter et al. (1990)	Relação LH/FSH após GnRH	RIA	Pico LH/FSH > 0,66
Neely et al. (1995)	Pico de LH após GnRH	ICMA	LH > 5 UI/L
Cavallo et al. (1995)	LH 30' após GnRH	RIA	LH > 15 UI/L
Eckert et al. (1996)	Pico de LH após GnRH SC	ICMA	LH > 8,0 UI/L
Brito et al. (1999)	Pico de LH após GnRH	IFMA	LH > 6,9 UI/L
Wacharasindhu et al. (2000)	Teste GnRH	IFMA	LH/FSH 30' > 0,9 Pico LH/FSH > 1
Choi et al. (2007)	LH 30' após GnRH	IRMA	LH > 9 UI/L
Resende et al. (2007)	Pico de LH após GnRH	ICMA IFMA	LH > 3,3 UI/L LH > 4,2 UI/L
Borges et al. (2008)	Pico de LH após GnRH em meninas com telarca precoce	ICMA	LH > 4,5 UI/L 3,5 < LH < 4,5 UI/L incerto

RIA: *radioimmunoassays*; ICMA: *immunochemiluminometric assays*; IRMA: *immunoradiometric assays*; IFMA: *immunofluorometric assays*; SC: subcutâneo.

Apesar de o teste do GnRH ser ainda o mais utilizado e importante teste no diagnóstico da puberdade precoce, já há outros propostos na literatura com a mesma finalidade. Entre eles, o teste com GnRH subcutâneo com coleta de amostra única de LH após estímulo.

Outro teste diagnóstico é o do aGnRH (Ibanez *et al.*, 1994). Esse teste se baseia no efeito *flare-up* desencadeado pelo uso do aGnRH; ou seja, em casos em que há ativação do eixo HHG, espera-se que, após a aplicação desse tipo de droga, haja aumento da secreção das gonadotrofinas. No quadro 8, encontramos a interpretação dos testes com aGnRH.

Quadro 8
Valores do teste do análogo do GnRH (aGnRH) após estímulo no diagnóstico da puberdade precoce (Junqueira e Reis, 2012).

Autor	Protocolo	Método	Valor de corte
Ibáñez *et al.* (1994)	LH 3 horas e E2 24 horas após leuprolida 500 µg SC	IRMA	LH 3 horas > 8 UI/L E2 24 horas > 150 pmol/L (40,87 pg/mL)
Brito *et al.* (2004)	LH 2 horas após leuprolida 3,75 mg IM	IFMA	LH 2 horas > 10 UI/L
Houk *et al.* (2008)	LH 30' após leuprolida 20 µg/kg SC	ICMA	LH > 9,2 UI/L 4,9 < LH < 9,2 UI/L incerto
Acharya *et al.* (2009)	LH 3 horas após leuprolida 3,75mg IM	ICMA	LH 3 horas > 10,5 UI/L
Poomthavorn *et al.* (2009)	Pico LH 60' após triptorelina 100 mcg SC	ICMA	LH 1 horas > 6 UI/L
Sathasivam *et al.* (2010)	Leuprolida 20 µg/kg SC (FSH, LH e E2 basal, FSH e LH 1 e 2 horas, E2 24 horas)	ICMA	LH basal ≥ 0,3 UI/L, E2 basal ≥ 10 ng/L Pico LH ≥ 5,0 UI/L, E2 24 horas ≥ 50 pg/mL
Junqueira *et al.* (2010)	LH 3h e E2 24 horas após leuprolida 500 µg SC	ICMA	LH 3h > 4,0 UI/L E2 24h > 52,9 pg/mL

SC: subcutâneo; IRMA: *immunoradiometric assays*; E2: estradiol; ICMA: *immunochemiluminometric assays*;
IFMA: *immunofluorometric assays*; IM: intramuscular.

Na presença de um teste de estímulo duvidoso, aconselha-se sua repetição após 4 a 12 semanas (Iughetti *et al.*, 2000). De toda forma, em vista das diferenças observadas nos diversos critérios diagnósticos, ressaltamos que a confirmação da puberdade precoce verdadeira deve se basear em um conjunto de critérios e nunca em um dado isolado. Além disso, é fundamental documentar-se a evolução do quadro, por um período de 3 a 6 meses.

Tratamento

Os objetivos do tratamento da puberdade precoce são (Speroff e Fritz, 2005):
- diagnosticar e tratar eventuais doenças intracranianas;
- adiar a maturação até a idade normal;
- atenuar e diminuir os caracteres sexuais secundários já estabelecidos;
- maximizar a estatura adulta final;
- evitar casos de abuso sexual e reduzir problemas emocionais.

Na atualidade, o tratamento padrão para puberdade precoce verdadeira é o uso de aGnRH. Todos os aGnRH são efetivos, independentemente da dose, via de administração ou durabilidade da ação. As preparações de depósito têm preferência pela praticidade do uso. Em relação ao uso mensal ou trimestral da medicação, não há estudos randomizados que comparem sua eficácia. Tradicionalmente, utilizam-se as formulações mensais, pela maior experiência com o uso destas, descrita na literatura; de toda forma, as preparações trimestrais também se têm mostrado efetivas no tratamento. As formulações de depósito disponíveis no Brasil encontram-se no quadro 9.

Quadro 9
Formulações de análogo do GnRH (aGnRH) de depósito, disponíveis no Brasil.

aGnRH de depósito	Nome comercial	Aplicação	Dose inicial
Goserelina	Zoladex® 3,6 mg	SC	3,6 mg/mês
	Zoladex LA® 10,8 mg	SC	10,8 mg cada 3 meses
Buserelina	Suprefact® Depot	Implante SC	6,3 mg cada 2 meses
Leuprolida	Lupron® Depot 3,75; 7,5 e 11,25 mg	IM	3,75 mg/mês
	Lectrum® 3,75 e 7,5 mg	IM	11,25 mg cada 3 meses
Triptorrelina	Neo Decapeptyl® 3,75 mg	IM	3,75 mg/mês
	Gonapeptyl® Depot 3,75 mg	SC ou IM	

Há benefício comprovado, em termos de estatura final, em meninas com PPV que iniciem o tratamento com aGnRH antes dos 6 anos de idade. A decisão quanto ao tratamento após os 6 anos deve ser individualizada, em vista de o ganho de estatura ser moderado nesses casos, variando de 4,5 a 7,2 cm (Carel et al., 2009).

A monitorização do tratamento deve ser feita pela avaliação periódica do estadiamento puberal e da idade óssea, cada 3 a 6 meses (Carel et al., 2009). A progressão do desenvolvimento mamário sugere falha, já o desenvolvimento dos pelos pode indicar apenas a adrenarca normal. Pode acorrer sangramento vaginal após a primeira dose do aGnRH, mas sangramentos subsequentes também sugerem falha. Os valores de LH após estímulo também podem ser utilizados na monitorização do tratamento, seja por meio do teste do GnRH ou do uso do GnRH SC ou por meio de dosagem única de LH obtida após a aplicação do aGnRH de depósito, como mostra o quadro 10 (Junqueira e Reis, 2012). A vantagem da avaliação laboratorial sobre os parâmetros clínicos é a possibilidade de correção da dose terapêutica, antes que ocorra o avanço do estadiamento puberal.

Quadro 10
Monitorização do tratamento da puberdade precoce verdadeira com análogo do GnRH (aGnRH) (Junqueira e Reis, 2012).

Autor	Protocolo	Método	Valor de corte
Brito et al. (1999)	Pico de LH após GnRH	IFMA	LH < 2,3 UI/L
Lawson et al. (1999)	LH 40 minutos após GnRH SC	ICMA	LH < 2,0 UI/L
Bhatia et al. (2002)	LH 30 a 60' após leuprolida 3,75 mg	ICMA	LH < 3,0 UI/L
Brito et al. (2004)	LH 2h após leuprolida 3,75 mg	IFMA	LH < 6,6 UI/L
Acharya et al. (2009)	LH 3 horas após leuprolida 3,75 mg	ICMA	LH < 3,3 UI/L

LH: hormônio luteinizante; GnRH: hormônio liberador de gonadotrofinas; IFMA: *immunofluorometric assays*; ICMA: *immunochemiluminometric assays*.

Dentre os efeitos colaterais do uso de aGnRH, a reação alérgica no local da aplicação pode acontecer em 10 a 15% das pacientes (Carel et al., 2009), com possível falha da supressão do eixo HHG. Nos casos persistentes, pode ser necessária a troca do agente, devido ao risco de abscesso estéril. Dentre os efeitos colaterais sistêmicos: sangramento vaginal após as primeiras doses em 6,8% dos casos, ocasionalmente cefaleia e ondas de calor, além dos efeitos psicológicos associados à aplicação mensal de medicação injetável.

Após a descontinuação do tratamento, há pronta reativação do processo puberal, sem prejuízo da função gonadal (Cassio *et al.*, 2006). A menarca acontece em média 16 meses após a suspensão do aGnRH (2 a 61 meses) (Carel *et al.*, 2009). É fundamental manter-se o seguimento dessas meninas, mesmo após a descontinuação do tratamento, tanto para seguimento do crescimento e verificação da estatura final, quanto pelo possível risco aumentado de desenvolvimento da síndrome do ovário policístico, nas pacientes com puberdade precoce verdadeira, após 0,5 a 4 anos da menarca (Lazar *et al.*, 1995; Chiavaroli *et al.*, 2012).

O tratamento com GnRH também é indicado em caso de hamartoma, sendo que a progressão do tumor deve ser avaliada por exames de imagem (de Brito *et al.*, 1999).

O tratamento com aGnRH não é eficaz em caso de puberdade precoce independente de GnRH. Em casos de síndrome de McCune Albright, o tratamento deve voltar-se para supressão da esteroidogênese gonadal. Aqui se aplica o uso do acetato de medroxiprogesterona de depósito ou inibidor da aromatase (Speroff e Fritz, 2005).

O desenvolvimento dos caracteres sexuais secundários antes da idade prevista não é sinônimo de puberdade precoce, mas alerta para a importância de avaliação especializada a fim de estabelecer-se o mecanismo, potencial de progressão, causa e necessidade de tratamento.

O quadro 11 resume as principais diretrizes do tratamento.

Quadro 11
Condições para tratamento e seguimento.

Início do tratamento	Imediato, caso estádio M3 ou superior, sobretudo se associado a avanço da idade óssea
	Estádio M2 comprovar progressão por 3 a 6 meses
Seguimento	Em todas as consultas: estadiamento puberal e estatura
	3 meses da primeira aplicação: LH 3 horas após leuprolide 3,75 mg IM (< 3,3 UI/L-ICMA)
	6 meses da primeira aplicação: idade óssea
	Anual: idade óssea
Suspensão do tratamento	11 anos de idade cronológica
	12 anos de idade óssea

LH: hormônio luteinizante; IM: intramuscular; ICMA: ensaio imunoquimioluminométrico.

Corrimento genital

As vulvovaginites constituem o problema ginecológico mais comum em meninas no período pré-menarca (Cuadros *et al.*, 2004) e são a causa mais frequente de procura do ginecologista por pacientes pediátricos (Wilamowska *et al.*, 1993).

Etiologia

Fatores anatômicos e fisiológicos

O hipoestrogenismo inerente ao período pré-puberal é um fator importante que faz com que a mucosa genital seja mais suscetível à infecção. Além disso, a fragilidade da mucosa e o pH alcalino, auxiliados por fatores anatômicos como ausência de pelos pubianos e grandes lábios pouco desenvolvidos, eventualmente agravados por más condições de higiene, facilitam a invasão por patógenos (Altchek, 1989).

Fatores microbiológicos

O papel do desequilíbrio da flora vaginal para a ocorrência de vulvovaginites em meninas no período pré-puberal é difícil de ser estabelecido, principalmente devido à dificuldade em se caracterizar a flora genital normal na infância. Os estudos com esse objetivo geralmente apresentam um número de casos limitados, carecem de controles e muitos incluem tanto pacientes pré-púberes quanto meninas que já iniciaram o desenvolvimento puberal. Alguns autores avaliaram a flora vaginal de meninas pré--púberes e não há um consenso quanto à espécie bacteriana dominante, tanto em meninas assintomáticas quanto naquelas que apresentam quadro de vulvovaginite.

Mesmo pacientes assintomáticas podem apresentar uma cultura vaginal positiva para aeróbios, anaeróbios ou ambos (Gerstner et al., 1982). Nos casos em que há sintomas e sinais clínicos de vulvovaginite, o isolamento de uma determinada bactéria não necessariamente significa o reconhecimento do agente causal (Cuadros et al., 2004), mas uma bactéria patogênica pode ser identificada por cultura em 20 a 79% dos casos (Cuadros et al., 2004; Stricker et al., 2003; Röpke-Brandt e Gerhard, 1993).

A ocorrência de uma infecção respiratória alta e quadro de vulvovaginite no ano anterior (p < 0,001 e p < 0,05, respectivamente) foram identificados como fatores de risco significativos (Cuadros et al., 2004). Sikanić-Dugić et al. (2009) também identificaram esse fator de risco: em 37,4% dos casos de vulvovaginite havia histórico de antibioticoterapia mais de 1 mês antes, zprincipalmente para infecção do trato respiratório superior.

A maioria dos autores exclui a *Candida* sp. como agente de vulvovaginites em crianças (Stricker et al., 2003; Fischer e Rogers, 2000), a não ser naquelas pacientes que apresentam fatores predisponentes como diabetes, uso prolongado de fraldas ou antibioticoterapia recorrente (Joishy et al., 2005). O achado de agentes sexualmente transmissíveis como *Trichomonas hominis*, *Neisseria gonorrhoeae* e *Clamydia trachomatis* é altamente sugestivo de abuso sexual. A possibilidade de abuso também deve ser investigada nos casos de sangramento anal e na presença de comportamento sexual inadequado ou incompatível com o estágio de desenvolvimento da criança.

O quadro 12 apresenta os agentes etiológicos mais frequentemente isolados em meninas com vulvovaginites e sua incidência.

Quadro 12
Agentes etiológicos mais frequentemente identificados em meninas com vulvovaginite e sua incidência.

Agente	Incidência (%)
Streptococcus sp.	11,5-63,5
Haemophilus influenzae	8-47
Escherichia coli	18,1-80

Fatores comportamentais

O uso local de substâncias irritantes, como sabonetes ou perfumes, higiene inapropriada, uso de roupas íntimas de material inadequado é causa de irritação genital na infância e contribui para a manutenção do quadro de vulvovaginite em pacientes que possuem um agente etiológico específico associado (Joishy et al., 2005).

Diagnóstico

O quadro 13 apresenta as manifestações clínicas mais comuns em meninas com vulvovaginite. Os sintomas mais comuns são corrimento (62 a 92% dos casos) e prurido genitais (45 a 58%).

Quanto à propedêutica complementar, até o momento, as evidências disponíveis sugerem que deve ser realizada a avaliação microbiológica da secreção vaginal por meio de cultura para aeróbios e anaeróbios e coloração de *Gram*. A técnica de coleta mais adequada é a que utiliza *swab* de algodão estéril, a qual, além de não apresentar diferença de resultados em relação a outros métodos, é mais bem tolerada por pacientes pediátricos (Beolchi et al., 2005). Em casos de suspeita de corpo estranho, vaginoscopia deve ser realizada.

Quadro 13
Manifestações clínicas das vulvovaginites em meninas.

Sintomas	Sinais
Corrimento genital	Corrimento genital
Prurido	Escoriações em órgãos genitais e períneo
Irritação	Hiperemia genital
Vermelhidão	
Disúria	
Sangramento	

Outras causas de fluxo vaginal anormal na infância

Cerca de 60% dos casos de sangramento genital na pré-menarca são decorrentes de vulvovaginites, mas sempre devem ser excluídos puberdade precoce, presença de corpo estranho e tumores genitais (Imai *et al.*, 1995).

Tratamento

Para todas as pacientes, devem ser instituídas medidas higiênico-comportamentais, conforme o quadro 14.

Quadro 14
Medidas higiênico-comportamentais adotadas no tratamento das vulvovaginites em meninas.

Uso de sabonetes adequados
Roupas íntimas de algodão
Troca regular de fraldas em bebês
Retirada de fraldas em idade apropriada
Correta higiene dos genitais (supervisionada)
Não utilizar substâncias irritantes (exemplo: talcos perfumados)

Antibioticoterapia baseada no antibiograma deve ser instituída nos casos em que a cultura de secreção vaginal permitiu a identificação de um agente isolado. Ressaltar que bactérias inofensivas em proliferação excessiva podem causar vulvovaginite. A presença isolada de leucócitos na secreção vaginal com cultura negativa não deve ser indicativa da prescrição de antibióticos.

A via de administração sempre deve ser sistêmica. Cremes vaginais não devem ser usados nessas pacientes, visto que os agentes mais comuns sensíveis a essas medicações, como *Candida* sp. e *Gardnerella vaginalis*, não são causadores habituais de vulvovaginite nessa idade. Há dados acerca da utilização de amoxicilina 50 mg/kg/dia, dividida em três doses durante 10 dias, em caso de *Streptococcus pyogenes* (Dei *et al.*, 2010). A amoxicilina também é o antibiótico de primeira escolha para infecções causadas pelo *Haemophilus influenzae*. Quando há falha do tratamento, pode-se utilizar amoxicilina-clavulanato. Em casos de *Staphylococcus aureus*, também a amoxicilina-clavulanato pode ser usada na dose 45 mg/kg/dia, durante 7 dias (Dei *et al.*, 2010).

Sinéquia de pequenos lábios

A sinéquia de pequenos lábios é uma alteração comum entre 3 meses a 6 anos de idade, com prevalência de 1,8 a 3,3% (Leung *et al.*, 1993). Ocorre com menor frequência após os 6 anos. Pode ser assintomática, sendo um achado acidental, durante o exame físico, ou manifestar-se por sintomas como retenção urinária, infecções urinárias de repetição ou dor. O medo dos pais, relacionado ao desenvolvimento anormal da genitália, é muita vezes a causa da busca por atendimento médico.

O diagnóstico se dá pela inspeção visual da genitália. A visualização de uma "rafe" mediana exclui outros diagnósticos, como as malformações genitais ou hímen imperfurado (Bacon, 2002).

Foi observado que, em caso de conduta expectante, em 6 meses, 50% das pacientes evoluem com separação espontânea e completa dos lábios, sendo que em 18 meses 100% evoluem com resolução do quadro (Jenkinson e Mackinnon, 1984). A resolução espontânea do quadro se dá principalmente com o início da puberdade.

A presença, entretanto, de sintomas urinários ou dor indica uma conduta intervencionista. O tratamento de primeira linha é o uso de estrogênio tópico. A aplicação deste deve ser realizada duas vezes ao dia, até que se desfaça a aderência entre os pequenos lábios, o que ocorre entre 2 a 4 semanas, em cerca de 90% dos casos. Os pais devem ser orientados a aplicar o creme exatamente sobre a linha de aderência labial, com suave pressão, o que pode ser feito com o auxílio de um cotonete. Falhas nessa conduta estão relacionadas, muitas vezes, à aplicação em local incorreto. Após ocorrer a separação, deve-se manter higiene cuidadosa da região e aplicar-se pomada suave (como pomada de vitamina A e D) ou creme emoliente, por, pelo menos, 1 mês. Lembrar que o uso do estrogênio tópico pode estar associado a efeitos colaterais, como pigmentação vulvar, eritema local, telarca e pubarca precoces, que regridem com a descontinuação do uso (Bacon, 2002; Leung *et al.*, 2005).

Em caso de falha ao uso de estrogênio, considerar a possibilidade de desfazer manualmente a aderência sob uso de gel anestésico ou em centro cirúrgico, sob sedação. Em caso de aderência densa, é preferível o procedimento sob sedação. É contraindicado realizar esse procedimento sem algum tipo de anestesia em vista da possibilidade de dor e trauma emocional associado. Após a lise da aderência, também aqui se deve manter higiene cuidadosa da região, além de manter uso de estrogênio tópico durante 1 semana, seguido de uso de pomada ou creme emoliente.

Conclusões

A Figura 8 mostra o fluxograma que resume a abordagem das vulvovaginites em lactantes, pré-escolares e escolares.

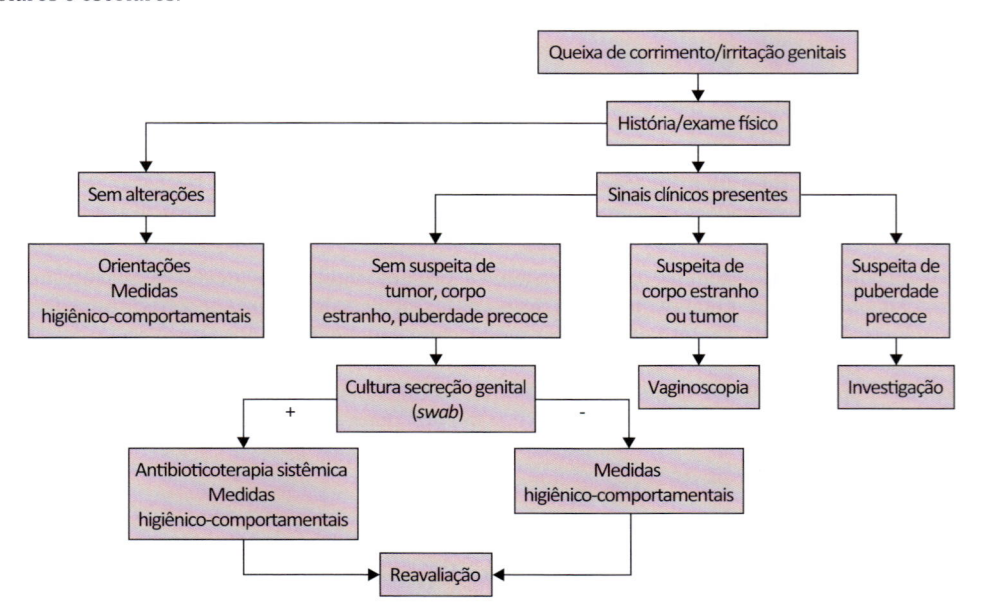

FIGURA 8. Fluxograma para abordagem de vulvovaginite em meninas.

Referências

Acharya SV, et al. Utility of single luteinizing hormone determination 3 h after depot leuprolide in monitoring therapy of gonadotropin-dependent precocious puberty. Pituitary. 2009;12(4):335-8.

Altchek A. Pediatric vulvovaginitis. J Reprod Med. 1984;29(6):359-75.

Bacon JL. Prepubertal labial adhesions: Evaluation of a referral population. Am J Obstet Gynecol. 2002;187:327-32.

Bayley N, Pinneau SR. Tables for predicting adult height from skeletal age: revised for use with the Greulich-Pyle hand standards. J Pediatr. 1952;40(4):423-41.

Beolchi S, et al. Vaginal swab in pediatric age. Pediatr Med Chir. 2005;27(3-4):88-90.

Borges MF, et al. Premature thelarche: clinical and laboratorial assessment by immunochemiluminescent assay. Arq Bras Endocrinol Metabol. 2008;52(1):93-100.

Bridges NA, et al. Sexual precocity: sex incidence and aetiology. Arch Dis Child. 1994;70(2):116-8.

Brito VN, et al. A single luteinizing hormone determination 2 hours after depot leuprolide is useful for therapy monitoring of gonadotropin-dependent precocious puberty in girls. J Clin Endocrinol Metab. 2004;89(9):4338-42.

Brito VN, et al. Diagnostic value of fluorometric assays in the evaluation of precocious puberty. J Clin Endocrinol Metab. 1999;84(10):3539-44.

Brito VN, et al. Treatment of gonadotropin dependent precocious puberty due to hypothalamic hamartoma with gonadotropin releasing hormone agonist depot. Arch Dis Child. 1999;80(3):231-4.

Carel JC, et al. Consensus statement on the use of gonadotropin-releasing hormone analogs in children. Pediatrics. 2009;123(4):e752-62.

Carvalho MN, Sá MFS. O desenvolvimento puberal normal. In: Reis RM et al. Ginecologia da infância e adolescência. Porto Alegre: Artmed; 2012. p. 21-33.

Cassio A, et al. Reproductive outcome in patients treated and not treated for idiopathic early puberty: long--term results of a randomized trial in adults. J Pediatr. 2006;149(4):532-6.

Cavallo A, et al. A simplified gonadotrophin-releasing hormone test for precocious puberty. Clin Endocrinol (Oxf). 1995;42(6):641-6.

Chiavaroli V, et al. GNRH analog therapy in girls with early puberty is associated with the achievement of predicted final height but also with increased risk of polycystic ovary syndrome. Eur J Endocrinol. 2010;163(1):55-62.

Choi JH, et al. Predictive factors for organic central precocious puberty and utility of simplified gonadotropin-releasing hormone tests. Pediatr Int. 2007;49(6):806-10.

Cuadros J, et al. The aetiology of paediatric inflammatory vulvovaginitis. Eur J Pediatr. 2004;163(4):283.

Cutler G. Precocious puberty. In: Hurst J, ed. Medicine for the practising Physician. Butterworth: Woburn; 1988. p. 526-30.

Dei M, et al. Vulvovaginitis in childhood Best Pract Res Clin Obstet Gynaecol. 2010;24:129-37.

Downing J, Bellis MA. Early pubertal onset and its relationship with sexual risk taking, substance use and anti-social behaviour: a preliminary cross-sectional study. BMC Public Health. 2009;9:446.

Eckert KL, et al. A single-sample, subcutaneous gonadotropin-releasing hormone test for central precocious puberty. Pediatrics. 1996;97(4):517-9.

Farage M, Maibach H. Lifetime changes in the vulva and vagina. Arch Gynecol Obstet. 2006;273:195-202.

Ferriman D, Gallwey JD. Clinical assessment of body hair growth in women. J Clin Endocrinol Metab. 1961;21:1440-7.

Fischer G, Rogers M. Vulvar disease in children: a clinical audit of 130 cases. Pediatr Dermatol. 2000;17(1):1-6

Gerstner GJ, et al. Vaginal organisms in prepubertal children with and without vulvovaginitis. A vaginoscopic study. Arch Gynecol. 1982;231(3):247-52.

Gonzalez ER. For puberty that comes too soon, new treatment highly effective. JAMA. 1982;248(10):1149-51, 55.

Greulich W, Pyle S. Radiographic atlas of skeletal development of the hand and wrist. Stanford Stanford University Press; 1959.

Grumbach MM, Styne DM. Puberty: ontogeny, neuroendocrinology, physiology, and disorders. In: Wilson JD, Foster DW, editors. Williams Textbook of Endocrinology. 9th ed. Philadelphia: Saunders; 2003. p. 1115-286.

Hatch R, et al. Hirsutism: implications, etiology, and management. Am J Obstet Gynecol. 1981;140:815-30.

Holm K, et al. Pubertal maturation of the internal genitalia: an ultrasound evaluation of 166 healthy girls. Ultrasound Obstet Gynecol. 1995;6:175-81.

Houk CP, et al. The diagnostic value of a brief GnRH analogue stimulation test in girls with central precocious puberty: a single 30-minute post-stimulation LH sample is adequate. J Pediatr Endocrinol Metab. 2008;21(12):1113-8.

Ibanez L, et al. Use of leuprolide acetate response patterns in the early diagnosis of pubertal disorders: comparison with the gonadotropin-releasing hormone test. J Clin Endocrinol Metab. 1994;78(1):30-5.

Imai A, et al. Genital bleeding in premenarchal children. Int J Gynaecol Obstet. 1995;49(1):41-5.

Iughetti L, et al. Diagnosis of central precocious puberty: endocrine assessment. J Pediatr Endocrinol Metab. 2000;13 Suppl 1:709-15.

Jenkinson SD, Mackinnon AE. Spontaneous separation of fused labia minora in prepubertal girls. BMJ. 1984;289:160-1.

Joishy M, et al. Do we need to treat vulvovaginitis in prepubertal girls? BMJ. 2005;330:186-8.

Junqueira FRR, Reis RM. Puberdade precoce. In: Reis RM et al. Ginecologia da infância e adolescência. Porto Alegre: Artmed; 2012. p. 81-93.

Junqueira FRR, et al. Assesment, by chemiluminometric assays, of gonadotropins and estradiol after leuprolide stimulation test in girls with precocius puberty development. Ribeirão Preto: Faculdade de Medicina de Ribeirão Preto da USP; 2010.

Kappy MS, Ganong CS. Advances in the treatment of precocious puberty. Adv Pediatr. 1994;41:223-61.

Largo RH, Prader A. Pubertal development in Swiss girls. Helv Paediatr Acta. 1983;38:229-43.

Lazar L, et al. Early polycystic ovary-like syndrome in girls with central precocious puberty and exaggerated adrenal response. Eur J Endocrinol. 1995;133(4):403-6.

Lean ME, et al. Waist circumference as a measure for indicating need for weight management. BMJ. 1995,311:158-61.

Leung AK, et al. The incidence of labial fusion in children. J Paediatr Child Health. 1993;29:235

Leung AKC, et al. Treatment of labial fusion with topical estrogen therapy. Clin Pediatr. 2005;44:245-7.

Lung and Blood Institute/American Heart Association Conference on Scientific Issues Related to Definition. Circulation. 2004;109:433-8.

Magalhães MLC, Andrade HHSM. Exame ginecológico na neonata. In: Ginecologia infanto-juvenil. Rio de Janeiro: Medsi; 1998. p. 47-51.

Marshall WA, Tanner JM. Variations in pattern of pubertal changes in girls. Arch Dis Child. 1969;44:291-303.

Martins WP, Nastri CO. Ultrasonographic measurement of ovarian volume in the diagnosis of central precocious puberty. Ultrasound Obstet Gynecol. 2009;34(4):484-5.

Metcalf MG, MacKenzie JA. Incidence of ovulation in young women. J Biosoc Sci. 1980;12:345-52.

Neely EK, et al. Normal ranges for immunochemiluminometric gonadotropin assays. J Pediatr. 1995;127(1):40-6.

Neely EK, et al. Spontaneous serum gonadotropin concentrations in the evaluation of precocious puberty. J Pediatr. 1995;127(1):47-52.

Oerter KE, et al. Gonadotropin secretory dynamics during puberty in normal girls and boys. J Clin Endocrinol Metab. 1990;71(5):1251-8.

Partsch CJ, et al. Management and outcome of central precocious puberty. Clin Endocrinol (Oxf). 2002;56(2):129-48.

Partsch CJ, et al. The significance and characteristics of the LHRH test in diagnosing precocious puberty development in girls: the stimulated LH/FSH quotient differentiates between central precocious puberty and premature thelarche. Monatsschr Kinderheilkd. 1989;137(5):284-8.

Physical status: the use and interpretation of anthropometry. Report of a WHO Expert Committee. World Health Organ Tech Rep Ser. 1995;854:1-452.

Pinyerd B, Zipf WB. Puberty – timing is everything! Journal of Pediatric Nursing. 2005;20(2):75-82.

Poomthavorn P, et al. Subcutaneous gonadotropin-releasing hormone agonist (triptorelin) test for diagnosing precocious puberty. Horm Res. 2009;72(2):114-9.

Resende EA, et al. Assessment of basal and gonadotropin-releasing hormone-stimulated gonadotropins by immunochemiluminometric and immunofluorometric assays in normal children. J Clin Endocrinol Metab. 2007;92(4):1424-9.

Rosa-e-Silva ACJS. Semiologia ginecológica na infância e adolescência. In: Reis RM et al. Ginecologia da infância e adolescência. Porto Alegre: Artmed; 2012. p. 35-46.

Röpke-Brandt B, Gerhard I. Clinical results of pediatric gynecologic consultation at the Heidelberg University gynecologic Clinic. Zentralbl Gynakol. 1993;115(2):68-76.

Sathasivam A, et al. Leuprolide stimulation testing for the evaluation of early female sexual maturation. Clin Endocrinol (Oxf). 2010;73(3):375-81.

Scott MG, et al., for the Conference Participants (NHLBI/AHA Conference Proceedings). Definition of metabolic syndrome. Report of the National Heart, Sikanić-Dugić N et al. Microbiological findings in prepubertal girls with vulvovaginitis. Acta Dermatovenerol Croat. 2009;17(4):267-72.

Speroff L, Fritz M. Abnormal puberty and growth problems. Clinical Gynecologic Endocrinology and Infertility. 17th ed. Philadelphia,USA: Lippincott Williams & Wilkins; 2005. p. 361-99.

Stricker T et al. Vulvovaginitis in prepubertal girls. Arch Dis Child. 2003;88(4):324-6.

Supornsilchai V, et al. Basal luteinizing hormone/follicle stimulating hormone ratio in diagnosis of central precocious puberty. J Med Assoc Thai. 2003;86 Suppl 2:S145-51.

Tanner JM. Growth at adolescence. 2nd ed. Oxford: Blackwell Scientific; 1962.

US Preventive Services Task Force. Screening for Cervical Cancer: Recommendations and Rationale. AHRQ Publication No. 03-515A. Agency for Healthcare Research and Quality, Rockville, MD. Retrieved June 5, 2010.

Wacharasindhu S, et al. A cost-benefit of gnRH stimulation test in diagnosis of central precocious puberty (CPP). J Med Assoc Thai. 2000;83(9):1105-11.

Wilamowska A, et al. Trial of characterizing bacterial strains isolated from vaginal discharge of girls. Ginekol Pol. 1993;64(7):332-5.

CAPÍTULO 14

Massas Anexiais

Francisco José Candido dos Reis
Patrícia de Almeida Silva Reis

Introdução

Massa anexial é um termo genérico utilizado para designar um aumento de volume dos anexos uterinos, representados por: trompas, ovários, ligamentos próprios dos ovários, ligamentos redondos, mesossalpinge, mesovário, ligamento largo, e remanescentes embrionários dos túbulos mesonéfricos (particularmente os paraoóforos) e dos ductos paramesonéfricos (hidátides). A apresentação inclui ainda outras condições extra-anexiais, como os pseudocistos peritoneais secundários a aderências pélvicas, os miomas pediculados, as patologias urológicas e as intestinais.

A importância do tema para o ginecologista deve-se a três fatores principais: a elevada prevalência, a morbidade associada e a dificuldade no seu manejo clínico correto. Estima-se que a prevalência seja de 0,17 a 5,9% nas mulheres assintomáticas e de 7,1 a 12% nas sintomáticas (Padilla *et al.*, 2000). Ocorrem cerca de 300 mil internações nos Estados Unidos a cada ano em consequência de uma massa anexial (Curtin *et al.*, 1994), e de 5 a 10% das mulheres são submetidas a procedimento cirúrgico em função de uma massa anexial durante a vida (NIH, 1995). Por outro lado, o grande desafio para o manejo dessas pacientes é evitar intervenções desnecessárias e mórbidas, e, ao mesmo tempo, não atrasar o diagnóstico dos tumores malignos do ovário.

O ovário é formado por vários tecidos que podem dar origem a neoplasias benignas e malignas, com epidemiologia e comportamentos biológicos muito diferentes. As neoplasias ovarianas podem ser classificadas em três tipos principais: as epiteliais (derivadas do epitélio de revestimento do ovário – epitélio celômico semelhante ao peritônio); as originadas dos oócitos primitivos (tumores de células germinativas), e as derivadas do tecido conjuntivo ovariano e das células da teca e granulosa. Em relação aos tumores malignos, dois pontos são essenciais: o de que o principal fator de prognóstico é o estádio (Gallion *et al.*, 1989; Hornun *et al.*, 2004; Linasmita *et al.*, 2004), reforçando a necessidade de diagnóstico precoce, e o de que o tratamento é mais bem-sucedido quando realizado em serviços especializados (Paulsen *et al.*, 2006).

Etiologia

Um grande número de condições clínicas manifesta-se como massa anexial, mas, do ponto de vista de manejo, é possível agrupá-las em três grandes categorias etiológicas: alterações funcionais, doenças benignas e neoplasias malignas (Quadro 1). Essa classificação permite direcionar a conduta inicial, mantendo as mulheres com alterações funcionais em seguimento nas unidades primárias, encaminhando as mulheres com doenças benignas para atendimento secundário, e direcionando aquelas com suspeita de tumores malignos diretamente para o atendimento terciário especializado.

As alterações funcionais, incluindo os cistos foliculares, os cistos luteínicos e os cistos tecaluteínicos, geralmente regridem espontaneamente após cerca de 8 a 12 semanas e não necessitam de nenhuma terapia, seja ela medicamentosa ou cirúrgica (Grime et al., 2006). Embora não sejam alterações decorrentes do ciclo menstrual, podemos também incluir nesse grupo os cistos de retenção das mulheres menopausadas, por serem morfológica e evolutivamente similares aos anteriores. Mesmo após seleção adequada de casos para tratamento cirúrgico, as alterações funcionais correspondem a cerca de 10 a 15% das massas anexiais operadas.

As doenças benignas correspondem à categoria mais numerosa após seleção para cirurgia, tanto em frequência quanto em possibilidades diagnósticas. Representam 70 a 80% das massas anexiais operadas e podem ser divididas em doenças neoplásicas e doenças não neoplásicas. As doenças neoplásicas incluem os cistadenomas, os teratomas maduros e os fibromas, entre outros. As doenças não neoplásicas incluem os endometriomas, as hidrossalpinges, os cistos paraovarianos e paratubários, e os pseudocistos peritoneais. Na maioria das vezes, a paciente pode ser tratada clinicamente, ou cirurgicamente, por meio da laparoscopia, e se beneficia do tratamento conservador, com preservação de sua capacidade reprodutiva e de produção hormonal.

Os tumores malignos correspondem a 10 a 15% das massas anexiais operadas. A identificação precisa dessas patologias é essencial para o tratamento ideal da doença, o qual envolve estadiamento e cirurgia adequada, não necessariamente radical, como nos casos de tumores epiteliais iniciais e de células germinativas em mulheres que desejam manter o futuro reprodutivo. Vale lembrar que a laparotomia é a via recomendada para a abordagem dos tumores malignos e que, atualmente, representa unanimidade na literatura especializada que as mulheres com tumores malignos do ovário são significativamente beneficiadas pelo encaminhamento para serviços de atenção terciária antes de qualquer intervenção cirúrgica (ACOG, 2002).

Quadro 1
Classificação etiológica das massas anexiais.

Alterações funcionais dos ovários
    Cistos foliculares
    Cistos de corpo lúteo
    Cistos tecaluteínicos

Doenças benignas
    Neoplasias benignas do ovário
    Doenças tubáreas
    Endometriomas
    Resquícios embrionários
    Pseudocistos peritoneais

Tumores malignos
    Epiteliais
    Estromais
    Células germinativas
    Metastáticos

Propedêutica

Diante de uma mulher com massa anexial, é essencial o uso de métodos de diagnóstico diferencial que permitam adotar condutas conservadoras nas alterações benignas e indicar intervenção imediata nas neoplasias malignas. Esse princípio tem o intuito de evitar cirurgias desnecessárias em pacientes portadoras de alterações funcionais e, por outro lado, de não retardar o tratamento de pacientes portadoras de tumores malignos do ovário, especialmente os iniciais.

Os principais métodos para o diagnóstico inicial são: avaliação clínica, ultrassonografia e marcadores tumorais. A avaliação clínica direcionada tem três componentes: os fatores epidemiológicos, os sintomas e os achados físicos. Os fatores epidemiológicos reconhecidamente de risco para malignidade ovariana são a idade, a história reprodutiva, a história familiar e a história pessoal. A incidência de tumores malignos do ovário por 100 mil mulheres é menor que 9 casos antes dos 40 anos, varia de

13,16 a 35,49 casos entre 40 e 60 anos e de 42,84 a 56,13 casos entre 60 e 80 anos (Quirk *et al.*, 2005). A nuligrávida, a primeira gestação tardia e o pequeno número de filhos são considerados fatores de risco, enquanto o uso de contraceptivos orais é considerado fator de proteção para tumores malignos do ovário. A história familiar de câncer de ovário em parentes de primeiro grau e a história pessoal de câncer de mama ou de cólon aumentam significativamente o risco de malignidade.

A avaliação de sintomas tem ganhado novamente importância. A ocorrência de sintomas como distensão abdominal, aumento do volume abdominal, dificuldade para comer, rápida sensação de plenitude, dor abdominal ou pélvica com mais de 12 episódios mensais e por menos de 1 ano de duração apresentam sensibilidade para malignidade de 56,7% para estádio inicial e 79,5% para o estádio avançado. A especificidade é de 86,7% antes dos 50 anos e de 90% após os 50 anos (Goff *et al.*, 2007).

O exame físico geral e abdominal geralmente é pobre e auxilia pouco, mas atenção especial deve ser dada à pesquisa de ascite, que tem elevada especificidade quando presente. O exame ginecológico, por outro lado, é de grande valia para o diagnóstico diferencial. Deve-se caracterizar durante o toque bimanual o acometimento anexial uni ou bilateral, a mobilidade da massa anexial, sua consistência cística ou sólida e se há acometimento do fundo de saco de vaginal. O desempenho global da avaliação clínica no diagnóstico diferencial das massas anexiais mostra sensibilidade de 72% e especificidade de 92% para a predição de malignidade (Myers *et al.*, 2006).

A ultrassonografia morfológica convencional é o exame menos invasivo e de menor custo, capaz de detectar alterações de pequeno volume na região anexial. Permite a definição do tamanho da lesão, localização, características arquiteturais e relação com demais estruturas pélvicas. As principais características para a predição de malignidade são a presença de estrutura sólida no tumor e de ascite, independentemente da idade. São fatores também considerados relevantes: o diâmetro tumoral, na pré-menopausa, e as características da superfície tumoral, na pós-menopausa. A avaliação desses parâmetros mostra sensibilidade de 86 e 93%, e especificidade de 92 e 82%, na pré- e na pós-menopausa, respectivamente (Prompeler *et al.*, 1996).

A avaliação vascular tumoral com Doppler colorido e de amplitude mostra índices de resistência vascular semelhantes em neoplasias de pacientes na pré- e na pós-menopausa, com tendência de serem menores nas patologias malignas. Mas não há consenso na literatura quanto a um valor limite entre tumores benignos e malignos (Prompeler *et al.*, 1996; Guerriero *et al.*, 2001). Diferentes modelos de diagnóstico diferencial entre tumores ovarianos malignos e benignos foram elaborados, utilizando-se a combinação de achados ultrassonográficos morfológicos e mapeamento vascular. Entretanto, estudos posteriores utilizando esses modelos não conseguiram reproduzir a mesma *performance* relatada nos ensaios originais (Mol *et al.*, 2001). Na tentativa de identificar regras simples e facilmente aplicáveis para a diferenciação de tumores malignos e benignos dos ovários, o grupo IOTA destacou as características morfológicas das massas anexiais como parâmetro de distinção (Timmerman *et al.*, 2008) (Quadro 2).

O terceiro método de utilidade são os marcadores tumorais. Os biomarcadores representam alterações celulares, bioquímicas, moleculares ou genéticas por meio das quais um processo normal, anormal ou simplesmente biológico pode ser reconhecido ou monitorado. Podem ser mensurados em meios como fluidos, células ou tecidos, e são úteis para identificar indivíduos afetados antes que a doença se torne evidente, ou mesmo identificar indivíduos suscetíveis ao desenvolvimento do câncer. Tais marcadores são especialmente importantes no câncer de ovário, frequentemente diagnosticado em estádios avançados e com prognóstico ruim (Daly e Ozols, 2002).

O CA 125 é o marcador mais conhecido e utilizado na condução clínica de pacientes com tumores epiteliais de ovário. É uma sialomucina de elevado peso molecular, também conhecido como MUC 16, que foi inicialmente identificada por meio de anticorpos produzidos por animais imunizados com células de cistadenocarcinoma seroso papilífero do ovário humano (Bast *et al.*, 1981). O valor de *cutoff* é de 35 U/L e foi determinado a partir da curva de distribuição, incluindo 99% dos indivíduos normais e saudáveis (Sturgeon *et al.*, 2008). Seus valores tendem a diminuir com a menopausa e em mulheres de origem africana e asiática, quando comparadas às mulheres brancas; e também sofrem alterações

Quadro 2
Dez regras simples para identificar um tumor maligno ou um tumor benigno de ovário.

Parâmetros para predizer um tumor maligno	Parâmetros para predizer um tumor benigno
M1 – Tumor sólido e irregular	B1 – Unilocular
M2 – Presença de ascite	B2 – Presença de componente sólido com no máximo 7 mm de diâmetro
M3 – No mínimo quatro estruturas papilares	B3 – Presença de sombra acústica posterior
M4 – Tumor sólido multilocular com maior diâmetro ≥ 100 mm	B4 – Tumor multilocular com maior diâmetro < 100 mm
M5 – Intensa vascularização	B5 – Ausência de vascularização

Fonte: IOTA, 2008.
Se um ou mais parâmetros M ocorrem na ausência de parâmetros B, a massa é classificada como maligna. Se um ou mais parâmetros B ocorrem na ausência de parâmetros M, a massa é classificada como benigna. Se parâmetros M e B ocorrem concomitantemente, a massa não pode ser classificada.

durante o ciclo menstrual, aumentando durante a menstruação (Sturgeon et al., 2008; Pauler et al., 2001). Valores elevados também podem ser encontrados em 1 a 2% das mulheres normais, em 5% das mulheres com patologias benignas e em 28% das mulheres com neoplasias malignas não ginecológicas (Sturgeon et al., 2008; Bast et al., 1998). Esse marcador tem sido estudado no diagnóstico diferencial de mulheres com massas pélvicas, no monitoramento da resposta ao tratamento adjuvante, na detecção precoce de recorrência do tumor após tratamento; e em conjunto com a ultrassonografia e o toque vaginal, pode ser aplicado ao rastreamento de mulheres com alto risco para câncer de ovário.

A dosagem do CA 125 é amplamente aceita na diferenciação de neoplasias malignas e benignas dos ovários, com desempenho ainda melhor em mulheres na pós-menopausa que apresentem massas ovarianas (Sturgeon et al., 2008; Tholander et al., 1990). Concentrações de CA 125 ≥ 95 U/L em mulheres na pós-menopausa têm valor preditivo positivo de 95% na discriminação de neoplasias malignas e benignas dos ovários (Bast et al., 1998).

Tratamento

A conduta inicial a ser adotada para a paciente com massa anexial depende fundamentalmente da categoria na qual a mesma se enquadra, conforme o quadro 1. A partir da classificação inicial, teremos pacientes portadoras de provável alteração funcional, provável doença benigna e provável neoplasia maligna. A conduta nas massas anexiais está esquematizada na Figura 1.

Conduta nos cistos funcionais

Nas pacientes portadoras de provável alteração funcional, recomenda-se repetir a avaliação clínica e a ultrassonografia em 12 semanas. Se houver regressão da lesão, confirma-se o diagnóstico de alteração funcional. No caso de haver persistência ou mudança morfológica da lesão e/ou mudança do quadro clínico, deve-se proceder à nova categorização. A decisão final deve ser compartilhada com a paciente, especialmente as portadoras de lesões grandes (> 5 cm). O uso de tratamento hormonal, como os contraceptivos orais, não encontra respaldo na literatura e não é recomendado com tratamento de cistos funcionais do ovário (Grimes et al., 2006).

Merecem consideração os chamados cistos simples na pós-menopausa, que, embora conceitualmente não sejam funcionais, na maioria das vezes não mostram sequer representação epitelial à histologia. É derivada de um conceito antigo e ultrapassado (Barber e Graber, 1971) a ideia de que toda massa anexial na pós-menopausa deva ser submetida à investigação cirúrgica. Mesmo na pós-menopausa, cistos simples desaparecem com frequência muito elevada quando considerados períodos maiores de observação, cerca de 70% em 1 ano (Modesitt et al., 2003). Os cistos simples com CA 125 normal após a menopausa são candidatos à conduta expectante, com reavaliação em 6 meses (McDonald e Modesitt et al., 2006).

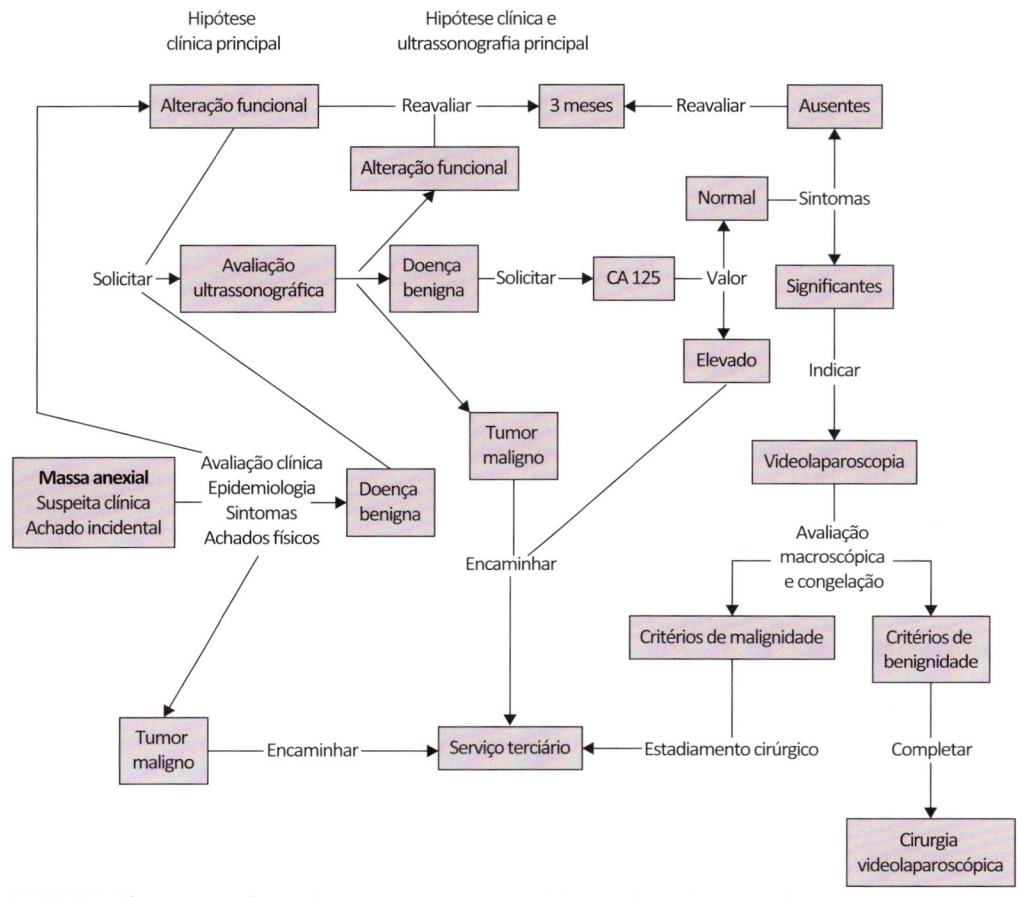

FIGURA 1. Fluxograma de conduta para massas anexiais em ginecologia geral.

Conduta nas doenças anexiais benignas

Mulheres com massas persistentes ou com diagnóstico de prováveis condições benignas, como tumores benignos do ovário ou endometriomas, na maioria da vezes requerem abordagem cirúrgica. Nesses casos, a videocirurgia é considerada, na atualidade, o padrão-ouro de abordagem. O procedimento implica necessariamente inspeção completa da cavidade abdominal, inspeção completa da pelve e coleta de líquido pélvico para citologia. Devem-se investigar criteriosamente os sinais anexiais (excrescência extracapsular, irregularidade de superfície e atipia vascular) e extra-anexiais (ascite turva, implantes peritoneais tipo carcinomatose, metástases a distância e aderências densas) de malignidade (Neto Poli *et al.*, 2005).

A avaliação pré-operatória indicando benignidade, associada à ausência de sinais suspeitos na fase diagnóstica da videolaparoscopia, permite definir a abordagem da massa anexial. Há duas opções: a exérese da massa com preservação do anexo ou a anexectomia. A definição deve ser baseada no período de vida da mulher. Na infância, adolescência e período reprodutivo, a opção deve ser sempre pela conservação do anexo. A salpingooforectomia na doença anexial benigna está restrita ao período pós-menopausa. É importante ressaltar aqui que o tamanho da massa benigna não deve ser utilizado como critério para a salpingooforectomia. A preservação do ovário é possível entre 84,1% (cisto > 8 cm) e 94,2% (cisto < 8 cm) dos casos (Canis *et al.*, 2000).

Outro aspecto fundamental a ser considerado na abordagem cirúrgica das massas anexiais benignas é a necessidade de avaliação da peça cirúrgica no intraoperatório pelo patologista. A avaliação por biópsia de congelação apresenta sensibilidade entre 65 e 97%, e especificidade entre 97 e 100% (Geomini *et al.*, 2005). As mulheres com massas anexiais suspeitas de malignidade detectadas na fase de diagnóstico da laparoscopia ou na avaliação intraoperatória por congelação se beneficiam de avaliação imediata por cirurgião com habilitação em oncologia ginecológica. Nessa situação, a cirurgia é empregada para o estadiamento e tratamento. Com o advento da videolaparoscopia, a maior parte das massas pode ser abordada de maneira segura e as complicações pós-operatórias podem ser reduzidas. Apesar disso, a abordagem das massas suspeitas de malignidade é mais adequadamente realizada pela via laparotômica.

Conduta nas massas anexiais suspeitas de malignidade

A abordagem terapêutica dos tumores malignos de ovário é considerada de alta complexidade, e os resultados, em termos de sobrevida, intervalo livre de progressão e qualidade de vida, dependem da adequação de todas as etapas do tratamento. Os fatores de prognóstico, definidos pela correlação com a sobrevida global, usualmente refletem a extensão da doença (estádio), a biologia intrínseca do tumor (tipo e grau histológico) e a capacidade da paciente de tolerar o tratamento para a doença (*performance status*). Outros fatores que podem ter impacto na sobrevida da pacientes são o tipo de tratamento recebido (citorredução ótima, quimioterapia baseada em derivados da platina) e o efeito da terapêutica sobre o tumor (por exemplo: resposta completa) ou sobre a paciente (por exemplo: mielossupressão) (Agarwal e Kaye, 2005). Diversos autores consideram o estadiamento da *International* Federation *of Gynecology and Obstetrics* (FIGO) como o mais importante fator de prognóstico nos tumores epiteliais de ovário (Hornung *et al.*, 2004; Linasmita *et al.*, 2004). A sobrevida em 5 anos atualmente é de 93% para os casos de tumor localizado no ovário, 72% para os casos com disseminação regional e 31% para os casos com tumor distante. Quanto ao estádio no momento do diagnóstico, 18% dos casos apresentam-se com tumor restrito aos ovários, 7% com tumores disseminados regionalmente e 68% com disseminação a distância (Jemal *et al.*, 2003).

A abordagem terapêutica é multidisciplinar e implica ações combinadas entre a cirurgia, quimioterapia e suporte hospitalar para pacientes graves. Existe uma multiplicidade de abordagens cirúrgicas, que vão desde o tratamento conservador com preservação da fertilidade, até grandes cirurgias com ressecções parciais de órgãos vitais. Da mesma forma, a abordagem quimioterápica também é muito variável, tanto em sua temporalidade (neoadjuvante ou adjuvante) quanto em relação às drogas empregadas e o número de ciclos.

Esses diversos aspectos justificam amplamente a recomendação de se referir as mulheres com massas anexiais suspeitas de malignidade para serviços terciários especializados. É amplamente documentado que mulheres com tumores malignos ovarianos tratadas em serviços especializados apresentam vantagens em termos de sobrevida (Tingulstad *et al.*, 2003). Outro aspecto relevante é a obrigatoriedade de se estadiar de forma completa essas pacientes no momento da abordagem primária, o que muitas vezes não ocorre fora dos centros especializados e leva à necessidade de intervenção precoce (Elit *et al.*, 2002).

Referências

Agarwal R, Kaye SB. Prognostic factors in ovarian cancer: how close are we to a complete picture? Ann Oncol. 2005;16(1):4-6.

American College of Obstetricians and Gynecologists (ACOG). ACOG Committee Opinion: number 280, December 2002. The role of the generalist obstetrician-gynecologist in the early detection of ovarian cancer. Obstet Gynecol. 2002;100(6):1413-6.

Barber HR, Graber EA. The PMPO syndrome (postmenopausal palpable ovary syndrome). Obstet Gynecol. 1971;38(6):921-3.

Bast RC Jr., et al. CA 125: the past and the future. Int J Biol Markers. 1998;13(4):179-87.

Bast RC Jr., et al. Reactivity of a monoclonal antibody with human ovarian carcinoma. J Clin Invest. 1981;68(5):1331-7.

Canis M, et al. Management of adnexal masses: role and risk of laparoscopy. Semin Surg Oncol. 2000;19(1):28-35.

Curtin JP, et al. Ovarian disease in women with breast cancer. Obstet Gynecol. 1994;84(3):449-52.

Daly MB, Ozols RF. The search for predictive patterns in ovarian cancer: proteomics meets bioinformatics. Cancer Cell. 2002;1(2):111-2.

Elit L, et al. Outcomes in surgery for ovarian cancer. Gynecol Oncol. 2002;87(3):260-7.

Hornung R, et al. Analysis of potential prognostic factors in 111 patients with ovarian cancer. Cancer Lett. 2004;206(1):97-106.

Gallion HH, et al. Adjuvant oral alkylating chemotherapy in patients with stage I epithelial ovarian cancer. Cancer. 1989;63(6):1070-3.

Geomini P, et al. Diagnostic accuracy of frozen section diagnosis of the adnexal mass: a metaanalysis. Gynecol Oncol. 2005;96(1):1-9.

Goff BA, et al. Development of an ovarian cancer symptom index: possibilities for earlier detection. Cancer. 2007;109(2):221-7.

Grimes DA, et al. Oral contraceptives for functional ovarian cysts. Cochrane Database Syst Rev. 2006(4):CD006134.

Guerriero S, et al. Comparison of conventional color Doppler imaging and power doppler imaging for the diagnosis of ovarian cancer: results of a European study. Gynecol Oncol. 2001;83(2):299-304.

Jemal A, et al. Cancer statistics, 2009. CA Cancer J Clin. 2009;59(4):225-49.

Linasmita V, et al. Prognostic factors for survival of epithelial ovarian cancer. Int J Gynaecol Obstet. 2004;85(1):66-9.

McDonald JM, Modesitt SC. The incidental postmenopausal adnexal mass. Clin Obstet Gynecol. 2006;49(3):506-16.

Mills GB, et al. Future for ovarian cancer screening: novel markers from emerging technologies of transcriptional profiling and proteomics. J Natl Cancer Inst. 2001;93(19):1437-9.

Modesitt SC, et al. Risk of malignancy in unilocular ovarian cystic tumors less than 10 centimeters in diameter. Obstet Gynecol. 2003;102(3):594-9.

Mol BW, et al. Distinguishing the benign and malignant adnexal mass: an external validation of prognostic models. Gynecol Oncol. 2001;80(2):162-7.

Myers ER, et al. Management of adnexal mass. Evid Rep Technol Assess (Full Rep). 2006(130):1-145.

National Institutes of Health (NIH). NIH consensus conference. Ovarian cancer. Screening, treatment, and follow-up. NIH Consensus Development Panel on Ovarian Cancer. JAMA. 1995;273(6):491-7.

Neto Poli OB, et al. Vascular atypia and irregularity on surface as signs of malignant adnexal mass: a complementary method of laparoscopic assessment. J Minim Invasive Gynecol. 2005;12(4):351-4.

Padilla LA, et al. Accuracy of the pelvic examination in detecting adnexal masses. Obstet Gynecol. 2000;96(4):593-8.

Pauler DK, et al. Factors influencing serum CA125II levels in healthy postmenopausal women. Cancer Epidemiol Biomarkers Prev. 2001;10(5):489-93.

Paulsen T, et al. Improved short-term survival for advanced ovarian, tubal, and peritoneal cancer patients operated at teaching hospitals. Int J Gynecol Cancer. 2006;16 Suppl 1:11-7.

Prompeler HJ, et al. Classification of adnexal tumors by transvaginal color Doppler. Gynecol Oncol. 1996;61(3):354-63.

Sturgeon CM, et al. National Academy of Clinical Biochemistry laboratory medicine practice guidelines for use of tumor markers in testicular, prostate, colorectal, breast, and ovarian cancers. Clin Chem. 2008;54(12):e11-79.

Quirk JT, et al. Age-specific ovarian cancer incidence rate patterns in the United States. Gynecol Oncol. 2005;99(1):248-50.

Tholander B, et al. Pretreatment serum levels of CA-125, carcinoembryonic antigen, tissue polypeptide antigen, and placental alkaline phosphatase, in patients with ovarian carcinoma, borderline tumors, or benign adnexal masses: relevance for differential diagnosis. Gynecol Oncol. 1990;39(1):16-25.

Timmerman D, et al. Simple ultrasound-based rules for the diagnosis of ovarian cancer. Ultrasound Obstet Gynecol. 2008;31(6):681-90.

Tingulstad S, et al. The effect of centralization of primary surgery on survival in ovarian cancer patients. Obstet Gynecol. 2003;102(3):499-505.

CAPÍTULO 15

Climatério

Maria Célia Mendes

Introdução

O climatério é o período de vida da mulher compreendido entre o final da fase reprodutiva e o início da senilidade (OMS). Varia, em geral, dos 40 aos 65 anos.

A menopausa é a interrupção da menstruação por 12 meses consecutivos, sendo assim a última menstruação. A menopausa ocorre, geralmente, aos 51,4 anos nos Estados Unidos e aos 48 anos no Brasil (Febrasgo, 2010).

O período em que antecede a menopausa é denominado transição menopausal e o período que ocorre depois da menopausa é chamado de pós-menopausa. A perimenopausa compreende a fase de transição menopausal até 1 ano após a menopausa (Figura 1).

				Fim do período menstrual				
Estágios	-5	-4	-3	-2	-1	0	+1	+2
Terminologia	Reprodutivo			Transição menopausal		Pós-menopausa		
	Inicial	Pico	Tardio	Inicial	Tardio*		Inicial*	Tardio
				Perimenopausa				
Duração do estágio	Variável			Variável		(a) 1 ano	(b) 4 anos	Até o falecimento
Ciclo menstrual	Variável a regular	Regular		Duração de ciclo variável (> 7 dias diferentes do normal)	≥ 2 ciclos pulados e intervalo de amenorreia (≥ 60 dias)	Amenorreia por 12 meses	Nenhum	
Endócrino	FSH normal	↑ FSH		↑ FSH			↑ FSH	

Adaptado de: Soules et al., 2001[2].
FSH: hormônio folículo-estimulante.
↑: elevado.
* Etapas mais suscetíveis de serem caracterizadas por sintomas vasomotores.

FIGURA 1. Estágios reprodutivos na vida da mulher.

Etiopatogenia

No climatério, ocorrem alterações no eixo hipotálamo-hipófise-ovário, não sendo descrito, até o momento, o local da gênese de todo o processo. Com o declínio da função ovariana e a diminuição progressiva do número de folículos, há uma queda nos níveis da inibina e estradiol (E_2). Estes, por retroalimentação, determinam aumento do hormônio folículo-estimulante (FSH) e, posteriormente, do hormônio luteinizante (LH).

Os folículos remanescentes tornam-se refratários às gonadotrofinas e, no estroma ovariano, por ação do LH, há aumento da produção de androgênios, tanto a testosterona quanto a androstenediona (A_4). Nos tecidos periféricos, a A_4 secretada, também, pelas adrenais sofre conversão para estrona (E_1) sob ação da enzima aromatase.

Sinais e sintomas

A mulher, no climatério, pode ser assintomática, no entanto são frequentes as queixas de irregularidade menstrual que, posteriormente, evoluem para amenorreia.

Pode apresentar, também, a síndrome menopausal, que se caracteriza pela presença de sintomas vasomotores e atrofia cutâneo-mucosa.

Os sintomas vasomotores são fogachos e sudorese noturna. Alguns sintomas podem estar associados, como palpitação, vertigem, náuseas, cefaleia e irritabilidade.

Mulheres com atrofia cutâneo-mucosa podem queixar-se de secura vaginal, ardência, prurido, dispareunia e sinusiorragia. O epitélio vaginal se apresenta com coloração rósea-clara e a vagina se torna encurtada e com diminuição das rugosidades. A atrofia cutâneo-mucosa pode contribuir para o aparecimento das distopias genitais.

O hipoestrogenismo, presente no climatério, pode determinar o aparecimento de disúria, polaciúria, prolapso de mucosa, devido à sua ação sobre o epitélio uretral, além de poder ser causa de tenesmo vesical e prejudicar o esvaziamento vesical.

A diminuição dos níveis de estrogênio pode determinar, no cérebro, no núcleo talâmico mediano, a alteração na produção de serotonina, podendo, assim, o sono tornar-se mais superficial e, posteriormente, evoluir para insônia.

Vários sintomas psicogênicos podem surgir nessa fase da vida da mulher, sendo descritos a labilidade emocional, nervosismo, irritabilidade, depressão, insônia, diminuição da libido, diminuição da autoestima, dificuldade de concentração e memória e dificuldades sexuais.

Propedêutica

Fazem parte da propedêutica: colpocitologia oncótica; mamografia (MMG); TSH; glicemia de jejum; lipidograma; pesquisa de sangue oculto nas fezes; densitometria óssea.

Colpocitologia oncótica

O rastreamento de câncer de colo uterino é preconizado a cada 3 anos, após dois exames normais, anuais, consecutivos, com exceção das portadoras do vírus HIV ou imunodeprimidas, que devem realizá-lo anualmente. As mulheres histerectomizadas por doenças benignas não devem ser submetidas ao rastreamento (Brasil, 2010).

Segundo as diretrizes brasileiras, as mulheres sexualmente ativas devem ser submetidas ao rastreamento, prioritariamente, até os 59 anos. A coleta de material para colpocitologia deve ser individualizada a partir de 60 anos e suspensa após os 65 anos, se os resultados anteriores estiverem normais (Brasil, 2010).

Nos Estados Unidos, a *US Preventive Services Task Force* (USPSTF) recomenda o rastreamento até 65 anos e o *Canadian Task Force on Preventive Health Care* (CTFPHC) adotou o rastreamento até 69 anos (USPSTF, 2012; CTFPHC, 2013), provavelmente pelo aumento da longevidade da população.

Mamografia

No Brasil, o Instituto Nacional de Câncer (INCA) preconiza o rastreamento do câncer de mama para mulheres de 40 a 49 anos com exame clínico da mama (ECM) anual e, se alterado, deve-se solicitar MMG. Para mulheres de 50 a 69 anos, recomenda-se o ECM anual e MMG a cada 2 anos. Para mulheres com ≥ 35 anos e risco elevado para câncer de mama, deverá ser realizado ECM e MMG anualmente (Brasil, 2004).

No entanto, em 2010, o Departamento de Atenção Básica do Ministério da Saúde recomendou que o rastreamento de câncer de mama para mulheres entre 50 e 70 anos seja bianual e realizado por meio de MMG. O rastreamento bianual com MMG antes dos 50 anos deve ser uma decisão individualizada, após avaliar os benefícios e os malefícios (Brasil, 2010).

A Sociedade Brasileira de Mastologia (SBM) recomenda que o rastreamento de câncer seja anual e iniciado aos 40 anos (SBM, s/d).

O *American College of Obstetricians and Gynecologists* (ACGO) recomenda a MMG a cada 1 a 2 anos, sendo iniciada aos 40 anos e realizada anualmente a partir dos 50 anos (ACGO, 2011).

O CTFPHC recomenda MMG a cada 2 a 3 anos para mulheres de 50 a 74 anos e para mulheres com idade entre 40 e 49 anos recomendamos, não rotineiramente, rastreamento com MMG[9].

O USPSTF recomenda *screening* bianual com MMG para mulheres com idade de 50 a 74 anos. Antes dos 50 anos, a decisão deve ser individualizada (USPSTF, 2009).

TSH

O hipotireoidismo parece ter alta incidência em mulheres acima dos 50 anos de idade.

O hipotireoidismo subclínico é diagnosticado quando os níveis de hormônio estimulante da tireoide (TSH) estão aumentados e de T_4 livre são normais. Nestes casos, os valores de TSH são < 10 mUI/mL.

A *American Thyroid Association* recomenda que o rastreamento para disfunções da tireoide deve ser realizado em mulheres assintomáticas com idade > 35 anos e a cada 5 anos (ATA, 2012).

O ACGO preconiza que a dosagem de TSH deve ser realizada a cada 5 anos, iniciando aos 50 anos (CTFPHC, 2011).

Os valores normais de TSH são de 0,3 a 4,0 mIU/mL e, estando normais, devem ser repetidos a cada 5 anos (Garber *et al.*, 2012).

Glicemia de jejum

Em mulheres assintomáticas, os exames para detectar *diabetes mellitus* (DM) tipo 2 e avaliar o risco de diabetes no futuro devem ser realizados em adultos de qualquer idade com sobrepeso ou obesos (IMC ≥ 25 kg/m^2) e que têm um ou mais fatores de risco para diabetes. Naqueles sem esses fatores de risco, o teste deve começar aos 45 anos. Se os resultados forem normais, a repetição do exame em pelo menos 3 anos é um de intervalo razoável (ADA, 2012).

Segundo o ACGO, o rastreamento de DM tipo 2, com glicemia de jejum, deve ser realizado a cada 3 anos após a idade de 45 anos (ACGO, 2011).

No Manual de Atenção Básica, publicado pelo Departamento de Atenção Básica do Ministério da Saúde, a recomendação é que seja realizado o rastreamento para diabetes em adultos assintomáticos com pressão arterial sustentada > 135/80 mmHg, não se aplicando a outros critérios, como obesidade, história familiar e faixa etária (Brasil, 2010).

A glicemia de jejum é considerada normal com a dosagem < 100 mg/dL. Diante de valores entre 100 a 125 mg/dL, deve-se solicitar GTT 75 g. Dois resultados de glicemia de jejum ≥ 126 mg/dL confirmam o diagnóstico de DM tipo 2.

Lipidograma

O ACGO recomenda a análise do perfil lipídico a cada 5 anos, iniciando ao 45 anos (ACGO, 2011).

No entanto, no Manual de Atenção Básica do Ministérios da Saúde, a recomendação é que o rastreamento das desordens lipídicas seja realizado em mulheres com ≥ 45 anos, quando se enquadrarem como grupo de alto risco para doença coronariana. Não há recomendação contra ou a favor do rastreamento das desordens lipídicas em mulheres com 20 anos ou mais se elas não estiverem em grupo alto risco cardiovascular. O intervalo ótimo para rastreamento é incerto e depende do risco cardiovascular. Quanto maior o risco, menor o intervalo de rastreamento (Brasil, 2010).

São fatores de risco para doença cardiovascular: gênero, idade, etnia (ascendência sul-asiática) tabagista, obesidade (índice de massa corporal – IMC ≥ 30 kg/m^2, especialmente com obesidade central: mulheres com circunferência abdominal – CA ≥ 88 cm e homens com CA ≥ 102 cm ou ≥ 92 cm, se asiático), história familiar de doença cardíaca prematura; diabéticas e hipertensas (Brasil, 2010).

Os níveis ideais recomendados são: colesterol < 200 mg/dL, lipoproteína de alta densidade (HDL) colesterol > 50 mg/dL, lipoproteína de baixa densidade (LDL) colesterol < 100 mg/dL e triglicerídeos < 150 mg/dL.

Pesquisa de sangue oculto nas fezes

O rastreamento para o câncer de cólon e reto pode ser realizado por meio da pesquisa de sangue oculto (PSOF) nas fezes, colonoscopia ou sigmoidoscopia, em adultos entre 50 e 75 anos.

Até o momento, a principal estratégia de rastreamento recomendada pelo Ministério da Saúde é a PSOF, a partir dos 50 anos, com intervalos que podem ser anual ou bienal. As evidências mostram que tanto o intervalo anual quanto o bienal levam a uma redução semelhante na taxa de mortalidade por câncer intestinal (Brasil, 2010). O exame de PSOF e o teste de imunoquímica fecal exigem duas ou três amostras de fezes recolhidas pela paciente em casa (ACGO, 2011). A sensibilidade do PSOF varia de 38,3 e 49,5%, dependendo do método utilizado (guáiaco ou imunológico) (Brasil, 2010).

ACGO recomenda que o *screening* de câncer colorretal deve iniciar aos 50 anos e a colonoscopia é o exame preferido, devendo ser realizado a cada 10 anos[8].

Densitometria óssea

A *National Osteoporosis Foundation* (NOF) recomenda o rastreamento da densidade mineral em mulheres com idade ≥ 65 anos e em mulheres posmenopausadas com idade ≤ 65 anos, com base no perfil de risco (NOF, 2008).

A USPSTF recomenda o rastreamento rotineiro para mulheres com idade ≥ 65 anos para osteoporose. Recomenda, também, o rastreamento em mulheres mais jovens, cujo risco de fratura é igual ou maior do que a de uma mulher de 65 anos, branca, que não tem fatores de risco adicionais (USPSTF, 2011).

O ACGO recomenda que, na ausência de novo fator de risco, o *screening* para avaliar a densidade mineral óssea não deve ser mais frequente do que a cada 2 anos (ACGO, 2011).

A densitometria óssea pelo DEXA avalia as regiões da coluna vertebral lombar e fêmur proximal e a interpretação dos exames se baseia no número de desvios-padrão (DP).

São critérios do exame:
- exame normal: até -1 DP;
- osteopenia: abaixo -1DP até -2,5 DP;
- osteoporose: abaixo -2,5 DP.

No Quadro 1, são apresentados os resumos de todos os exames.

Quadro 1
Propedêutica da mulher climatérica.

Exame	Critério	Periodicidade
Colpocitologia oncótica	Critérios de Bethesda ou OMS	A cada 3 anos após 2 consecutivos normais (em mulheres assintomáticas) até 65 anos (USPSTF) ou até 69 anos (CTFPHC). Anual se fator de risco para câncer de colo
Mamografia	Classificação de Bi-Rads	Bianual de 40 a 50 anos Anual de 50 a 70 anos Anual após 35 anos se fator de risco para câncer de mama
TSH	VN = 0,3 a 4,0 mIU/mL	A cada 5 anos a partir de 40 anos
Glicemia de jejum	VN < 100 mg/dL 100-125 mg/dL → GTT 75 g ≥ 126 (2 medidas) = DM2	Anual após 45 anos ou antes, se IMC ≥ 25 kg/m² associado a mais um fator de risco para DM2
Lipidograma	HDL > 50 mg/dL TG < 150 mg/dL Colesterol total < 200 mg/dL	A cada 5 anos de 40 a 55 anos, se exame normal e baixo risco Se exames normais → anual em > 55 anos ou antes se fator de risco Se alterado → repetir em 3 a 6 meses Se persistente → tratamento específico
Pesquisa de sangue oculto nas fezes	Presença de sangue	Anual a partir dos 50 anos Pacientes de risco → seguimento especializado (mesmo que seja preventivo)
Densitometria óssea	Normal: até -1 DP Osteopenia: < -1 até -2,5 DP Osteoporose: < -2,5 DP	> 65 anos: repetir em 2 a 3 anos (se alterado) e 5 anos (se normal) < 65 anos: somente se houver fator de risco (tabagismo, IMC < 21, história familiar, fratura) Qualquer idade: com doença que reduz massa óssea

Modificado de: Rosa-e-Silva *et al.*, 2009[15].
OMS: Organização Mundial da Saúde; USPSTF: *US Preventive Services Task Force*; CTFPHC: *Canadian Task Force on Preventive Health Care*; VN: valor normal; GTT: teste de tolerância à glicose; DM2: *diabetes mellitus* 2; IMC: índice de massa corporal; HDL: lipoproteína de alta densidade; TG: triglicérides.

Tratamento

Mudança de estilo de vida

Nessa fase da vida da mulher, ocorrem muitas alterações físicas, hormonais e na vida cotidiana, sendo necessário o aconselhamento, com o objetivo de melhoria no estilo de vida. Essas mulheres devem ser orientadas sobre exercício físico e alimentação, e incentivadas a abandonarem os vícios do tabagismo e o uso excessivo de álcool.

Exercícios físicos

Todas as mulheres devem ser incentivadas a realizar exercícios físicos três vezes por semana e com duração de 30 minutos, embora o ideal seja a sua realização diariamente.

A massa óssea se beneficia com os exercícios de impacto sobre o osso, como a caminhada. Outros exercícios, como natação e andar de bicicleta, têm uma função junto ao sistema cardiovascular.

Orientação alimentar

A orientação alimentar para mulheres no climatério deve abordar os seguintes itens:
- evitar a dieta hipercalórica;
- aumentar a ingesta de alimentos ricos em cálcio (Tabela 1);

- diminuir a ingesta de alimentos ricos em colesterol e gorduras saturadas. O uso de azeite de oliva deve ser incentivado;
- incentivar a ingesta de frutas, verduras, alimentos contendo fibras, grãos integrais, carne branca, peixes;
- diminuir o uso de sal;
- as pacientes obesas devem ser encaminhadas à nutricionista.

TABELA 1
QUANTIDADE DE CÁLCIO NOS ALIMENTOS.

Alimentos	Medida caseira	Cálcio (mg)
Leite de vaca integral	250 mL	300
Leite integral em pá	2 colheres de sopa cheias	300
Leite de vaca desnatado em pó	2 colheres de sopa	600
Leite em pó + leite integral	2 colheres de sopa de leite em pós + 250 mL de leite	600
Molico® + leite integral	2 colheres de sopa de leite em pós + 250 mL de leite	700
Capuccino	1 xícara de chá	300
Iogurte natural	1 unidade	300
Iogurte desnatado	1 unidade	300
Iogurte Densia®	1 unidade	500 Ca + Vitamina D
Iogurte desnatado + 25 g de linhaça	1 unidade de iogurte + 1 colher de sopa de linhaça	350
Linhaça 75 g	3 colheres de sopa	150

Ingesta de cálcio

A ingesta de cálcio diária deve ser feita idealmente por meio dos alimentos ricos em cálcio (como o leite), mas, quando a mulher não ingere a quantidade necessária ou não tolera esses alimentos, a suplementação de cálcio em forma de drágeas ou comprimidos é exigida.

A mulher deve realizar seu recordatório alimentar dia a dia para que seja avaliada a quantidade de ingesta de cálcio por meio da alimentação e, sendo necessário, deve-se suplementar com medicação. Nessa fase da vida da mulher, a necessidade diária de cálcio é de 1.000 a 1.500 mg/dia.

Necessidades diárias de cálcio
- pré-menopausa: 1.000 mg/dia;
- perimenopausa: 1.200 mg/dia;
- pós-menopausa: 1.500 mg/dia (Peck *et al.*, 1987).

O cálcio pode ser administrado por meio de medicamentos contendo, por exemplo o carbonato de cálcio ou citrato de cálcio. O carbonato de cálcio tem sido o mais usado por ter maior biodisponibilidade de cálcio elementar (40%), enquanto o citrato de cálcio tem 21% (NAMS, 2006).

Assim, as formulações comerciais que se apresentam com 1.250 mg de carbonato de cálcio contêm 500 mg de cálcio elementar e aquelas com 1.000 mg de carbonato de cálcio contêm 400 mg de cálcio elementar.

Importante (sobre a ingestão do cálcio):
- evitar o uso concomitante com alimentos ricos em fibras, cafeína, álcool e fumo;
- deixar um intervalo de 1 a 2 horas para ingestão de outros medicamentos;

- a absorção do cálcio ocorre no intestino delgado e depende da presença da vitamina D;
- foi descrito um aumento significativo na proporção de mulheres que desenvolveram cálculo renal, quando usado associado com vitamina D (Jackson *et al.*, 2006);
- pode ser usado junto com a terapia hormonal (TH) e com outras medicações, como bisfosfonatos, calcitonina ou modulares seletivos dos receptores de estrogênios, que são utilizadas para tratamento da osteoporose.

Vitamina D

A vitamina D é formada na pele após exposição solar, sendo o único nutriente solar-induzido. Diante disso, recomenda-se a exposição solar dos membros superiores e inferiores, sem o uso do filtro solar, por 15 a 20 minutos, por 3 ou mais dias. Mulheres negras e mulatas necessitam de maior exposição solar, porque a melanina influencia na produção de vitamina D.

A vitamina D pode ser adquirida também pela ingesta de alimentos naturais ou suplementados ou por suplementação medicamentosa. Na maioria dos países, o leite é enriquecido com 300 a 400 U de vitamina D.

Principais fontes alimentares de vitamina D: gema de ovo, manteiga, fígado, peixe "gordo" e óleo de peixe (Paula e Rosen, 2012).

A suplementação de vitamina D recomendada é na dose de 400 a 800 U/dia, com uma média de 600 U/dia. Existem formulações comerciais de colecalciferol em que 1 gota corresponde a 200 U de vitamina D e outras em que 3 gotas correspondem a 400 U.

Rotineiramente, deve-se indicar a suplementação de vitamina D para aquelas mulheres que não se expõem regularmente ao sol e para pacientes institucionalizadas.

A hipercalcemia é um efeito colateral que pode ocorrer quando há suplementação elevada de vitamina D ou naquelas mulheres com função renal diminuída (Aloia *et al.*, 2008).

A 25-hidroxivitamina D (25-OHD) é um marcador de exposição solar. Não existe consenso dos níveis séricos normais de 25-OHD nem se deve ser solicitado, rotineiramente, para mulheres climatéricas. No Hospital das Clínicas da Faculdade de Medicina de Ribeirão Preto da Universidade de São Paulo têm sido considerados normais os valores de 20 a 50 ng/mL, que são os valores adotados pelo *Institute of Medicine*, em 2010.

Terapia hormonal

Atualmente, a TH está indicada quando há sintomas causados por hipoestrogenismo. Assim, as duas indicações de TH são fogachos e atrofia urogenital sintomática. Havendo indicação de TH, há necessidade de interrogar se a paciente deseja o tratamento hormonal. Diante de uma resposta afirmativa, deve-se avaliar se há contraindicação ao uso hormonal e, se não houver, o próximo passo é programar o esquema da medicação, que depende da presença do útero. Em mulheres histerectomizadas, indica-se a reposição hormonal apenas com estrogênio de forma contínua e, na presença de útero, deve-se perguntar à mulher se ela deseja manter o sangramento de supressão (usando a palavra "menstruação" facilita o entendimento).

Se a mulher não deseja o sangramento, prescrevem-se estrogênio e progestagênio contínuos e, se deseja manter o sangramento uterino mensal, o estrogênio será prescrito de forma contínua e o progestagênio por 12 dias, com o objetivo de evitar hiperplasia endometrial (Figura 2). Recomenda-se que a TH não ultrapasse a duração de 5 anos.

Se a mulher climatérica não desejar TH ou apresentar contraindicações ao seu uso, devem ser oferecidos outros tratamentos não hormonais, que são descritos posteriormente.

Modificada de: Vieira e Navarro, 2010

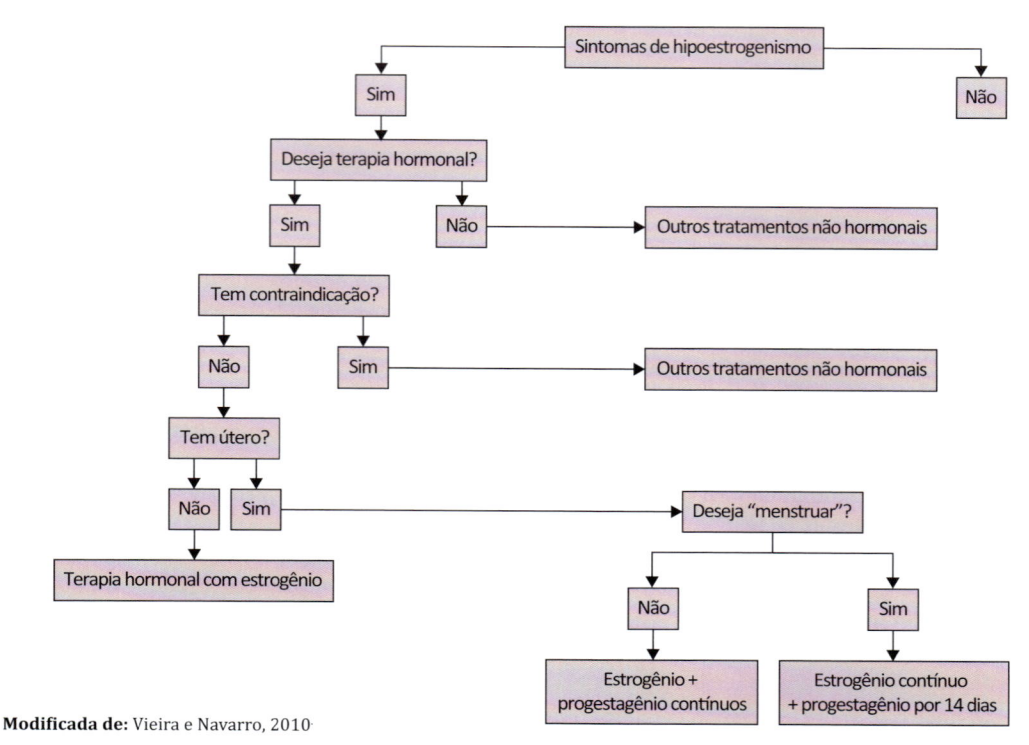

FIGURA 2. Organograma da terapia hormonal.

Contraindicações absolutas a TH:
- câncer de mama, tratado ou não;
- câncer de endométrio em estágios avançados;
- doença hepática grave, hepatopatias agudas ou insuficiência hepática;
- sangramento genital não esclarecido;
- história de tromboembolismo agudo e recorrente, doença tromboembólica aguda ou tratada;
- porfiria (Febrasgo, 2012; Brasil, 2008).

A TH pode ser administrada na forma de comprimidos, adesivos ou gel.

Existem vários tipos de estrogênios (Tabela 2) e progestagênios (Tabela 3) no mercado e, após a publicação do Women's Health Initiative (WHI) em 2002, doses menores são recomendadas.

TABELA 2
TIPOS DE ESTROGÊNIOS.

Tipo	Quantidade
E_2	1*-2 mg/dia
Valerato de E_2	1*-2 mg/dia
E_2 transdérmico	25*-50 µg/dia (a cada 3 a 4 dias)
Estrogênios conjugados	0,3*-0,625 mg/dia
E_3	1*-2 mg/dia

* Doses recomendadas.
E_2: 17 β-estradiol; E_3: estriol.

Tabela 3
Tipos de progestagênios.

Tipo	Quantidade
Levonorgestrel	30-90 µg/dia
Acetato de noretisterona	1-2-5 mg/dia
Acetato de ciproterona	1 -2 mg/dia
AMP	2,5-5,0-10,0 mg/dia
Progesterona micronizada	100-200 mg/dia
Diidroprogesterona	5 mg/dia
Drospirenona	2 mg/dia
Gestodeno	25 µg/dia

AMP: acetato de medroxiprogesterona.

A TH pode ser administrada na forma de oral (comprimidos), transdérmica (adesivos), gel e creme de uso vaginal.

Toda TH transdérmica pode ser administrada na forma de adesivos, de gel ou pode ser associada à TH oral (E_2 transdérmico, 50 µg, sendo trocada duas vezes/semana associado a acetato de medroxiprogesterona – AMP, por via oral – VO, na dose de 5 mg/dia, por 12 dias).

Os estrogênios associados aos progestagênios são eficazes para tratamento dos sintomas vasomotores e atrofia urogenital. O estrogênio é o medicamento mais efetivo para melhoria dos fogachos (Santen *et al.*, 2010). A associação do progestágeno à terapia estrogênica em baixas doses pode melhorar a eficácia do tratamento dos fogachos (NAMS, 2012).

Para aquelas pacientes que não apresentam melhora dos fogachos, recomenda-se, inicialmente, o fracionamento das doses; posteriormente, alterar a via de administração da medicação e, se não houver melhora dos sintomas, aumenta-se a dose. A tibolona também é indicada para alívio desse sintoma, sendo preconizada como segunda opção.

A tibolona, um progestagênio sintético, possui ação estrogênica, progestagênica e androgênica, e é usada na dose de 1,5 a 2,5 mg/dia, de forma contínua.

A maioria das pacientes com diminuição da libido associada ao hipoestrogenismo apresenta melhora das queixas com a prescrição de estrogênio e progestagênio. Para aquelas que não respondem ao tratamento com essas medicações, pode-se optar por tibolona.

Para as mulheres que apresentam sintomas relacionados à atrofia urogenital (dispareunia, disúria sem infecção do trato urinário), a TH tópica com creme de estrogênio é uma ótima opção. Usar, inicialmente, por 10 dias e, depois, uma a duas vezes por semana.

Nesses casos, não há necessidade de associar o progestagênio, porque não foi observada proliferação endometrial após o uso de creme de estrogênio por 6 a 24 meses (Febrasgo, 2012; NAMS 2007).

Para as pacientes que não desejam usar estrogênio local, pode-se prescrever um lubrificante à base de água, para uso no introito vaginal antes das relações sexuais (K-Y gel®).

Após iniciar a TH, deve-se marcar nova consulta em 3 meses para avaliar a adesão ao tratamento. Diante de alguma queixa, pode-se modificar o tratamento (Quadro 2).

Em determinadas situações, alguns esquemas de TH são preconizados desde o início da instituição da medicação.

Quadro 2
Conduta em queixas comuns.

Mastalgia	1. Alterar a via de administração 2. Trocar por tibolona 3. Trocar o progestágeno por drospirenona
Edema	1. Trocar o progestágeno por drospirenona 2. Associar espironolactona (50-100 mg/dia)
Diminuição da libido	1. Trocar por outro progestagênio mais androgênico (LNG, NETA) 2. Trocar por tibolona

Fonte: Vieira e Navarro, 2010.

Atenção em casos especiais

- **Mulheres fumantes e/ou obesas:** preferir TH via transdérmica (E_2 gel associado à AMP oral ou adesivo combinado).
- **Pacientes com hipertensão arterial sistêmica:** preferir a drospirenona ou TH via transdérmica (E_2 gel associado à AMP oral ou adesivo combinado).
- **Pacientes com hipertrigliceridemia:** preferir a tibolona ou TH via transdérmica (E_2 gel associado à AMP oral ou adesivo combinado).
- **Paciente com colelitíase:** preferir TH via transdérmica (E_2 gel associado à AMP oral ou adesivo combinado).
- **Paciente com DM2:** não existe um esquema de TH superior ao outro.
- **Paciente com doença metabólica e cardiovascular:** não se deve prescrever TH para prevenção dessas doenças (Rosa-e-Silva e Melo, 2010).
- **Paciente com epilepsia:** estudos mostram aumento do risco de convulsões na perimenopausa/menopausa, mas outros não. Um estudo demonstrou aumento das convulsões com estrógenos conjugados e AMP. Se optado por iniciar a TH, as mulheres devem ser monitoradas de perto com sua droga antiepiléptica, pois pode haver necessidade de mudá-la (Erel et al., 2010).
- **Paciente com enxaqueca:** evidências apontam que a queda dos estrogênios é um dos gatilhos importantes de ataques menstruais de enxaqueca sem aura, enquanto níveis elevados estão associados com enxaqueca com aura.
    - **Enxaqueca sem aura:** para manutenção de um ambiente estável, o estrogênio é o tratamento mais eficaz para os sintomas vasomotores e também pode beneficiar a enxaqueca desencadeada pela queda dos estrogênios. Usando apenas doses mais baixas necessárias para controlar os sintomas, diminui o risco de efeitos secundários indesejados. Opções não hormonais para ambas as condições são limitadas, mas há evidências da eficácia da fluoxetina e venflaxina, com menos evidência para a gabapentina (MacGregor, 2012).
    - **Enxaqueca com aura:** a enxaqueca com aura é reconhecida como um marcador para o aumento do risco de acidente vascular cerebral. Assim, em mulheres com enxaqueca com aura, que necessitam de substituição de estrogênio, deve ser administrada a dose mínima eficaz necessária para controlar os sintomas da menopausa, por uma via não oral (MacGregor, 2019).

Outros medicamentos usados no climatério

Para mulheres que não desejam ou apresentam contraindicações ao uso de TH, outros medicamentos podem ser administrados. São citados vários medicamentos que podem ser utilizados para tratamento dos fogachos, como os hipotensores (clonidina e metildopa), ansiolíticos (diazepan, lorazepan e cloridrato de amitriptilina) e antidepressivos (venlafaxina, desvenlafaxina, paroxetina, fluoxetina e sertralina), mas resultado não é tão efetivo (Nelson *et al.*, 2006).

A paroxetina é um inibidor da recaptação da serotonina, tem ação antidepressiva e deve ser usada na dose 12,5 a 25 mg/dia. Os efeitos colaterais são de fraca intensidade e pouco frequentes, sendo citados: astenia, náusea, inapetência, insônia, sudorese e sonolência. É contraindicada em usuárias de monoaminoxidase (MAO), tioridazina e varfarínicos (Febrasgo, 2010).

A fluoxetina é um inibidor seletivo da recaptação da serotonina e tem uma indicação no climatério, quando os fogachos estão associados a depressão, melancolia e ansiedades. Deve ser utilizada na dose de 20 a 40 mg/dia e pode causar sonolência, disfunção sexual e obstipação, sendo contraindicado em usuárias de MAO (Febrasgo, 2010).

A sertralina também é um inibidor da captação neuronal da serotonina e, embora seja absorvida lentamente no trato gastrintestinal, pode ser administrada com alimentos, devendo-se evitar o uso concomitante de bebidas alcoólicas. A dose recomendada é de 50 mg, única, diária, à noite ou de manhã. O início dos efeitos terapêuticos antidepressivos ocorrem dentro de 7 dias e alguns dos efeitos colaterais são: diarreia/fezes amolecidas, boca seca, dispepsia, náusea, anorexia, tontura, sonolência, tremor, insônia, aumento da sudorese e galactorreia. As contraindicações são o uso concomitante de pimozida e inibidores da IMAO.

Alguns trabalhos, usando fitoterápicos, apresentam melhora das ondas de calor, enquanto outros não apresentam diferenças na sintomatologia, quando comparados com o placebo (Nelson *et al.*, 2006).

Na Tabela 4, são apresentadas as drogas e a porcentagem de redução dos fogachos.

TABELA 4
TRATAMENTO DOS FOGACHOS.

Substância	Redução de sintomas (%)
Placebo	21-38
Estrogênio	50-100
Progestágeno	71-90
Soja	35-45
Clonidina	37-41
Cimicifuga racemosa	27-28
Inibidor da captação de serotonina	34-65
Vitamina E	25

Fonte: Stearns *et al.*, 2002.

Tratamento de osteopenia e osteoporose

Osteopenia

Nesses casos, recomenda-se a prevenção de osteoporose:
- Orientação da dieta com alimentos ricos em cálcio;
- Incentivo ao exercício físico;
- Suplementação adequada de carbonato de cálcio e vitamina D.

Osteoporose

Vários medicamentos são indicados para o tratamento da osteoporose como alendronato sódico, risedronato, zolendronato, ibandronato mensal, raloxifeno, ranelato de estrôncio e hormônio paratiroidiano (PTH), mas os mais utilizados são o alendronato sódico e raloxifeno:

- alendronato sódico: previne fraturas vertebrais, não vertebrais, de quadril e antebraço distal[1]. Pode causar dor abdominal, dispepsia, úlcera esofágica, disfagia e distensão abdominal. Para evitar a lesão no esôfago, o alendronato deve ser tomado pela manhã, ao despertar, com um copo de água e o paciente não deve se deitar por no mínimo 30 minutos após a ingestão do medicamento. As formulações comerciais são encontradas na dosagem de 10 e 70 mg. A dosagem recomendada é 10 mg, um comprimido por dia, ou 70 mg, um comprimido por semana.
- raloxifeno: está indicado na prevenção primária e secundária de fraturas vertebrais e na prevenção secundária de fraturas não vertebrais (Febrasgo, 2010). Atua como agonista no osso e sobre o metabolismo (ACGO, 2011) do colesterol (reduz o colesterol total e LDL-colesterol) e como antagonista sobre a mama e útero. Não se recomenda o uso concomitante com hormônios, porque não foram feitos estudos clínicos, e é contraindicado para paciente com tromboembolismo venoso atual ou com história pregressa. O medicamento é encontrado na dosagem de 60 mg e a dose recomendada é 60 mg ao dia, em qualquer horário, independente das refeições.

Embora a TH seja considerada eficaz para a prevenção da osteoporose na pós-menopausa, é geralmente recomendada como uma opção somente para as mulheres em situação de risco significativo, para quem as terapias não estrogênicas não são adequadas (Marjoribanks *et al.*, 2012). Nos Estados Unidos, nenhum produto usado na TH teve a aprovação governamental para tratamento de osteoporose (NAMS, 2012).

Prevenção de doença sexualmente transmissível

Com a melhor qualidade de vida e aumento da sobrevida, as mulheres que se encontram no climatério continuam com vida normal. Elas se tornaram viúvas ou separaram do esposo e têm procurado outros companheiros. Há então necessidade de orientá-las sobre a prevenção de doença sexualmente transmissível (DST).

O Ministério da Saúde lançou há alguns anos a campanha do "Clube dos Enta", incentivando as pessoas dessa faixa etária a usarem o condom (Figura 3).

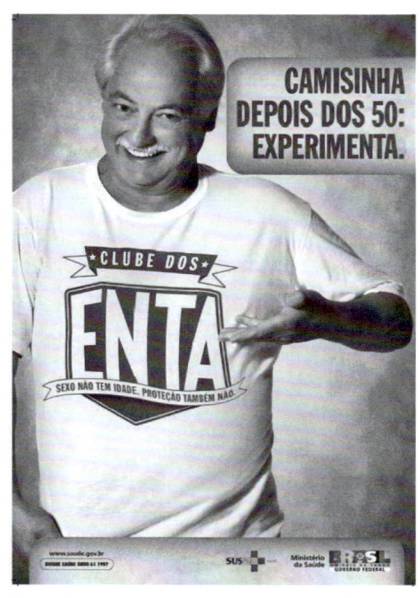

FIGURA 3. Campanha do Ministério da Saúde para a prevenção de doença sexualmente transmissível.

Vacinação

O ginecologista é o clínico da mulher e, por isso, deve se preocupar com a prevenção de doenças, como a vacinação (Figura 4). Abaixo é apresentado o esquema de vacinação do adulto, preconizado pelo Ministério da Saúde (Tabela 5).

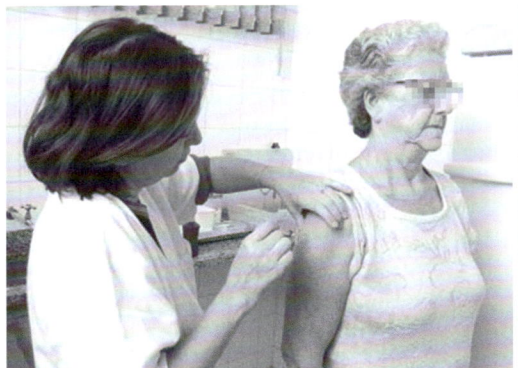

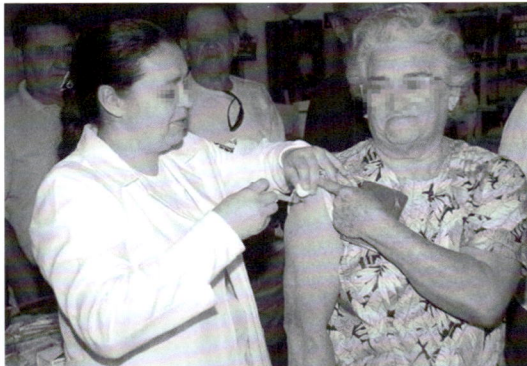

FIGURA 4. Vacinação de adultos.

TABELA 5
ESQUEMA DE VACINAÇÃO DOS ADULTOS.

Idade	Vacina	Dose	Doenças evitadas
	Hepatite B (grupos vulneráveis) Vacina contra hepatite B (recombinante)	Três doses	Hepatite B
	Dupla tipo adulto (dT) Vacina adsorvida difteria e tétano adulto	Uma dose a cada 10 anos	Difteria e tétano
	Febre amarela Vacina contra febre amarela (atenuada)	Uma dose a cada 10 anos	Febre amarela
	Tríplice viral (SCR) Vacina contra sarampo, caxumba e rubéola	Dose única	Sarampo, caxumba e rubéola
60 anos ou mais	Hepatite B (grupos vulneráveis) Vacina contra hepatite B (recombinante)	Três doses	Hepatite B
	Febre amarela Vacina contra febre amarela (atenuada)	Uma dose a cada 10 anos	Febre amarela
	Influenza sazonal Vacina contra influenza (fracionada, inativada)	Dose anual	Influenza sazonal ou gripe
	Pneumocócica 23-valente (Pn-23) Vacina pneumocócica 23-valente (polissacarídica)	Dose única	Infecções causadas pelo Pneumococo
	Dupla tipo adulto (dT) Vacina adsorvida difteria e tétano adulto	Uma dose a cada 10 anos	Difteria e tétano

Fonte: Brasil (2012).

Atividades educativas

Várias atividades podem ser desenvolvidas com o objetivo de orientar as mulheres sobre esse período de suas vidas. Podem ser confeccionados cartazes, cartilhas, folhetos, entre outros. Os cartazes educativos podem ser colocados em Unidades Básicas de Saúde, nas clínicas, nos consultórios e as cartilhas e folhetos devem ser distribuídos para as mulheres.

Filmes que explicam os sintomas, esclarecem os objetivos do tratamento e incentivam a prevenção podem ser apresentados em vídeo nas salas de espera ou em reuniões educativas.

Em toda Unidade de Saúde deve ser incentivada a criação de grupos da terceira idade (Figura 5), nos quais informações sobre o climatério podem ser dadas na forma de palestras, filmes, teatro e reuniões informais. A orientação pode ser dada, também, por meio de programas de rádio e TV.

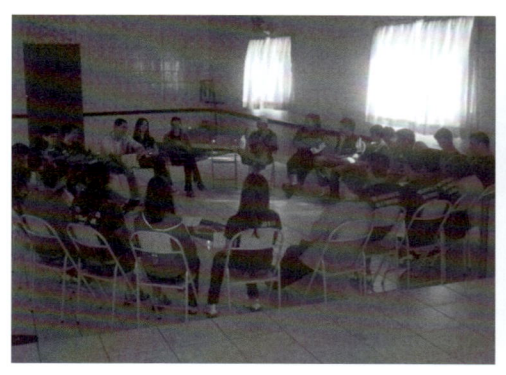

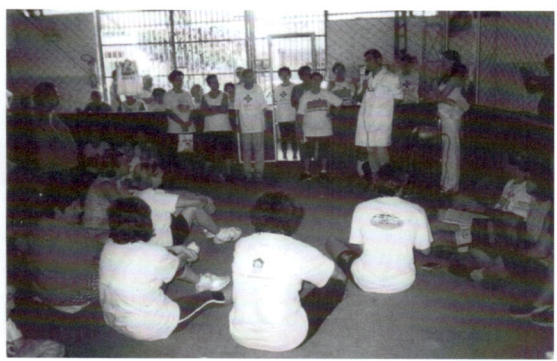

FIGURA 5. Encontros da terceira idade, nos quais as mulheres recebem orientações para sua saúde.

Referências

Aloia JF, et al. Vitamin D intake to attain a desired serum 25-hydroxyvitamin D concentration. Am J Clin Nutr. 2008;87(6):1952-8.

American Diabetes Association (ADA). Standards of medical care in diabetes – 2012. Diabetes Care. 2012;35(1):S11-S63.

Brasil. Ministério da Saúde. Portal Saúde – SUS. Brasília, DF: 2012.

Brasil. Ministério da Saúde. Caderno de Atenção Básica. Rastreamento. Brasília, DF: 2010.

Brasil. Ministério da Saúde. Manual de atenção à mulher no climatério. Menopausa. Brasília, DF: 2008.

Brasil. Ministério da Saúde. Secretaria de Atenção à Saúde. Instituto Nacional de Câncer. Committee to review dietary reference intakes for vitamin D and calcium. Dietary Reference Intakes for calcium and vitamin D. Washington, DC: Institute of Medicine; 2010.

Controle do câncer de mama: documento do consenso. Rio de Janeiro: INCA; 2004.

Canadian Task Force on Preventive Health Care (CTFPHC). 2013. http://canadiantaskforce.ca/guidelines/screening-for-cervical-cancer/

Canadian Task Force on Preventive Health Care (CTFPHC). 2011. http://canadiantaskforce.ca/guidelines/2011-breast-cancer/

Erel CT, et al. EMAS position statement: managing the menopause in women with epilepsy. Maturitas. 2010;66:327-8.

Federação Brasileira das Associações de Ginecologia e Obstetrícia (Febrasgo). Manual de Orientação em Climatério. Febrasgo; 2010.

Garber JR, et al. Clinical practice guidelines for hypothyroidism in adults: cosponsored by the american association of clinical endocrinologists and the American Thyroid Association. Thyroid. 2012;22(12):1200-35.

Jackson RD, et al. Calcium plus vitamin D supplementation and the risk of fractures. N Engl J Med. 2006;16;354(7):669-83.

MacGregor EA. Perimenopausal migraine in women with vasomotor symptoms. Maturitas. 2012;71(1):79-82.

MacGregor EA. Estrogen replacement and migraine. Maturitas. 2009;20;63(1):51-5.

Marjoribanks J, et al. Long term hormone therapy for perimenopausal and postmenopausal women. Cochrane Database Syst Rev. 2012;7:CD004143.

National Osteoporosis Foundation (NOF). Clinician's guide to prevention and treatment of osteoporosis. Washington, DC, 2008.

Nelson HD, et al. Nonhormonal therapies for menopausal hot flashes: systematic review and meta-analysis. JAMA. 2006;295(17):2057-71.

North American Menopause Society (NAMS). Position statement. The 2012 hormone therapy position statement of the North American Menopause Society. Menopause: The Journal of The North American Menopause Society. 2012;19(3):257-71.

North American Menopause Society (NAMS). The role of local vaginal estrogen for treatment of vaginal atrophy in postmenopausal women: 2007 position statement of The North American Menopause Society. Menopause. 2007;14(3 Pt 1):355-69; quiz 370-1.

North American Menopause Society (NAMS). The role of calcium in peri- and postmenopausal women: 2006 position statement of the North American Menopause Society. Menopause. 2006;13(6):862-77.

Paula FJA, et al. Vitamin D safety and requirements. Arch Biochem Biophys. 2012;523:64-72.

Peck WA, et al. Physician's resource manual on osteoporosis. Washington, DC: National Osteoporosis Foundation; 1987.

Rosa-e-Silva ACJS, Melo AA. A importância da via de administração na terapia hormonal do climatério. Femina. 2010;38(6):279-85.

Rosa-e-Silva ACJS. Exames subsidiários na mulher climatérica. In: Cruz AM et al. Guia prático em ginecologia. São Paulo: Conectfarma: 2009. p. 111-25.

Santen RJ, et al. Executive summary: postmenopausal hormone therapy: an endocrine society scientific statement. J Clin Endocrinol Metab. 2010;95(Suppl 1):S1-S66.

Sociedade Brasileira de Mastologia (SBM). Rastreamento mamográfico em mulheres com idade entre 40 e 49 anos [Internet]. s/d [cited 2014 Jun 25]. http://www.sbmastologia.com.br/artigo/rastreamento--mamografico-em-mulheres-com-idade-entre-40-e-49-anos-85.htm.

Soules MR, et al. Executive summary: stages of reproductive aging workshop (STRAW). Fertil Steril. 2001;76(5):874-8.

Stearns V, et al. Hot flushes. Lancet. 2002;7;360(9348):1851-61.

The American College of Obstetricians and Gynecologists (ACGO). Committee on Gynecologic Practice, Primary and Preventive Care: Periodic Assessments, Number 483. Obstetrics & Gynecology. 2011;117(4):1008-5.

US Preventive Services Task Force (USPSTF). 2012. http://www.uspreventiveservicestaskforce.org/uspstf/uspscerv.htm.

US Preventive Services Task Force (USPSTF). 2009. http://www.uspreventiveservicestaskforce.org/uspstf/uspsbrca.htm.

US Preventive Services Task Force (USPSTF). 2011. Screening for osteoporosis http://www.uspreventiveservicestaskforce.org/uspstf/uspsoste.htm.

Vieira CS, Navarro PAAS. Como diagnosticar e tratar – síndrome climatérica. Revista Brasileira de Medicina. 2010;99-109.

CAPÍTULO 16

Anticoncepção Hormonal e Não Hormonal

Milena Bastos Brito
Carolina Sales Vieira

Introdução

A possibilidade de um planejamento reprodutivo foi um dos principais responsáveis pela maior participação feminina na sociedade e no mercado de trabalho. Com o planejamento da gestação, foram possíveis a redução no número de gravidezes e um espaçamento maior entre estas. Houve, dessa forma, uma redução na morbimortalidade materna e neonatal/infantil, pois curtos intervalos intergestacionais são associados a um aumento do risco para baixo peso ao nascer (Basso et al., 1998), parto prematuro (Basso et al., 1998), subnutrição neonatal (Rutstein, 2005), mortalidade materna (Conde-Agudelo e Belizan, 2000), anemia (Conde-Agudelo e Belizan, 2000), endometrite (Conde-Agudelo e Belizan, 2000) e ruptura prematura das membranas (Conde-Agudelo e Belizan, 2000).

As tentativas de planejamento reprodutivo datam de épocas remotas da civilização, com o uso de métodos com eficácia e segurança bem aquém do desejável. Dos métodos com eficácia comprovada, os métodos não hormonais foram os primeiros a serem desenvolvidos, com o primeiro preservativo masculino desenvolvido em 1720 pelo Dr. Condom. Em 1930, Grafenberg publicou, pela primeira vez, como foi o desempenho clínico de um dispositivo intrauterino (DIU) (Petta et al., 1996) usado para contracepção. Inicialmente inertes, foram cedendo lugar aos DIUs medicados com aço inoxidável, cobre e, mais recentemente, os liberadores de progestagênio (Petta et al., 1996). Já a pílula contraceptiva começou a ser estudada, em animais, em 1921 pelo pesquisador Haberlandt (Dhont, 2010). Em 1950, o contraceptivo hormonal (CH) oral foi desenvolvido em laboratório, sendo liberado para uso na população geral partir de 1960 (Connell, 1999). Assim, o primeiro método hormonal a ser utilizado foi a pílula contraceptiva combinada, contendo 10 mg de noretinodrel e 150 µg de mestranol (Enovid®). Desde então, ocorreram mudanças graduais no arsenal contraceptivo disponível, com progressivas reduções nas dosagens e modificações na composição do CH, surgimento de novas vias de administração e introdução de novos progestagênios. Essas mudanças foram conduzidas pela busca de anticoncepcionais com menos efeitos colaterais, mas também pela concorrência entre as empresas farmacêuticas e pelos avanços científicos acerca dos mecanismos hormonais e de suas repercussões em termos de efeitos metabólicos (Dhont, 2010).

Com relação à contracepção hormonal masculina, ainda não temos nenhum método hormonal disponível para os homens, os quais ainda se encontram em fase de pesquisa independente da formulação ou via de administração (Grimes et al., 2012).

Este capítulo pretende fazer uma revisão atualizada sobre os métodos contraceptivos (hormonais e não hormonais) de eficácia comprovada disponíveis no Brasil. Sabe-se que, para garantir a continuidade e a eficácia do método contraceptivo escolhido, é fundamental oferecer informações precisas e adequadas sobre todos os anticoncepcionais disponíveis.

Métodos hormonais

Classificação

Os CHs podem ser classificados conforme sua composição (Quadro 1) e via de administração (Quadro 2). A composição refere-se à presença (combinado) ou ausência do componente estrogênico (progestagênio isolado). Já a via de administração significa o uso do CH pela via oral ou não oral (transdérmica, vaginal, intramuscular, intrauterina e subdérmica).

QUADRO 1
CLASSIFICAÇÃO DOS CONTRACEPTIVOS HORMONAIS QUANTO À SUA COMPOSIÇÃO.

Progestagênio isolado	Estrogênio associado ao progestagênio (métodos combinados)
Oral	Oral
Injetável trimestral (AMPD)	Injetável mensal
SIU-LNG	Anel vaginal
Implante liberador de ENG	Adesivo

AMPD: acetato de medroxiprogesterona de depósito; SIU-LNG: sistema intrauterino liberador de levonorgestrel; ENG: etonogestrel.

QUADRO 2
CLASSIFICAÇÃO DOS CONTRACEPTIVOS HORMONAIS QUANTO À VIA DE ADMINISTRAÇÃO.

Métodos orais	Métodos não orais
Oral combinado	Injetável trimestral (AMPD)
Oral de progestagênio isolado	Injetável mensal
	Anel vaginal
	SIU-LNG
	Implante liberador de ENG Adesivo

AMPD: acetato de medroxiprogesterona de depósito; SIU-LNG: sistema intrauterino liberador de levonorgestrel; ENG: etonogestrel.

Os contraceptivos orais combinados (COCs) podem, ainda, ser classificados quanto à dosagem de etinilestradiol (EE): alta dosagem se contém dose de EE ≥ 50 µg e baixa dosagem se < 50 µg. Há ainda os COCs de ultrabaixa dosagem, contendo 15 ou 20 µg de EE. Podem ser classificados, também, quanto à composição e à dose dos hormônios utilizados nos comprimidos de uma cartela: monofásicos (a maioria dos COCs existentes, a mesma dose de estrogênio e progestagênio em todos comprimidos de uma cartela, representado por uma única cor dos comprimidos), bifásicos (pílulas de duas cores diferentes na cartela do COC, significando duas doses diferentes de estrogênio e progestagênio), trifásicos (pílulas de três cores diferentes na cartela do COC, significando três doses diferentes de estrogênio e progestagênio) e, mais recentemente, quadrifásicos (pílulas de quatro cores diferentes na cartela do COC, significando quatro diferentes doses de estrogênio e progestagênio). A separação em fases tem como principal objetivo controle de ciclo em mulheres que sangram durante o uso de COCs monofásicos. Por último, existe a classificação dos COCs em gerações, dependendo de sua introdução no mercado norte-americano (Dhont, 2010), as quais estão descritas na quadro 3.

Mecanismo de ação

Os CHs agem, primariamente, inibindo a secreção de gonadotrofinas, sendo que o progestagênio é o principal responsável pelos efeitos contraceptivos observados. O principal efeito do progestagênio é a inibição do pico pré-ovulatório do hormônio luteinizante (LH). Além disso, espessa o muco cervical, dificultando a ascensão dos espermatozoides; exerce efeito antiproliferativo no endométrio, tornando-o não receptivo à implantação; e, altera a secreção e peristalse das trompas. O componente estrogênio age inibindo o pico do hormônio folículo-estimulante (FSH) e, com isso, interfere negativamente no crescimento folicular, além de potencializar a ação do componente progestagênio, por meio do aumento dos receptores de progesterona intracelulares (Speroff, 1982).

Quadro 3
Classificação dos contraceptivos em gerações.

Geração	Composição
Primeira	COC com dose de EE ≥ 50 mcg associado a um dos progestagênios: noretindrona, noretisterona, linestrol ou noretinodrel
Segunda	COC com dose de EE <50 mcg associado a um dos progestagênios: levonorgestrel ou norgestrel
Terceira	COC com dose de EE <50 mcg associado a um dos progestagênios: gestodeno, desogestrel ou norgestimato
Sem classificação	COC com dose de EE <50 mcg associado a um dos progestagênios: drospirenona*, clormadinona* e ciproterona. Os COCs com estrogênio natural entrariam no grupo sem classificação

* Há autores que classificam os COCs contendo estes progestagênios como sendo de quarta geração.
COC: contraceptivos orais combinados; EE: etinilestradiol.

Dos CHs disponíveis, apenas o sistema intrauterino liberador de levonorgestrel (SIU-LNG) e as minipílulas (pílulas contendo apenas progestagênio em baixa dose, que inibem a ovulação em 40% dos ciclos, prevalecendo os mecanismos locais de anticoncepção, especialmente o efeito no muco) não inibem a ovulação sistematicamente nas usuárias (Rice *et al.*, 1999). É importante salientar que existe pílula apenas de progestagênio (no momento, apenas a de 75 µg de desogestrel) que inibe a ovulação como primeiro mecanismo de ação, com eficácia semelhante ao COC (Grime *et al.*, 2010).

Descrição dos contraceptivos hormonais existentes e modo de uso

Todos os métodos CHs descritos podem ser iniciados até o 5º dia do ciclo menstrual, sem necessidade de proteção anticonceptiva adicional para garantir sua eficácia (WHO, 2011). A forma de uso, bem como a composição de cada método, será descrita a seguir. Com exceção do injetável trimestral, o retorno à fertilidade dos demais CHs é igual ao uso de métodos não hormonais (Mansour *et al.*, 2011). O injetável trimestral, pela possibilidade de depósito em algumas mulheres, pode atrasar o retorno à fertilidade, no entanto, 2 anos após sua interrupção, a taxa de gravidez é > 90%, ou seja, semelhante ao uso de métodos não hormonais (Mansour *et al.*, 2011).

Contraceptivos orais combinados

Compostos que apresentam estrogênio (na maioria das vezes EE, mais recentemente disponível o valerato de estradiol e, no futuro próximo, o 17β-estradiol) e progestagênio (Quadro 3). Os COCs podem ser usados de maneira cíclica (com pausa de 4 a 7 dias, a depender da composição de cada contraceptivo oral) ou estendida/contínua (sem pausa). Apesar de a eficácia teórica ser a mesma entre as formas de uso do COC, a pausa mais curta (4 dias) parece estar associada a maior eficácia contraceptiva do que os contraceptivos orais com pausa tradicional de 7 dias. Isso porque a chance de esquecimento é menor com pausa curta do que com a pausa tradicional[13]. Considerando que a pausa curta ou ausência de pausa seria associada à menor chance de falha, alguns COCs usam placebo na pausa, que são identificados por comprimidos de cor diferente na cartela de um COC.

Pílulas de progestagênio isolado

Existem as chamadas minipílulas (levonorgestrel – LNG, noretisterona e linestrenol), cuja dose não inibe a ovulação em todos os ciclos, tendo efeitos contraceptivos predominantemente por mecanismos locais. São prescritas, comumente, em associação ao método da lactação e amenorreia (LAM). Conforme já descrito, apenas a pílula de progestagênio isolado (PP) contendo 75 µg de desogestrel inibe a ovulação similar a um COC (Rice et al., 1999). Apesar de a eficácia teórica de todas as PP ser semelhante, a pílula de 75 µg de desogestrel permite um tempo de tolerância de atraso de 12 horas entre os comprimidos, enquanto as demais PP podem ser atrasadas por, no máximo, 3 horas. Com isso, a PP contendo 75 µg de desogestrel é associada a uma taxa de gestação 73% menor que as minipílulas (Grime est al., 2010). Todas essas PP devem ser ingeridas de forma contínua, sem pausa. Por se tratar de um método de progestagênio, lembrar-se de orientar a mulher sobre a mudança do padrão de sangramento e que a amenorreia ocorre em 20 a 60% das usuárias, geralmente a partir do 6º mês de uso do método.

Injetável mensal

Os injetáveis mensais são compostos por associação entre um estrogênio natural (valerato de estradiol e cipionato de estradiol) e um progestagênio (noretisterona e medroxiprogesterona). São usados mensalmente de forma intramuscular. É importante ressaltar que pode ocorrer amenorreia em até 25% das usuárias, sem prejuízo da função reprodutiva futura (Mansour et al., 2011).

Injetável trimestral

Está disponível no Brasil o acetato de medroxiprogesterona de depósito (AMPD), usado trimestralmente intramuscular. Da mesma forma que qualquer método de progestagênio isolado, lembrar-se de orientar a mulher sobre a alteração no padrão de sangramento e que a amenorreia pode ocorrer em 50 a 80% das usuárias (normalmente após três ampolas).

Anel vaginal

Consiste de um anel flexível, de plástico, que deve ser colocado pela própria mulher dentro da vagina, sem posição preferencial. O anel não é reutilizável e deve permanecer na vagina durante 21 dias e, após retirado, um novo anel deverá ser inserido 7 dias depois. Sempre introduzi-lo e retirá-lo no mesmo dia da semana e horário. Corresponde ao método contraceptivo com menor incidência de sangramento tipo escape, dentre os métodos hormonais combinados (Bitzer e Simon, 2011). Pode também ser usado de maneira contínua, sem pausa. Libera diariamente 15 µg de EE e 120 µg de etonogestrel.

Adesivo

A caixa contém três adesivos transdérmicos, que são trocados semanalmente (durante 3 semanas), também no mesmo dia da semana e horário, seguido de pausa de 7 dias. Assim como o anel, também pode ser usado de maneira contínua, sem pausa. Libera diariamente 20 µg de EE e 150 µg de norelgestromina.

Implante liberador de etonogestrel

Trata-se de um implante de plástico, que contém 68 mg de etonogestrel e que deve ser inserido subdérmico, no braço não dominante da mulher, por profissional treinado. Tem duração de 3 anos com altíssima eficácia contraceptiva. Como qualquer método de progestagênio, levará à alteração do padrão de sangramento, e a amenorreia pode ocorrer em 20 a 40% das usuárias (geralmente após 6 meses de uso). O implante que existe atualmente não é radiopaco, porém, em breve, será lançada uma versão radiopaca do produto que permite fácil localização deste.

Sistema intrauterino liberador de levonorgestrel

Trata-se de um endoceptivo que libera 20 µg de LNG diretamente dentro do útero, com duração de 5 anos. Tem forma de "T", é radiopaco e mede 32 mm. Devido à sua característica de reduzir, em até 90%, o volume menstrual é, atualmente, uma opção de tratamento para sangramento uterino anormal sem causa orgânica, ou seja, disfuncional (Kaunitz e Inki, 2012). Como qualquer método de progestagênio, a mulher deve ser orientada da mudança do padrão de sangramento e que a amenorreia pode ocorrer em 20 a 60% das usuárias (geralmente após 6 meses de uso).

Existem algumas mulheres que optam pelo uso estendido ou contínuo dos contraceptivos combinados (seja pela via oral, anel ou adesivo). O regime contínuo é considerado aquele que o uso de contraceptivo dura mais de 28 dias – em geral são 63 ou 84 dias de uso contínuo de contraceptivo combinado, seguido de pausa de 7 dias. Porém, há mulheres que usam sem pausa por longos períodos. Em relação aos regimes cíclicos, há menor taxa de sintomas pré-menstruais (dismenorreia, cefaleia, edema, cansaço, entre outros) associados ao regime contínuo, sem diferença em termos de impacto metabólico (Guazzelli et al., 2012; Machado et al., 2010; Edelman et al., 2006). No entanto, é importante ressaltar que ainda faltam estudos de longo prazo para comprovar a mesma segurança em termos de risco/benefício do regime contínuo em relação ao cíclico, uma vez que os estudos disponíveis têm duração máxima de 12 a 24 meses.

Eficácia

É fundamental explicar para a mulher que procura orientação contraceptiva que todos os métodos contraceptivos têm taxas de falha e que o uso correto destes minimiza essas falhas. Em cada contraceptivo, há a taxa de falha inerente ao método (com o uso perfeito ou teórico deste) e a taxa de falha associada ao uso típico do método (seu uso na vida real). Quanto mais dependente da usuária for o método para manter sua eficácia, maior será a diferença entre as taxas de falhas do uso perfeito e do uso típico do método (pílula, preservativo, por exemplo). Assim, métodos que independem da usuária para manter sua eficácia (DIU, implante e método cirúrgico) são mais eficazes e tornam-se interessantes para mulheres com fatores de risco para baixa adesão. A Tabela 1 mostra as taxas de falhas e de continuidade de cada método em 1 ano de uso destes.

Tabela 1
Percentual de mulheres que apresentam falha do método contraceptivo durante o primeiro ano de uso (típico ou perfeito) e percentual de continuidade do uso ao final do primeiro ano.

Método	Taxa de falha do método (%) em 100 mulheres em 1 ano de uso		Taxa de continuidade do método (%) após 1 ano
	Uso típico	Uso perfeito	
Nenhum	85	85	n/a
Espermicida	29	18	42
Coito interrompido	27	4	43
Abstinência periódica	29	1-9	51
Diafragma	16	6	57
Preservativo Feminino Masculino	 21 15	 5 2	 49 53
Pílula (combinada ou apenas de progestagênio)	8	0,3	8
Adesivo/anel	8	0,3	68
Injetável trimestral	3	0,3	56
Injetável mensal	3	0,05	56

DIU
  Cobre (T380A)
  SIU-LNG
	
	0,8
	0,1
		
		0,6
		0,1
			
			78
			81

Implante liberador de etonogestrel	0,05	0,05	84

Cirúrgicos
  Vasectomia
  Laqueadura tubárea
	
	0,15
	0,5
		
		0,1
		0,5
			
			100
			100

Adaptada de: Trussell, 2007.
DIU: dispositivo intrauterino; SIU-LNG: sistema intrauterino liberador de levonorgestrel.

Entre os anticoncepcionais mais eficazes, estão os contraceptivos reversíveis de longa duração (LARC, sigla do inglês *long-acting reversible contraception*), que são aqueles em que o intervalo de administração é ≥ 3 anos (Grimes, 2009). Os LARCs hormonais disponíveis no Brasil são o implante liberador de etonogestrel e o SIU-LNG. A vantagem dos LARCs é sua baixa taxa de falha por independerem da ação diária da usuária para manter sua eficácia, sendo fortemente recomendados para grupos de baixa adesão, como adolescentes e usuárias de álcool e outras drogas (ACGO, 2009). Estudo americano prospectivo com 5.087 mulheres (*Contraceptive CHOICE Project*) observou maiores graus de satisfação e de taxa de adesão entre usuárias de DIU (medicado com cobre ou com LNG) e implante subdérmico comparados às usuárias de CHs de curta duração. Os autores concluem que, por se tratarem dos métodos contraceptivos reversíveis com maiores taxas de satisfação e adesão, os DIUs e o implante contraceptivo subdérmico devem ser oferecidos como primeira opção para mulheres que desejam contracepção (Peipert *et al.*, 2011).

Efeitos adversos

Muito importante atentar para esse tópico ao orientar o uso de CHs. Uma boa orientação sobre seus possíveis efeitos adversos é fundamental para melhorar a aceitação e uso adequado de métodos contraceptivos. A seguir descreveremos os efeitos adversos gerais e metabólicos dos CHs.

Gerais

Os efeitos gerais podem ser relacionados ao estrogênio, progestagênio ou a ambos. Vale apenas lembrar que o estrogênio natural (valerato de estradiol ou 17-beta estradiol) é capaz de promover os mesmos efeitos gerais do que o EE; a única diferença entre esses compostos é no impacto metabólico.

Os efeitos adversos com frequência superior a 1 caso/1.000 usuárias estão apresentados no quadro 4.

Quadro 4
Efeitos adversos relacionados ao estrogênio e aos progestagênios.

Efeitos estrogênicos	Efeitos progestagênios
Náuseas	Aumento de apetite
Vômitos	Acne e oleosidade da pele
Mastalgia	Sangramento uterino irregular
Cefaleia	Edema
Irritabilidade	Aumento de peso
Edema	
Cloasma	

Um mito comumente associado ao uso de anticoncepcionais hormonais está relacionado ao ganho de peso. Na realidade, a maioria das usuárias não altera seu peso, porém uma pequena parcela (5 a 12%) pode ter um aumento no peso corporal com uso de qualquer CH, com exceção do injetável trimestral em que uma parcela maior das usuárias (cerca de 24%) pode ter ganho de peso. A literatura tem mostrado que é difícil interpretar as alterações ponderais supostamente relacionadas aos métodos contraceptivos, pois a maioria dos estudos de longo período de acompanhamento com qualquer contraceptivo (inclusive os não hormonais) demonstra ganho ponderal entre as usuárias, sugerindo que esse ganho de peso esteja relacionado a outros fatores externos. Assim, a média de ganho de peso associado aos métodos hormonais (com exceção do injetável trimestral – AMPD) é, geralmente, igual a das usuárias de DIU-cobre, ou seja, de mulheres que não usam hormônio (Gallo *et al.*, 2011). Já o AMPD promove ganho de peso em cerca de 24% das usuárias (especialmente em mulheres de peso normal), o que faz com que a média de ganho de peso desse CH seja superior ao de mulheres que não usam hormônio (Pantoja *et al.*, 2010). É importante deixar claro que, mesmo com o uso do AMPD, 75% das mulheres irão manter seu peso estável. Para finalizar esse tópico, há um estudo que incluiu duas coortes suecas para avaliar o efeito dos contraceptivos combinados no peso de mulheres nascidas em 1962 e 1972, mostrando que a idade foi a única variável preditora de ganho de peso e que a mulher tende a ganhar 0,45 kg/ano dos 19 aos 44 anos. O uso de contraceptivos combinados não influenciou o ganho de peso ao longo do tempo (Lindh *et al.*, 2011).

Metabólicos

Sistema hemostático: o risco absoluto de trombose venosa profunda (TVP) em mulheres, sem fatores de risco, durante o menacme é muito baixo (< 5 casos/10 mil mulheres). Sabe-se que os CHs combinados aumentam duas a quatro vezes o risco de TVP comparados a não usuárias de CH (Lidegaard *et al.*, 2011). O efeito pró-coagulante (ao aumentar a síntese de alguns fatores de coagulação, reduzir alguns anticoagulantes naturais e, especialmente, promover resistência à proteína C ativada) do EE sobre os fatores de coagulação é dose-dependente, sendo que doses < 50 µg EE reduzem pela metade o risco de TVP se comparadas com a taxa de TVP de CH com doses ≥ 50 µg de EE. Até o momento, sabe-se que o estrogênio natural utilizado como contraceptivo (valerato de estradiol) altera a resistência à proteína C ativada (marcador de pró-coagulação) semelhante à combinação EE/LNG, sugerindo um risco trombótico similar, porém mais estudos são necessários para uma conclusão definitiva (Raps *et al.*, 2013). O componente progestagênico, quando associado ao EE, também influencia no risco de trombose, sendo o LNG (o mais androgênico) o mais seguro, aumentando em duas vezes o risco comparado a não usuárias de métodos hormonais. Os demais progestagênios aumentam em quatro vezes o risco, sem diferenças significativas entre eles (Lidegaard *et al.*, 2011). Como o risco absoluto de TVP é baixo, se a paciente não tiver fator de risco para TVP e se beneficiar de outro progestagênio, que não o LNG, deve-se prescrevê-lo sem receio. Por outro lado, os CHs somente de progestagênios não alteram o risco de TVP, podendo ser prescritos para mulheres com passado de TVP e/ou trombofilia (Lidegaard *et al.*, 2011; WHO, 2009).

A trombose arterial, representada pelo infarto agudo do miocárdio (IAM) e acidente vascular cerebral (AVC), são patologias ainda mais raras durante o menacme. Da mesma forma que para TVP, doses de EE < 50 µg são associadas a um menor risco dessas enfermidades, mas o tipo de progestagênio parece não alterar o risco de trombose arterial (Lidegaard *et al.*, 2012). Por outro lado, os CHs somente de progestagênios parecem não estar associados com risco de IAM e AVC, podendo ser prescritos para mulheres com passado de TVP e/ou trombofilia (WHO, 2009).

Metabolismo dos carboidratos: o EE reduz a sensibilidade à insulina. No entanto, uma meta-análise mostrou que o uso de CH não tem impacto significativo no metabolismo glicídico de mulheres não diabéticas (Sitruk-Ware e Nath, 2011).

Metabolismo lipídico: comumente, os CHs combinados podem aumentar HDL e triglicérides (TG). O aumento de TG varia de 30 a 80% dos valores iniciais, independentemente da via de administração. Esse aumento é provocado pela síntese hepática de TG pelo EE. Assim, em mulheres com hipertrigliceridemia, preferir os métodos não hormonais ou aqueles contendo apenas progestagênio (WHO, 2009).

Efeito na pressão arterial: o EE, presente na maioria do CHs combinados, aumenta a síntese hepática de angiotensinogênio, que, por sua vez, eleva a pressão arterial sistêmica por meio do sistema renina-angiotensina-aldosterona (Oelkers, 1996). Esse efeito é relevante quando a mulher já é hipertensa, e a suspensão do método combinado é mandatória, visto que a descontinuação deste é uma importante medida de controle de pressão arterial nessas mulheres (Lubianca *et al.*, 2005). Em mulheres saudáveis, normotensas, essa alteração não traz repercussões clínicas (Nobre e Vieira, 2011). Os contraceptivos contendo apenas progestagênio não afetam negativamente a pressão arterial.

Massa óssea: apenas o CH injetável trimestral (AMPD) afeta a densidade mineral óssea (DMO) de maneira negativa. Felizmente, estudos comprovaram que a DMO volta ao normal após a descontinuação do método, tanto em adultos como adolescentes, e que não há aumento na ocorrência de osteoporose ou fratura em usuárias do método (Curtis e Martins, 2006). Diante das evidências científicas, o *American College of Obstetricians and Gynecologists* (ACOG) e a Organização Mundial da Saúde (OMS) recomendam o uso de AMPD em adolescentes, sem tempo máximo de uso do método, frente às vantagens do método em relação aos possíveis efeitos deletérios na DMO (WHO, 2009; ACGO, 2008). Uma medida importante é orientar o consumo adequado de cálcio e a abstinência de tabagismo, objetivando reduzir a perda na DMO em usuárias de AMPD (ACGO, 2008). Não há indicação de realização de densitometria óssea em usuárias de AMPD independentemente do tempo de uso.

Contraindicações

Os critérios médicos de elegibilidade elaborados pela OMS representam um consenso a respeito das indicações e contraindicações sobre o uso de qualquer contraceptivo em diversas situações clínicas e devem ser seguidos na prescrição dos contraceptivos. Essas orientações são revistas periodicamente e podem ser facilmente acessadas gratuitamente no site da OMS: http://www.who.int/reproductivehealth/publications/family_planning/en/index.html (WHO, 2009).

No quadro 5, está resumida a correspondência da categoria proposta pela OMS e seu significado clínico. A Tabela 2 representa as situações clínicas mais comuns para prescrição de contraceptivos.

Quadro 5
Critérios de elegibilidade médica para os métodos contraceptivos segundo a Organização Mundial da Saúde.

Categoria	Julgamento clínico
1	Utilize o método em quaisquer circunstâncias
2	Utilizar de modo geral o método (os benefícios são maiores que os possíveis malefícios)
3	Não é recomendado o uso do método, a menos que métodos mais adequados não estejam disponíveis ou não sejam aceitáveis (os possíveis malefícios são maiores que os benefícios)
4	Não utilizar o método (contraindicação absoluta)

Adaptado de: WHO, 2009.

Tabela 2
Situações clínicas comuns e categorias de elegibilidade da Organização Mundial da Saúde.

Condição	Progestagênio isolado		Contraceptivo combinado		DIU-Cu
	Oral Implante SIU-LNG	AMPD	Oral/ vaginal/ transdérmico	Injetável	
TVP/EP					
Antecedente de TVP/EP	2	2	4	4	1
TVP/EP agudas	3	3	4	4	1
TVP/EP em uso ACO	2	2	4	4	1
Cirurgia maior com imobilização prolongada	2	2	4	4	1
Trombofilia	2	2	4	4	1

continuação

ANTICONCEPÇÃO HORMONAL E NÃO HORMONAL

Condição	Progestagênio isolado			Contraceptivo combinado		DIU-Cu
	Oral Implante SIU-LNG	AMPD		Oral/ vaginal/ transdérmico	Injetável	
IAM, AVC (atual ou pregressa)	2 se I 3 se C	3		4	4	1
Tabagismo e idade ≥35 anos	1	1		4	3	1
Enxaqueca						
Sem aura						
▪ Idade < 35 anos	1 se I **	2		2 se I	2 se I	
	2 se C			3 se C	3 se C	
▪ Idade > 35 anos	1 se I **	2		3 se I	3 se I	2
	2 se C			4 se C	4 se C	
Com aura	2 se I	2 se I		4	4	1
	3 se C	3 se C				
Múltiplos fatores de risco para DCV	2	3		3/4	3/4	1
HAS						
História de hipertensão, quando não se pode avaliar PA	2	2		3	3	1
História de hipertensão controlada, quando se pode avaliar PA	1	2		3	3	1
Níveis de PA elevados						
▪ PAS = 140-159 ou PAD = 90-99	1	2		3	3	1
▪ PAS ≥ 160 ou PAD ≥100	2	3		4	4	1
Enfermidade vascular	2	3		4	4	1
Paridade						
Nuliparidade	1 2 SIU-LNG	1		1	1	2
Multiparidade	1	1		1	1	1
Obesidade (IMC ≥ 30 kg/m²)	1	1		2	2	1
Diabetes mellitus						
História de DM gestacional	1	1		1	1	1
Sem doença vascular	2	2		2	2	1
DM complicada com nefropatia, retinopatia, neuropatia ou outra vasculopatia, ou > 20 anos de doença	2	3		3/4	3/4	1
Puerpério						
Amamentando						
▪ < 6 semanas	3	3		4	4	
▪ > 6 semanas e < 6 meses	1	1		3	3	
▪ ≥ 6 meses	1	1		2	2	

continuação

Condição	Progestagênio isolado		Contraceptivo combinado		DIU-Cu
	Oral Implante SIU-LNG	AMPD	Oral/ vaginal/ transdérmico	Injetável	
Não amamenta					
▪ < 21 dias					
Sem FR* para TVP	1	1	3	3	
Com FR* para TVP	1	1	3/4	¾	
▪ ≥21 dias e < 42 dias					
Sem FR* para TVP	1	1	2	2	
Com FR* para TVP	1	1	3	3	
▪ > 42 dias	1	1	1	1	
Independente da amamentação ou via de parto					
< 48 horas					1
> 48 horas e < 4 semanas					3
> 4 semanas					1
Sepses puerperal					4
Câncer de mama	4	4	4	4	1

Adaptada de: WHO, 2009.
* São considerados FR para TVP: passado de TVP, trombofilia, obesidade, hemorragia ou transfusão sanguínea pós-parto, imobilidade, pré-eclâmpsia, tabagismo, parto cesariano imediato; ** SIU-LNG: categoria 2 se iniciar ou continuar.
DIU-Cu: dispositivo intrauterino com cobre; SIU-LNG: sistema intrauterino liberador de levonorgestrel; AMPD: acetato de medroxiprogesterona de depósito; ACO: anticoncepcional oral; IAM: infarto agudo do miocárdio; AVC: acidente vascular cerebral; I: iniciar; C: continuar; DCV: doença cardiovascular; HAS: hipertensão arterial sistêmica; PA: pressão arterial; PAS: pressão arterial sistólica; PAD: pressão arterial diastólica; IMC: índice de massa corporal; DM: *diabetes mellitus*; FR: fator de risco; TVP: trombose venosa profunda.

    É importante observar que a mudança da via de administração do estrogênio em contracepção não se traduz em benefício metabólico, diferentemente do que ocorre com a terapia de reposição hormonal no climatério. Isso porque, o EE, comumente utilizado na CH, tem elevada potência biológica comparado ao estradiol e induz a alterações hepáticas similares, independente da via de administração. Ele exacerba a produção de angiotensinogênio hepático que, por sua vez, causa elevação da pressão arterial sistêmica pelo sistema renina-angiotensina-aldosterona; aumenta os níveis de TG, em torno de 50%; e aumenta o risco de trombose ao exacerbar os fatores pró-coagulantes da cascata de coagulação (Oelkers, 1996; Barreiros et al., 2011; Mammen, 2000).

Benefícios não contraceptivos

    Além de prevenir uma gestação não planejada, os CHs apresentam benefícios não contraceptivos, sendo importante o conhecimento desses para aumentar a adesão da usuária ao método escolhido. Além disso, há mulheres que vão iniciar os CHs por seus benefícios não contraceptivos e não propriamente pelo efeito anticonceptivo.

    O quadro 6 mostra os benefícios não contraceptivos comprovados dos CH (WHO, 2011).

    Em relação aos leiomiomas e à massa óssea, os estudos mais recentes não observaram relação benéfica entre essas patologias e o uso de CH combinada, como se acreditava no passado. Assim, atualmente, o efeito na massa óssea é considerado não clinicamente relevante e nos miomas já foram reportados efeitos negativos e positivos, porém sabe-se que não há nenhuma relação entre CH e leiomiomas, apenas redução do sangramento provocado por estes (Maguire e Westhoff, 2011).

Quadro 6
Benefícios não contraceptivos comprovados dos contraceptivos hormonais (orais combinados).

Redução da dismenorreia	Redução da TPM
Redução do volume menstrual (60 a 90%)	Redução da acne e hirsutismo
Redução da dor associada à endometriose	Redução do risco de DIP
Redução do risco de gestação ectópica	Redução de anemia ferropriva
Redução do risco de câncer de ovário (20%)	Redução do risco de câncer de endométrio (50%)
Redução do risco de câncer de cólon (20%)	Redução da mortalidade

TPM: tensão pré-menstrual; DIP: doença inflamatória pélvica.

Métodos não hormonais

Métodos comportamentais

São métodos para evitar a gestação com altos índices de falha, que se baseiam na abstinência sexual periódica, a partir da percepção de sinais e sintomas característicos aos dias férteis (Tabela 1). São métodos que implicam modificações do comportamento sexual do casal. Na prática clínica, esses métodos não são orientados para contracepção, pela alta incidência de falha (em média 25%), mas sim para o casal saber seu período fértil para a concepção (WHO, 2011).

Método de Ogino-Knaus

Também conhecido como tabelinha ou método rítmico. Possível apenas para mulheres que tenham ciclos menstruais regulares (24 a 38 dias) (Fraser *et al.*, 2011), que devem ser registrados, por, no mínimo, 6 meses. Do ciclo mais curto, deve-se subtrair 18, e o resultado corresponde ao início do período fértil. Do ciclo mais longo, deve-se subtrair 11, e o resultado corresponde ao fim do período fértil (WHO, 2011).

Método de Billings

Baseia-se nas modificações do muco cervical durante o período fértil. A mulher deve observar diariamente as características de seu muco cervical. No período fértil, o muco torna-se mais profuso, filante e transparente, semelhante à clara de ovo. O casal pode manter relações sexuais entre o fim da menstruação e o início da alteração do muco, porém não em 2 dias consecutivos para que o sêmen não dificulte a avaliação do muco cervical. A abstinência sexual deve iniciar quando o muco apresentar-se claro e elástico, reiniciando a atividade sexual no 4º dia após o aumento máximo do volume do muco até o início do próximo ciclo menstrual da mulher. Após a ovulação, o muco volta a ter um aspecto mais espesso e opaco (WHO, 2011).

Temperatura basal

Baseia-se na elevação da temperatura basal, induzida pela elevação da progesterona no centro termorregulador do hipotálamo, acarretando uma elevação entre 0,3 e 0,5°C na temperatura basal imediatamente após a ovulação. A mulher deve registrar a temperatura na boca pela manhã diariamente. A mulher deve iniciar a abstinência sexual no primeiro dia da menstruação até 3 dias após a elevação da temperatura basal, retornando sua atividade sexual no 4º dia após elevação da temperatura, podendo mantê-la até o início do próximo ciclo menstrual (WHO, 2011).

Método sintotérmico

Baseia-se na associação dos métodos comportamentais descritos anteriormente, objetivando aumentar a capacidade de identificação do período fértil (WHO, 2011). O casal deve evitar relação sexual entre o 1º dia da menstruação e o 4º dia do pico da alteração do muco cervical ou da elevação da temperatura basal, o que ocorrer mais tarde (WHO, 2011).

Métodos de barreira

O preservativo (seja masculino ou feminino) é um método contraceptivo eficaz, disponível na maioria dos serviços públicos e que, além de prevenir uma gestação indesejada, protege o casal das doenças sexualmente transmissíveis (DSTs), sendo este último a principal vantagem do método. Age impedindo o contato do sêmen com a vagina. No entanto, precisa haver motivação do casal em usá-lo em cada intercurso sexual e de forma correta. Apresenta uma eficácia mediana para prevenir gravidez, com taxas de falhas variando de 3 a 15% (WHO, 2009). Alguns casais referem, ainda, interferência negativa na sua satisfação sexual com uso do preservativo, o que pode ser motivo de não adesão a esse método (Randolph *et al.*, 2007).

O diafragma vaginal é um dispositivo de látex, silicone ou plástico em forma de calota cuja borda é um anel flexível. Deve ser colocado na vagina até 2 horas antes da relação sexual e permanecer no local até 6 a 8 horas pós-coito. Ele age impedindo a ascensão dos espermatozoides ao ocluir o colo uterino. Deve ser usado associado a espermicida (substâncias químicas que alteram a motilidade dos espermatozoides) para aumentar a sua eficácia. Trata-se de método em desuso, dependente da motivação da mulher em usá-lo corretamente em todo ato sexual, com altos índices de falhas (Tabela 1). Os melhores resultados são encontrados em mulheres com mais de 35 anos, que já apresentam declínio da fertilidade, e nas que mantêm menos de quatro relações sexuais/semana (WHO, 2011). Em casais sorodiscordantes em que a mulher é negativa para o vírus HIV, o uso de diafragma e espermicida é contraindicação absoluta pelo aumento de risco de contrair HIV pelas microfissuras pelo uso repetido de espermicida (WHO, 2009).

Dispositivos intrauterinos

DIUs são métodos contraceptivos de longa duração (LARCs), altamente eficazes (Tabela 1). No Brasil, estão disponíveis atualmente DIUs medicados com cobre (TCu 380A e multiload Cu 375) e com LNG, um progestagênio, sendo este último considerado um método hormonal. Dessa forma, quando citamos SIU-LNG, classificamos suas indicações e contraindicações como a um progestagênio isolado e a um DIU (WHO, 2009).

O mecanismo de ação primário dos atuais DIUs é inibir o transporte de espermatozoides no aparelho genital e alterar a vitalidade dos espermatozoides e óvulos, por meio de modificações bioquímicas, efeito potencializado pela presença do cobre, um potente espermicida. Além de agirem, produz uma reação inflamatória no endométrio do tipo corpo-estranho. Já o SIU-LNG, devido ao progestagênio causa, além da reação inflamatória asséptica do tipo corpo-estranho, atrofia endometrial e altera a quantidade e viscosidade do muco cervical, dificultando a ascensão dos espermatozoides (WHO, 2011).

A inserção intrauterina dos DIUs deve ser realizada por profissional treinado, na certeza de que a paciente não esteja grávida. Muitos ginecologistas optam pela inserção do DIU no período menstrual, pois há a certeza da ausência de gravidez e uma maior facilidade técnica nessa fase do ciclo menstrual. O retorno para acompanhamento pós-inserção deve ser agendado para após a próxima menstruação ou 4 a 6 semanas pós-inserção. A OMS não recomenda a realização de exame ultrassonografia de rotina para acompanhamento do DIU, exceto quando há queixa de dor, sangramento ou suspeita de deslocamento do DIU (WHO, 2011).

O ACOG recomenda o uso dos LARCs para nulíparas e adolescentes, objetivando reduzir as altas taxas de gestação não planejadas (ACOG, 2012). A partir de 2005, o *Food and Drug Administration* (FDA) aprovou o uso do DIU-Cu em nulíparas. A OMS classifica o uso do SIU-LNG e do DIU-cobre em adolescentes e nulíparas como categoria 2 (Quadro 5). As evidências científicas sugerem que as taxas de eficácia e satisfação são maiores em nulíparas usuárias de DIU do que usuárias de COCs e não há evidência de associação com subsequente infertilidade (Mansour *et al.*, 2011).

No passado, o DIU, por ter fio multifilamentar, foi associado a infecções genitais altas, por ascensão bacteriana através do fio da vagina para cavidade uterina. Porém, os DIUs comercializados atualmente, que têm fio monofilamentar, não aumentam o risco de tais infecções. Ocorre um aumento de doença inflamatória pélvica (DIP) nos primeiros 20 dias pós-inserção (9,7 casos de DIP em 1.000 mulheres/ano). Após 21 dias da inserção até 8 anos, o risco é igual à população não usuária de DIU: 1,4 casos de DIP em 1.000 mulheres/ano. Sugere-se, dessa forma, que a infecção bacteriana está associada ao procedimento de inserção, e não ao DIU propriamente (ACOG, 2012).

As principais causas de descontinuidade do DIU-Cu são aumento do fluxo menstrual e dismenorreia. Esses sintomas podem ser aliviados com o uso de anti-inflamatório não esteroidal durante o período menstrual (5 dias) e tendem a melhorar após o 3º mês da inserção (WHO, 2011). O SIU-LNG, aprovado para uso durante 5 anos, libera 20 μg de LNG/dia, o que confere mínimos efeitos sistêmicos adversos reportados por algumas usuárias, tais como cefaleia, náuseas, mastalgia e acne (Chrisman *et al.*, 2007). As vantagens e desvantagens do SIU-LNG comparativamente ao DIU-Cu estão descritas no quadro 7, sendo a principal diferença entre eles a presença do progestagênio no SIU-LNG, levando à amenorreia 20 a 60% das usuárias, após 6 meses de uso.

As complicações são incomuns e incluem, principalmente, expulsão (2-10% no primeiro ano de uso) e perfuração uterina (<1/1.000 inserções) (Chrisman *et al.*, 2007).

As contraindicações referem-se basicamente às alterações uterinas, sejam infecciosas, neoplásicas e distorções da cavidade uterina, e, no caso do SIU-LNG relacionado aos progestagênios isolados, também como neoplasias hormônios-dependentes e gestação (Quadro 7). Essas orientações são revistas periodicamente e podem ser facilmente acessadas gratuitamente no *site* da OMS: http://www.who.int/reproductivehealth/publications/family_planning/en/index.html (WHO, 2009).

Quadro 7
Principais diferenças entre o dispositivo intrauterino (DIU) com cobre e o sistema intrauterino liberador de levonorgestrel (SIU-LNG).

	DIU com cobre	SIU-LNG
Falha	0,6%/ano/100 usuárias	0,1%/ano/100 usuárias
Tempo de uso	10 anos	5 anos
Padrão de sangramento	Pode ocorrer aumento do sangramento menstrual e cólicas, mais frequentes nos primeiros 6 meses. Mantém fluxo menstrual mensal durante seu uso	Sangramento irregular e frequente são comuns nos primeiros 6 meses. Reduz fluxo menstrual em 90% e amenorreia em 60% das usuárias após 6 meses de uso
Inibe a ovulação	Não	Na maioria (50 a 80%) dos ciclos não ocorre inibição da ovulação
Benefícios não contraceptivos	Pode proteger de câncer endometrial	É uma opção de tratamento para sangramento menstrual aumentado. Auxilia no tratamento da dismenorreia, principalmente associada à endometriose. É uma opção de progestagênio na TRH
Motivos descontinuidade	Aumento de sangramento e dor pélvica	Alteração do padrão cíclico menstrual e efeitos hormonais sistêmicos (acne e cefaleia)
Contracepção de emergência	Inserido até 5 dias após relação sexual desprotegida	Não recomendado
Custo	Mais barato	Mais caro (10X o valor do DIU-cobre)

Adaptado de: WHO, 2011.
TRH: terapia de reposição hormonal.

O SIU-LNG, pela ação local do progestagênio, possui benefícios não contraceptivos bem documentados. É indicado para o tratamento de aumento do volume menstrual, mostrando-se mais eficaz que os progestagênios orais e ácido mefenâmico, com relatos de melhora na qualidade de vida das mulheres e para o tratamento da dor associado à endometriose. Existem alguns trabalhos sobre uso do SIU-LNG em mulheres que necessitam de proteção endometrial, como usuárias de terapia de reposição hormonal estrogênica, evidenciando potenciais indicações não contraceptivas do referido método (Chrisman et al., 2007).

Métodos cirúrgicos

Representam os métodos definitivos de contracepção, seja por obstrução das trompas de falópio ou dos ductos deferentes por via cirúrgica, independente da técnica utilizada. Por se tratar de procedimento cirúrgico altamente eficaz com a intenção de ser permanente, o ideal é que todas as pessoas desejem esses métodos de forma voluntária e sejam adequadamente informadas de que a reversibilidade pode não ser possível. Dessa forma, devem ser sugeridos apenas para pessoas com prole constituída. Detalharemos a seguir as opções de contracepção cirúrgica feminina, visto que a saúde da mulher é o alvo deste capítulo.

A contracepção cirúrgica (laqueadura tubária e vasectomia) é regulamentada no Brasil pela lei 9.263, de 12 de janeiro de 1996, e permitida nas seguintes situações:

- para homens e mulheres com capacidade civil plena, maiores de 25 anos de idade ou, pelo menos, com 2 filhos vivos, desde que observado o prazo mínimo de 60 dias entre a manifestação da vontade e o ato cirúrgico;
- em caso de risco à vida ou à saúde da mulher ou do futuro concepto, testemunhado em relatório escrito e assinado por dois médicos.

É vedada a esterilização cirúrgica em mulher durante períodos de parto, aborto ou até o 42º dia do pós-parto ou aborto, exceto nos casos de comprovada necessidade, por cesarianas sucessivas anteriores (≥ 2 cesarianas prévias), ou quando a mulher for portadora de doença de base e a exposição a segundo ato cirúrgico ou anestésico representar maior risco para sua saúde ou do futuro concepto. Nesse caso, a indicação deve ser testemunhada em relatório escrito e assinado por dois médicos.

Faz-se necessário o intervalo de 60 dias entre a manifestação do desejo pela contracepção definitiva e a cirurgia. Período durante o qual são oferecidas informações sobre os métodos contraceptivos, com objetivo de desencorajar a esterilização precoce. Essas restrições objetivam fornecer à paciente a possibilidade a pensar melhor sobre o pedido realizado e de mudar de opinião a tempo.

A escolha da via de acesso para oclusão tubária depende da experiência do cirurgião e do equipamento cirúrgico disponível, podendo ser realizada por meio de diversas técnicas cirúrgias: minilaparotomia, laparoscopia, culdocentese e, mais recentemente, por histeroscopia.

As complicações, quando raramente acontecem, estão associadas ao procedimento anestésico e à infecção. Existem relatos inconsistentes na literatura científica acerca da síndrome pós-laqueadura: dor pélvica e alteração menstrual, pela redução do fluxo arterial das artérias útero-ovarianas. As evidências científicas epidemiológicas atuais não comprovam a existência dessa síndrome (ACOG, 2013).

Contracepção de emergência

A contracepção de emergência no Brasil pode ser realizada por meio do DIU, pílula combinada e pílula apenas de progestagênio. O objetivo é evitar uma gravidez não planejada logo após relação sexual desprotegida.

A pílula combinada é usada como esquema de Yuzpe: 100 μg de EE + 500 μg de LNG a cada 12 horas por 24 horas, com eficácia até 72 horas após relação sexual desprotegida. Na prática, podem ser ingeridas quatro pílulas de 30 μg de EE + 150 μg LNG, ou cinco pílulas de 20 μg de EE + 100 μg LNG a cada 12 horas. As demais pílulas combinadas, com outros progestagênios, não são recomendadas para contracepção de emergência.

Posteriormente, com o conhecimento de que bastava o progestagênio para a contracepção de emergência, foi lançada a pílula de progestagênio isolado com objetivo de uso pós-coital. Hoje está disponível pílula de LNG isolado (0,75 mg a cada 12 horas, por 24 horas ou 1,5 mg em dose única – preferível), com eficácia até 120 horas após relação sexual, mais eficaz quanto mais precocemente for administrada. A pílula de emergência contendo apenas progestagênio é mais eficaz e apresenta menos efeitos adversos que a pílula combinada (Cheng *et al.*, 2012).

Os dois métodos hormonais de emergência supracitados agem postergando ou inibindo a ovulação. No passado, acreditava-se que apresentavam os mesmos mecanismos que os CHs de progestagênio, ou seja, alteravam a motilidade tubária, o muco cervical e o endométrio. No entanto, estudos recentes mostraram que a dose alta e aguda de progestagênio só interfere na ovulação. Assim, só são capazes de prevenir uma gestação não planejada se administrados antes da ovulação (Gemzell-Danielsson, 2012).

Os CHs de emergência são seguros e eficazes (reduzem em 57 a 93% o risco de gravidez após uma relação desprotegida) e não apresentam contraindicação formal (Gemzell-Danielsson, 2012). Os efeitos colaterais mais reportados são associados ao método de Yuzpe, como náuseas e vômitos, devido à intolerância gástrica à alta dose hormonal de EE, e alteração do ciclo menstrual nas usuárias de pílulas de LNG (Cheng *et al.*, 2012).

O método contraceptivo de emergência mais eficaz é o DIU com cobre (taxa de eficácia: 99,86%), além de ser o único capaz de prover contracepção posterior, se permanecer na cavidade uterina (Cleland *et al.*, 2012). Deve ser inserido, por profissional treinado, até o 5° dia pós-relação sexual desprotegida (WHO, 2011). Não há estudos com o SIU-LNG com essa finalidade.

Recentemente, um modulador seletivo do receptor de progesterona com mecanismo pré- e pós-fertilização foi aprovado fora do nosso país para uso como contraceptivo de emergência: o ulipristal. Essa medicação já é usada em outros países como contraceptivo de emergência, tendo maior eficácia que o contraceptivo de emergência e contendo apenas LNG.

Considerações finais

O planejamento reprodutivo deve ser oferecido a todas as pessoas que necessitem e o desejem. Os benefícios do uso dos contraceptivos ultrapassam os riscos associados a esses medicamentos. O uso de contraceptivos é um dos principais responsáveis pela redução da mortalidade materna mundial (Cleland *et al.*, 2012).

Um adequado aconselhamento contraceptivo deve esclarecer sobre os benefícios dos métodos permitidos para o caso e seus possíveis eventos adversos. Dessa forma, ocorre uma escolha informada mais apropriada, possibilitando maiores taxas de adesão. Afinal, não podemos esquecer que a decisão final de qual método deverá ser prescrito cabe à mulher e/ou casal (lei 9.263 de 12 de janeiro de 1996).

De forma geral, para sugerir um contraceptivo, primeiramente o médico deve avaliar se a mulher tem alguma contraindicação a um determinado método contraceptivo. Caso a mulher tenha alguma restrição, devem ser oferecidas apenas as opções seguras para ela (categoria 1 e 2 da OMS) (WHO, 2009).

Os benefícios não contraceptivos dos anticoncepcionais devem ser sempre considerados, tanto para garantir uma contracepção mais adequada, quanto mais eficaz, ao aumentar a adesão ao método. Lembrar-se também de sempre sugerir o uso do condom para a proteção contra DSTs.

Como em todas as condutas médicas, para prescrever um contraceptivo, faz-se fundamental uma boa história clínica, focando principalmente nas situações que afetem a prescrição de algum método contraceptivo, como história de neoplasia e trombose pessoal e familiar, passado de cirurgias uterinas, uso prévio de contraceptivos e motivos de descontinuidade, patologias de base, uso de medicações, dentre outros. Além disso, um exame físico completo é imprescindível, incluindo exame clínico geral, com aferição de pressão arterial, e um exame ginecológico específico, buscando sinais de distorções uterinas, doença inflamatória pélvica, dentre outros. Normalmente, exames complementares são desnecessários, a não ser em situações clínicas específicas.

O planejamento reprodutivo é um direito do ser humano; permitir ao casal, especialmente à mulher, a redução do número de gestações representa um grande passo em direção a maior igualdade de gêneros, e ao avanço social, econômico e de saúde (Cleland et al., 2012).

Referências

American College of Obstetricians and Gynecologists (ACGO). Committee opinion no.133: benefits and risks of sterilization. Obstet Gynecol. 2013;121(2 Pt 1):392-404.

American College of Obstetricians and Gynecologists (ACGO) Committee Opinion. Increasing Use of Contraceptive Implants and Intrauterine Devices to Reduce Unintended Pregnancy. Obstet Gynecol. 2009;114(6): 1434-8.

American College of Obstetricians and Gynecologists (ACGO) Committee Opinion No. 415: Depot medroxyprogesterone acetate and bone effects. Obstet Gynecol. 2008;112(3):727-30.

Barreiros FA, et al. Extended regimens of the combined contraceptive vaginal ring containing etonogestrel and ethinyl estradiol: effects on lipid metabolism. Contraception. 2011;84(2):155-9.

Basso O, et al. Low birth weight and preterm birth after short interpregnancy intervals. Am J Obstet Gynecol. 1998;178(2):259-63.

Bitzer J, Simon JA. Current issues and available options in combined hormonal contraception. Contraception. 2011;84(4):342-56.

Cheng L, et al. Interventions for emergency contraception. Cochrane Database Syst Rev. 2012;8:CD001324.

Chrisman C, et al. The levonorgestrel-releasing intrauterine system: an updated review of the contraceptive and noncontraceptive uses. Clin Obstet Gynecol. 2007;50(4):886-97.

Cleland J, et al. Contraception and health. Lancet. 2012;380(9837):149-56.

Cleland K, et al. The efficacy of intrauterine devices for emergency contraception: a systematic review of 35 years of experience. Hum Reprod. 2012;27(7):1994-2000.

Committee on Adolescent Health Care Long-Acting Reversible Contraception Working Group, The American College of Obstetricians and Gynecologists. Committee opinion no. 539: adolescents and long-acting reversible contraception: implants and intrauterine devices. Obstet Gynecol. 2012;120(4):983-8.

Conde-Agudelo A, Belizan JM. Maternal morbidity and mortality associated with interpregnancy interval: cross sectional study. BMJ. 2000;321(7271):1255-9.

Connell EB. Contraception in the prepill era. Contraception 1999;59(Suppl 1):7S-10S.

Curtis KM, Martins SL. Progestogen-only contraception and bone mineral density: a systematic review. Contraception. 2006;73(5):470-87.

Dhont M. History of oral contraception. Eur J Contracept Reprod Health Care 2010;15(Suppl 2):12S-8S.

Dinger J. Comparative effectiveness of combined oral contraceptives in adolescents. J Fam Plann Reprod Health Care. 2011;37:118.

Edelman A, et al. Continuous versus cyclic use of combined oral contraceptives for contraception: systematic Cochrane review of randomized controlled trials. Hum Reprod. 2006;21(3):573-8.

Fraser IS, et al. The FIGO recommendations on terminologies and definitions for normal and abnormal uterine bleeding. Semin Reprod Med. 2011;29(5):383-90.

Gallo MF, et al. Combination contraceptives: effects on weight. Cochrane Database Syst Rev. 2011;(9):CD003987

Gemzell-Danielsson K. Mechanism of action of emergency contraception. Contraception. 2012;82:404-9.

Grimes DA, et al. Steroid hormones for contraception in men. Cochrane Database Syst Rev. 2012;3:CD004316

Grimes DA, et al. Progestin-only pills for contraception. Cochrane Database of Systematic Reviews 2010. 1:CD007541.

Grimes DA. Forgettable Contraception. Contraception. 2009;80:497-9.

Guazzelli CA, et al. Effects of extended regimens of the contraceptive vaginal ring on carbohydrate metabolism. Contraception. 2012;85(3):253-6.

Kaunitz AM, Inki P. The levonorgestrel-releasing intrauterine system in heavy menstrual bleeding: a benefit-risk review. Drugs. 2012;72(2):193-215.

Lidegaard Ø, et al. Thrombotic stroke and myocardial infarction with hormonal contraception. N Engl J Med. 2012;366(24):2257-66.

Lidegaard Ø, et al. Risk of venous thromboembolism from use of oral contraceptives containing different progestogens and oestrogen doses: Danish cohort study, 2001-9 BMJ. 2011;25;343:d6423.

Lindh I, et al. The long-term influence of combined oral contraceptives on body weight. Hum Reprod. 2011;26(7):1917-24.

Lubianca JN, et al. Stopping oral contraceptives: an effective blood pressure-lowering intervention in women with hypertension. J Hum Hypertens. 2005;19(6):451-5.

Machado RB, et al. Effect of a continuous regimen of contraceptive combination of ethinylestradiol and drospirenone on lipid, carbohydrate and coagulation profiles. Contraception. 2010;81(2):102-6.

Maguire K, Westhoff C. The state of hormonal contraception today: established and emerging noncontraceptive health benefits. Am J Obstet Gynecol. 2011;205(Suppl4):S4-8.

Mammen EF. Oral contraceptive pills and hormonal replacement therapy and thromboembolic disease. Hematol Oncol Clin North Am. 2000;14(5):1045-59.

Mansour D, et al. Fertility after discontinuation of contraception: a comprehensive review of the literature. Contraception. 2011;84(5):465-77.

Nobre F, Vieira CS. Hormonal contraception and cardiovascular system. Arq Bras Cardiol. 2011;96(4):e81-9.

Oelkers WK. Effects of estrogens and progestogens on the reninaldosterone system and blood pressure. Steroids. 1996;61:166-71.

Pantoja M, et al. Variations in body mass index of users of depot-medroxyprogesterone acetate as a contraceptive. Contraception. 2010;81(2):107-11.

Peipert JF, et al. Continuation and satisfaction of reversible contraception. Obstet Gynecol. 2011;117(5):1105-13.

Petta CA, et al. Intrauterine devices: learning from the past and looking to the future. J Biosoc Sci. 1996;28(2):241-52.

Randolph ME, et al. Sexual pleasure and condom use. Arch Sex Behav. 2007;36(6):844-8.

Raps M, et al. Resistance to APC and SHBG levels during use of a four-phasic oral contraceptive containing dienogest and estradiol valerate: a randomized controlled trial. J Thromb Haemost. 2013;11(5):855-61.

Rice CF, et al. A comparison of the inhibition of ovulation achieved by desogestrel 75 micrograms and levonorgestrel 30 micrograms daily. Hum Reprod. 1999;14(4):982-5.

Rutstein SO. Effects of preceding birth intervals on neonatal, infant and under-five years mortality and nutritional status in developing countries: evidence from the demographic and health surveys. Int J Gynaecol Obstet. 2005;89(1):S7-24.

Sitruk-Ware R, Nath A. Metabolic effects of contraceptive steroids Rev Endocr Metab Disord. 2011;12(2):63-75.

Speroff L. The formulation of oral contraceptives: does the amount of estrogen make any clinical difference? Johns Hopkins Med J. 1982;150(5):170-6.

Trussell J. Contraceptive efficacy. In: Hatcher RA et al. Contraceptive Technolog y: Nineteenth Revised Edition. New York NY: Ardent Media, 2007.

World Health Organization (WHO). Department of Reproductive Health and Research (RHR) and Johns Hopkins Bloomberg School of Public Health/Center for Communication Programs (CCP), INFO Project. Family Planning: A global handbook for providers (2011 Update). Baltimore and Geneva: CCP and WHO, 2011. [cited 2013 jan 9]. Available from: http://www.who.int/reproductivehealth/publications/family_planning/9780978856304/en/index.html.

World Health Organization (WHO). Medical eligibility criteria for contraceptive use. 4rd ed. Geneva: World Health Organization, 2009. Disponível em: http://www.who.int/reproductivehealth/publications/family_planning/en/index.html.

CAPÍTULO 17

Protocolo Clínico de Vulvovaginites

Silvana Maria Quintana
Patrícia Pereira dos Santos Melli
Carolina Sales Vieira
Geraldo Duarte

Introdução

Vulvovaginites consistem no processo inflamatório e/ou infeccioso da vulva, vagina e ectocérvice e representam cerca de 70% das queixas em consultas ginecológicas, sendo de fundamental importância na prática diária das unidades de saúde. Além do desconforto que promovem para as pacientes, também favorecem a aquisição de outros agentes de transmissão sexual, como, por exemplo, o vírus da imunodeficiência humana (HIV). Na maioria dos casos, esse processo infeccioso causa importante desconforto na mulher, caracterizado por ardor, prurido, fluxo vaginal alterado e muitas vezes exacerbado e dispareunia, sendo que esses sintomas podem ocorrer isolados ou associados. Para facilitar o entendimento dos processos inflamatórios, são revisados aqui os aspectos fisiológicos do trato genital inferior (TGI).

A região genital feminina apresenta umidade natural e o conteúdo vaginal fisiológico é composto por: células descamadas do epitélio estratificado escamoso; transudato da parede vaginal; muco cervical; secreções das glândulas vestibulares (Skene e Bartholin); secreções de cavidades superiores (endométrio e trompas); fermentos celulares; flora vaginal (bacilos de Döderlein ou lactobacilos (BD) e flora bacteriana mista; 10^5 a 10^6 por grama de conteúdo vaginal); leucócitos; e imunoglobulinas.

A flora vaginal é composta por inúmeros micro-organismos, formando um ecossistema que depende de vários fatores para manutenção do equilíbrio, sendo o principal deles o pH vaginal, cuja variação normal é de 3,5 a 4,5, caracterizando-se como um pH ácido. No quadro 1 estão expostos os principais habitantes da flora do TGI na mulher adulta.

Quadro 1
Flora do trato genital inferior na mulher adulta.

Micro-organismos comumente isolados	Micro-organismos ocasionalmente isolados	Micro-organismos potencialmente patogênicos
Lactobacillus sp.	Stafilococcus aureus	Pseudomas
Streptococcus fecalis	Streptococcus sp (beta-hemilítico)	Streptococcus pneumoniae
Stafilococcus epidermidis	Clostridium perfrigens*	Listeria monocytogenes
Corynebacterium sp.	Proteus	
E. coli	Klebsiella	
Bacteroides fragilis*		
Fusobacterium sp.*		
Veillonella sp.*		
Peptococcus sp.*		
Peptostreptococcus sp.*		

*Micro-organismos anaeróbios.

As vulvovaginites podem ser classificadas em infecciosas (vaginose bacteriana, candidíase e tricomoníase) e não infecciosas (alérgicas, traumáticas e vaginose citolítica).

Aproximadamente 90% das mulheres que apresentam quadro clínico de vulvovaginite têm como causa a infecção causada por agentes da própria flora vaginal, que sofre um desequilíbrio como, por exemplo, a vaginose bacteriana e a candidíase ou, ainda, por um agente adquirido por transmissão sexual, como o *Trichomonas vaginalis*. Apesar de as vulvovaginites quase sempre serem causadas por agentes biológicos (transmitidos ou não pela relação sexual), também podem se relacionar a processos alérgicos e/ou traumáticos que agem ora de forma predisponente, ora desencadeante do processo. Além desses fatores, devem-se mencionar diabetes, ingestão de esteroides, uso de lubrificantes e de absorventes internos e externos, depilação exagerada e frequente, roturas perineais, prática de coito não convencional, e uso de dispositivo intrauterino (DIU), além dos estados hiper/hipoestrogênicos como fatores predisponentes para as vulvovaginites. No quadro 2 está exposta a classificação bacterioscópica da flora vaginal.

Quadro 2
Classificação bacterioscópica da flora vaginal.

Padrão I	Padrão II	Padrão III	Padrão IV	Padrão VI	Padrão VII
Equilíbrio do ecossistema	Desequilíbrio moderado do ecossistema	Desequilíbrio intenso do ecossistema	Vaginose bacteriana	*Trichonomas vaginalis*	Fungos: Candida
90 a 95% lactobacilos	50% lactobacilos	Lactobacilos praticamente ausentes	Lactobacilos ausentes		
5 a 10% outras bactérias	50% de outras bactérias	Quase 100% de outras bactérias	Proliferação de bactérias aeróbias e anaeróbias		
Ausência/raros PMN	Moderada quantidade de PMN	PNM abundantes	PNM raros		

PMN: polimorfonucleares.

Já os processos infecciosos endocervicais (endocervicites) podem cursar sem sintomas ou serem oligossintomáticos, causando desde aumento inespecífico do conteúdo vaginal até sinusiorragia. Os principais agentes etiológicos das vulvovaginites infecciosas e das endocervicites estão expostos no quadro 3.

Quadro 3
Principais síndromes clínicas: corrimentos e cervicites/endocervicites.

Síndrome	Doença	Agente	Tipo	DST	Curável
Corrimento	Vaginose	Múltiplos	Bactéria	Não	Sim
	Candidíase	*Candida albicans*	Fungo	Não	Sim
	Tricomoníase	*Trichonomas vaginalis*	Protozoário	Sim	Sim
Cervicites/ endocervicites	Gonorreia	*Neisseria gonorrhoeae*	Bactéria	Sim	Sim
	Clamidíase	*Chlamydia trachomatis*	Bactéria	Sim	Sim

Abordagem das vulvovaginites

A abordagem das vulvovaginites pode ser etiológica ou sindrômica dependendo dos recursos disponíveis.

Abordagem etiológica das vulvovaginites

Nesta abordagem, o objetivo é identificar o agente etiológico e realizar o tratamento específico (Figura 1).

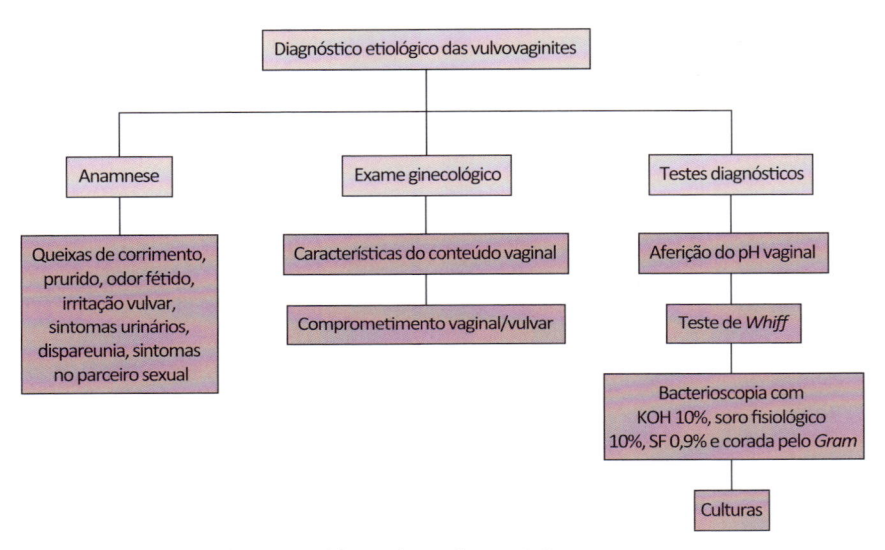

FIGURA 1. Abordagem diagnóstica etiológica das vulvovaginites.

O roteiro para essa abordagem consiste em:
- anamnese e exame ginecológico: apresentam sensibilidade de 50% para o diagnóstico etiológico das vulvovaginites;
- testes diagnósticos: são rápidos, fáceis e baratos e elevam a sensibilidade do diagnóstico etiológico para 80 a 85%.

Os testes utilizados são:
- aferição do pH vaginal: deve utilizar fita própria para esse fim e o material deve ser coletado do um terço médio das paredes vaginais laterais, pois o material do fundo de saco vaginal está misturado com muco cervical que altera o pH.
- teste de Whiff (ou teste das aminas): consiste na liberação de aminas voláteis pelas bactérias que estão aderidas à membrana das células epiteliais quando o KOH 10% é misturado ao conteúdo vaginal. Essas aminas são a putrescina, a cadaverina e a trimetilamina e, como o próprio nome sugere, o odor liberado é semelhante ao do peixe podre;
- bacterioscopia: pode ser direta realizada "a fresco" com soro fisiológico (SF) 0,9% ou KOH10% ou pela coloração pelo *Gram*. Se direta, consiste em colocar uma gota de SF 0,9% no conteúdo vaginal depositado em lâmina de vidro, cobrir com lamínula e observar no microscópio. Nessa visualização procuram-se as *clue cells* e o tricomonas. Se for utilizado o KOH 10%, ocorre a destruição das células epiteliais e é mais fácil a visualização das pseudo-hifas. Se corada pelo método de *Gram*, é considerada o padrão-ouro para o diagnóstico da vaginose bacteriana.

O esfregaço cérvico-vaginal corado pela técnica de Papanicolaou pode ser utilizado para o diagnóstico etiológico das vulvovaginites, entretanto o principal objetivo desse exame é o diagnóstico de lesões pré-neoplásicas ou neoplásicas do colo uterino e deveria ser coletado com esse fim. Além disso, a identificação de alterações celulares inflamatórias, com ou sem a identificação de um agente específico, em pacientes assintomáticas, não deve ser sinônimo de tratamento.

As culturas, apesar de altamente específicas, não são utilizadas rotineiramente, ficando reservadas para as vulvovaginites de repetição. As culturas do conteúdo vaginal de mulheres adultas, quando não realizadas em meio de cultura específico, não têm valor para o diagnóstico etiológico das vulvovaginites.

Abordagem etiológica das principais vulvovaginites

A vaginose bacteriana é a vulvovaginite mais frequente em nosso meio e ocorre devido ao desequilíbrio do ecossistema vaginal com redução e/ou desaparecimento dos BD e colonização de elementos da própria flora (Quadro 4).

QUADRO 4
AGENTES ETIOLÓGICOS DA VAGINOSE BACTERIANA.

Anaeróbios	Anaeróbios facultativos
Bacteroides sp.	*Gardnerella vaginalis*
Prevotella bivia	*Mycoplasma hominis*
Eubacterium sp.	*Ureaplasma urealyticum*
Mobiluncus sp.	*Porphyromona* sp.
Peptostreptococcus	

A vaginose bacteriana pode ser assintomática/oligossintomática. Em torno de 50% das pacientes, ela não apresenta sintomas ou os sintomas são frustros. Pode haver também corrimento homogêneo, acinzentado, com odor podre, que piora pós-coito e menstruação. Ocasionalmente, ocorrem prurido, dispareunia e sintomas urinários. O exame ginecológico não evidencia alterações, como hiperemia ou fissuras, apenas aumento do conteúdo vaginal, geralmente com odor fétido.

O quadro laboratorial consiste em pH > 4,5; teste das aminas (Whiff) positivo; bacterioscopia (técnica a fresco – *clue cells)*; e coloração de *Gram* (escore ≥ 7).

Critérios diagnósticos

Os critérios de Amsel consistem em: corrimento homogêneo, acinzentado, baixa viscosidade; pH > 4,5; teste das aminas (Whiff) positivo; técnica a fresco: *clue cells* e redução ou ausência de BD.

Para o diagnóstico de vaginose bacteriana é necessário que pelo menos três dos critérios anteriores estejam presentes.

O diagnóstico pode ser feito também pelo escore de Nugent ou coloração pelo método de *Gram*.

Na Figura 2 e no quadro 5, observam-se esfregaços vaginais corados pelo método de *Gram*.

Para o tratamento da vaginose bacteriana, dá-se preferência ao tratamento sistêmico por via oral (VO), prolongado. As drogas de escolha são os derivados imidazólicos, em especial o metronidazol. Orienta-se abstinência alcoólica durante o tratamento pelo risco do "efeito antabuse". A vaginose bacteriana tem sido associada com resultados obstétricos adversos, como parto pré-termo; assim, recomenda-se que a queixa de corrimento vaginal seja valorizada durante a gestação. O diagnóstico nesse grupo de pacientes é realizado da mesma forma anteriormente descrita, e o tratamento da vaginose bacteriana em gestantes e não gestantes está exposto no quadro 6. Não se recomenda o tratamento do parceiro.

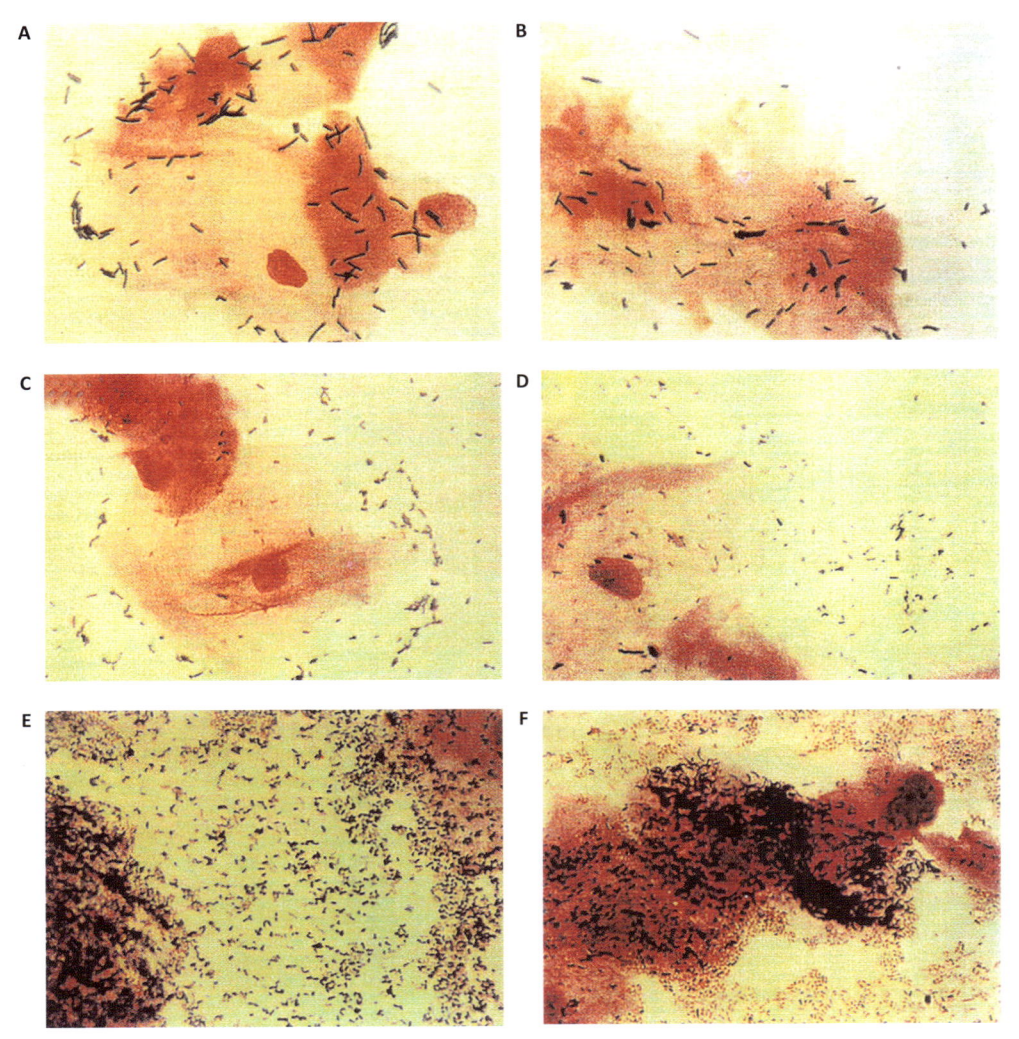

FIGURA 2. Esfregaços vaginais corados pelo método de *Gram*, exibindo microbiota vaginal normal (**A** e **B**), microbiota vaginal intermediária (**C** e **D**) e microbiota vaginal indicativa de vaginose bacteriana (**D** e **F**).

Fonte: Nugent *et al.*, 1991.

QUADRO 5
PONTUAÇÃO E ESCORE DO MÉTODO DE *GRAM*.

Escore	Lactobacilos longos *Gram* +	GV e bacteroides	Bacilos curvos: *Gram* variável
0	4+	0	0
1	3+	1+	1+ ou 2+
2	2+	2+	3+ ou 4+
3	1+	3+	
4	0	4+	

Fonte: Nugent *et al.*, 1991.
0 a 3: normal; 4 a 6: intermediário; ≥ 7: vaginose.

Quadro 6
Esquema terapêutico para vaginose bacteriana em mulheres grávidas e não grávidas e no parceiro sexual.

Não grávidas	Grávidas

Metronidazol
  250 mg VO a cada 8 horas por 7 dias
  400 mg VO a cada 12 horas por 7 dias
  500 mg VO a cada 12 horas por 7 dias
  2 g VO DU
	Primeiro semestre: metronidazol creme vaginal ou clindamicina ou ampicilina ou cefalexina VO

Tinidazol/secnidazol: 2 g VO DU	Após 12ª semana: metronidazol
	  250 mg VO a cada 8 horas por 7 dias
	  400 mg VO a cada 12 horas por 7 dias
	  500 mg VO a cada 12 horas por 7 dias
	  2 g VO DU

Clindamicina: VO, creme ou óvulos	Tinidazol/secnidazol: 2 g VO DU
Ampicilina: mobiluncus	Ampicilina: mobiluncus
Metronidazol/tinidazo: creme vaginal por 7 noites	Metronidazol/tinidazol: creme vaginal por 7 noites
Parceiro	Não tratar

VO: via oral.

A tricomoníase é uma vulvovaginite causada por um protozoário que apresenta grande mobilidade, por apresentar seis flagelos: o *Trichomonas vaginalis*. Pode acometer vagina, canal cervical, glândulas acessórias, uretra e bexiga, promovendo sintomatologia desconfortável e facilitando complicações como a doença inflamatória pélvica (DIP) e a aquisição da infecção pelo HIV. É frequente a associação com o gonoco, clamídia, papilomavírus humano (HPV) e estreptococo do grupo B. Essa vulvovaginite é uma DST, portanto, justificam-se as ações complementares de controle de DST, que incluem aconselhamento e oferecimento dos testes VDRL, anti-HIV, sorologia para hepatite B e C

O quadro clínico inclui: fluxo genital esverdeado, bolhoso e abundante; ardor, odor e prurido; e exame ginecológico (hiperemia vaginal, fluxo esverdeado bolhoso e fétido, colpite focal – framboesa).

O exame laboratorial apresenta: pH > 4,5; teste das aminas negativo; e bacterioscopia (técnica a fresco: visualização do parasita em movimento).

O tratamento da tricomoníase deve ser sistêmico e prolongado. Os cremes vaginais podem ser utilizados para alívio dos sintomas, mas não atingem níveis séricos adequados para produzir cura. O tratamento para gestantes e não gestantes está exposto no quadro 7. Como se trata de uma DST, o parceiro deve ser tratado, preferencialmente, com dose única, para melhor adesão ao tratamento. O casal deve ser orientado a não ingerir álcool durante o tratamento.

A tricomoníase vaginal pode alterar o resultado da colpocitologia oncológica. Na vigência de alterações pré-neoplásicas ou neoplásicas no esfregaço corado pela técnica de Papanicolau e infecção por esse protozoário, deve-se realizar o tratamento e repetir a colpocitologia, para avaliar se há persistência das alterações celulares.

A candidíase é a segunda vulvovaginite mais frequente no menacme, ocorrendo em 25% das mulheres e em 10% das gestantes. Aproximadamente 75% das mulheres apresentam um episódio de candidíase durante a vida, e 40 a 50% apresentam um novo surto. A candidíase recorrente ocorre em 5 a 10% das mulheres. Nos seres humanos, o reservatório desse fungo é a orofaringe e o trato gastrintestinal, sendo o reservatório intestinal a principal fonte da contaminação vaginal nas mulheres (Quadro 8). Os fungos se reproduzem por brotamento e se apresentam na natureza em duas formas (dimórfico): leveduras e pseudo-hifas.

Quadro 7
Esquema terapêutico para tricomoníase bacteriana em mulheres grávidas e não grávidas e no parceiro sexual.

Não grávidas	Grávidas

Metronidazol
  250 mg VO a cada 8 horas por 7 dias
  400 mg VO a cada 12 horas por 7 dias
  500 mg VO a cada 12 horas por 7 dias
  2 g VO DU
	Primeiro semestre: metronidazol creme vaginal

Tinidazol/secnidazol: 2 g VO DU	Após 12ª semana: metronidazol
	  250 mg VO a cada 8 horas por 7 dias
	  400 mg VO a cada 12 horas por 7 dias
	  500 mg VO a cada 12 horas por 7 dias
	  2 g VO DU

Clindamicina: VO, creme ou óvulos	Tinidazol/secnidazol: 2 g VO DU
Parceiro	Metronidazol 250 mg 8 comprimidos VO DU Tinidazol/ secnidazol: 2 g VO DU

VO: via oral.

Quadro 8
Classificação filogenética dos fungos.

Família: cryptococaceae	
Gênero	Espécie
Candida	Albicans, tropicalis, guilliermondii, krusei, parapsilosis, pseudotropicalis, stellatoidea, glabrata
Cryptococus	Neoformans
Malassezia	Furfur

A *Candida albicans* adere às células do epitélio do TGI, devido à formação de tubos germinativos, e inicia a formação de colônias. A *Candida tropicalis e a glabrata* não formam tubos germinativos.

São fatores predisponentes para a infecção por Candida: gravidez; anticoncepcional hormonal oral (ACHO) de alta dosagem; diabetes; antibióticos/imunossupressores; roupas justas/absorventes diários; duchas vaginais; e agentes irritativos.

O quadro clínico inclui: prurido vulvovaginal; corrimento branco, espesso, inodoro e grumoso; escoriação, edema e eritema vulvar; e ardor urinário.

O quadro laboratorial corresponde a: pH<4,5; teste das aminas negativo; bacterioscopia; técnica a fresco (SF 0,9% e KOH: sensibilidade de 84%); coloração de *Gram*; e cultura em meio de Sabouraud, Nickerson – 95%.

Classificação das candidíases

Simples ou não complicada
Acomete mulheres saudáveis em episódios anuais. Tem boa resposta ao tratamento antifúngico. O tipo de cândida é a *Candida albicans*. O quadro clínico é leve.

Complicada
Caracterizada por:
- sinais e sintomas exuberantes **OU**
- recorrência maior três episódios ao ano **OU**

- bacterioscopia KOH 10%: blastosporos sem hifas **OU**
- resposta imune inadequada.

Neste grupo de pacientes, recomenda-se tratamento prolongado e sistêmico. Inicia-se com os antifúngicos via oral e, ao término deste, inicia-se anti-inflamatórios e anti-histamínicos, que são mantidos por 7 dias. Após o término da infecção aguda, recomenda-se o tratamento profilático por 6 meses com antifúngicos via oral no pré-menstrual ou primeiro dia da sangramento menstrual.

Nas pacientes com candidíase de repetição, deve-se solicitar o teste de tolerância à glicose (GTT) e a sorologia anti-HIV.

O tratamento está descrito no quadro 9 e é caracterizado por: higiene genital; evitar substâncias irritantes; aeração dos genitais; evitar roupas justas ou sintéticas; e tratamento/controle fatores predisponentes.

Quadro 9
Esquema terapêutico para candidíase em gestantes e não gestantes e no parceiro.

Não grávida	Grávidas
Candidíase simples ou não complicada: tratamento tópico ou sistêmico	Candidíase complicada: tratamento tópico durante a gravidez
Sistêmico: - fluconazol 150 mg VO DU - traconazol 100 mg VO dois comprimidos a cada 12 horas/quatro comprimidos	Tópico (via vaginal): - nitrato isoconazol 1% VV/7 noites - miconazol 2% VV/14 noites - clotrimazol 1% VV/7 noites - fenticonazol 2% VV/7 noites - butoconazol 2% VV/3 noites
Tópico: - isoconazol 1% VV/7 noites ou óvulo (600 mg) VV DU - miconazol 2% VV/7 noites - clotrimazol 1% VV/7 noites ou óvulo (500 mg) VV DU - fenticonazol 2% VV/7 noites ou óvulo (600 mg) VV DU - butoconazol 2% VV/3 noites	
Candidíase complicada: tratamento sistêmico	
Sistêmico: - fluconazol 150 mg VO DU - itraconazol 100 mg dois comprimidos VO a cada 12 horas/quatro comprimidos Associação com anti-inflamatórios e anti-histamínicos	
Parceiro	Só tratar se sintomas: - fluconazol 150 mg VO DU - itraconazol 100 mg dois comprimidos VO a cada 12 horas/quatro comprimidos

VV: via vaginal; VO: via oral.

O quadro 10 compara as principais vulvovaginites infecciosas.

Abordagem sindrômica das vulvovaginites e cervicites consiste em incluir uma doença dentro de síndromes preestabelecidas, com base nos sinais e sintomas, e instituir tratamento imediato, sem aguardar resultados de exames confirmatórios. Seu sucesso exige monitoração e avaliação constante dos protocolos, bem como supervisão e treinamento do pessoal envolvido. Nas Figuras 3 a 5, estão expostas as abordagens para pacientes que apresentam corrimento vaginal e/ou cervical. Essas condutas devem ser realizadas nas Unidades Básicas de Saúde.

Quadro 10
Comparação entre as principais vulvovaginites infecciosas.

	Candidíase	Vaginose bacteriana	Tricomoníase (DST)
Etiologia	*Candida albicans* (maioria)	Anaeróbios e diminuição dos lactobacillos	*Trichomonas vaginalis*
Quadro clínico	Prurido/ardor vulvovaginal Corrimento grumoso e esbranquiçado Ausência de odor fétido Hiperemia vulvar Podem estar presentes queixas de ardor urinário	Ausência de prurido Corrimento branco/acinzentado Odor fétido que piora na presença de sêmen ou sangue Conteúdo vaginal com poucas bolhas pequenas	Prurido vaginal Corrimento verde/amarelado Odor fétido Presença de colpite e conteúdo com bolhas grandes
pH vaginal	≤ 4,5	> 4,5	> 4,5
Teste KOH - "Whiff test"	Negativo	Positivo	Negativo
Exame a fresco	Pseudo-hifas e esporos	*Clue cells*: células epiteliais com contornos mal delimitados devido à presença de bactérias ao redor	Visualização do agente, um protozoário flagelado
Diagnóstico	UBS: clínica + exame a fresco Ouro: cultura	UBS: presença de 3 dos quatro critérios de Amsel (clínica, pH, teste de KOH e exame a fresco compatíveis) Ouro: *Gram*	UBS: exame a fresco Ouro: PCR
Tratamento	Gestantes: VV por 14 dias Não gestantes: VO Opções VO: fluconazol (150 mg) em dose única itraconazol (100 mg): dois comprimidos de manhã e dois à noite Opções VV: uma aplicação noturna Miconazol (2%) Nistatina Itraconazol 1% Candidíase complicada – apenas VO	Tratamento semelhante para as duas condições. Eficácia VO melhor do que VV. Tópico indicado quando intensa sintomatologia ou para gestação de primeiro trimestre Opções VO: Metronidazol 250 mg a cada 8 horas ou 500 mg a cada 12 horas por 7 dias OU Tinidazol/secnidazol em dose única 2 g Opções VV: metronidazol/tinidazol No caso da tricomoníase, por se tratar de DST, deve ser tratado o parceiro (preferência dose única) Recomendar abstinência alcoólica durante tratamento	

DST: doença sexualmente trasmissível; VV: via vaginal; VO: via oral; UBS: Unidade Básica de Saúde; PCR: reação em cadeia da polimerase.

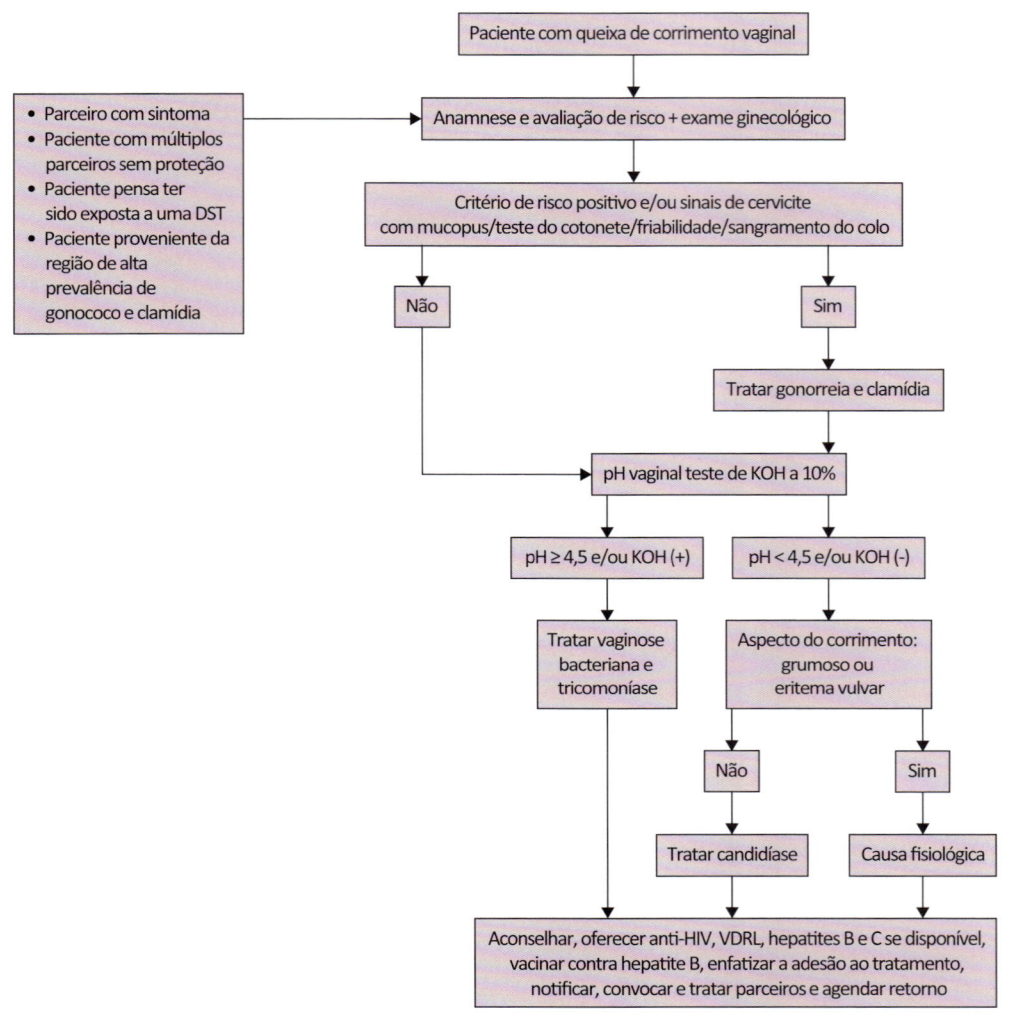

```
                                    ┌─────────────────────────────────────┐
                                    │ Paciente com queixa de corrimento vaginal │
                                    └─────────────────────────────────────┘
                                                     ↓
  • Parceiro com sintoma          ┌─────────────────────────────────────────────┐
  • Paciente com múltiplos ──────▶│ Anamnese e avaliação de risco + exame ginecológico │
    parceiros sem proteção         └─────────────────────────────────────────────┘
  • Paciente pensa ter                              ↓
    sido exposta a uma DST         ┌─────────────────────────────────────────────────────────┐
  • Paciente proveniente da        │ Critério de risco positivo e/ou sinais de cervicite       │
    região de alta                 │ com mucopus/teste do cotonete/friabilidade/sangramento do colo │
    prevalência de                 └─────────────────────────────────────────────────────────┘
    gonococo e clamídia                       ↙               ↘
                                            Não               Sim
                                             │                 ↓
                                             │        ┌──────────────────────┐
                                             │        │ Tratar gonorreia e clamídia │
                                             │        └──────────────────────┘
                                             │                 ↓
                                             └────────▶┌──────────────────────────┐
                                                       │ pH vaginal teste de KOH a 10% │
                                                       └──────────────────────────┘
                                                        ↙                    ↘
                                              pH ≥ 4,5 e/ou KOH (+)    pH < 4,5 e/ou KOH (-)
                                                       ↓                        ↓
                                              ┌──────────────────┐   ┌─────────────────────┐
                                              │ Tratar vaginose  │   │ Aspecto do corrimento: │
                                              │ bacteriana e     │   │ grumoso ou           │
                                              │ tricomoníase     │   │ eritema vulvar       │
                                              └──────────────────┘   └─────────────────────┘
                                                       │                  ↙        ↘
                                                       │                Não        Sim
                                                       │                 ↓          ↓
                                                       │        ┌───────────────┐ ┌────────────────┐
                                                       │        │ Tratar candidíase │ │ Causa fisiológica │
                                                       │        └───────────────┘ └────────────────┘
                                                       ↓                 ↓          ↓
                                  ┌───────────────────────────────────────────────────────────────────┐
                                  │ Aconselhar, oferecer anti-HIV, VDRL, hepatites B e C se disponível, │
                                  │ vacinar contra hepatite B, enfatizar a adesão ao tratamento,        │
                                  │ notificar, convocar e tratar parceiros e agendar retorno            │
                                  └───────────────────────────────────────────────────────────────────┘
```

Fonte: Brasil, 2006.
FIGURA 3. Abordagem da paciente com corrimento vaginal sem realização de microscopia.

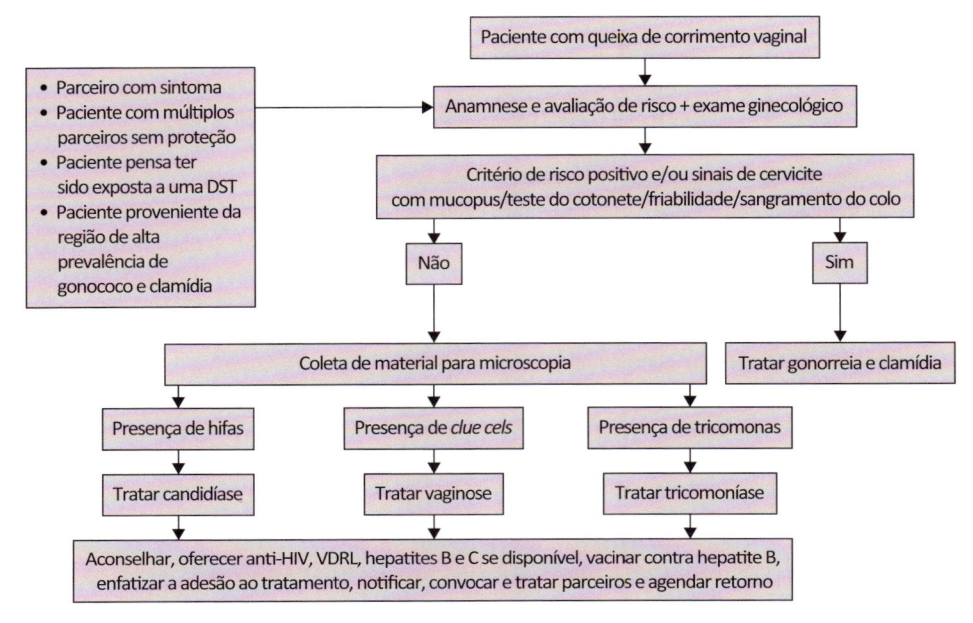

Fonte: Brasil, 2006.
FIGURA 4. Abordagem da paciente com corrimento vaginal com realização de microscopia.

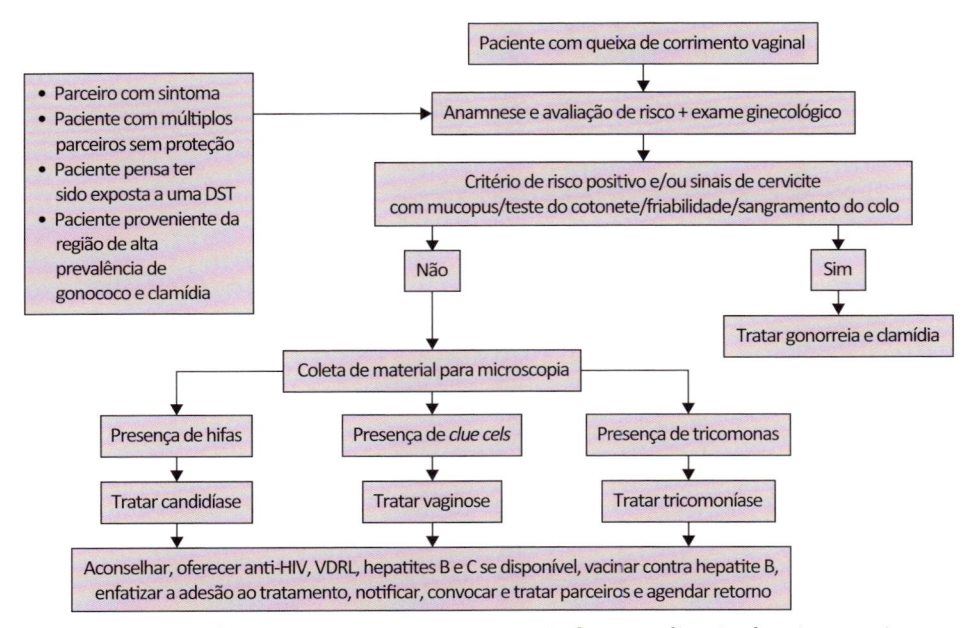

FIGURA 5. Abordagem da paciente com corrimento cervical com realização de microscopia.

O encaminhamento para a unidade de atenção de média ou alta complexidade só deve ocorrer nas situações de vulvovaginites de repetição definidas como pelo menos três episódios em 12 meses (1 ano) confirmados pelo exame ginecológico e/ou laboratorial.

Referências

Amsel R, et al. Nonspecific vaginitis: diagnostic criteria and epidemiologic associations. Am J Med. 1983;74:14-22.

Bennett D, Kearney PJ. Vulvovaginitis and vaginal pH. Arch Dis Child. 1992;67:1520.

Brasil. Ministério da Saúde. Secretaria de Vigilância em Saúde. Programa Nacional de DST e Aids. Manual de Controle das Doenças Sexualmente Transmissíveis – DST. 4ª ed. Brasília, DF: 2006.

Carr PL, et al. Evaluation and management of vaginitis. J Gen Intern Med. 1998;335-46.

Cruickshank R, Sharman A. The biology of the vagina in the human subject. J Obstet Gynaecol Br Commonwealth. 1934;41:190-266.

Donders GGG. Management of genital infections in pregnant women. Curr Opin Infect Dis. 19:55-61.

Gomes FAM. Valor do exame clínico especular e da anamnese para o diagnóstico do corrimento vaginal. Tese [Doutorado em Tocoginecologia]. Campinas: Unicamp; 2003.

Holmes KK, et al. Nonspecific vaginosis. Scand J Infect Dis Suppl. 1981;26:110-14.

Larsson PG, et al. Predisposing factors for bacterial vaginosis, treatment efficacy and pregnancy outcome among term deliveries; results from a preterm delivery study. BMC Women's Health. 2007;7:20.

McKiernan J. Postnatal breast development of preterm infants. Arch Dis Child. 1984;59:1090-2.

Nugent RP, Krohn MA, Hillier SL. Reliability of diagnosing bacterial vaginosis is improved by a standardized method of Gram stain interpretation. J Clin Microbiol.1991;29:297-301.

Pierce AM, Hart CA. Vulvovaginitis: causes and management. Arch Dis Child. 1992;67:509-12.

Romoren M, et al. Trichomoniasis and bacterial vaginosis in pregnancy: inadequately managed with the syndromic approach. Bull World Health Organ. 2007;85:297-304.

Richter SS, et al. Antifungal susceptibilities of candida species causing vulvovaginitis. J Clin Microbiol. 2005;43(5):2155-62.

Sha BE, et al. Utility of amsel criteria, nugent score, and quantitative PCR for Gardnerella vaginalis, Mycoplasma hominis, and Lactobacillus spp. for diagnosis of bacterial vaginosis in human immunodeficiency virus-infected women. J Clin Microbiol. 2005;43(9):4607-12.

Smith LM, et al. Trichomonas vaginalis infection in a premature newborn. J Perinatol. 2002;(22):502-3.

Sobel JD. Vulvovaginal candidosis. Lancet. 2007;369(9577):1961-71.

CAPÍTULO 18

Doença Inflamatória Pélvica

Patrícia Pereira dos Santos Melli
Silvana Maria Quintana

Introdução

A doença inflamatória pélvica (DIP) é uma das mais frequentes complicações das doenças sexualmente transmissíveis (DST) e um importante fator de risco para gestação ectópica e infertilidade feminina. É uma síndrome clínica atribuída à ascensão de micro-organismos do trato genital inferior. A DIP é causada pela infecção polimicrobiana do trato genital superior, originária de foco uretral, vaginal ou cervical. A virulência dos germes e a resposta imune definem a progressão: endometrite, salpingite, pelviperitonite, ooforite, peri-hepatite (síndrome de Fitz-Hugh-Curtis), abscesso tubo-ovariano ou de fundo de saco de Douglas (Halbe & Cunha, 2010).

Agentes etiológicos

A infecção é polimicrobiana, envolvendo organismos sexualmente transmissíveis. Os agentes etiológicos incluem principalmente *Neisseria gonorrhoeae* e *Chlamydia trachomatis*. Entretanto, micro-organismos que habitam a flora vaginal (anaeróbios, *Gardnerella vaginallis*, *Haemophilus influenzae*, *Gram*-negativos entéricos e *Streptococcus agalactiae*) também estão associados à DIP. Os anaeróbios mais comuns incluem espécies de bacteroides, peptostreptococcus e peptococcus. Outros agentes, como citomegalovírus (CMV), *Mycoplasma hominis*, *Ureaplasma urealyticum* e *Mycoplasma genitalium*, podem estar associados em alguns casos. As mulheres diagnosticadas com DIP aguda devem ser testadas para *N. gonorrhoeae* e *C. trachomatis*, além de serem rastreadas para infecção por HIV. Como não é possível diferenciá-los clinicamente e é difícil fazer um diagnóstico microbiológico exato, os esquemas de tratamento devem ser eficazes contra essa vasta gama de agentes patogênicos (Furtado e Medeiros, 2001): *N. gonorrhoeae* (mais comum), *C. trachomatis* (mais comum), *U. urealyticum*, *Streptococcus* beta-hemolítico do grupo A, *M hominis*, *Hemophilus influenza*, *Streptococcus pyogenes*, *Streptococcus pneumoniae*, *Peptostreptococcus* sp., *Bacteroides fragilis* e *Escherichia coli*.

Patogenia

O mecanismo preciso pelo qual os micro-organismos ascendem pelo trato genital inferior é desconhecido. Uma possibilidade seria que a infecção por clamídia ou gonococo alterasse os mecanismos de defesa do colo uterino, permitindo a ascensão da flora vaginal com ou sem o patógeno original. Outras possibilidades sugerem que a infecção polimicrobiana pode ocorrer sem *N. gonorrhoeae* ou *C. trachomatis*. Fatores exógenos que predispõem a ascensão bacteriana incluem o uso de DIU e as mudanças físicas e hormonais associadas ao período menstrual (Halbe & Cunha, 2010).

Fatores de risco para doença inflamatória pélvica

Os fatores considerados de risco para DIP são os seguintes (Furtado e Medeiros, 2001; Gray-Swain e Peipert, 2006):

- idade: adolescentes e adultas jovens;
- passado de DST: pacientes portadoras de clamídia, micoplasma e/ou gonococo no colo uterino apresentam risco aumentado de DIP. Estima-se um caso de DIPA para cada oito a dez casos de pacientes com cervicite por algum desses patógenos;
- passado de DIP: pacientes com salpingite prévia têm um risco aumentado em 23% de desenvolver um novo episódio infeccioso;
- parceria sexual múltipla: mulheres com mais de um parceiro ou cujo parceiro tenha mais de uma parceira, a probabilidade de ocorrer salpingite aumenta quatro a seis vezes;
- uso de dispositivo intrauterino (DIU): DIU pode aumentar o risco em três a cinco vezes de DIP se a paciente apresentar cervicite;
- parceiro: portador de uretrite;
- manipulação do trato genital inferior (TGI) inadequada: uso de ducha e instrumentação;
- raça: negra;
- nível socioeconômico: baixo;
- hábitos: tabagismo;
- paridade: nulíparas.

Diagnóstico clínico

O quadro 1 apresenta os sinais e sintomas que sugerem DIP (Ness *et al.*, 2004 e 2005; Gray-Swain e Peipert, 2006).

Quadro 1
Sinais e sintomas da doença inflamatória pélvica (DIP).

Sinais	Sintomas
Abaulamento do fundo de saco: presença de abscesso ou líquido livre na cavidade	Calafrios
Dor à mobilização do colo uterino	Dispareunia
Dor à palpação das regiões anexiais	Disúria
Dor à palpação e percussão do hipocôndrio direito: possibilidade de síndrome de Fitz-Hugh-Curtis. Essa síndrome é uma peri-hepatite, manifestação extrapélvica da DIP. Habitualmente é achado incidental nessas pacientes, visto que os sinais e sintomas pélvicos tendem a ser mais intensos que aqueles relacionados à peri-hepatite. A dor é geralmente no hipocôndrio direito e piora com a tosse e a inspiração. Pode haver irradiação para região escapular (Smith *et al.*, 2007)	Dor em região inferior do abdome
Dor à palpação em andar inferior do abdome	Fluxo genital mucopurulento proveniente da endocérvice
Dor ao aumento pressão intra-abdominal	Menorragia
Espessamento anexial	Queda variável do estado geral
Massa pélvica. A presença de massa anexial palpável ao exame bimanual em uma paciente com diagnóstico de DIP é muito sugestiva de abscesso tubo-ovariano	Sintomas gastrintestinais: náuseas, vômitos e anorexia
Febre	
Hipertermia vaginal	
Secreção vaginal ou cervical anormal	
Sinais de irritação peritoneal	
Mau estado geral, paciente toxemiada, peritonite ou choque séptico	

O quadro 2 apresenta os critérios para o diagnóstico clínico de DIP (CDC, 2010).

Quadro 2
Critérios para o diagnóstico clínico de doença inflamatória pélvica.

Critérios menores ou mínimos (todos eles)	Dor à palpação do abdome, hipogástrio
	Espessamento e/ou dor à mobilização e palpação anexial
	Dor à mobilização do colo uterino
Critérios maiores ou adicionais (pelo menos um deles) (CDC, 2010)	Temperatura oral acima de 38,3ºC ou axilar maior que 37,5ºC
	Massa pélvica
	Leucocitose > 10.500 células/mL
	Material purulento à culdocentese
	Secreção vaginal ou cervical anormal (cinco leucócitos por campo de imersão, Gram)
	Proteína C-reativa ou velocidade de sedimentação globular (VHS) elevada
	Comprovação laboratorial de infecção por gonococo, micoplasma ou clamídia
Critérios elaborados ou definitivos	Evidência histopatológica de endometrite
	Presença de abscesso tubovariano em exame de imagem
	Achados laparoscópicos compatíveis

O quadro 3 apresenta os critérios para o diagnóstico da DIP segundo o Ministério da Saúde (2006).

Quadro 3
Classificação dos critérios para o diagnóstico da doença inflamatória pélvica (DIP).

Critérios menores	Dor em baixo ventre
	Dor à palpação anexial
	Dor à mobilização do colo
Critérios maiores	Temperatura axilar >37,5ºC
	Conteúdo vaginal ou endocervical anormal
	Massa pélvica
	Secreção endocervical >5 leucócitos por campo de imersão (coloração de Gram)
	Proteína C-reativa ou velocidade de sedimentação globular elevados
	Comprovação laboratorial de endocervicite por clamídia, gonoco e micoplasma
Critérios elaborados	Evidência histológica de endometrite
	Exame de imagem (ultrassom): abscesso tubo-ovariano ou de fundo de saco
	Laparoscopia com evidência de DIP

Para o diagnóstico de DIP, é necessária a presença de três critérios maiores e um menor ou um critério elaborado (Brasil, 2006).

Diagnóstico laboratorial/cirúrgico

Para o diagnóstico laboratorial/cirúrgico, são necessários:
- hemograma: leucocitose com desvio à esquerda;
- proteína C-reativa (PCR) ou velocidade de sedimentação globular;

- urina tipo I e urocultura;
- teste de gravidez;
- ultrassonografia abdominal, pélvica e/ou transvaginal (suspeitando de abscesso tubo-ovariano), com ou sem estudo Doplervelocimétrico sugestivo de infecção pélvica;
- radiografia simples do abdome (diagnóstico diferencial do abdome agudo cirúrgico);
- bacterioscopia da secreção obtida do orifício externo cervical, uretra, de punção de fundo de saco ou por meio de laparoscopia: culturas para germes aeróbios e anaeróbios (pesquisa de clamídia: imunofluorescência, cultura ou PCR; pesquisa de gonococo, ureaplasma e micoplasma: cultura ou PCR);
- sorologia para HIV, sífilis e hepatites;
- ressonância magnética evidenciando complexo tubo-ovariano.

A laparoscopia é o padrão-ouro do diagnóstico, mas impraticável como procedimento de rotina, devido ao alto custo e morbidade associados. É utilizada para confirmação diagnóstica e abordagem das massas tubo-ovarianas.

Diagnóstico diferencial

Gravidez ectópica, apendicite aguda, infecção do trato urinário, litíase renal, endometriose, cisto ovariano hemorrágico ou roto, torção de mioma pediculado, torção ovariana, torção de cisto ovariano, rotura de cisto ovariano ou de endometrioma, síndrome do intestino irritável e transtorno de somatização compõem o diagnóstico diferencial da DIP (Furtado e Medeiros, 2001; OMS, 2005).

Estadiamento da doença inflamatória pélvica

O estadiamento da DIP é feito em quatro estágios (Brasil, 2006):
- estágio I (leve): salpingite aguda sem irritação peritoneal;
- estágio II (moderada sem abscesso): salpingite com irritação peritoneal (pelviperitonite);
- estágio III (moderada com abscesso): salpingite aguda com oclusão tubárea ou abscesso tubo-ovariano;
- estágio IV (grave): abscesso tubo-ovariano roto ou sinais de choque séptico.

Tratamento

O objetivo do tratamento depende do estágio da DIP:
- estágio I (leve): cura da infecção;
- estágio II (moderada sem abscesso): preservar função tubária;
- estágio III (moderada com abscesso): preservar função ovariana;
- estágio IV (grave): preservar vida da paciente.

Tipos de tratamento

Ambulatorial ou hospitalar (Camano e Souza, 2002; CDC, 2010)

AMBULATORIAL: INDICADO PARA O ESTÁGIO I (LEVE)

O exame clínico-ginecológico deve seguir os passos habituais. Se houver corrimento, medir pH e testes das aminas, e havendo possibilidade de apoio laboratorial, coletar material para realização de bacterioscopia. Em seguida, limpar o colo uterino e observar se existe mucopus endocervical (teste do cotonete) ou friabilidade do colo. Após exame da vulva, vagina, colo uterino e conteúdo vaginal, realizar o exame pélvico bimanual. Ao toque vaginal, pesquisar hipersensibilidade do fundo de saco, dor à mobilização do colo ou anexos, e a presença de massas ou coleções. Quando, ao exame clínico-ginecológico, houver presença de discreta defesa muscular ou dor à descompressão e/ou dor à mobilização do colo, deve-se iniciar o tratamento para DIP.

Ao iniciar o tratamento para DIP no ambulatório, deve-se recomendar à paciente o retorno para avaliação após 3 dias, ou antes, se não houver melhora ou se houver piora do quadro. Se a paciente for usuária de DIU, esse deve ser retirado (Ness *et al.*, 2005; CDC, 2010).

Orientações e recomendações: repouso, abstinência sexual, retirar DIU (após 6 horas do início da antibioticoterapia), tratamento sintomático (analgésicos, antitérmicos e anti-inflamatórios não hormonais) e antibioticoterapia.

Os esquemas de antibioticoterapia podem ser os seguintes (OMS, 2001; Noleto, 2006; CDC, 2010):
- ceftriaxona 250 mg intramuscular (IM) dose única mais doxiciclino 100 mg via oral a cada 12 horas por 14 dias com ou sem metronidazol 500 mg via oral a cada 12 horas por 14 dias;
- ofloxacino 400 mg via oral a cada 12 horas por 14 dias ou ciprofloxacino 500 mg a cada 12 horas por 14 dias mais doxiciclina 100 mg via oral a cada 12 horas por 14 dias com ou sem metronidazol 500 mg via oral duas vezes por dia por 14 dias.
- Outras cefalosporinas parenterais de terceira geração (ceftizoxima ou cefotaxima) mais doxiciclina 100 mg via oral a cada 12 horas por 14 dias com ou sem metronidazol 500 mg via oral a cada 12 horas por 14 dias.

Todos os parceiros devem ser tratados com azitromicina 1 g via oral dose única associada a ciprofloxacino 500 mg via oral dose única.

Hospitalar: indicado nos estágios II, III, IV

A internação deve ser realizada nos casos de falha de resposta ao tratamento ambulatorial, quando há emergência cirúrgica, quadro grave com peritonite, febre alta, náuseas e vômitos, abscesso tubo-ovariano, pacientes imunodeprimidas, ou quando a paciente não tolera ou é incapaz de aderir ao tratamento ambulatorial.

Orientações e recomendações: repouso, hidratação e tratamento sintomático (analgésicos, antitérmicos e anti-inflamatórios não hormonais).

Os esquemas de antibioticoterapia endovenosa (EV) podem ser os seguintes (CDC, 2010):
- cefoxitina 3 g EV a cada 6 horas mais doxiciclina EV;
- penicilina G cristalina 10 milhões EV (dose de ataque) e 5 milhões EV a cada 6 horas (dose de manutenção) mais gentamicina 60 a 80 mg EV a cada 8 horas mais metronidazol 500 mg EV a cada 8 horas nos casos de abscessos;
- penicilina G cristalina 10 milhões EV (dose de ataque) e 5 milhões EV a cada 6 horas (dose de manutenção) mais metronidazol 500 mg EV a cada 8 horas mais amicacina 5 mg/kg a cada 8 horas nos casos de choque séptico.

Essas medicações são fornecidas pelo Sistema Único de Saúde (SUS), desde que preenchida a ficha de notificação para DST-DIP.

Clínico ou cirúrgico

Quando houver falha do tratamento clínico, estará indicado o tratamento cirúrgico nas seguintes situações:
- presença de massa pélvica que persiste ou aumenta, apesar do tratamento clínico;
- suspeita de ruptura de abscesso tubo-ovariano;
- hemoperitônio;
- abscesso de fundo de saco de Douglas;

- cirurgias conservadoras são preferíveis e permitem 10 a 15% de taxa de fertilidade pós-operatória;
- histerectomia e anexectomia para pacientes com prole completa;
- falência da terapia medicamentosa está geralmente associada a abscesso anexial, o qual pode ser conduzido com drenagem transabdominal ou transvaginal guiada por ultrassonografia ou laparoscopia (Figura 1).

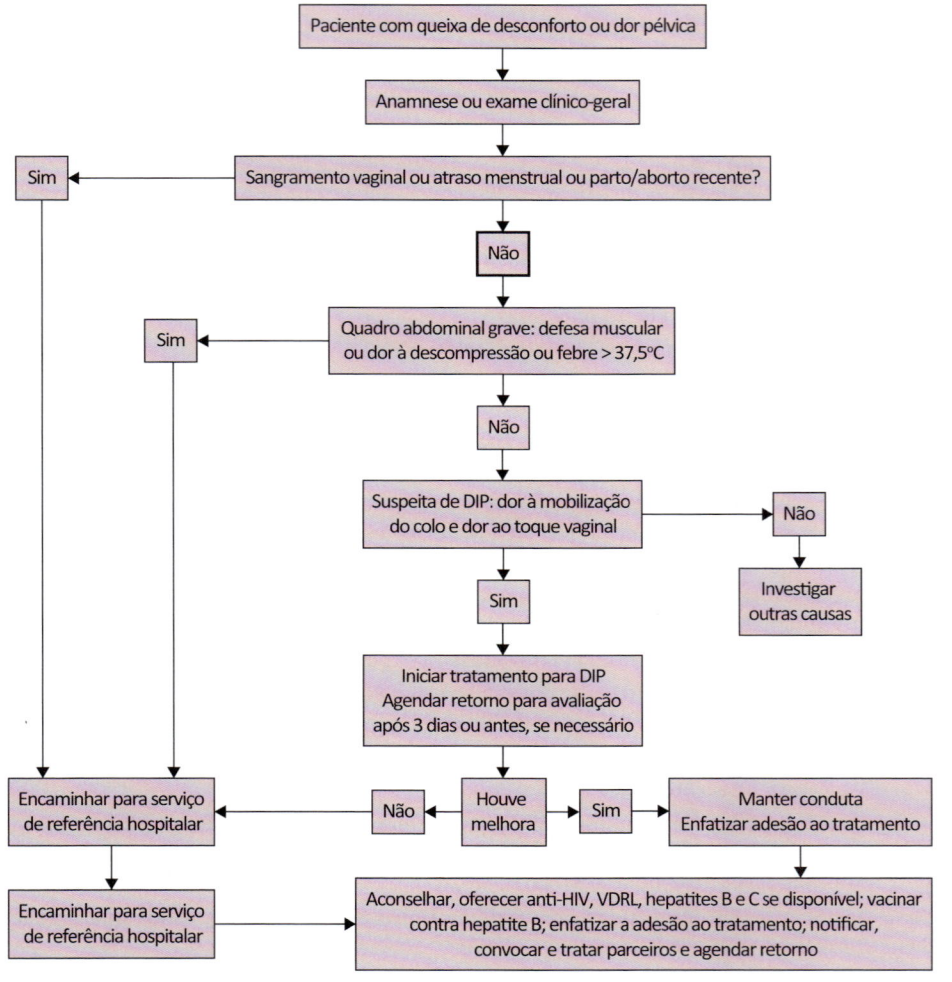

```
Paciente com queixa de desconforto ou dor pélvica
                        ↓
          Anamnese ou exame clínico-geral
                        ↓
Sim ← Sangramento vaginal ou atraso menstrual ou parto/aborto recente?
                        ↓ Não
      Quadro abdominal grave: defesa muscular
Sim ← ou dor à descompressão ou febre > 37,5°C
                        ↓ Não
      Suspeita de DIP: dor à mobilização
      do colo e dor ao toque vaginal → Não → Investigar outras causas
                        ↓ Sim
      Iniciar tratamento para DIP
      Agendar retorno para avaliação
      após 3 dias ou antes, se necessário
                        ↓
Encaminhar para serviço ← Não ← Houve melhora → Sim → Manter conduta
de referência hospitalar                                Enfatizar adesão ao tratamento
        ↓
Encaminhar para serviço → Aconselhar, oferecer anti-HIV, VDRL, hepatites B e C se disponível; vacinar
de referência hospitalar   contra hepatite B; enfatizar a adesão ao tratamento; notificar,
                           convocar e tratar parceiros e agendar retorno
```

Fonte: Ministério da Saúde do Brasil, 2006.
FIGURA 1. Abordagem sindrômica da doença inflamatória pélvica (DIP).

Seguimento clínico

A reavaliação médica deve ser feita com 72 horas após início da antibioticoterapia para verificação de resposta clínica adequada. A internação hospitalar deve ser considerada se não houver melhora substancial. Após instalação de antibioticoterapia endovenosa, esta deve ser mantida até 48 horas após último pico febril. Realizar revisão após 4 semanas da antibioticoterapia para: avaliar adequada adesão e resposta ao tratamento; confirmar *screening* e tratamento dos parceiros: tratar todos com azitromicina 1 g via oral dose única + ciprofloxacino 500 mg via oral dose única ou azitromicina 1 g via oral dose única + ofloxacino 400 mg via oral dose única; discutir sequelas potenciais da DIP; manter antibioticoterapia por mais 10 dias por via oral ou intramuscular; usar doxiciclina por via oral a cada 12 horas por 14 dias após término do tratamento da fase aguda; reavaliar a paciente a cada 3 meses no primeiro ano; e orientar coleta de todas as sorologias (Ness *et al.*, 2005; Poli *et al.*, 2009; Haggerty e Ness, 2007).

Complicações

A DIP tem elevada morbidez (Camano e Souza, 2002; Jarrell e Vilos, 2005):

- infertilidade tubária em 15%, 35% e 55% das mulheres após um, dois e três episódios de DIP respectivamente;
- abscesso tubo-ovariano desenvolve-se em aproximadamente 7 a 16%;
- infecção recorrente ocorre em 20 a 25%;
- episódios repetidos de DIP são associados com um aumento de quatro a seis vezes de danos tubários permanentes;
- cerca de 10% daquelas que concebem têm uma prenhez ectópica;
- dor pélvica crônica em 20% relacionada à formação de aderências;
- salpingite crônica ou infecções recorrentes.

Referências

Brasil. Ministério da Saúde. Manual de Controle das Doenças Sexualmente Transmissíveis (DST). Brasília, DR: Ministério da Saúde: 2006.

Camano L, Souza E. Manual de orientação Febrasgo. São Paulo: FEBRASGO; 2002.

Furtado J, Medeiros FC. Protocolos de conduta na doença inflamatória pélvica. Disponível em: www.meac.ufc.br/arquivos/biblioteca_cientifica/File/.../cap4.pdf.

Gray-Swain MR, Peipert JF. Pelvic inflammatory disease in adolescents. Curr Opin Obstet Gynecol. 2006;18:503-10.

Haggerty C, Ness R. Newest approaches to treatment of pelvic inflammatory disease: a review of recent randomized clinical trials. Infectious Diseases Society of America, University of Pittsburgh. Clinical Infectious Diseases. 2007;44:953-60.

Halbe HW, Cunha DC. Doença inflamatória pélvica. Diagn Tratamento. 2010;15(3):106-9.

Jarrell JF, Vilos GA. Consensus guidelines for the management of chronic pelvic pain. SOGC clinical practice guidelines. JOGC. 2005;164:781-801.

Ness RB, et al. Effectiveness of treatment strategies of some women with pelvic inflammatory disease: a randomized trial. Obstet Gynecol. 2005;106:573-80.

Ness RB, et al. Bacterial vaginosis and risk of pelvic inflammatory disease. Obstet Gynecol. 2004;44:111-22.

Noleto D. Manual de Controle das Doenças Sexualmente Transmissíveis – DST Ministério da Saúde. Programa Nacional de DST/Aids; 2006.

Organização Mundial da Saúde (OMS). Orientações para o tratamento de infecções sexualmente transmissíveis. Genebra: OMS: 2005.

Organização Mundial da Saúde (OMS). Orientações para o tratamento de infecções sexualmente transmissíveis. Genebra: OMS: 2001.

Poli MEH, et al. Manual de Anticoncepção da FEBRASGO. Femina. 2009; 37:459-93.

Smith KJ, et al. Cost-effectiveness of alternative outpatient pelvic inflammatory disease treatment strategies. Sex Transm Dis. 2007;34:960-6.

Workowski KA, et al. Sexually transmitted diseases treatment guidelines, 2010. MMWR Recomm Rep. 2010;59(RR-12):1-110.

CAPÍTULO 19

Sangramento Uterino Anormal

Luiz Gustavo Oliveira Brito

Introdução

Sangramento uterino anormal (SUA) é a perda sanguínea em grande quantidade do útero, podendo ser de causa orgânica ou não. Sua prevalência é alta em consultórios ginecológicos; estima-se que, nos Estados Unidos, o gasto direto com seu tratamento seja de US$1 bilhão e o indireto seja de US$12 bilhões (Liu *et al.*, 2007). Apesar de todo o avanço farmacológico e minimamente invasivo em seu tratamento, a histerectomia por SUA de causa orgânica ainda apresenta taxas altas, tanto nos Estados Unidos como no Brasil (Araujo e Aquino, 2003).

Ao começarmos falando sobre o SUA, é natural que recordemos sobre o que é considerado ciclo menstrual normal. Utilizaremos os critérios propostos pela Federação Internacional de Ginecologia e Obstetrícia (FIGO) para definição do padrão de normalidade do ciclo menstrual. Por esses critérios, a normalidade engloba do percentil 5 a 95 da população, ou seja, 90% das mulheres (Fraser *et al.*, 2011). Dessa forma, são considerados normais os seguintes parâmetros:

- duração: 4,5 a 8 dias;
- volume: 5 a 80 mL;
- intervalo: 24 a 38 dias;
- regularidade: ciclo mais longo – ciclo mais curto = 2 a 20 dias (para estabelecer a regularidade é preciso 12 meses de observação).

Também é recomendado pela FIGO que as terminologias usualmente empregadas para o SUA (menorragia, metrorragia e polimenorreia) sejam deixadas de lado, e que haja um estímulo ao ginecologista de descrever o padrão de SUA observado na paciente. Por exemplo, em vez de escrever hipermenorreia, descrever que a paciente apresenta aumento na duração ou fluxo menstrual. Isso minimiza as variações de interpretação existentes na literatura e uniformizaria mais os resultados de pesquisas em SUA (Fraser *et al.*, 2011).

De maneira geral, podemos dividir o SUA secundário a processos orgânicos e, após excluir todas as possíveis causas implicadas em sua gênese, dizemos que o SUA é disfuncional. Antes de começarmos a estudar as causas de SUA mais frequentes, é necessário recordar o mecanismo do fluxo menstrual.

Fisiopatologia

Como ocorre o início do fluxo menstrual

O processo do início e fim da menstruação é complexo e envolve mecanismos endócrinos, fatores de coagulação, enzimas lisossômicas e substâncias inflamatórias. Cada parte desse mecanismo apresenta detalhes intrínsecos (Figuras 1 e 2).

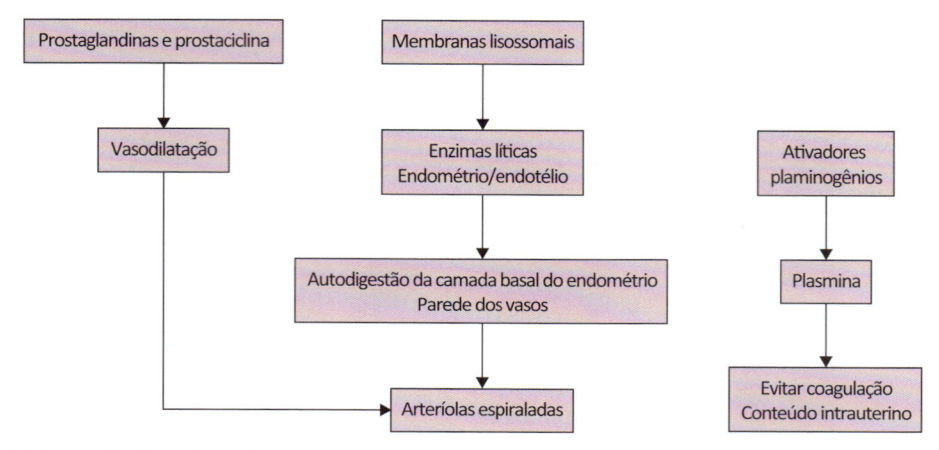

FIGURA 1. Queda dos níveis de progesterona e sua correlação com o início do ciclo menstrual.

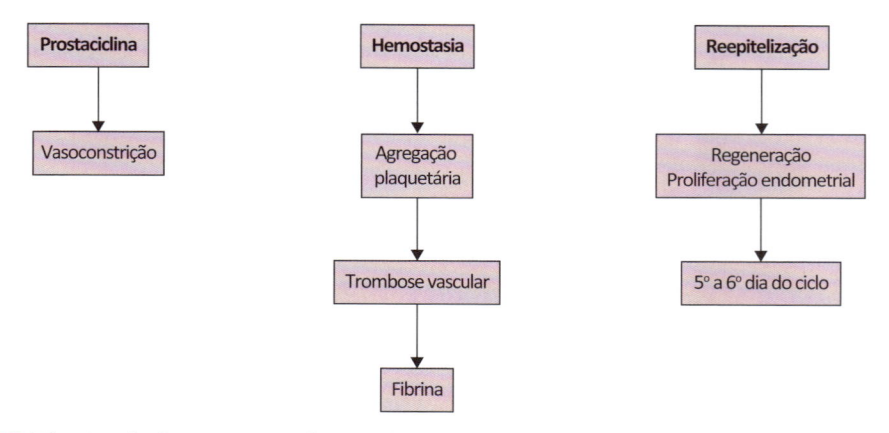

FIGURA 2. Término do fluxo menstrual exemplificado pelos três mecanismos responsáveis.

Liberação de enzimas lisossômicas

A queda da progesterona durante o final da fase secretora relaciona-se a uma liberação de enzimas lisossomais líticas, na qual, após a quebra de suas membranas, essas substâncias digerem a parede do endotélio endometrial e expõem as arteríolas espiraladas na camada basal, causando um sangramento endometrial devido a essa autodigestão da parede dos vasos, assim como trombose vascular e necrose tissular (Collins e Crosignani, 2007). Também há liberação de proteases das células inflamatórias infiltrantes e a ação da *matrix metalloproteinases* (MMP).

Aumento de prostaglandinas

Também associado à queda de progesterona, leva a uma produção de prostaciclinas, que causam vasodilatação, aumentando a exposição vascular supracitada (Ferenczy, 2003). Há interação da prostaglandina E com a interleucina 8 (IL-8) e aumento do processo inflamatório. Assim, o fluido menstrual nada mais é do que um endométrio autolisado, rico em células vermelhas, inflamatórias e enzimas proteolíticas.

Fibrinólise

Uma das enzimas proteolíticas é a plasmina, formada por ativação de seu precursor inativo, o plasminogênio. Ela tem ação fibrinolítica potente, causando a prevenção dos coágulos do fluido menstrual e para facilitar a expulsão do material autolisado. Essa ativação ocorre no tecido endometrial degenerado no final da fase secretória.

Como ocorre o término do fluxo menstrual

Vasoconstricção

Em mecanismo reverso ao anterior, ocorre uma ativação das endotelinas contidas nas arteríolas espiraladas, com queda das prostaciclinas.

Hemostasia

Para ocorrer a interrupção do sangramento menstrual, existe um predomínio no final da fase menstrual do inibidor do ativador do plasminogênio (PAI-1), o qual inibe a fibrinólise. Ademais, existe um estímulo à agregação plaquetária nessa fase, o que diminui o sangramento (Lockwood *et al.*, 1994).

Reepitelização

Acredita-se que o estrogênio esteja relacionado a esse processo, que ocorre muito rapidamente, começando nas porções basais das áreas glândulas endometriais remanescentes. O estroma endometrial ressurge de células-tronco localizadas na camada basal do endométrio. As MMP inibidas anteriormente são estimuladas nessa fase, causando produção de fatores de crescimento. Há estímulo ao fator de crescimento vascular (VEGF), causando mitose endometrial, ocasionado pelo fator de necrose tumoral alfa/beta e pelo fator de crescimento semelhante ao hormônio do crescimento (IGF-1) (Jones *et al.*, 2002).

Como ocorre o sangramento uterino anormal de causa orgânica?

Depende da patologia envolvida. Mulheres com endometrite crônica, causada por infecções como clamídia, tuberculose genital e exposição à radiação, apresentam *spotting* intermenstrual, sinusiorragia ou sangramento de fluxo aumentado. A causa seria o processo inflamatório motivado por causas infecciosas ou não (Vasudeva *et al.*, 1972).

Em mulheres com leiomiomas, os tumores de localização submucosa e intramural distendem o endométrio, levando a uma fricção intracavitária da superfície epitelial e resultando em sangramento (Sosic *et al.*, 1996). A erosão e a ruptura da superfície de vasos calibrosos observados em alguns miomas pode aumentar a intensidade do sangramento. Isso pode ser a explicação clínica de que mulheres com leiomioma uterino tem mais *spotting* do que mulheres sem leiomioma.

Pólipos endometriais são relacionados ao SUA devido à fragilidade vascular, à inflamação crônica e a erosões de superfície (Garcia e Isaacson, 2011). Em relação à adenomiose, não se conhecem os mecanismos responsáveis pelo causamento de SUA e a presença de focos de endométrio em outras áreas do útero (SGS, 2012).

Como ocorre o sangramento uterino anormal disfuncional?

Normalmente, o SUA de causa orgânica costuma ser regular, porém com fluxo e duração aumentados. O sangramento uterino disfuncional (SUD) costuma não apresentar padrão de comportamento, sendo irregular. Sabe-se que existem algumas alterações no tecido endometrial de mulheres com SUD: menor quantidade de fatores relacionados à angiogênese (VEGF), maior número de enzimas pró-inflamatórias (ciclo-oxigenase), substâncias vasodilatadoras (prostaciclinas) e por menor ação dos fatores de hemostasia (agregação plaquetária e deposição de fibrina). Isso justifica o porque do aumento do volume menstrual dessas mulheres (Apter *et al.*, 1993).

Ele pode ocorrer por dois mecanismos: ovulatório e anovulatório (Fritz e Speroff, 2011). O primeiro é infrequente e costuma ser regular, podendo mimetizar um quadro de SUA de causa orgânica. Quando há aumento de fluxo, geralmente é devido a alguma alteração no mecanismo de término do fluxo menstrual. O *spotting* pode estar relacionado a variações de estrogênio durante a fase média folicular. Por fim, o quadro polimenorreico pode estar associado ao encurtamento da fase folicular.

Já o segundo é mais presente nos extremos da vida reprodutiva da mulher. Nos primeiros 2 anos após a menarca, por imaturidade do eixo hipotálamo-hipófise-ovariano (HHO), podendo ter ciclos oligoamenorreicos, próximo ao período perimenopausa, podemos ter sangramento uterino de volume aumentado. Pode ser consequente a dois fenômenos: supressão e ruptura:

- supressão: por imaturidade do eixo HHO, o nível de estrogênio torna-se insuficiente para se manter durante o ciclo menstrual e suportar a camada endometrial. Com isso, o endométrio torna-se instável e, quando ocorre atresia folicular, o estrogênio não o mantém. Isso gera uma descamação universal na camada endometrial;
- ruptura: o endométrio mantém-se por hiperestímulo do estrogênio e aumenta a espessura de sua camada, exigindo uma demanda vascular maior para sustentá-lo. Em momentos de queda hormonal, essa vascularização não é suficiente, levando a necroses focais de pontos dessa camada e gerando sangramento irregular.

Diagnóstico

A avaliação da duração, intervalo e regularidade do ciclo será feita retrospectivamente por meio do calendário menstrual. Entretanto, avaliar o volume da menstruação é tarefa difícil, uma vez que o padrão-ouro é inviável na prática clínica (método da hematina alcalina, a qual calcula a presença de hemoglobina por espectofotometria). Um método bastante utilizado por vários autores é a utilização de um escore baseado no aspecto do padrão de distribuição de sangramento observado em absorventes de mulheres que apresentam SUA, chamado PBAC (sigla do inglês *Pictorial Blood Assessment Chart*) (Higham *et al.*, 1990), cuja sensibilidade e especificidade se aproximam de 80 a 85% (Figura 3).

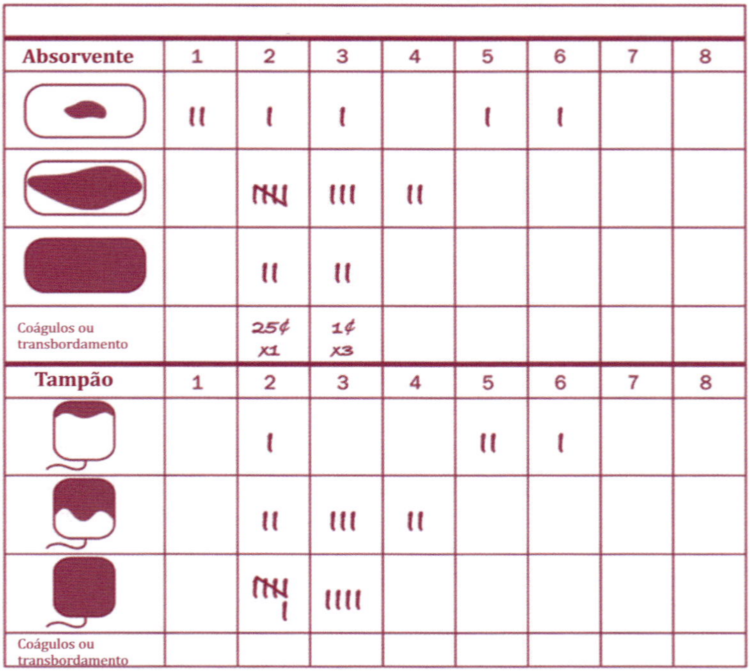

FIGURA 3. Utilização do *Pictorial Blood Assessment Chart* (PBAC). Peso de 1 ponto para imagem de absorvente com menor sangramento; 5 pontos para sangramento médio e 10 pontos para sangramento ocupando todo o absorvente. Quando identificar presença de coágulos, 1 ponto para aqueles de diâmetro menor, 5 pontos para os de diâmetro maior e 10 pontos para sangramento contínuo, importante. Um escore maior que 100 indicaria sangramento uterino anormal.

Alguns autores sugeriram métodos práticos de diagnóstico de aumento de volume, como troca de absorvente com intervalo inferior a 1 hora, e ferritina baixa para comprovar essa entidade (Warner *et al.*, 2004), porém todos são passíveis de falha. Na maioria das vezes, considera-se a queixa clínica da paciente de aumento de volume como suficiente para iniciar a investigação. Porém, sabemos que um terço das mulheres cuja perda menstrual excede 80 mL/ciclo considera seu sangramento como leve ou moderado, e 15% das que apresentam perda menor que 20 mL/ciclo relatam terem ciclos intensos (Choung e Brenner, 1996). Ou seja, ainda não possuímos um método de alta sensibilidade e de baixo custo para o diagnóstico do SUA.

O primeiro passo no diagnóstico do SUA é saber se este é relacionado a processos orgânicos ou disfuncional. Uma maneira prática é dividir as causas de acordo com o momento da vida em que a paciente se encontra: pré-menarca, adolescência (pós-menarca), menacme, climatério e pós-menopausa (Quadro 1). Percebe-se que os períodos da pós-menarca e climatério são marcados por causas disfuncionais, enquanto os demais têm predomínio orgânico.

Quadro 1
Causas de sangramento uterino anormal de acordo com o período da vida da mulher.

Período de vida	Causas mais frequentes
Pré-menarca	Vaginite por hábitos higiênicos inadequados Traumas Tumores Abuso sexual Puberdade precoce
Adolescência (pós-menarca)	Imaturidade do eixo hipotálamo-hipófise-ovariano (disfuncional) Gravidez e suas complicações Distúrbios da coagulação (especialmente doença de Von Willebrand)
Vida adulta (menacme)	Disfunções ovulatórias: síndrome do ovário policístico, hiperprolactinemias, hipotireoidismo etc. Causas uterinas benignas: leiomiomatose, adenomiose, pólipo, endometrite (clamídia) etc. Gravidez e suas complicações
Climatério pré-menopausa	Falência ovariana em instalação (disfuncional) Causas uterinas benignas: leiomiomatose, adenomiose, pólipo, hiperplasias endometrial etc. Gravidez e suas complicações Câncer de endométrio
Pós-menopausa	Atrofia Pólipo endometrial Hiperplasia endometrial Câncer de endométrio

A FIGO recomenda que o termo "disfuncional" seja substituído por "não classificado". Isso surgiu depois da criação do acrônimo PALM-COEIN (Munro *et al.*, 2011), que lembra, a partir de cada letra, uma causa para o SUA (Quadro 2) e substitui o termo "disfuncional" por "causas de disfunção ovulatória" e por "alterações endometriais não orgânicas" (alterações nos mecanismos de cessação do fluxo menstrual). Assim, aquilo que seria considerado de causa desconhecida teria uma proporção reduzida de casos.

Outra função é chamar a atenção para a real causa do SUA. Por exemplo, ao considerarmos o leiomioma como causa inicial do SUA, quando utilizamos o acrônimo, ele nos faz descartar as demais causas de SUA que podem estar associadas, como adenomiose. Isso contribui para a real identificação do que leva àquela mulher a sangrar (Figura 4).

Quadro 2
Causas de sangramento uterino anormal em mulheres em idade reprodutiva não grávidas agrupadas pelo acrônimo PALM-COEIN.

Letra	Causa
P (*Polyps*)	Pólipos
A (*Adenomyosis*)	Adenomiose
L (*Leiomyoma*)	Leiomioma
M (*Malignancy*)	Hiperplasia endometrial e câncer de endométrio
C (*Coagulopathies*)	Coagulopatia
O (*Ovulatory disorders*)	Disfunções ovulatórias
E (*Non-organic endometrial disorders*)	Endometriais não orgânicas
I (*Iatrogenic*)	Iatrogênicas
N (*Non-determined*)	Não determinadas

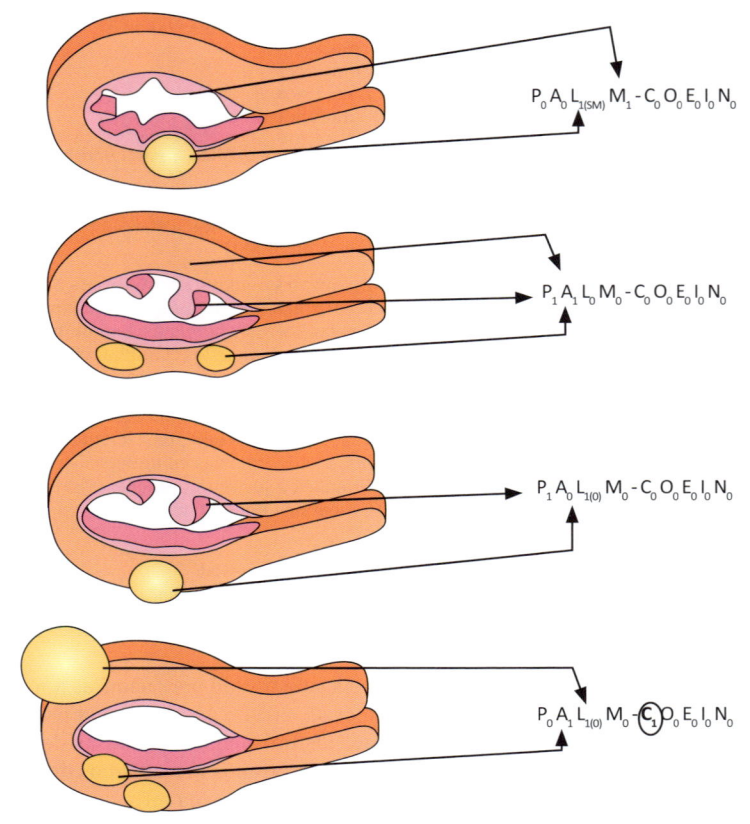

$P_0 A_0 L_{1(SM)} M_1 - C_0 O_0 E_0 I_0 N_0$

$P_1 A_1 L_0 M_0 - C_0 O_0 E_0 I_0 N_0$

$P_1 A_0 L_{1(O)} M_0 - C_0 O_0 E_0 I_0 N_0$

$P_0 A_1 L_{1(O)} M_0 - C_1 O_0 E_0 I_0 N_0$

FIGURA 4. Montagem do acrônimo PALM-COEIN. O número de achados são colocados à direita da letra representante. Na primeira linha, um leiomioma (L) submucoso (SM) e um achado de hiperplasia/câncer endometrial (M). Quando não há achado, coloca-se um zero. Os leiomiomas podem ser classificados de duas maneiras: submucosos (SM) ou que não deformam cavidade (O) ou de zero a 7, sendo zero submucoso pediculado e 7 subseroso pediculado.

Durante a anamnese, devemos atentar às seguintes variáveis da história da paciente (Collins e Crosignani, 2007):

- idade da paciente: mulheres no período do menacme até alguns anos antes da menopausa são propensas a terem SUA de causa orgânica. Mulheres em climatério perimenopausa são propensas a ter sangramaneto uterino de causa disfuncional e podem apresentar sintomas decorrentes do hipoestrogenismo;
- idade da menarca: se estiver até 2 anos de quando ocorreu a menarca, poderá ter sido principalmente por sangramento irregular anovulatório;
- paridade: se a mulher não é nuligesta, avaliar complicações decorrentes do parto (hemorragias puerperais);
- comorbidades: doenças sistêmicas (por exemplo: insuficiência renal crônica, endocrinopatias e coagulopatias) ou genitais (pólipos endometriais e cervicais, cervicites, miomas, alterações vulvovaginais) que possam estar relacionadas ao seu aparecimento. Avaliar o perfil psicológico da paciente; problemas emocionais recentes e estresse pós-traumático podem estar associados ao surgimento do quadro de SUA;
- medicações: podem funcionar como causa iatrogênica do sangramento, como anticoagulantes. Outros exemplos são anticoncepcionais, drogas tireoidianas, ansiolíticos, antidepressivos. Os anticoncepcionais combinados podem estar associados a *spotting*. Progestágenos estão associados a um padrão maior de amenorreia. Avaliar desejo de contracepção ou não;
- hábitos: mulheres obesas têm maior possibilidade de ciclos anovulatórios e, portanto, de SUA;
- presença de vida sexual ativa: o lembrete é para atentar sobre a exclusão de gravidez por fração beta da gonadotrofina coriônica humana (beta-hCG), mesmo em mulheres no período após a menarca.

Ao realizarmos o exame físico, devemos avaliar os seguintes parâmetros:

- geral (atitude): peso, altura, índice de massa corporal (IMC), pressão arterial (PA), pulso, mucosas coradas ou não (presença de anemia). A circunferência abdominal ajudará no diagnóstico de síndrome do ovário policístico. Pacientes com instabilidade hemodinâmica devido ao sangramento excessivo, em fase aguda, precisam de suporte volêmico, e a riqueza de detalhes nessa etapa pode ser postergada;
- pele: avaliar características sugestivas de hirsutismo, pele oleosa, acne, alopecia androgênica, caracteres sexuais secundários, *acantose nigricans* (pensar em resistência insulínica), presença de hematomas/petéquias;
- pescoço: avaliar a tireoide (volume e consistência) e descartar doenças associadas;
- abdome: avaliar presença de massas palpáveis (útero aumentado de volume, gravídico ou não, patologias anexiais). Em casos de suspeita de síndrome do ovário policístico, a medida da circunferência abdominal ajudará no diagnóstico de síndrome metabólica;
- mamas: avaliar presença de galactorreia;
- inspeção vulvar: descartar presença de lesões ulcerativas e sangrantes no introito vulvar. Avaliar genitália externa e descartar características de hiperandrogenismo;
- especular: o exame deve ser realizado para descartar patologias na vagina. O colo uterino deve ser visualizado e confirmada a saída de sangramento por esse orifício. Se estivermos diante de um abortamento, a presença de restos ovulares deve ser confirmada pela sua visualização;
- toque bimanual: ajuda no diagnóstico de massas anexiais, tumores uterinos, por meio do volume uterino, mobilização de anexos e do colo uterino. Se estivermos diante de um aborto em curso, a cervicodilatação ajuda no diagnóstico.

A Figura 5 ilustra a propedêutica mínima de abordagem do SUA. Deve-se sempre solicitar um beta-hCG para mulheres sexualmente ativas e excluir gravidez, um hemograma completo para avaliar a repercussão sistêmica do sangramento, TSH para avaliar a presença de tireoidopatias e ultrassonografia pélvica (transvaginal ou abdominal) para excluir patologias orgânicas que não puderam ser descartadas na anamnese e no exame físico.

Em SUA de causa principalmente orgânica não ginecológica, a avaliação com o hematologista deve ser considerada. Lembrar que a doença hematológica mais comum no período do menacme é a doença de von Willebrand, responsável por um terço do SUA entre adolescentes; em sequência, temos as alterações plaquetárias e de fatores de coagulação. Porém, 40% dos casos de doença de von Willebrand apresentam TTPa alterado; o tempo de coagulação também pode não ter importância. Assim, quando desconfiar de que você tem um caso de SUA em que há suspeita de doença hematológica (sangramento regular, com fluxo e duração aumentados desde a menarca, história de sangramento durante extração dentária, sangramento em pontos de venóclise etc.), encaminhar para o especialista (Livio *et al.*, 1986).

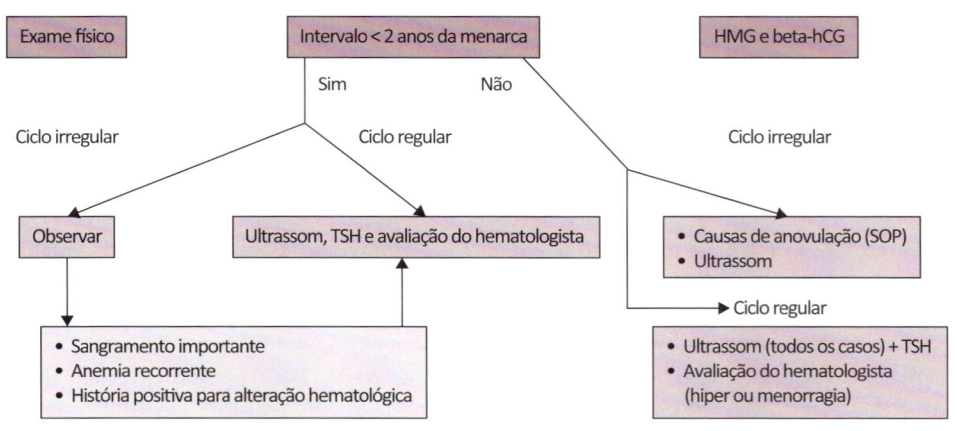

FIGURA 5. Propedêutica mínima para abordagem do sangramento uterino anormal. SOP: síndrome do ovário policístico; TSH: hormônio estimulante da tireoide.

Tratamento

Primeiro, precisamos saber em que fase do sangramento a paciente se encontra: se aguda (sangrando atualmente) ou crônica (após o quadro clínico de SUA). Se aguda, precisamos também definir se ela encontra-se estável hemodinamicamente ou não. Algumas drogas que podem ser utilizadas na fase crônica podem não ser úteis na fase aguda, como, por exemplo, progestágenos.

A primeira conduta é estabilizar a paciente hemodinamicamente instável com internação, oxigenação, infusão de líquidos, sondagem vesical e coleta de exames laboratoriais. Após o controle dos parâmetros clínicos, pretende-se interromper o sangramento. Lembrar que a ablação endometrial e a histerectomia são condutas de exceção a serem realizadas caso as demais medidas não funcionarem. Lembrar que tanto na fase aguda como na de manutenção, não há indicação da utilização de drogas que induzam à contração miometrial, pois isso não está associado à fisiopatologia do sangramento menstrual (Quadro 3).

Discute-se a utilização de drogas endovenosas, como os antifibrinolíticos (ácido tranexâmico e ácido aminocaproico) por 48 horas ou a utilização de estrogênios orais (Quadro 4) (Bonnar e Sheppard, 1996). Após esse período, caso a paciente mantenha-se estável, com interrupção de sangramento, mantém-se o tratamento por até 7 dias por via oral e, depois, passa-se para o tratamento de manutenção, que deve ser realizado por pelo menos 3 meses para avaliar eficácia e efeitos colaterais.

Quadro 3
Considerações gerais para o manejo do sangramento uterino anormal.

Checar se há instabilidade hemodinâmica	Em caso positivo, reposição volêmica. Em casos de instabilidade, trata-se de um caso grave
Cessar o sangramento após descartar gravidez e lesão sangrante	Prescrição de drogas para cessar sangramento (isoladamente ou em combinação) Curetagem em casos de exceção (quando não houver tempo hábil para as drogas fazerem efeito ou quando paciente refratária ao tratamento) Solicitar hemograma (se necessário transfundir em casos de gravidade, hemoglobina < 8 g% por perda aguda)
Fazer tratamento de manutenção após ter acabado tratamento para cessar sangramento	
Reposição de ferro se constatar anemia e se não houver necessidade de transfusão	
Encaminhar para complementar investigação (USTV, TSH ou causas de anovulação quando for o caso)	

USTV: ultrassom transvaginal; TSH: hormônio estimulante da tireoide.

Quadro 4
Tratamento do sangramento uterino anormal (SUA), na fase aguda, de acordo com a gravidade do quadro.

SUA grave	- Ácido tranexâmico: 25 a 30 mg/kg de peso/dia (dividido a cada 8 horas). Usar EV diluído em soro fisiológico 0,9% ou Ringer até parar o sangramento, depois manter VO até completar 5 a 7 dias. Não passar de 7 dias pelo risco de trombose venosa - Ácido aminocaproico 50 mg/kg/dose (repetir essa dose a cada 6 horas). Uso semelhante ao ácido tranexâmico - Valerato de estradiol 2 a 4 mg a cada 4 a 6 horas VO por 24 a 48 horas (não há mais estrogênio EV no Brasil) Anti-inflamatórios podem ser usados em SUD para parar sangramento, mas, em casos graves, devem ser evitados pois podem ter efeito negativos no renal especialmente com hipovolemia associada
SUA leve ou moderado	- Etinilestradiol (0,01 mg) + norestiterona (2 mg) (Primosiston®): 1 comprimido a cada 8 horas, por 7 a 10 dias (se não tiver contraindicação ao uso de estrogênio) - Qualquer contraceptivo combinado de 30 mcg/dia: 1 comprimido a cada 12 horas por 7 dias (se não tiver contraindicação ao uso de estrogênio) - Ácido tranexâmico e ácido aminocaproico: podem ser usados VO na mesma dose de quando dado EV. Usar VO até completar 5 a 7 dias. Não passar de 7 dias pelo risco de trombose venosa - Anti-inflamatórios não hormonais: qualquer um pode ser usado, em geral por 5 dias. Os mais testados foram ibuprofeno 400 mg a cada 8 horas e ácido mefenâmico 500 mg a cada 8 horas

EV: endovenoso; VO: via oral; SUD: sangramento uterino disfuncional.

Na fase aguda com estabilidade hemodinâmica, quando há necessidade de contracepção, os combinados orais podem ser utilizados em dose dobrada, ou ciclorreguladores, ou tratamento não hormonal (ácido tranexâmico, anti-inflamatório não hormonal) por 7 dias (Quadro 4). Os antifibrinolíticos apresentam uma eficácia de até 55% na redução do SUA (Lethaby *et al.*, 2000); os anti-inflamatórios reduzem a taxa de SUA em até 30 a 35% (Lethaby *et al.*, 2013).

Na fase de manutenção, deve-se instituir um tratamento por até três ciclos. A droga de escolha pode ser progestágenos, contraceptivos combinados, antifibrinolíticos ou anti-inflamatórios, a depender da necessidade de contracepção ou não (Quadro 5). Lembrar que os 3 primeiros meses são essenciais para aguardar a diminuição do sangramento; assim, orientar calendário menstrual para essas pacientes. Mulheres que apresentarem contraindicações para uso de estrogênios, de acordo com os critérios de elegibilidade da Organização Mundial da Saúde, devem ser identificadas (WHO, 2009). Mulheres com SUD e infecções pélvicas podem apresentar endometrite crônica, cujo agente principal é a clamídia; tratamento com doxiciclina via oral é recomendado.

Quadro 5
Drogas utilizadas no tratamento de manutenção para o sangramento uterino anormal (SUA).

Contraceptivo hormonal: especialmente quando há necessidade de contracepção	Combinados (destaque especial para a combinação valerato de estradiol + dienogeste que reduz 40% do volume menstrual a mais que outros contraceptivos) e apenas de progestagênio (destaque especial para SIU-LNG e desogestrel)
Progestagênio de segunda fase: sem necessidade de contracepção	Progesterona micronizada 200 mg/dia a cada 10 a 14 dias; diidrogesterona 10 mg/dia a cada 10 a 14 dias; acetato de medroxiprogesterona 5 a 10 mg ao dia a cada 10 a 14 dias. Devem ser usadas ciclicamente
Terapia de reposição hormonal cíclica: quando sintomas vasomotores estão presentes e a contracepção não é necessária.	

SIU-LNG: sistema de liberação intrauterino de levonorgestrel.

Para SUD, o progestágeno com maior taxa de redução (até 90%) no volume do sangramento é o dispositivo intrauterino (DIU) com levonorgestrel, sendo a melhor opção para o controle de SUA. Estudo recente mostrou um melhor controle dos sintomas de SUA por 2 anos de seguimento pelo sistema de liberação intrauterino de levonorgestrel (SIU-LNG) do que no grupo que utilizou outros tratamentos clínicos convencionais (Gupta et al., 2013). Lembrar que, em casos de SUA por causa orgânica, nem sempre o SIU-LNG pode ser utilizado; exemplo são os leiomiomas que distorcem a cavidade endometrial, aumentando seu risco de expulsão.

O análogo de GnRH é uma droga que pode ser usada na fase crônica de SUA de mulheres que tiveram depleção devido ao sangramento e que precisam de um controle relativamente rápido do quadro. O fato de apresentar um efeito *flare-up* faz com que a paciente após 2 semanas apresente um sangramento por causa descamativa. Seu uso deixa o endométrio completamente atrófico. Outras vantagens são a melhora de parâmetros hematimétricos no período pré-operatório com reposição semelhante à do uso de sulfato ferroso (Lethaby et al., 2001).

No entanto, a menopausa secundária induzida pelo bloqueio pode levar a sintomas vasomotores em até 40% das mulheres e, após 6 meses de uso, a paciente pode apresentar efeitos deletérios de seu uso crônico, como perda de massa óssea. Portanto, usar essa droga em curto período de tempo é recomendado.

Como diferenciais clínicos no tratamento do SUA por leiomioma, vale a pena lembrar que o análogo de GnRH, única droga aprovada pelo *Food and Drug Administration* (FDA) para essa patologia, colabora pré-operatoriamente na redução do volume do leiomioma, sem diferença estatística no uso de 3 ou 6 meses antes da cirurgia. Os inibidores de aromatase já foram usados experimentalmente em seu tratamento, também mostrando uma redução do volume do leiomioma e uterino (Hilario et al., 2009). Uma droga recente, o ulipristal (modulador seletivo do receptor de progesterona), tem se mostrado promissora nos Estados Unidos no controle do SUA por leiomioma, com ótimos resultados (Donnez et al., 2012). O SIU-LNG vem apresentando resultados promissores no controle do sangramento por leiomioma, inclusive apresentando tendência de redução volumétrica, fato não observado por outros progestágenos (Zapata et al., 2010).

O SUA causado pelo leiomioma pode ser tratado, além de clinicamente, cirurgicamente. Pode-se optar por miomectomia (se prole não constituída/desejo de gravidez), métodos minimamente invasivos (embolização das artérias uterinas – EAU, ultrassom focado guiado por ressonância) e histerectomia. A EAU é um método existente há 18 anos e apresenta vasta literatura, com resultados promissores no tratamento do leiomioma uterino. É um procedimento feito com técnica intervencionista, na qual, após uma arteriografia da rede vascular pélvica, partículas de polivinil são injetadas no vaso nutridor do mioma, funcionando como êmbolo, ocluindo esse vaso. Isso leva a um processo de isquemia e posterior necrose, com taxas de redução de até 50%. Última revisão da Cochrane mostrou uma eficácia semelhante entre EAU e cirurgia (histerectomia e miomectomia), com menos tempo de permanência hospitalar e maior rapidez na recuperação; entretanto, a EAU apresenta maiores taxas de complicações menores e de recrudescência em relação ao tratamento cirúrgico (Gupta et al., 2010). Além disso, apresenta contraindicações (infecção pélvica em atividade, gravidez) que precisam ser avaliadas.

A ultrassom focada guiada por ressonância *(high-intensity focused ultrasound)* é um tratamento minimamente invasivo recente utilizado para o tratamento dos leiomiomas uterinos e vem apresentando bons resultados. Consiste na paciente fazer uma simulação da localização dos miomas por ressonância magnética, e ondas ultrassônicas dirigidas aos tumores atravessam a parede abdominal e tecido adjacente, atingindo o leiomioma. Essas ondas elevam a temperatura local do tumor, levando a uma desnaturação proteica em nível celular e necrose coagulativa (Tempany et al., 2003).

Quanto à adenomiose, o tratamento conservador para SUA apresenta piores resultados. A escassez de trabalhos clínicos nessa patologia é maior ainda do que com o leiomioma. Estudos com tratamentos minimamente invasivos estão em andamento, com bons resultados para a EAU em mulheres com adenomiose. O SIU-LNG vem apresentando bons resultados, com controle tanto do sangramento quanto da menorragia. Tratamento minimamente invasivo com ressecção de focos de adenomiose ainda apresenta resultados insatisfatórios. O tratamento definitivo ainda é a histerectomia (Garcia e Isaacson, 2011).

O SUA causado por pólipos endometriais apresenta como tratamento padrão-ouro a polipectomia histeroscópica. Um estudo com 150 mulheres submetidas à observação ou histeroscopia cirúrgica do pólipo demonstrou que, apesar de não haver diferenças quanto ao volume menstrual entre os grupos após 6 meses de seguimento, houve melhora subjetiva da perda sanguínea no grupo que realizou a intervenção cirúrgica. Não há diferenças dos desfechos a depender do tipo de remoção cirúrgica do pólipo (SGS, 2012).

Quanto ao SUA causado por hiperplasias endometriais, precisam-se analisar a presença ou não de atipias e o padrão arquitetural (simples ou complexo), para se discutir entre tratamento clínico com progestágenos até uma histerectomia, devido à variação de risco de 1 a 29% de câncer de endométrio para essa patologia (Collins e Crosignani, 2007).

Quando há falha no tratamento clínico do SUD, as opções cirúrgicas são a ablação endometrial e a histerectomia. Estas devem ser pensadas como as últimas opções no tratamento do SUA (Marjoribanks et al., 2006).

A ablação endometrial é um procedimento cirúrgico histeroscópico que consiste na remoção ou destruição do endométrio em toda a sua espessura e extensão. Existem várias técnicas para realizá-la (ressecção endometrial + *roller ball*, *laser*, balão endotérmico e crioablação), e a perfuração uterina é a complicação mais frequente desse procedimento.

A histerectomia é um procedimento que pode ser realizado por diversas vias (abdominal laparotômica/laparoscópica, vaginal e vaginal videoassistida), a depender da experiência do cirurgião, volume uterino, mobilidade do útero, presença de massas anexiais, presença de cirurgias ginecológicas prévias e outras variáveis relacionadas à anatomia da pelve (aderências, endometriose).

O sangramento na pós-menopausa deve sempre ser investigado. Apesar de a atrofia ser a principal causa desta, devemos lembrar das causas subsequentes em ordem decrescente de incidência: pólipo, hiperplasia e câncer de endométrio. Após checar que não há nenhuma alteração na vulva, vagina e colo uterino, atribuímos a causa à patologia endometrial.

A ultrassonografia para avaliação da espessura endometrial é importante em mulheres sintomáticas na pós-menopausa; o valor é de 4 ou 5 mm para espessura endometrial. Valores abaixo desse ponto de corte sugerem atrofia; acima, necessitam de investigação adicional com histeroscopia com biópsia dirigida ou curetagem, em caso de não dispor do primeiro exame. A desvantagem deste último exame é que a sensibilidade diminui, podendo-se perder áreas focais de tumoração. Também não se recomenda, devido à sua baixa sensibilidade, a realização de biópsia endometrial por aspirado (pipelle).

Os sintomas mais comuns do câncer de endométrio são sangramento na pós-menopausa, dor pélvica e corrimento. Não existe exame de rastreamento para essa doença, ou seja, a ultrassonografia pélvica não deve ser solicitada de rotina para *screening* de câncer ginecológico. Sabe-se que a maioria dos estádios do câncer de endométrio é inicial e que a porcentagem de sobrevida dessas mulheres é semelhante à daquelas com espessamento endometrial e assintomáticas. O estadiamento é cirúrgico e a conduta-padrão é cirurgia (histerectomia com salpingooforectomia bilateral). A amostragem linfonodal seletiva depende de cada caso, assim como a quimioterapia, radioterapia e hormonioterapia.

Referências

Apter D, et al. Gonadotropin-releasing hormone pulse generator activity during pubertal transition in girls: pulsatile and diurnal patterns of circulating gonadotropins. J Clin Endocrinol Metab. 1993;76(4):940-9.

Araujo T, Aquino E. Risk factors for hysterectomy in Brazil. Cad Saude Publica. 2003;19:S407-17.

Bonnar J, Sheppard BL. Treatment of menorrhagia during menstruation: randomized controlled trial of ethamsylate, mefenamic acid and tranexamic acid. BMJ. 1996;313(7057):579-82.

Choung CJ, Brenner PF. Management of abnormal uterine bleeding. Am J Obstet Gynecol. 1996;175:787-92.

Collins J, Crosignani PG. Endometrial bleeding. Hum Reprod Update. 2007;13(5):421-31.

Donnez J, et al. Ulipristal acetate versus leuprolide acetate for uterine fibroids. N Engl J Med. 2012;366(5):421-32.

Ferenczy A. Pathophysiology of endometrial bleeding. Maturitas. 2003;45(1):1-14.

Fraser IS, et al. The FIGO recomendations on terminologies and definitions for normal and abnormal uterine bleeding. Sem Reprod Med. 2011;29(5):383-90.

Fritz MA, Speroff L. Clinical gynecological endocrinology and infertility. 8th ed. Philadelphia: Lippincott Williams & Wilkins; 2011.

Garcia L, Isaacson K. Adenomyosis: review of the literature. J Min Invas Gynecol. 2011;18:428-37.

Gupta J, et al. Levonorgestrel intrauterine system versus medical therapy for menorrhagia. N Engl J Med. 2013;368(2):128-37.

Gupta JK, et al. Uterine artery embolization for symptomatic uterine fibroids. Cochrane Database Syst Rev. 2012;16:5:CD005073.

Higham JM, et al. Assessment of menstrual blood loss using a pictorial chart. Br J Obstet Gynaecol. 1990;97(8):734-9.

Hilario SG, et al. Action of aromatase inhibitor for treatment of uterine leiomyoma in perimenopausal patients. Fertil Steril. 2009;91(1):240-3.

Jones RL, et al. Potential roles for endometrial inhibins, activins and follistatin during human embryo implantation and early pregnancy. Trends Endocrinol Metab. 2002;13(4):144-50.

Lethaby A, et al C. Non-steroidal anti-inflammatory drugs for heavy menstrual bleeding. Cochrane Database Syst Rev. 2013;1:CD000400.

Lethaby A et al. Pre-operative GnRH analogue therapy before hysterectomy or myomectomy for uterine fibroids. Cochrane Database Syst Rev. 2001;(2):CD000547.

Lethaby A, et al. Antifibrinolytics for heavy menstrual bleeding. Cochrane Database Syst Rev 2000;(4):CD000249.

Liu Z, et al. A systematic review evaluating health-related quality of life, work impairment, and health-care costs and utilization in abnormal uterine bleeding. Value Health. 2007;10(3):183-94.

Livio M, et al. Conjugated estrogens for the management of bleeding associated with renal failure. N Engl J Med. 1986;315(12):731-5.

Lockwood CJ, et al. The role of progestationally regulated stromal cell tissue factor and type 1 plasminogen activator inhibitor (PAI-1) in endometrial hemostasis and menstruation. Ann N Y Acad Sci. 1994;734:57-79.

Marjoribanks J, et al. Surgery versus medical therapy for heavy menstrual bleeding. Cochrane Database Syst Rev. 2006;2:CD003855.

Munro MG, et al. FIGO classification system (PALM-COEIN) for causes of abnormal uterine bleeding in non-gravid women of reproductive age. Int J Gynaecol Obstet. 2011;113(1):3-13.

Society of Gynecological Surgeons (SGS). AAGL Practice Report: Practice Guidelines for the Diagnosis and Management of Endometrial Polyps. J Min Invas Gynecol. 2012; 19:3-10.

Sosic A, et al. Vascularity of uterine myomas: assessment by color and pulsed Doppler ultrasound. Int J Gynaecol Obstet. 1996;54:245.

Tempany CMC, et al. MR imaging-guided focused ultrasound surgery for uterine leiomyomas: a feasibility study. Radiology. 2003;226(3):897-905.

Vasudeva K, et al. Chronic endometritis: a clinical and eléctron microscopic study. Am J Obstet Gynecol. 1972;112:749.

Warner PE, et al. Menorrhagia I: measured blood loss, clinical features, and outcome in women with heavy periods: a survey with follow-up data. Am J Obstet Gynecol. 2004;190(5):1216-23.

World Health Organization (WHO). Medical eligibility criteria for contraceptive use. 5th ed. Geneve; 2009.

Zapata LB, et al. Intrauterine device use among women with fibroids: a systematic review. Contraception. 2010;82(1):41-55.

CAPÍTULO 20

Abordagem da Patologia Mamária (Mastalgia, Nódulo e Fluxo Papilar)

Hélio Humberto Angotti Carrara

Mastalgia

A mastalgia, que também é chamada de dor mamária ou mastodínia, é queixa frequente em clínicas e ambulatórios especializados. A Sociedade Brasileira de Mastologia recomenda, desde 1994, que as alterações mamárias, referidas anteriormente como doença cística ou fibrocística, mastopatia displásica e displasias mamárias, entre outros termos comumente empregados, fossem substituídas pela expressão "alteração funcional benigna da mama" (AFBM). O objetivo dessa recomendação é realçar que essas alterações são de natureza endócrina e, portanto, funcionais, não representando patologias.

Entre as AFBM mais comuns, a mastalgia talvez seja a mais prevalente, podendo acometer até 70% das mulheres em alguma fase de suas vidas. Pode ser fonte de angústia e ansiedade, pois, como outros sintomas mamários, é comumente confundida com câncer da glândula mamária. Dessa forma, o médico deve aproveitar a consulta como momento pedagógico para orientação e educação sobre medidas para a preservação da saúde mamária, além de desmistificar conceitos errôneos. Um estudo inglês mostrou que, entre 2.332 pacientes, apenas 1 mulher com queixa exclusiva de dor mamária foi diagnosticada com câncer de mama (Cochrane *et al.*, 1997).

A mastalgia é mais comum no início do menacme e tem tendência decrescente com o passar dos anos, podendo desaparecer após a menopausa.

Classifica-se didaticamente em: a) mastalgia cíclica, também chamada de dor mamária verdadeira e b) mastalgia não cíclica, que engloba a mastalgia acíclica e a dor de origem extramamária, normalmente relacionada às estruturas da parede torácica. A mastalgia cíclica é relacionada com o ciclo menstrual, enquanto a mastalgia não cíclica não sofre interferência do ciclo menstrual.

Fisiopatologia

A fisiopatologia da mastalgia cíclica não é bem conhecida, embora os ciclos estroprogestagênicos pareçam estar envolvidos no processo. Diferentes hipóteses foram levantadas. Foi proposto que o dolorimento mamário pré-menstrual possa ser devido à relação estrógeno/progesterona ser favorável ao primeiro. Entretanto, os níveis hormonais não estão alterados nas mulheres que apresentam mastalgia, quando comparados com aquelas que não apresentam esse sintoma. Por outro lado, alguns autores acharam que os níveis de gonadotrofinas estão mais elevados em mulheres com mastalgia que em mulheres que não apresentam esse sintoma (Ecochard *et al.*, 2001). Aventou-se a hipótese de que a prolactina pudesse ter papel na gênese da mastalgia cíclica. Embora não ocorra hiperprolactinemia em mulheres com essa alteração, a liberação pulsátil noturna do hormônio está aumentada e, ainda, a resposta dos gonadotrofos ao estímulo com o hormônio estimulante da tireoide (TSH) é maior nessas mulheres que naquelas sem o sintoma (Kumar *et al.*, 1984; Rea *et al.*, 1997). A retenção hídrica, que se acreditou que pudesse ser causa de dor pré-menstrual, parece não ter relação com essa alteração mamária (Preece *et al.*, 1975). A dor mamária pré-menstrual pode ainda resultar da relação alterada entre ácidos graxos saturados e insaturados, que, por sua vez, poderiam resultar em maior sensibilização dos lóbulos mamários aos estrógenos e à prolactina. Alguns autores acharam que portadoras de mastalgia cíclica apresentam valores mais altos de colesterol de alta densidade na fase lútea e, também, apresentam maior ingesta de lipídeos durante todo o ciclo menstrual (Goodwin et al., 1998), porém o papel definitivo das gorduras na gênese da mastalgia cíclica ainda necessita de mais estudos (Santen e Mansel, 2005). Ainda em relação aos hábitos alimentares, durante muito tempo, discutiu-se a possibilidade de que as xantinas, presentes em chocolates, chás e café, entre outros, pudessem ser causa de mastalgia cíclica (Allen e Froberg, 1987; Russell, 1989), porém estudos mais recentes não comprovam essa afirmação (Santen e Mansel, 2005).

A mastalgia não cíclica tem origem variada. Pode resultar de compressão excessiva por sutiã ou pelo estiramento dos ligamentos de Cooper. Entre as causas mais comuns, estão a necrose gordurosa (geralmente em consequência de trauma), mastites focais, hidradenite supurativa, cistos mamários, mastites periductal e, embora mais rara, a periflebite vascular (chamada de doença de Mondor). Processos involutivos mamários podem colaborar para a piora dos sintomas dolorosos, como a ectasia ductal, sendo que o grau de dilatação dos ductos pode estar relacionado à intensidade dos sintomas (Santen e Mansel, 2005). A mastalgia acíclica também pode estar associada ao uso de fármacos, como contraceptivos orais, reposição hormonal (Davies et al., 1998), antidepressivos, digoxina, metildopa e diuréticos tiazídicos (Amin et al., 2013).

A mastalgia não cíclica pode ter origem extramamária, sendo a causa mais comum a afecção de estruturas que compõem a parede torácica. Citam-se ainda as contraturas musculares, neurites intercostais, dor radicular decorrente de artrite cervical e a inflamação de articulação costocondral, chamada de síndrome de Tietze. Eventualmente quadros dolorosos decorrentes de litíase vesicular e doença isquêmica cardíaca podem ser confundidos com dor mamária.

Quadro clínico

A mastalgia é um processo benigno. Portadoras de mastalgia cíclica podem apresentar ou não ingurgitamento mamário, com regressão do quadro após o início do fluxo menstrual. A dor se inicia entre 2 e 5 dias antes do fluxo menstrual, porém esse período é variável e pode se estender desde o meio do ciclo, naqueles casos mais graves. Apresenta intensidade crescente à medida que se aproxima do período menstrual. Acomete ambas as mamas, embora a intensidade possa variar entre elas. A intensidade também pode oscilar ao longo do tempo. Os quadrantes superiores laterais são mais afetados. A característica da dor é em peso, ardor ou queimação. Nos casos mais severos, pode haver a persistência da dor, embora com menos intensidade, durante todo o ciclo menstrual.

Na mastalgia não cíclica, a dor geralmente acomete apenas uma das mamas e afeta mais as mulheres após o menacme. A característica da dor é em pontada ou agulhada e geralmente acomete um ponto específico da mama, sendo mais frequente em quadrantes centrais. Pode apresentar "zona de gatilho", ou seja, um ponto que, quando estimulado, desencadeará o processo doloroso. O principal parâmetro diagnóstico é a não concordância com o ciclo menstrual.

Diagnóstico

A anamnese da paciente com quadro clínico sugestivo de mastalgia deve ser criteriosa e procurar esclarecer o início dos sintomas, a duração, a intensidade, a localização, os fatores associados, as atividades que melhoram ou que pioram o quadro doloroso, sua relação com o ciclo menstrual e a influência da dor nas atividades cotidianas, bem como o uso de medicamentos. O exame físico das mamas deve ser cuidadoso e minucioso. Estruturas da parede torácica devem ser avaliadas e palpadas. Zonas de gatilhos devem ser pesquisadas. Em pacientes jovens, a história clínica bem definida e o exame físico detalhado, sem achados patológicos, geralmente são suficientes para o diagnóstico de mastalgia cíclica. Na presença de achados anormais no exame físico, em mulheres com história de risco para câncer de mama e em mulheres com indicação de rastreio, imagens mamárias devem ser solicitadas.

Tratamento

Conforme dito anteriormente, o principal tratamento da mastalgia cíclica é a orientação verbal e a desmistificação de conceitos errôneos, como a relação causal com o câncer da mama. Essa abordagem, quando realizada de forma adequada, reduz a ansiedade da paciente e ela consegue conviver com o quadro de dor de baixa intensidade em até 85% das vezes; em até 71% nos casos de moderada intensidade; e em cerca de 52% das vezes em caso de mastalgias cíclicas severas – alcançando 70% de sucesso global, sem maiores intercorrências (Barros *et al.*, 1999). Assim, a orientação verbal é indicada como tratamento de primeira linha para a mastalgia cíclica (Rosolowich *et al.*, 2006).

Medidas comportamentais, como o uso de sutiã adequado e a prática de exercícios, podem ajudar a diminuir a intensidade dos sintomas. Orientações dietéticas resultam em pouco impacto na dor e são semelhantes ao placebo, conforme visto anteriormente. Dessa forma, não se justifica, à luz do conhecimento atual, a orientação de redução da ingestão de café ou de chás como forma de tratamento da dor cíclica da mama (Rosolowich *et al.*, 2006). Cerca de 15% das portadoras de mastalgia cíclica irão necessitar de tratamento medicamentoso. O intuito principal, no tratamento da mastalgia cíclica, é o bloqueio da ação hormonal na mama. O tratamento medicamentoso deve ser realizado por 6 meses e, então, reavaliado. Compostos como o extrato de *vitex agnus castus*, óleo de prímula, complexos vitamínicos, vitamina E isolada e isoflavonas têm efeito semelhantes ao placebo e não encontram, à luz do conhecimento atual, evidência definida no tratamento da mastalgia cíclica (Rosolowich *et al.*, 2006; Srivastava *et al.*, 2007). Entre os medicamentos que promovem melhora significativa da dor mamária, o tamoxifeno, na dose de 10 mg/dia, parece ser o que apresenta maior benefício, devendo, portanto, ser a droga de escolha nesses casos. Cerca de 20% das mulheres em uso da medicação pode apresentar fogachos e distúrbios menstruais, náuseas e ressecamento vaginal, além da droga aumentar a predisposição ao risco de fenômenos tromboembólicos (Fentiman *et al.*, 1988; Rosolowich *et al.*, 2006; Srivastava *et al.*, 2007). A duração do tratamento não deve se estender para além de 6 meses (Berrenttini *et al.*, 2011). Também, entre os tratamentos medicamentosos, o danazol, na dose de 200 mg/dia, apresentou melhor resultado que o placebo, porém pior efeito quando comparado ao tamoxifeno. Os efeitos colaterais incluem irregularidade menstrual com amenorreia ou menorragia, mudança no timbre da voz (em 10% dos casos), ganho de peso, acne, hirsutismo e ondas de calor. No sentido de diminuir os efeitos colaterais, pode-se indicar o tratamento apenas na fase lútea do ciclo menstrual (Rosolowich *et al.*, 2006; Srivastava *et al.*, 2007). O tratamento deve ser reavaliado entre 3 e 6 meses. A bromocriptina, um agonista dopaminérgico, na dose de 5 mg/dia, também tem resultado superior ao placebo no tratamento da mastalgia cíclica, porém inferior ao tamoxifeno. Os efeitos colaterais incluem náuseas, cefaleia, hipotensão postural e constipação (Rosolowich *et al.*, 2006). No intuito de diminuir esses paraefeitos, inicia-se o tratamento com dose de 1,25 mg/dia e aumenta-se progressivamente, até a dose máxima de 5 mg/dia, devendo a paciente ser reavaliada em até 6 meses.

No tratamento da dor não cíclica, o uso de anti-inflamatórios não esteroides, utilizados por via oral ou como creme tópico, pode proporcionar resposta satisfatória na redução da dor, superior ao placebo. Esse tratamento também pode ser efetivo na mastalgia cíclica (Rosolowich *et al.*, 2006). A cirurgia não é rotineiramente indicada como tratamento de mastalgia, mas pode ter indicação nos casos de zona de gatilho ou em alterações mamárias específicas, como macrocistos mamários, alteração que pode justificar procedimento minimamente invasivo como a punção aspirativa com agulha fina (PAAF). A quadrantectomia e mesmo a mastectomia não encontram indicação no tratamento da mastalgia. O uso de relaxantes musculares e analgésicos é preconizado quando dor é de origem extramamária, principalmente quando envolve a parede torácica.

Nódulos mamários

Nódulo mamário também está entre as queixas mais comuns em consultório de mastologia e pode representar até 60% das queixas. Define-se como nódulo de mama toda tumoração na mama percebida pela paciente ou pelo médico. Os nódulos podem ser císticos ou sólidos. Os mais frequentes são os cistos e o fibroadenoma, mas outras alterações também podem formar nódulos, como o hamartoma, o tumor filodes, a esteatonecrose, os papilomas e as neoplasias malignas. Sempre que deparamos com nódulo mamário, o tríplice diagnóstico é fundamental. Este consiste em realizar anamnese criteriosa (identificar fatores de risco) e exame físico detalhado; utilizar um ou mais método de imagem (geralmente a ultrassonografia, a mamografia e a ressonância magnética, de forma isolada ou combinados) que seja adequado à suspeita clinica e à idade da paciente; e a amostra tissular, que pode ser obtida por PAAF, punção aspirativa por agulha grossa (PAAG – "*core*" biópsia), punção aspirativa a vácuo (mamotomia) e, ainda, biópsias cirúrgicas abertas (incisionais e excisionais). Procedendo-se dessa forma, até 98% dos nódulos mamários podem ser diagnosticados adequadamente. Vamos nos ater aqui às alterações mais frequentes, que são os cistos e os fibroadenomas.

Cisto mamário

O cisto mamário talvez seja a alteração benigna mais frequente da mama feminina. Cerca de 60% das mulheres irão apresentar essa AFBM em alguma fase de suas vidas, porém sua incidência é maior entre a quarta década de vida e a menopausa, ou seja, do meio ao final da fase reprodutiva da mulher. É considerada uma alteração decorrente da involução mamária. O processo de involução mamária pode se estender por até 20 anos com repetidos ciclos mensais de mitoses e apoptoses. Dessa forma, a involução do lóbulo mamário é dependente do estroma especializado circundante. Se o estroma desaparece precocemente em decorrência da flutuação hormonal, o epitélio acinar persiste e pode formar microcistos. Em decorrência da obstrução dos ductos eferentes glandulares, pode ocorrer a formação de macrocistos, entendidos hoje como decorrentes de processo alterado de involução mamária, e não como doença (Courtillot *et al.*, 2005). Os macrocistos podem alcançar volumes maiores, com até 30 ml. A alteração cística causa a dilatação acinar e ductal, com proliferação e metaplasia do epitélio de revestimento. Podem ser vistos à ultrassonografia, e os cistos maiores podem ser palpados com facilidade (Rinaldi *et al.*, 2010).

Os microcistos são assintomáticos e são achados de exames laboratoriais, principalmente da ultrassonografia. Os macrocistos, que podem alcançar grandes volumes, podem provocar alteração no contorno mamário e desconforto, com dolorimento em diferentes intensidades. Uma vez identificados, devem-se observar consistência, regularidade, superfície, limites e localização destes. Sua definição envolve sempre o tríplice diagnóstico, sendo a ultrassonografia o método mais eficaz em relação aos métodos disponíveis. Diferentes parâmetros avaliados sugerem a benignidade (cistos simples, paredes finas, anecoicos, com reforço posterior, formato elipsoide e sem sombra acústica) ou a suspeita de malignidade (cistos complexos, septados, com vegetação no seu interior, paredes espessadas, ecorrefringência aumentada e sombra acústica). Esses cistos devem ser biopsiados (Amin *et al.*, 2013).

Quanto ao tratamento, os microcistos detectados apenas pela ultrassonografia não requerem nenhum tipo de tratamento, devendo apenas ser feita a tranquilização da paciente. Os macrocistos podem ser puncionados, sendo nossa preferência utilizar sempre a punção guiada pela ultrassonografia. Nesses casos, a punção é diagnóstica e terapêutica. Sendo o conteúdo aspirado de coloração clara, amarelada, sem sinais de hemácias, a citologia pode ser dispensada (Amin *et al.*, 2013). A paciente deve ser reavaliada em até 6 meses. Eventualmente, os cistos menores e assintomáticos podem ser observados clinicamente em intervalos regulares. Caso ocorra a recorrência do cisto após a PAAF e as mesmas características de benignidade observadas anteriormente estiverem presentes, pode-se repetir o tratamento com a PAAF (Courtillot *et al.*, 2005). O tratamento cirúrgico dos cistos está reservado para os cistos complexos, com paredes espessadas, com aspirado com alta celularidade, com conteúdo sólido e que apresentam nódulo residual após a punção, além dos cistos cujo conteúdo tenha hemácias. Devido ao risco de câncer associados a esses fatores, o tratamento cirúrgico é mandatório (Amin *et al.*, 2013; Courtillot *et al.*, 2005).

Fibroadenoma

Fibroadenomas representam grande parte dos nódulos palpáveis benignos da mama. Desenvolvem-se entre a segunda e terceira década de vida e são o principal nódulo mamário diagnosticado nas mulheres nessa faixa etária, o que sugere sua dependência dos estrogênios. Seu diagnóstico na pós-menopausa é mais raro, porém pode ser facilitado pela lipossubstituição, que favorece sua palpação. Acomete aproximadamente 25% das mulheres e podem ser sintomáticos ou não, embora alguns autores relatem até 53% de incidência (Sangma *et al.*, 2013). São tumores mistos, com proliferação do componente conjuntivo e dos elementos epiteliais da mama. Eventualmente, pode-se observar a presença de hiperplasia no elemento epitelial, bem como metaplasia apócrina, enquanto o elemento conjuntivo é rico em fibroblastos imersos em uma matriz mixoide. São bem delimitados, porém não apresentam cápsula própria. Para alguns autores, os fibroadenomas resultam de um aumento de sensibilidade de determinada região da mama, que responderia aos estímulos esteroides ovarianos com proliferação das estruturas ductolobular terminal e do estroma circunvizinho (Hughes *et al.*, 1987). Alguma controvérsia ainda existe com relação à natureza monoclonal ou policlonal dos fibroadenomas. Fletcher *et al.* (1991) encontraram cromossomos anormais em algumas células estromais e epiteliais de fibroadenomas, sugerindo que o fibroadenoma não resulta de um processo hiperplásico, porém neoplásico (Fletcher *et al.*, 1991). A transformação do fibroadenoma em câncer é extremamente rara e há relatos de que os fibroadenomas complexos, que apresentam adenose esclerosante, cistos maiores que 3 mm, associados ou não à proliferação epitelial com atipias, são mais sujeitos a essa transformação (Dupont *et al.*, 1994). Quando a transformação maligna ocorre, o tipo histológico mais frequente é o carcinoma lobular. Mais raramente ainda, fibroadenomas múltiplos podem estar associados a síndromes que predispõem ao aparecimento do câncer, como as síndromes de Maffuci e de Cowden (Jayasinghe e Simmons, 2009). Nesses casos, os fibroadenomas devem sempre ser retirados.

Clinicamente, são nódulos firmes, móveis, com consistência elástica e limites bem definidos, além de superfície bocelada. Normalmente, formam tumores únicos, mas em cerca de 15% podem ser múltiplos, sincrônicos ou assincrônicos, podendo ainda ser bilaterais 10% dos casos (Ferrara, 2011). Costumam crescer até 3 cm em média, quando estacionam seu crescimento. Quando apresentam crescimento rápido e alcançam dimensões superiores a 5 cm, há que se fazer o diagnóstico diferencial com fibroadenoma de estroma hipercelular (tumor filoides) ou ainda com o fibroadenoma gigante (fibroadenoma juvenil), sendo que este costuma se desenvolver logo após a menarca (Ferrara, 2011; Guray e Sahin, 2006). Normalmente, são assintomáticos, e nódulos pequenos e profundos podem passar despercebidos ao exame clínico da mama. Eventualmente, os nódulos maiores, superficiais, podem abaular o contorno mamário. A ultrassonografia é o exame de imagem preferencial em mulheres jovens, pois a densidade mamária das mulheres nessa faixa etária pode ser semelhante à densidade radiológica do fibroadenoma, prejudicando sua identificação à mamografia. Além disso, a ultrassonografia diferencia os nódulos sólidos dos císticos, fazendo o diagnóstico diferencial com os cistos mamários. Em mulheres mais idosas, quando a lipossubstituição já ocorreu, a mamografia pode revelar o nódulo radiopaco, homogênio, com limites precisos e contornos regulares. PAAF confirma o diagnóstico em cerca de 90% das vezes.

Em muitas situações, os fibroadenomas podem ser acompanhados clinicamente. Nas pacientes com idade abaixo de 30 anos, com nódulos pequenos, menores que 3 cm, assintomáticos, com tríplice diagnóstico confirmando fibroadenoma simples, o tratamento conservador, com observação, exames clínicos e de imagem periódicos, pode ser feito. Entretanto, se o nódulo apresentar crescimento ou tornar-se sintomático, o tratamento cirúrgico deve ser indicado. Da mesma forma, frente a nódulos que a ultrassonografia mostra vascularização aumentada, cistos em seu interior, bordas obscurecidas ou irregulares, a excisão cirúrgica deve ser realizada (Jayasinghe e Simmons, 2009). Além da retirada cirúrgica, outras formas de tratamento cirúrgico mais conservadores dos fibroadenomas têm sido descritas na literatura com bons resultados, como a crioablação (Kaufman *et al.*, 2005) e a aspiração a vácuo, chamada mamotomia (Povoski, 2007; Povoski e Jimenez, 2007).

Fluxo papilar

Denomina-se fluxo papilar a saída de secreção pela papila fora do ciclo grávido-puerperal. É um sinal que pode estar presente em diferentes alterações mamárias, de natureza benigna ou maligna. Quando a secreção é láctea, é chamada de galactorreia, e a secreção não láctea é chamada de telorreia, derrame papilar ou, ainda, descarga papilar. É importante o diagnóstico das diferentes situações e das características do fluxo papilar, pois a conduta a ser tomada depende da etiologia da secreção. É mais prevalente durante o menacme, sendo responsável por até 10% das queixas em clínicas de mastologia. Geralmente é causa de ansiedade nas pacientes pelo temor de neoplasia maligna mamária, porém, em até 95% das vezes, tem etiologia benigna, mas em algumas situações pode representar sinal associado à patologia maligna (Foulkes *et al.*, 2011).

Sua classificação pode ser feita segundo vários parâmetros analisados. Assim, pode ser de causa mamária ou extramamária. Pode ser fisiológico ou patológico. Há que se caracterizar se é espontâneo ou induzido, uniductal ou multiductal, unilateral ou bilateral, hialino ou colorido e, ainda, se é espesso ou aquoso.

A coloração do fluxo tem importância na formulação da hipótese diagnóstica. Dessa forma, a secreção com coloração variada, sem sinais de sangue, é desencadeada por AFBM na sua maioria. Geralmente, a secreção é bilateral e pode ser obtida de vários ductos. As secreções purulentas, na maioria das vezes unilaterais, estão relacionadas aos processos infecciosos, enquanto as secreções brancacentas, leitosas, são causadas por galactorreia. Por outro lado, o derrame hialino do tipo água de rocha, espontâneo, uniductal tem valor preditivo mais elevado para a doença maligna da mama. Este pode ser dito para o derrame sanguinolento, espontâneo e uniductal. Em uma considerável proporção de casos, a descarga papilar está associada a nódulo subjacente, que, em até 19% das vezes, é maligno (Foulkes et al., 2011). A bilateralidade do fluxo geralmente representa sinal de alteração benigna, principalmente quando obtida por vários ductos.

A galactorreia, caracterizada por secreção leitosa, bilateral e por múltiplos ductos, pode ter diferentes etiologias, podendo resultar de uso de medicamentos, como hormônios (anticoncepcionais orais e estrógenos), anti-hipertensivos (metildopa e betabloqueadores), medicamentos com ação no sistema nervoso central (tricíclicos, fenotiazidas, benzodiazepínicos, sulpirida, veraliprida e fluoxetina) e outros fármacos, como metoclopramida, cimetidina e anfetaminas. A galactorreia pode resultar do aumento da hiperprolactinemia determinada por tumores da hipófise (prolactinomas), lesão torácica, herpes-zóster ou, ainda, ser decorrente de hipotireoidismo (Sakorafas, 2001). Pacientes que apresentam fluxo papilar bilateral por vários ductos devem sempre ter avaliação endócrina em sua propedêutica.

Diagnóstico

O tríplice diagnóstico é de fundamental importância no esclarecimento da etiologia do fluxo papilar. O diagnóstico do fluxo papilar deve abranger a anamnese criteriosa, interrogando sobre início e duração dos sintomas, e a idade das pacientes, pois é sabido que fluxo papilar com características de benignidade é mais frequente em mulheres mais jovens, enquanto fluxo com características malignas são mais frequentes em mulheres mais idosas (King et al., 2000). Os antecedentes mamários pessoais e familiares, uso de medicações, traumas e manipulação excessiva do complexo areolopapilar devem ser cuidadosamente interrogados. A seguir, o exame físico deve confirmar o fluxo, observando-se as características deste quanto ao lado, à coloração, à fluidez, ao número de ductos excretores, à presença de ponto de gatilho e de nódulo associado. É importante a visualização do fluxo contra uma gaze branca, para melhor identificação. A obtenção do fluxo pode demandar a pressão firme, porém delicada, do complexo areolopapilar, com o intuito de reproduzir o fluxo relatado. Na presença de ponto de gatilho, identificá-lo com precisão, tomando-se como base o mostrador de relógio e posicionando-o de acordo com os eixos das horas. Isto auxiliará o eventual planejamento cirúrgico, caso este seja necessário. Lembrar que o fluxo papilar pode ocorrer em homens e, quando presente, pode estar mais frequentemente associado ao câncer. Diferentes exames laboratoriais são utilizados no sentido de auxiliar e confirmar a etiologia do fluxo papilar. A coleta da citologia da secreção papilar para coloração por Papanicolau ou Giemsa foi bastante utilizada, mas, atualmente, acredita-se que seu valor preditivo seja baixo (Cabioglu et al., 2003; King et al., 2000; Wahner-Roedler et al., 2003). Entre os exames de imagem, a ultrassonografia, a mamografia e a ressonância magnética podem auxiliar na confirmação da hipótese diagnóstica (Yucesoy et al., 2008). A ultrassonografia pode mostrar dilatações dos ductos terminais com eventual projeção interna na luz dos ductos. A mamografia é mandatória em mulheres mais idosas e, quando o fluxo é associado a nódulo, o exame pode definir a etiologia. A ressonância magnética tem se mostrado exame promissor, porém mais estudos ainda são necessários para se avaliar a validade do método (Foulkes et al., 2011; Yucesoy et al., 2008). A ductografia contrastada é exame importante e pode definir a área, ou áreas, que deve ser o local da biópsia (King et al., 2000; Wahner-Roedler et al., 2003). A ductoscopia tem sido relatada na literatura como método bastante eficaz e sensível, porém seu custo é alto e sua aplicação clínica ainda não é disseminada. É mais utilizada no Japão, local onde até foi criado um sistema classificatório para as lesões. Consiste em um microendoscópio de fibra óptica que é inserido no interior do ducto excretor e permite visualizar e biopsiar as lesões presentes (Wahner-Roedler *et al.*, 2003). A amostra tissular pode ser obtida com o uso da PAAF, PAAG, mamotomia ou, ainda, por meio da biópsia cirúrgica. As principais causas do fluxo papilar são os papilomas intraductais, que causam descarga serossanguinolenta ou sanguinolenta; acometem os ductos principais na região subareolar, apresentam diâmetro variável, desde milímetros até 3 cm. São encontrados em cerca de 50% dos casos com esse sinal. O papiloma intraductal isolado não é considerado lesão pré-maligna, devendo ser diferenciado do papiloma múltiplo. A ectasia ductal e a mastite periductal também podem ser causa frequente de fluxo papilar. A ectasia ductal acomete mulheres entre a quinta e sétima década de vida e consiste na dilatação dos ductos com acúmulo de secreção em seu interior, e esta, por sua vez, pode se exteriorizar pela papila. A ectasia ductal é uma AFBM e a dilatação dos ductos parece resultar da perda da elastina da parede dos ductos terminais.

A mastite periductal consiste em inflamação justa ductal subareolar e pode ter como causa o extravasamento da secreção acumulada nos ductos dilatados. Tende a ser recorrente, principalmente nas mulheres tabagistas. O carcinoma ductal, *in situ* ou invasor, é responsável por até 10% dos casos por fluxo papilar em "água de rocha", enquanto o carcinoma ductal invasor promove fluxo serossanguinolento ou sanguinolento, principalmente quando está associado a nódulo. Outras possíveis causas são: descarga papilar sanguinolenta da gestação, decorrente da hipervascularização do sistema ductal normal da gestação; fluxo fisiológico, geralmente multiductal, que representa a secreção apócrina da glândula mamária; adenoma do mamilo, bastante raro e que causa nódulo palpável nas camadas superficiais do mamilo, provocando descarga sanguinolenta; e a galactorreia, decorrente de estímulos endócrinos, com saída de secreção láctea, bilateralmente por múltiplos ductos.

Tratamento

O tratamento é variável e depende da etiologia do fluxo papilar. Quando bem caracterizados, os derrames fisiológicos não demandam tratamento, exceto a tranquilização da paciente. As galactorreias demandam tratamento acurado de acordo com a etiologia desta. Se causada por fármacos, procurar trocar ou suspender os agentes causadores do sinal. Caso haja tumor hipofisário, o tamanho e a intensidade da produção da prolactina determinarão se o tratamento deve ser medicamentoso ou cirúrgico. O tratamento medicamentoso é feito com agonistas dopaminérgicos (bromocriptina e cabergolina). O fluxo purulento é tratado com antibióticos e, eventualmente, drenagens de abscessos. O tratamento cirúrgico da descarga papilar tem por objetivo identificar e tratar o carcinoma, quando este é a causa do derrame, e, quando a causa for outra que não o carcinoma, interromper o desconforto causado pelo fluxo e tratar sua causa. Dessa forma, em pacientes jovens, que ainda desejam lactar, e frente a fluxo por ducto único, com ponto de gatilho e sem suspeita de malignidade, deve ser oferecida a dissecção seletiva do ducto comprometido. O procedimento é realizado com incisão periareolar, após identificação, cateterização e injeção de contraste colorido no ducto acometido. Em mulheres com prole completa ou na pós-menopausa, realiza-se a ressecção do sistema ductal retroareolar em cunha invertida, com incisão periareolar e dissecção até 2 ou 3 cm de profundidade.

Referências

Allen SS, Froberg DG. The effect of decreased caffeine consumption on benign proliferative breast disease: a randomized clinical trial. Surgery. 1987;101(6):720-30.

Amin AL, et al. Benign breast disease. Surg Clin North Am. 2013;93(2):299-308.

Barros AC, et al. Reassurance in the treatment of mastalgia. Breast J. 1999;5(3);162-5.

Berrenttini AJ, et al. Dor mamária. In: Antonio Frasson ECM et al. Doenças da mama: guia prático baseado em evidências. São Paulo: Editora Ateneu; 2011.

Cabioglu N, et al. Surgical decision making and factors determining a diagnosis of breast carcinoma in women presenting with nipple discharge. J Am Coll Surg. 2003;196(3);354-64.

Cochrane RA, et al. Evaluation of general practitioner referrals to a specialist breast clinic according to the UK national guidelines. Eur J Surg Oncol. 1997;23(3):198-201.

Courtillot C, et al. Benign breast diseases. J Mammary Gland Biol Neoplasia. 2005;10(4);325-35.

Davies EL, et al. The long-term course of mastalgia. J R Soc Med. 1998;91(9):462-4.

Dupont W, et al. Long-term risk of breast cancer in women with fibroadenoma. N Engl J Med. 1994;331(1):10-5.

Ecochard, R et al. Gonadotropin level abnormalities in women with cyclic mastalgia. Eur J Obstet Gynecol Reprod Biol. 2001;94(1):92-6.

Fentiman IS, et al. Dosage and duration of tamoxifen treatment for mastalgia: a controlled trial. Br J Surg. 1988;75(9);845-6.

Ferrara A. Benign breast disease. Radiol Technol. 2011;82(5);447M-462M.

Fletcher JA, et al. Lineage-restricted clonality in biphasic solid tumors. Am J Pathol. 1991;138(5);1199-207.

Foulkes RE, et al. Duct excision is still necessary to rule out breast cancer in patients presenting with spontaneous bloodstained nipple discharge. Int J Breast Cancer. 2011;495315.

Goodwin PJ, et al. Elevated high-density lipoprotein cholesterol and dietary fat intake in women with cyclic mastopathy. Am J Obstet Gynecol. 1998;179(2);430-7.

Guray M, Sahin AA. Benign breast diseases: classification, diagnosis, and management. Oncologist. 2006;11(5);435-49.

Hughes LE, et al. Aberrations of normal development and involution (ANDI): a new perspective on pathogenesis and nomenclature of benign breast disorders. Lancet. 1987;2(8571):1316-9.

Jayasinghe Y, Simmons PS. Fibroadenomas in adolescence. Curr Opin Obstet Gynecol. 2009;21(5):402-6.

Kaufman CS, et al. Office-based cryoablation of breast fibroadenomas with long-term follow-up. Breast J. 2005;11(5):344-50.

King TA, et al. A simple approach to nipple discharge. Am Surg. 2000;66(10):960-5; discussion 965-6.

Kumar S, et al. Altered responses of prolactin, luteinizing hormone and follicle stimulating hormone secretion to thyrotrophin releasing hormone/gonadotrophin releasing hormone stimulation in cyclical mastalgia. Br J Surg. 1984;71(11);870-3.

Povoski SP. The utilization of an ultrasound-guided 8-gauge vacuum-assisted breast biopsy system as an innovative approach to accomplishing complete eradication of multiple bilateral breast fibroadenomas. World J Surg Oncol. 2007;5;124.

Povoski, SP, Jimenez RE. A comprehensive evaluation of the 8-gauge vacuum-assisted Mammotome(R) system for ultrasound-guided diagnostic biopsy and selective excision of breast lesions. World J Surg Oncol. 2007;5:83.

Preece PE, et al. Mastalgia and total body water. Br Med J. 1975;4(5995);498-500.

Rea N, et al. Prolactin response to thyrotropin-releasing hormone as a guideline for cyclical mastalgia treatment. Minerva Med. 1997;88(11);479-87.

Rinaldi P, et al. Cystic breast lesions: sonographic findings and clinical management. J Ultrasound Med. 2010;29(11);1617-26.

Rosolowich V, et al. Mastalgia. J Obstet Gynaecol Can. 2006;28(1);49-71; quiz 58-60, 72-44.

Russell LC. Caffeine restriction as initial treatment for breast pain. Nurse Pract. 1989;14(2);36-37, 40.

Sakorafas GH. Nipple discharge: current diagnostic and therapeutic approaches. Cancer Treat Rev. 2001;27(5);275-82.

Sangma MB, et al. A clinico-pathological study on benign breast diseases. J Clin Diagn Res. 2013;7(3);503-6.

Santen RJ, Mansel R. Benign breast disorders. N Engl J Med. 2005;353(3);275-85.

Srivastava A, et al. Evidence-based management of mastalgia: a meta-analysis of randomised trials. Breast. 2007;16(5);503-12.

Wahner-Roedler DL et al. Spontaneous unilateral nipple discharge: when screening tests are negative--a case report and review of current diagnostic management of a pathologic nipple discharge. Breast J. 2003;9(1):49-52.

Yucesoy C, et al. Conventional galactography and MR contrast galactography for diagnosing nipple discharge: preliminary results. Korean J Radiol. 2008;9(5);426-31.

CAPÍTULO 21

Diagnóstico e Tratamento dos Diferentes Tipos de Infecção Causados pelo Papilomavírus Humano

Silvana Maria Quintana
Patrícia Pereira dos Santos Melli
Geraldo Duarte

Introdução

O papilomavírus humano (HPV) é composto por dupla fita de DNA de conformação circular que pertence à família Papovaviridae. Não apresenta envelope, estando seu genoma envolto por um capsídeo de forma icosaédrica, com 72 capsômeros. O genoma desse vírus tem cerca de 8.000 pares de bases organizadas em três regiões (Burd, 2003; IARC, 1995):

- região tardia (*late* – L): contém os genes L1 e L2 que codificam as proteínas do capsídeo viral;
- região precoce (*early* – E): codifica as proteínas envolvidas na replicação viral e controle de transcrição denominada E1 e E2, e dos principais genes que se transformam em E4, E5, E6 e E7;
- região longa de controle (LCR): entre as regiões E e L, encontra-se uma vinculada a vários locais que contêm fatores de transcrição viral.

Esse vírus é espécie específico e de acordo com a sua afinidade tecidual é classificado em cutaneotrófico e mucosatrópico (Camara *et al.*, 2003). Mais de 200 tipos de HPV já foram descritos e se distinguem pela sequência do DNA. Dentre os que acometem o ser humano, cerca de 100 tipos já foram descritos e cerca de 50 tipos que acometem a mucosa do aparelho genital já foram identificados e sequenciados (De Villiers *et al.*, 2004; Bernard, 2005).

De acordo com seu potencial de induzir alterações fenotípicas nas células, o HPV pode ser classificado em (Muñoz *et al.*, 2003):

- baixo risco oncogênico (HPV-BR): 6, 11, 42, 43 e 44 têm sido frequentemente demonstrados em lesões verrugosas genitais, lesões de baixo grau do colo uterino e papiloma de laringe em crianças (Ullmann, 1923). Os tipos 6 e 11 são isolados em até 90% desse tipo de lesão (Meyer *et al.*, 1998; Brown *et al.*, 1997; Ball *et al.*, 2011).
- alto risco oncogênico (HPV-AR): em 99,7% dos cânceres cervicais é comprovada a presença de DNA do HPV de alto risco. Os vírus dessa categoria são o 16, 18, 26, 31, 33, 35, 39, 45, 51, 52, 53, 56, 58, 59, 66, 68, 73 e 82, sendo que a infecção persistente pelos tipos 16 e 18 indica maior risco de desenvolvimento de lesões intraepiteliais de alto grau em relação aos outros tipos virais de alto risco e estão associados a cerca de 70% de todos os casos de câncer do colo do útero (Villiers, 1997; Zur Hausen, 1999; Muñoz *et al.*, 2004; Schiffman *et al.*, 2007; Hoory *et al.*, 2008). O HPV 16 é descrito como o mais prevalente, seguido pelos HPV 18 e 31, sendo que, em algumas regiões, essa ordem de prevalência pode se modificar devido às características sociocomportamentais e demográficas da população. Os tipos 18, 16 e 31 estão relacionados ao câncer vulvar, peniano, anal e ao carcinoma cervical invasivo (Hoory *et al.*, 2008). Embora a infecção pelos HPV-AR seja condição necessária para o desenvolvimento do câncer cervical, a associação de cofatores é fundamental para a progressão da doença (Syrjänen *et al.*, 2012).

Mecanismo de replicação viral

O HPV infecta as células metaplásicas e/ou as basais do epitélio lesado por microabrasão ou trauma decorrentes da atividade sexual. No citoplasma da célula, o vírus libera seu genoma, que se dirige ao núcleo e, dependendo de inúmeros fatores, pode manter ou não sua conformação genômica.

- DNA do HPV epissomal ou forma não integrada (mantém a forma circular do genoma): inicia-se a produção de proteínas virais, gerando um pequeno número de cópias do HPV (20 a 100 cópias) e caracterizando a fase de estabelecimento e manutenção da infecção. Inicia-se, então, a expressão dos genes precoces E4, E5, E6 e E7. A expressão dos genes E6 e E7 leva à transformação celular, na qual o ciclo da célula se torna mais rápido com divisões celulares mais frequentes e aumento do número de células infectadas. Essa fase, dita produtiva, caracteriza-se pela amplificação de cópias do DNA viral (vDNA) até gerar milhares de cópias virais por célula. Inicia-se síntese das proteínas tardias L1 e L2, que formarão as proteínas do capsídeo viral. A montagem dos vírions ocorrerá nas camadas mais diferenciadas do epitélio e a libertação dos vírions ocorre dos ceratinócitos mais superficiais, à medida que eles descamam do epitélio. Ao final da replicação, o HPV não promoveu a lise celular, ou seja, ele utilizou o mecanismo da célula para sua reprodução sem levar à destruição celular. Isso é possível devido à manutenção do genoma viral na forma epissomal;

- DNA do HPV integrado ao DNA da célula hospedeira: ao entrar no núcleo da célula a dupla cadeia de DNA viral se abre na região E2 e promove a mudança da conformação genômica de circular para linear. Essa abertura na região E2 possibilita a integração do genoma viral ao DNA da célula hospedeira e promove, também, a eliminação da ação regulatória de E2 permitindo a contínua expressão das oncoproteínas E6 e E7, que são os principais oncogenes do HPV. A proteína E6 (pE6) interage com a proteína supressora tumoral do hospedeiro (p53), degradando-a (Lörincz e Richard, 1997; Scheurer et al., 2005). A p53 é responsável pelo reparo no DNA celular danificado por meio da detecção de células na fase G_1 do ciclo celular. Se o dano celular for grave, sem condições de reparação, a p53 induz à apoptose celular. Quando a pE6 se liga e inativa a p53, não ocorre o reparo do defeito genético nem a morte celular programada (apoptose). A pE6, além de inibir a p53, é capaz de bloquear a apoptose, alterar a transcrição celular, induzir ao distúrbio da sinalização intracelular e aumentar o tempo de vida das células. A proteína E7 (pE7) liga-se e inativa a proteína supressora tumoral do retinoblastoma (pRb), estimulando a síntese de DNA na célula do hospedeiro e ativando células quiescentes para o ciclo celular. Os HPVs de alto risco apresentam níveis de proteínas E6 e E7 mais elevados e com maior afinidade pela p53 e pela pRb, cooperando para imortalização e alteração do padrão de diferenciação das células epiteliais. O efeito combinado das oncoproteínas E6 e E7 resulta em fenótipo com mutação no qual a célula perpetua-se no ciclo celular e incorpora qualquer mutação espontânea que ocorra. A consequência disso é a constante divisão celular com acúmulo de mutações e alteração fenotípica da célula, que passa a apresentar novas características ditas malignas (Albrechtsen et al., 1999; Alunni-Fabroni et al., 2000; Dey et al., 2002).

Epidemiologia da infecção pelo HPV

A infecção genital pelo HPV é considerada a infecção sexualmente transmissível (IST) mais frequente em todo o mundo, representando importante problema de saúde pública devido à sua alta prevalência e à transmissibilidade.

A principal forma de transmissão do HPV é sexual, acreditando-se que seja responsável por 98% das formas de propagação desse vírus. Porém, esta não é a única forma de transmissão desse micro-organismo destacando-se, por exemplo, a transmissão dos pais para o filho, especialmente a transmissão materna. Esse tipo de transmissão é chamado de vertical (TV) e pode ocorrer durante a vida intrauterina por via transplacentária e no momento da passagem do feto no canal de parto pelo contato direto com o trato genital infectado. No caso do HPV, é improvável sua transmissão por meio da amamentação, visto que essa infecção viral parece não apresentar viremia.

Estima-se que 75% da população sexualmente ativa entre em contato com um ou mais tipos de HPV durante sua vida. A incidência dessa infecção é mais elevada, logo após os primeiros anos de atividade sexual, entre jovens de 18 a 28 anos de idade, com declínio visível de sua prevalência após essa faixa etária. Existe correlação entre idade do início da atividade sexual, número de parceiros e maior prevalência do HPV (Koutsky *et al.*, 1990). O tabagismo também está associado a maior prevalência do HPV, uma vez que esse hábito reduz significativamente a quantidade e a função das células de Langherans, responsáveis pela ativação da imunidade celular local contra esse vírus. Fatores que levam à supressão ou à abolição da imunidade celular, como o uso de drogas citotóxicas em transplantados, imunodeficiências inatas ou adquiridas como a infecção pelo vírus da imunodeficiência humana (HIV), aumentam a capacidade de o vírus persistir no organismo. Durante a gestação, há maior replicação viral, principalmente na segunda metade da gestação, ocorrendo risco de TV.

A história natural da infecção pelo HPV, desde a contaminação pelo vírus até o desenvolvimento do câncer cervical, é longa, estimando-se 10 a 15 anos. Felizmente, essa infecção comporta-se como um fenômeno transitório, sendo eliminada pelo sistema imune em cerca de 90% dos casos no período de até 2 anos (Puranen *et al.*, 1997). Entretanto, aproximadamente 10% das mulheres apresentam persistência da infecção viral por HPV-AR e constituem o verdadeiro grupo de risco para o desenvolvimento do câncer cervical provavelmente. Essa persistência pode provocar alteração no epitélio do trato genital inferior e induzir à transformação maligna. Além da falha de mecanismos imunológicos do hospedeiro, o genótipo viral, a variante molecular e a carga viral interferem na persistência e progressão da infecção, provocando alterações no epitélio cervical e transformação maligna (Trottier e Franco, 2006).

Tipos de infecção pelo HPV

De acordo com as manifestações clínicas, o HPV pode causar infecção clínica, subclínica e latente.

Infecção clínica

As lesões características são as verrugas genitais que apresentam aspecto papilar, podem ser únicas ou múltiplas, emergindo de base única, localizando-se mais frequentemente na vulva (introito e períneo) e mais raramente na vagina, colo do útero e região perianal. No homem, a glande, o prepúcio e a uretra são as localizações mais comum. Nos doentes imunodeprimidos, as lesões costumam ser crônicas, multifocais e recidivantes. Esse tipo de infecção acomete 1% da população sexualmente ativa e os tipos virais frequentemente envolvidos são o 6 e o 11.

O diagnóstico da infecção clínica, na maioria das vezes, é realizado pelo exame ginecológico, considerado suficiente para formular a hipótese diagnóstica. As pacientes que apresentam condiloma não precisam realizar aplicação de acido acético na busca de lesões subclínicas, devido à elevada taxa de falso-positivos (Hippelainen *et al.*, 1994). No entanto, o uso do colposcópio permite identificar pequenos condilomas de difícil detecção. As pacientes com lesões condilomatosas perianais e/ou imunodeprimidas devem realizar anuscopia de rotina.

A regressão espontânea ocorre em 30 a 60% dos condilomas acuminados, principalmente em pacientes jovens. Embora não apresente risco de malignização, pelo fato ter elevada transmissibilidade, o tratamento dessas lesões deve ser recomendado. Em 20 a 50% dos casos tratados, persiste uma infecção subclínica (Sociedade Portuguesa de Ginecologia, 2011).

Infecção subclínica

Acomete 4% da população sexualmente ativa. Neste tipo de infecção, as lesões não são visíveis a olho nu, isto é, há necessidade de exames complementares ao exame clínico, como a colpocitologia, a colposcopia/genitoscopia e o exame anatomopatológico.

Colpocitologia

Seja por meio do esfregaço convencional ou em meio líquido, esse exame tem como objetivo analisar a morfologia celular e detectar atipias compatíveis com lesões pré-neoplásicas do colo uterino, também denominadas lesões intraepiteliais de alto grau (LIEAG). Estudo realizado pela *International Agency for Research on Cancer* (IARC) demonstrou que o rastreamento dessas lesões deve iniciar aos 25 anos de idade, e não aos 20 anos, pois a perda de redução da incidência cumulativa do câncer do colo do útero é de apenas 1% com a coleta em faixa etária superior (IARC, 1986). A proteção conferida por um exame colpocitológico prévio negativo é de 58% e, se dois exames são negativos, de 80% (INCA, 2011). Essas informações serviram de base para estabelecer controles trienais após dois exames negativos com intervalo de 1 ano. Estudos mais recentes reforçaram essas informações (La Vecchia *et al.*, 1987).

A classificação do Sistema Bethesda (Solomon *et al.*, 2002) sofreu adaptações no Brasil pelo Instituto Nacional do Câncer (INCA) e é denominada Nomenclatura Brasileira para Laudos Cervicais e Condutas Preconizadas (INCA, 2006). As principais alterações na colpocitologia segundo essa classificação estão apresentadas no Quadro 1.

Quadro 1
Alterações colpocitológicas, segundo a Nomenclatura Brasileira para Laudos Cervicais e Condutas Preconizadas.

Células atípicas de significado indeterminado	De linhagem escamosa	Sugestivas de reparação (ASCUS): representam a atipia citológica mais frequente e, de acordo com os dados registrados no Sistema de Informação do Câncer do Colo do Útero (SISCOLO) em 2009 (Brasil, 2010), esse diagnóstico citológico representou 1,4% de todos os exames realizados e 53,5% de todos os exames alterados. De acordo com a faixa etária, a conduta diante desse achado citológico será diferente: < 30 anos: repetir a colpocitologia em 12 meses ≥ 30 anos: repetir a colpocitologia em 6 meses
		Primeira repetição da colpocitologia pós-alteração citológica: ▪ a alteração citológica se mantém (ASCUS) ou detecta-se uma alteração de maior grau: referenciar paciente para colposcopia ▪ a colpocitologia não detecta atipia: repetir nova colpocitologia em 6 ou 12 meses de acordo com a idade. Caso o terceiro exame não detecte alteração, a paciente deve retornar à rotina de rastreamento citológico trienal
		Não sendo possível excluir lesão de alto grau (ASCH): a prevalência desse diagnóstico citológico no Brasil foi de 0,2% dentre todos os exames realizados e de 7% considerando-se apenas os resultados alterados em 2009 (Brasil, 2010). Considerando-se o maior risco de presença de LIEAG ou invasoras a conduta deve ser encaminhar a paciente para colposcopia
	De linhagem glandular. A prevalência desses diagnósticos citológicos no Brasil foi de 0,13% entre todos os exames satisfatórios realizados e de 4,6% considerando-se apenas os resultados alterados em 2009 (Brasil, 2010)	Possivelmente não neoplásica: associação com lesão pré-neoplásica do colo uterino, isto é, NIC grau 2 ou mais grave ocorre em 29% dos casos
		Não sendo possível excluir lesão de alto grau: percentual de NIC 2 ou mais grave chega a 57%
		A conduta para pacientes com diagnóstico citológico de células atípicas de significado indeterminado de linhagem glandular deve ser encaminhar para colposcopia (Scheiden *et al.*, 2004; Wang *et al.*, 2009; Adhya *et al.*, 2009)
	De linhagem indefinida: essa categoria foi introduzida na nomenclatura brasileira de laudos cervicais destinada àquelas situações em que não se pode estabelecer com clareza a origem da célula atípica. Tem baixa prevalência e, segundo dados do SISCOLO (Brasil, 2010), foram registrados em 0,5% entre os exames alterados e em 0,015% entre todos os exames realizados. Também é dividida em sugestiva de reparação e que não é possível excluir lesão de alto grau, porém qualquer das duas requer avaliação colposcópica e investigação de endométrio e anexos por meio de exame de imagem em mulheres com mais de 35 anos, mesmo sem irregularidade menstrual, assim como nas mais jovens com sangramento uterino anormal	

continuação

LSIL/LIEBG: a prevalência de LSIL foi de 0,8% entre todos os exames citopatológicos realizados no Brasil em 2009. Considerando-se apenas os exames anormais, a prevalência de LSIL foi de 31%, representando o segundo diagnóstico citopatológico mais frequente, precedida apenas pela categoria ASCUS (Brasil, 2010). A conduta deve ser repetir a colpocitologia em 6 meses. Se mantida a atipia, a paciente será encaminhada para colposcopia, caso a colpocitologia não apresente alterações será, novamente, repetida em 6 meses
HSIL/LIEAG: a prevalência desse diagnóstico citopatológico, no Brasil, foi de 0,25% de todos os exames realizados e 9,7% de todos os exames alterados (Brasil, 2010). Cerca de 70 a 75% das pacientes com laudo citológico de LIEAG apresentam confirmação histopatológica desse grau de doença e 1% a 2% terão diagnóstico histopatológico de carcinoma invasor (Laverty et al., 1988; Kinney et al., 1998; Massad et al., 2001)
Colpocitologia suspeita de microinvasão ou indicativa de invasão: trata-se de resultado infrequente, sendo registrado no Brasil, respectivamente, em 0,025% e 0,02% dos exames citopatológicos considerados satisfatórios e em 0,95% e 0,75% dos exames alterados (Brasil, 2010). As pacientes com esses resultados deverão ser encaminhadas para colposcopia
AIS ou adenocarcinoma invasor: a prevalência desse diagnóstico citopatológico no Brasil é menor do que 0,01% dentre todos os exames considerados satisfatórios e ocorreu em 0,34% de todos os exames alterados em 2009 (Brasil, 2010). Todavia 50% dos casos de AIS podem coexistir com lesões escamosas pré-invasivas ou carcinoma invasivo (Denehy et al., 1997; Salami et al., 2009), o que pode dificultar o diagnóstico, já que os fatores de risco para AIS são semelhantes àqueles para as doenças pré-invasivas escamosas (Ursin, 1996). Cerca de 48 a 69% das mulheres com laudo citopatológico sugestivo de AIS apresentam confirmação da lesão no exame de histopatologia e, destas, 38% apresentam laudo de invasão (Lee et al., 1995; Van Aspert-Van Erp et al., 2004)

ASCUS: *atypical squamous cells of undetermined significance*; ASCH: *atypical squamous cells high risk*; LIEAG: lesões intraepiteliais de alto grau; NIC: neoplasia intraepitelial cervical; LSIL/LIEBG: lesão intraepitelial escamosa de baixo grau; HSIL/LIEAG: lesão intraepitelial de alto grau; AIS: adenocarcinoma *in situ*.

Colposcopia ou genitoscopia

Este exame consiste na avaliação do epitélio do trato genital inferior por meio de um sistema de lentes com potente foco de luz denominado colposcópio. A principal indicação para realização da colposcopia é a alteração da colpocitologia conforme previamente descrito. O objetivo é visualizar a lesão e a indicação do melhor local para a biópsia, isto é, o epicentro da lesão. O treinamento do profissional que realiza a colposcopia é fundamental para que se possa definir se a lesão visualizada é de baixo grau (menor), de alto grau (maior) ou suspeita de invasão.

Exame anatomopatológico

Visualizada a lesão e indicada a biópsia, o material é avaliado para graduar a lesão (Sellors e Sankaranarayanan, 2003):

- apenas o terço inferior do epitélio apresenta alterações: estamos diante da neoplasia intraepitelial grau 1;
- terço inferior e médio do epitélio com alterações: neoplasia intraepitelial grau 2;
- toda a espessura epitelial acometida: neoplasia intraepitelial grau 3.

Nos três graus, a membrana basal está preservada, o que define a nomenclatura de neoplasia ou lesão intraepitelial.

Conforme a localização dessa alteração epitelial teremos:

- colo uterino: neoplasia intraepitelial cervical (NIC/CIN);
- vagina: neoplasia intraepitelial vaginal (NIVA/VAIN);
- vulva: neoplasia intraepitelial vulvar (NIV/VIN);
- ânus: neoplasia intraepitelial anal (NIA/AIN).

Neoplasia intraepitelial vaginal

A vaginoscopia é fundamental para o diagnóstico, e a utilização da solução de Lugol é obrigatória. As áreas iodo-negativas são consideradas lesões suspeitas e devem ser biopsiadas. Cerca de três quartos das lesões de neoplasia intraepitelial vaginal (NIVA) estão associadas a NIC e, em 8% dos casos, ocorrem por extensão direta. Outros fatores de risco são a infecção por HIV, a adenose vaginal e a neoplasia intraepitelial da vulva (Aho et al., 1991). A doença, em geral, é assintomática e habitualmente aparece no terço superior da vagina e na cúpula vaginal de mulheres histerectomizadas por neoplasia intraepitelial cervical. A avaliação por colpocitologia da cúpula vaginal em mulheres histerectomizadas por NIC 3 deve ser realizada.

Neoplasia intraepitelial vulvar

Observa-se uma incidência crescente dessa neoplasia. Em 2009, a ISSVD (International Society for the Study of Vulvar Diseases) atualizou a classificação de 2004 (Sideri et al., 2004) e passou a considerar apenas 2 tipos de NIV (Heller et al., 2009):

- NIV de tipo usual: relacionada com a infecção por HPV de alto risco, engloba as lesões de NIV 2 e NIV 3 de tipo condilomatoso, basaloide e misto. As lesões de NIV 1 correspondem a lesões reativas, sem caráter oncológico, não devendo ser mais utilizada essa nomenclatura (Sideri et al., 2004). As lesões tendem a ser multifocais e, em 66 a 100% dos casos, associadas à infecção pelo HPV 16 (Bonvicini et al., 2005; Srodon et al., 2006). Não existem aspectos macroscópicos patognomônicos das lesões de NIV tipo usual, no entanto as lesões são frequentemente elevadas, papulares e, muitas vezes, pigmentadas. As pacientes com imunodeficiência e especialmente as com sorologia positiva para o HIV têm maior risco de NIV.

- NIV diferenciado: não relacionado à infecção pelo HPV. As lesões tendem a ser unifocais, localizadas na periferia de carcinomas epidermoides da vulva. Surgem em áreas de hiperplasia das células escamosas associadas a líquen escleroso ou líquen plano e relacionam-se a um potencial oncogênico significativamente mais elevado que o NIV de tipo usual. Raramente a doença é assintomática e o prurido vulvar crônico, com duração superior a 2 anos, é muito característico das lesões desse tipo de NIV.

Não se recomenda a realização do teste de Collins nas lesões vulvares, dada a elevada taxa de falso-positivos e de falso-negativos (Clinical Stains for Cancer, 1982). Todas as lesões da vulva hiperceratósicas, ulceradas, pigmentadas ou com padrão vascular à vulvoscopia devem ser biopsiadas. Dada a multicentricidade da neoplasia intraepitelial, na presença de um diagnóstico de NIV de tipo usual, está aconselhada a realização de colpocitologia e colposcopia do colo do útero, vagina e ânus.

Recomenda-se solicitar a sorologia para detecção de outros agentes causadores de infecções sexualmente transmissíveis para todas as mulheres com hipótese diagnóstico de infecção pelo HPV (clínica e/ou subclínica). Dentre as sorologias, destacam-se o ELISA anti-HIV, o VDRL para rastreio de sífilis, o antígeno de superfície do vírus da hepatite B (HBsAg) e o anti-HCV (hepatite C).

Infecção latente

Caracteriza-se pela ausência de lesão clínica e/ou subclínica, sendo o diagnóstico realizado por meio de técnicas de biologia molecular, como a reação em cadeia da polimerase (PCR) e a captura de híbridos (CH), entre outras. Embora essas técnicas apresentem elevada sensibilidade e especificidade, possibilitando identificar vários tipos de HPV, a pesquisa desse vírus em pacientes sem lesão clínica e/ou subclínica tem indicações limitadas. Embora ainda não exista consenso, existem três indicações clínicas em que exames para detecção do DNA do HPV foram aprovados ou considerados.

Rastreamento primário do câncer de colo uterino realizado em conjunto com a colpocitologia ou como um teste independente para mulheres com mais de 30 anos de idade

O teste para detecção do DNA do HPV só deve ser indicado para mulheres acima de 30 anos, visando excluir as infecções transitórias, aumentando o custo-benefício e poupando a mulher de uma ansiedade desnecessária. A sensibilidade, especificidade e valor preditivo negativo desse exame, após os 30 anos, são respectivamente 89%, 90% e 97%. As mulheres com DNA do HPV positivo devem ser encaminhadas para colposcopia e biópsia dirigida para confirmação diagnóstica e correto seguimento.

Como a infecção persistente por HPV-AR precede quase todas as neoplasias cervicais, a detecção do DNA do HPV pode ser utilizada como um marcador para o desenvolvimento atual ou posterior das lesões precursoras do câncer cervical. Estudos longitudinais mostram que os testes de DNA do HPV têm uma maior sensibilidade para predizer a prevalência de LIEAG do que a colpocitologia. Além disso, o valor preditivo negativo é de 100%, superior a colpocitologia sozinha. Em última análise, o teste de DNA do HPV e a colpocitologia combinados podem resultar no aumento do intervalo de rastreamento para 5 anos naquelas mulheres com colpocitologia sem alterações e teste de DNA do HPV negativo. A alta frequência de HPV de alto risco oncogênico tem consequências práticas, particularmente nas mulheres sem alterações colpocitológicas. Essas mulheres devem ser acompanhadas com maior rigor, pois a infecção pelo HPV poderá progredir para alterações citológicas de graus variados que podem culminar em câncer cervical (de Mendonça et al., 2010).

Triagem de mulheres com alterações citológicas ASCUS

O grande estudo multicêntrico denominado ASCUS/LSIL-ALTS Triage Study (Gage et al., 2006) avaliou possíveis condutas nos casos de colpocitologia com ASCUS. Quando realizado o teste DNA do HPV e o resultado foi positivo, detectaram-se 96,3% de NIC 3 ou neoplasia invasora, previamente não diagnosticadas, e indicou-se colposcopia em apenas 56,1% dessas mulheres. Isso é particularmente importante, pois diminuiria significativamente as indicações de colposcopias em serviços que seguem essa conduta. Os dados do ALTS demonstraram que, quando o teste DNA do HPV é negativo, 50% das alterações citológicas desse tipo são resultados falso-positivos, ou seja, a paciente não tem doença.

Seguimento pós-tratamento: predição de cura de lesão intraepitelial de alto grau

Os tratamentos excisionais das lesões precursoras do câncer cervical promovem a cura em mais de 95% dos casos, porém em 5 a 15% das pacientes tratadas essas lesões podem persistir ou recidivar. O padrão de cuidado pós-tratamento tem sido o seguimento com a colpocitologia e a colposcopia com 6, 12 e 24 meses, embora as mulheres tratadas apresentem um risco aumentado de câncer cervical por pelo menos 8 anos em relação à população geral. Assim, o teste DNA do HPV tem sido estudado como alternativa na detecção de doença persistente ou recorrente. Se o teste DNA do HPV é negativo na avaliação em 6 a 8 meses após o tratamento, a probabilidade de persistência ou recidiva pós-tratamento é desprezível. Em recente meta-análise de 11 estudos que avaliaram teste DNA do HPV de alto risco e acompanhamento das mulheres após o tratamento da NIC 3, o valor preditivo negativo para a doença residual foi de 98% para esse teste, 91% para as margens de ressecção, 93% para a colpocitologia isolada e 99% para a combinação de teste DNA do HPV e colpocitologia. Portanto, a combinação do teste DNA do HPV-AR com a colpocitologia permitiria um maior intervalo de seguimento para essa mulher, quando os dois teste fossem negativos (Jones et al., 2011).

Tratamento das lesões HPV induzidas

Há várias opções de tratamento, porém, independentemente do método utilizado, a taxa de recidivas é alta. É importante lembrar que, independente da modalidade escolhida, o tratamento só está indicado na infecção clínica e subclínica das lesões, isto é, trata-se a lesão induzida pelo vírus, pois até o momento não existe um antiviral para esse fim (Auborn e Carter, 2000).

Recomenda-se obter o termo de consentimento livre e esclarecido para realizar qualquer tipo de tratamento.

Infecção clínica (verrugas)

A escolha do tipo de tratamento dependerá da localização e extensão das lesões conforme demonstrado no Quadro 2. Os métodos químicos, imunológicos e físicos com vaporizacão são destrutivos e, portanto, NÃO indicados em situações nas quais o exame anatomopatológico é necessário.

Quadro 2
Tipo de tratamento de acordo com a localização e a extensão das lesões.

Métodos químicos	Métodos imunológicos	Físicos
ATA a 80 a 90%: é um agente cáustico que promove destruição dos condilomas pela coagulação química de seu conteúdo proteico. As soluções são muito fluidas, comparáveis à água, e podem se espalhar rapidamente se aplicadas em excesso, causando queimadura nas áreas adjacentes às lesões. Deve ser aplicado cuidadosamente sobre os condilomas (com cotonete). Após secar, a lesão assumirá aspecto branco neve. Caso seja aplicada em quantidade excessiva, pode-se remover o excesso polvilhando talco, bicarbonato de sódio ou lavando com sabão neutro. Em geral, a aplicação é repetida semanalmente, e três a quatro aplicações são suficientes para remover os condilomas. Lesões ceratinizadas e de grande volume/extensão não devem ser tratadas com ATA. Na concentração recomendada, SEMPRE deve ser aplicada pelo médico	Imiquimod 5% creme (imidazolquinolina): medicamento tópico de autoaplicação que estimula a produção local de interferon e outras citocinas, sendo a principal delas o interferon-alfa. Deve ser feita aplicação tópica à noite, ao deitar, 3 vezes por semana, em dias alternados, por 16 semanas no máximo. A área de tratamento deve ser lavada com água e sabão neutro 6 a 10 horas depois da aplicação. Após o uso, reações inflamatórias locais leves a moderadas são comuns, mas também podem ocorrer reações sistêmicas como *flue like syndrome*. A segurança de imiquimod durante gravidez não foi estabelecida e, por isso, não se recomenda o uso neste período. A taxa de recidivas tem sido descrita entre 13 e 16%	Métodos que pode ser realizados em ambulatório, com anestesia local apresentando bons resultados em lesões vulvares, frequentemente ceratinizadas, e que muitas vezes não respondem adequadamente a agentes químicos
Podofilotoxina 0,15% creme: obtida pela purificação da podofilina permitindo a autoaplicação, duas vezes ao dia, somente sobre as lesões, por 3 dias. Se necessário, o ciclo pode ser repetido por não mais que 4 vezes, com intervalos de 4 dias de repouso. O volume do medicamento não deve ultrapassar 0,5 mL por dia. Está contraindicado o uso em crianças e mulheres grávidas. Irritação no local da aplicação pode ocorrer, porém de leve intensidade na maioria dos casos, tendendo a minimizar em intensidade com a repetição do uso		Vaporização ou eletrocauterização com aparelho de cirurgia por onda de radiofrequência (CAF): utiliza um eletrodo ativo, pelo qual passa uma corrente alternada de alta frequência. A aplicação nas lesões vaginais e anais deve ser cuidadosa com controle da profundidade do efeito térmico, pois pode levar à necrose tecidual profunda e a estenose do canal anal e vaginal
		Vaporização com *laser* de CO_2: devido à pequena difusão térmica, o tratamento com com *laser* de CO_2 gera pouca fibrose, sendo ideal para tratamento de lesões uretrais, vaginais e anais. Além disso, possibilita a intervenção em áreas de difícil acesso por outros métodos, como, por exemplo, lesões em fórnices e pregas vaginais. Produz escassa perda sanguínea e bons resultados estéticos, principalmente na vulva e vagina. A necessidade de treinamento especial do médico e o alto custo do equipamento limitam o seu uso

continuação

Métodos químicos	Métodos imunológicos	Físicos
		Criocauterização ou crioterapia ou criocoagulação: promove a destruição térmica por dispositivos metálicos resfriados por CO_2 ou N_2O (criocautérios) ou pela aplicação direta de nitrogênio líquido. A crioterapia elimina as verrugas por induzir à citólise térmica. É útil quando há poucas lesões ou lesões muito ceratinizadas. Quando necessária mais de uma sessão terapêutica, deve-se respeitar o intervalo de 1 a 2 semanas
		Exérese cirúrgica com alça diatérmica com CAF: em casos de grandes lesões exofíticas, visto que esse aparelho mistura corte e coagulação, utilizando-se um eletrodo em alça, pode realizar a excisão das verrugas, sempre precedido de anestesia. Essa técnica permite a obtenção de material para exame histopatológico. A exérese cirúrgica com alça diatérmica exige treinamento, material e equipamento específico
		Exérese cirúrgica com bisturi (lâmina fria): pode ser realizada em ambulatório, sob anestesia local e fornece material para exame histopatológico. Dependendo da extensão da lesão, a exérese cirúrgica pode eliminar as lesões em apenas uma sessão de tratamento. Como a maioria das lesões é exofítica, esse método resulta em uma ferida que envolve a porção superficial da derme

ATA: ácido tricloroacético; CAF: cirurgia de alta frequência.

Infecção subclínica

O tratamento desse grupo de lesões é determinado pelo resultado do tripé diagnóstico: colpocitologia, colposcopia e exame anatomopatológico. Como regra geral, as lesões pré-neoplásicas (NIC 2 e 3) devem receber tratamento excisional, pois requerem estudo anatomopatológico de todo o espécime para descartar micro ou invasão.

Lesões subclínicas cervicais

Os graus mais graves da NIC (2 e 3) apresentam maior probabilidade de progressão para o câncer se deixadas sem tratamento (McCredie et al., 2008), sendo consideradas as verdadeiras lesões precursoras. A maioria das NIC 1 regride entre 12 e 24 meses ou não progride à NIC 2 ou 3 e, portanto, não é considerada lesão precursora (Melnikow et al., 1998).

A NIC 1, no exame anatomopatológico, para decisão do tratamento, deve considerar a idade cronológica da paciente:

- < 30 anos: a conduta é expectante por 12 a 24 meses com repetição anual da colpocitologia e da colposcopia;
- ≥ 30 anos: conduta de destruir ou excisar a lesão. A decisão depende de fatores como visualização completa da junção escamo-colunar (JEC), presença de lesão no canal endocervical e prole constituída ou não. Nos casos em que a JEC é completamente visível, a lesão não penetra canal endocervical ou em nulíparas, deve-se optar pelo tratamento destrutivo. Entretanto, se a JEC não é visualizada, a lesão se estende ao canal e a prole já está constituída, deve-se optar pelo tratamento excisional. A conização ou a excisão da zona de transformação anormal (EZT) do colo uterino se constituem nos métodos excisionais mais utilizados em todo o mundo.

A NIC 2/3, no exame anatomopatológico, deve ter tratamento excisional (conização ou EZT) que pode ser realizada com cirurgia de alta frequência (CAF), a frio ou com *laser* CO_2. A excisão é importante porque fornece material para estudo anatomopatológico e permite descartar ou confirmar micro- ou invasão do estroma. Caso não haja invasão, a paciente é tratada com a conização.

Atualmente, vem sendo proposto que a NIC 2 ou 3 em adolescentes possa ser mantida em conduta expectante por 1 a 2 anos (Moscicki *et al.*, 1998; Moscicki *et al.*, 2000; INCA, 2011). Essa conduta se embasa no fato de que até 80% das LIEAG desaparecem em 1 a 2 anos nesse grupo de mulheres (Moscicki *et al.*, 1998; Moscicki *et al.*, 2000) e de o tratamento de lesões precursoras do câncer do colo em adolescentes e mulheres jovens está associado ao aumento da morbidade obstétrica e neonatal, como parto pré-termo (Kyrgiou *et al.*, 2006). Portanto, reduzir as intervenções no colo do útero em mulheres jovens se justifica, tendo em vista que a maioria delas não tem prole definida.

Lesões subclínicas vaginais

Esse órgão é importante na vida sexual e reprodutiva da mulher, sendo fundamental a preservação de suas funções. Também é importante ressaltar que o carcinoma de vagina é 40 vezes menos frequente que o carcinoma de colo, correspondendo a 0,4% das doenças intraepiteliais do trato genital inferior (Hacker, 2000). Esse percentual demonstra que o epitélio difere na resposta à ação viral, conforme sua localização:

- NIVA/VAIN 1 no exame anatomopatológico: conduta expectante a exemplo do NIC1;
- NIVA/VAIN 2 ou 3 no exame anatomopatológico: as NIVA 3 representam 30% dos casos (Audet-Lapoint *et al.*, 1990), têm risco oncológico bem definido e necessitam de tratamento agressivo. A conduta é preferencialmente a vaporização com *laser* CO_2, pois é realizada sob visão colposcópica, permitindo ao operador um controle da profundidade da destruição tecidual. Além disso, a difusão térmica desse método é pequena, proporcionando menor necrose de tecidos adjacentes e, consequentemente, menor fibrose cicatricial. Se não for possível aplicar o *laser* pode-se utilizar o ácido tricloroacético (ATA) 80% e o imiquimod. Na suspeita ou diagnóstico de invasão, o tratamento excisional é recomendado (vaginectomia parcial ou total).

Lesões subclínicas vulvares

A NIV do tipo usual engloba as NIV 2 e 3.

Na suspeita ou confirmação de micro ou invasão, a conduta é a vulvectomia ou excisão completa da lesão.

Sem suspeita de invasão, visto que a maioria das lesões ocorre em mulheres jovens, uma opção é a vaporização com *laser* CO_2 realizada sob visão colposcópica, permitindo ao operador um controle da profundidade da destruição tecidual. Além disso, a difusão térmica desse método é pequena, proporcionado menor necrose de tecidos adjacentes e, consequentemente, menor fibrose cicatricial. A terapia fotodinâmica vem ganhando destaque para o tratamento dessas lesões (Inada *et al.*, 2012). Outra opção é a autoaplicação de imiquimod, que pode ser isolada ou ajuvante ao *laser* de CO_2 para obter a redução da extensão da lesão (Van Seters *et al.*, 2008). Ao realizar a vaporização com CAF, deve-se ser cuidadoso para não proporcionar cicatrização com fibrose, que poderia acarretar em disfunção desse órgão. Se a área de lesão vulvar for pequena, pode ser realizada a excisão com eletrodo em alça com CAF ou com bisturi de lâmina fria.

Se NIV diferenciada, a conduta clássica é a vulvectomia ou excisão completa da lesão para descartar micro ou invasão.

Seguimento pós-tratamento

As taxas de recidiva após a terapêutica variam, mas têm sido descritas taxas superiores a 30%. Em mais de metade dos casos, as recidivas surgem nos primeiros 6 meses e independem do método terapêutico utilizado. Os fatores de risco associados à recidiva são multicentricidade das lesões, presença de HPV-AR, infecção por HIV e margem de ressecção < 5 mm (Hillemanns *et al.*, 2008). De 3 a 5% das recidivas surgem após os 5 anos de tratamento.

Devido à prevalência do câncer de colo uterino ser significativamente maior quando comparada com a vulva, vagina e ânus, a vigilância periódica das pacientes pós-tratamento de NIC2 ou 3 deve ser cuidadosa (Kennedy e Boardman, 2008; Preti *et al.*, 2005). A longo prazo, a recorrência de LIEAG do colo do útero e de carcinoma invasor, após tratamento, tem sido demonstrada (Soutter *et al.*, 2006; Kalliala *et al.*, 2005; Soutter *et al.*, 1997), apontando a necessidade de seguimento dessas mulheres. O principal fator de risco para doença residual ou recorrente tem sido o relato de margens comprometidas no espécime resultante de tratamentos excisionais (Kyrgiou *et al.*, 2006; Ghaem-Maghami *et al.*, 2007). Apesar de o relato de margens comprometidas por NIC 2/3 aumentar o risco de lesão residual ou recorrente, a maioria das pacientes com relato de margens comprometidas não terá uma lesão residual e, assim, não há justificativa para retratamento imediato (Kyrgiou *et al.*, 2006; Ghaem-Maghami *et al.*, 2007). Outros fatores se mostram relacionados à recorrência, tais como:

- idade acima de 50 anos;
- persistência de HPV oncogênico;
- tabagismo;
- multiparidade;
- imunocomprometimento;
- existência de lesões fora da zona de transformação (Flannelly *et al.*, 2001; United Kingdom. NHS Cancer Screening Programmes, 2004; Sarian *et al.*, 2004).

O seguimento pós-tratamento, para rastreio de lesões residuais ou recorrentes, pode utilizar a colpocitologia, a colposcopia ou o teste de DNA do HPV oncogênico (Mergui *et al.*, 2008). Esse teste tem demonstrado maior sensibilidade do que a colpocitologia no rastreio de lesão residual ou recorrente (Chan *et al.*, 2009). Todavia, a citologia tem demonstrado valor preditivo negativo muito próximo daquele obtido pelo teste de DNA do HPV oncogênico: em ambos os testes, esse valor está próximo de 99% (Kitchener *et al.*, 2008). Isso significa que, quando um ou outro teste é negativo, uma nova lesão é muito improvável.

Se anatomopatológico do cone mostra margens comprometidas por NIC 2/3, o seguimento com colpocitologia e colposcopia semestral deve ser de 2 anos. Após esse período, assegurada inexistência de lesão residual, deve-se manter o seguimento com colpocitologia a cada 3 anos. Um novo procedimento excisional está indicado quando o seguimento adequado não for possível.

Se o anatomopatológico do cone mostra margens livres de doença intraepitelial ou comprometidas por NIC 1, o seguimento deverá ser feito com colpocitologias semestrais por 1 ano. Após dois exames colpocitológicos negativos, com intervalo de 6 meses e assegurada inexistência de lesão residual, deve ser mantido o seguimento com colpocitologia a cada 3 anos.

Um novo procedimento excisional estará indicado quando uma nova colpocitologia mostrar LIEAG, ou na evidência de NIC 2/3 residual ou recorrente obtida por biópsia.

Prevenção

A infecção pelo HPV é uma das ISTs de etiologia viral mais prevalente em todo o mundo, sendo considerada um grave problema de saúde pública. Medidas de prevenção geralmente permitem a intervenção em diferentes aspectos na história natural da infecção viral.

A prevenção primária, prévia à contaminação pelo vírus, tem como objetivos minimizar ou remover os fatores de risco e inclui modificações no comportamento sexual e o uso de vacinas profiláticas (Scheurer *et al.*, 2005). Os programas educacionais sobre sexo seguro e o uso consciente do preservativo podem auxiliar na redução do risco de incidência de câncer cervical (Shepherd *et al.*, 2011; Schiffman *et al.*, 2005). Estudos observaram que o uso de preservativo confere uma proteção para os parceiros, comparados àqueles que não utilizavam o método (Schiffman e Adrianza, 2000; Inglis *et al.*, 2006; Palefsky et al, 2006). Corroborando esses resultados, Kjaer *et al.* (2000) observaram um decréscimo significativo de 80% no risco de contaminação pelo HPV entre profissionais do sexo usuárias de preservativos. Entretanto, o uso de preservativos não protege por completo, pois as regiões pubiana, vulvar e escrotal não são protegidas pelo método (Winer *et al.*, 2006).

Vacinação

As duas vacinas aprovadas para comercialização no Brasil protegem contra dois ou quatro tipos do vírus: o 6 e o 11 (presentes em 90% dos casos de verrugas genitais) e o 16 e 18 (presentes em 90% dos casos de câncer de colo uterino). É importante enfatizar que as vacinas não protegem contra todos os tipos do HPV. Assim, a colpocitologia deve continuar a ser realizada mesmo em mulheres vacinadas.

O objetivo dessas vacinas é prevenir a infecção pelo HPV, estimulando a produção de anticorpos específicos para cada tipo viral. Dessa forma, ao entrar em contato com o vírus, os anticorpos presentes no organismo vão neutralizar as partículas infectantes, eliminado a infecção e, consequentemente, reduzindo o número de pacientes que desenvolverão câncer de colo de útero. Entretanto, o real impacto da vacinação contra esse câncer só poderá ser observado em algumas décadas. A proteção contra a infecção depende da quantidade de anticorpos produzidos pelo indivíduo vacinado, a presença desses anticorpos no local da infecção e sua persistência durante um longo período de tempo. Os estudos que avaliaram a duração da imunidade conferida pela vacina apontam para, no mínimo, 5 anos de proteção.

Um comitê de acompanhamento da vacina, formado por representantes de diversas instituições ligadas à Saúde e liderado pelo INCA, avalia, periodicamente, se é oportuno recomendar a vacinação em larga escala no país. Até o momento, o comitê decidiu pela não incorporação da vacina contra o HPV no Programa Nacional de Imunizações (PNI).

A vacina bivalente (GlaxoSmithKline) protege contra os tipos de HPV 16 e 18, mostrando eficácia de 91,6% contra infecção incidental e 100,0% contra as persistentes por esses tipos de HPV. A vacina demonstrou ser segura, bem tolerada e altamente imunogênica (Franco e Harper, 2005; Harper *et al.*, 2004; Weaver, 2006). Além disso, a análise dessa vacina contra infecção incidental por outros tipos oncogênicos indicou alto grau de proteção contra o HPV 31 e 45, o terceiro e o quarto tipos virais mais comumente associados ao câncer cervical.

Já a vacina quadrivalente (Merck Sharp & Dohme) contra os tipos 6, 11, 16 e 18 tem mostrado redução significante da incidência de infecções persistentes pelo HPV. Essa vacina, que protege contra os tipos oncogênicos e não oncogênicos mais comuns, também conferiu 100,0% de eficiência para prevenir doenças associadas aos tipos virais 16 e 18, sugerindo que a vacinação em massa diminuirá os casos de câncer cervical provocados pelas doenças associadas ao HPV (Weaver, 2006). A vacina profilática quadrivalente contra o HPV mostrou-se muito eficaz na redução da incidência das lesões de VIN do tipo usual (relacionadas com o HPV). Em um período de 3 anos, houve uma proteção de 100% para NIVA em população de jovens sem prévia infecção pelo HPV 16 e 18 e de 49% nos casos restantes (Joura *et al.*, 2007).

A prevenção secundária é importante para minimizar o desenvolvimento de lesões clínicas, mesmo que a infecção já esteja instalada. O rastreamento pela colpocitologia e por testes de biologia molecular objetiva a identificação de mulheres assintomáticas contaminadas pelo HPV (Goldie *et al.*, 2005; Franco *et al.*, 2006).

A prevenção terciária ocorre após o desenvolvimento da doença e está direcionada para o tratamento de lesões pré-neoplásicas associadas a infecções persistentes, que podem evoluir para câncer caso não sejam tratadas.

Referências

Anon. Clinical stains for cancer. Lancet. 1982;1(8267):320-1.

Adhya AK, et al. Atypical glandular cells in cervical smears: histological correlation and a suggested plan of management based on age of the patient in a low-resource setting. Cytopathology. 2009;20(6): 375-9.

Aho M, et al. natural history of vaginal intraepithelial neoplasia. Cancer. 1991;68(1):195-7.

Albrechtsen N, et al. Maintenance of genomic integrity by p53: complementary roles for activated and non--activated p53. Oncogene. 1999;18:7706-17.

Alunni-Fabroni M, et al. Induction of S phase and apoptosis by the human papillomavirus type 16 E7 protein are separable events in immortalized rodent fibroblasts. Oncogene. 2000;19:2277-85.

Auborn KJ, Carter TH. Treatment of human papillomavirus gynecologic infections. Clin Lab Med. 2000;20:407-22.

Audet-Lapoint P, et al. Vaginal intraepithelial neoplasia. Gynecol Oncol. 1990;36(2):232-9.

Ball SL, et al. Analysis of human papillomavirus genotypes and viral loads in anogenital warts. J Med Virol. 2011;83:1345-50.

Bernard HU. The clinical importance of the nomenclature, evolution and taxonomy of human papillomaviruses. J Clin Virol. 2005;32S:S1-S6.

Bonvicini F, et al. Presence and type if oncogenic papillomavirus in classic and in differenciated vulval intra-epithelial neoplasia and keratinizing vulvar squamous cell carcinoma. J Med Virol. 2005;77(1):102-6.

Brasil. Ministério da Saúde. Sistema de Informação do câncer do colo do útero e Sistema de Informação do câncer de mama. [acesso 2014 Jul 12]. Disponível em: http://w3.datasus.gov.br/siscam/index.php?area=0401.

Brown DR, et al. Detection of multiple human papillomavirus types in condylomata acuminata lesions from otherwise healthy and immunosuppressed patients. J Clin Microbiol. 1999;37: 3316-22.

Burd EM. Human papillomavirus and cervical cancer. Clin Microbiol Rev. 2003;16(1):1-17.

Câmara GNNL, et al. Os papilomavírus humanos-HPV: histórico, morfologia e ciclo biológico. Universitas Ciências da Saúde. 2003;1(1):149-58.

Chan BK, et al. Posttreatment human papillomavirus testing for recurrent cervical intraepithelial neoplasia: a systematic review. Am J Obstet Gynecol. 2009;200(4):422.e1-9.

Consenso sobre Infecção HPV e lesões intraepiteliais do colo, vagina e vulva. Sociedade Portuguesa de Ginecologia, 2011.

de Mendonça VG ,et al. Human papillomavirus cervical infection: viral genotyping and risk factors for high--grade squamous intraepithelial lesion and cervix cancer. Rev Bras Ginecol Obstet. 2010;32(10):476-85.

de Villiers EM, et al. Classification of papillomaviruses. Virology. 2004;324:17-27.

De Villiers EM. Papillomavirus and HPV typing. Clin Dermatol. 1997;15:199-206.

Denehy TR, et al. Endocervical curettage, cone margins, and residual adenocarcinoma in situ of the cervix. Obstet Gynecol. 1997;90:1-6.

Dey D et al. Induction and bypass of p53 during productive infection by polyomavirus. J Virol. 2002;76:9526-32.

Flannelly G, et al. Follow up after LLETZ: could schedules be modified according to risk of recurrence? BJOG. 2001;108(10):1025-30.

Franco EL, Harper DM. Vaccination against human papillomavirus infection: a new paradigm in cervical cancer control. Vaccine. 2005;23(17-18):2388-94.

Franco EL, et al. Chapter 29: Knowledge gaps and priorities for research on prevention of HPV infection and cervical cancer. Vaccine. 2006;24 Suppl 3:S3/242-9.

Gage JC, et al. ASCUS LSIL Triage Study (ALTS) Group. Number of cervical biopsies and sensitivity of colposcopy. Obstet Gynecol. 2006;108(2):264-72.

Ghaem-Maghami S, et al. Incomplete excision of cervical intraepithelial neoplasia and risk of treatment failure: a meta-analysis. Lancet. 2007;8:985-93.

Goldie SJ, Gaffikin L, Goldhaber-Fiebert JD, Gordillo-Tobar A, Levin C, Mahé C, Wright TC; Alliance for Cervical Cancer Prevention Cost Working Group. Cost-effectiveness of cervical-cancer screening in five developing countries. N Engl J Med. 2005;353(20):2158-68.

Hacker NF. Preinvasive Disease. In: Berek JS, Hacker NF. Practical Gynecologic oncology. Lippincott Williams & Wilkins; 2000. p. 261-344.

Harper DM, et al.; GlaxoSmithKline HPV Vaccine Study Group. Efficacy of a bivalent L1 virus-like particle vaccine in prevention of infection with human papillomavirus types 16 and 18 in young women: a randomised controlled trial. Lancet. 2004;364(9447):1757-65.

Heller DS, et al. Update on intraepitelial neoplasia da vulva: proceedings of a workshop at 2009 world congress of international society for the study of vulvovaginal diseases. Edinburg, Scottland, september 2009. J Low Genit Tract Dis. 2010;14(4):363-73.

Hillemanns P, et al. evaluation of different treatment modalities for vulvar intraepithelial neoplasia (VIn): Co(2) laser vaporization, photodynamic therapy, excision and vulvectomy. Gynecol Oncol. 2006;100(2):271-5.

Hippelainen MI, et al. Diagnosis of genital human paillomavirus (HPV) lesions in the male: correlation of peniscopy, histology and in-situ hibridization. Genitourin Med. 1994;70(4):294.

Hoory T, et al. Molecular epidemiology of human papillomavirus. J Formos Med Assoc. 2008;107(3):198-217.

Inada NM, et al. Photodiagnosis and treatment of condyloma acuminatum using 5-aminolevulinic acid and homemade devices. Photodiagnosis Photodyn Ther. 2012;9(1):60-8.

Inglis S, et al. Chapter 11: HPV vaccines: commercial research & development. Vaccine. 2006;24 Suppl 3:S3/99-105.

Instituto Nacional de Câncer (INCA). Diretrizes para o rastreamento do câncer de colo uterino. INCA; 2011.

Instituto Nacional de Câncer (INCA). Coordenação de Prevenção e Vigilância. Nomenclatura Brasileira para Laudos Cervicais e Condutas Preconizadas - Recomendações para profissionais de saúde. Rev Bras Cancerol. 2006;52(3):213-36.

International Agency for Research on Cancer (IARC). Monographs on the evaluation of carcinogenic risks to humans: human papillomaviruses. 1995;64:1-179.

International Agency for Research on Cancer (IARC). Working Group on Evaluation of Cervical Cancer Screening Programmes. Screening for squamous cervical cancer: duration of low risk after negative results of cervical cytology and its implication for screening policies. BMJ. 1986;293:659-64.

Jones J, et al. Human papillomavirus genotype testing combined with cytology as a 'test of cure' post treatment: the importance of a persistent viral infection. J Clin Virol. 2011;52(2):88-92.

Joura EA, et al. Efficacy of a quadrivalent prophylatic human papillomavirus (types 6,11,16,18) L1 virus--like-particle vaccine against high-grade vulval and vaginal lesions: a combined analysis of three randomized clinical trials. Lancet. 2007;369(9574):1693-702.

Kalliala I, et al. Risk of cervical and other cancers after treatment of cervical intraepithelial neoplasia: retrospective cohort study. BMJ. 2005;331:1183-5.

Kennedy CM, Boardman LA. New approaches to external genital warts and vulvar intraepithelial neoplasia. Clin Obstet Gynecol. 2008;51(3):518-26.

Kinney WK, et al. Where's the high-grade cervical neoplasia? The importance of minimally abnormal Papanicolaou diagnoses. Obstet Gynecol. 1998;91(6):973-6.

Kitchener HC, et al. HPV testing as an adjunct to cytology in the follow up of women treated for cervical intraepithelial neoplasia. BJOG. 2008;115(8):1001-7.

Kjaer SK, et al. Human papillomavirus infection in Danish female sex workers. Decreasing prevalence with age despite continuously high sexual activity. Sex Transm Dis. 2000;27(8):438-45.

Koutsky L, et al. Epidemiology of genital human papillomaviruses. Epidemiol Rev. 1998;10:122-63.

Kyrgiou M, et al. Obstetric outcomes after conservative treatment for intraepithelial or early invasive cervical lesions: systematic review and meta-analysis. Lancet. 2006;367(9509):489-98.

La Vecchia C, et al. Epidemiological data on cervical carcinoma relevant to cytopathology. Appl Pathol. 1987;5(1):25-32.

Laverty CR, et al. The reliability of a cytological prediction of cervical adenocarcinoma in situ. Aust N Z J Obstet Gynaecol. 1988;28:307-12.

Lee KR, et al. Atypical endocervical glandular cells: accuracy of cytologic diagnosis. Diagn Cytopathol. 1995;13:202-8.

Lörincz AT, Richard R. HPV. Obstet Gynecol Clin North Am. 1997;23:3-18; 23:147-63.

Massad LS, et al. Biopsy correlates of abnormal cervical cytology classified using the Bethesda System. Gynecol Oncol. 2001;82:516-22.

McCredie MR, et al. Natural history of cervical neoplasia and risk of invasive cancer in women with cervical intraepithelial neoplasia 3: a retrospective cohort study. Lancet Oncol. 2008;9(5):425-34.

Melnikow J, et al. Natural history of cervical squamous intraepithelial lesions: a meta-analysis. Obstet Gynecol. 1998;92(4 part 2):727-35.

Mergui JL, et al. Guidelines for the follow-up of women treated for high-grade cervical neoplasia. J Gynecol Obstet Biol Reprod (Paris). 2008;37 Suppl 1:S121-30.

Meyer T, et al. Association of rare human papillomavirus types with genital premalignant and malignant lesions. J Infec Dis. 1998;178:252-5.

Moscicki AB, et al. Prevalence of and risks for cervical human papillomavirus infection and squamous intraepithelial lesions in adolescent girls. Arch Pediatr Adolesc Med. 2000;154:127-34.

Moscicki AB, et al. The natural history of human papillomavirus infection as measured by repeated DNA testing in adolescent and women young. J Pediatr. 1998;132:277-84.

Muñoz N, et al. Against which human papillomavirus types shall we vaccinate and screen? The international perspective. Int J Cancer. 2004;111(2):278-85.

Munoz N, et al. Epidemiologic classification of human papillomavirus types associated with cervical cancer. N Engl J Med. 2003;348:518-27.

Palefsky JM, et al. Chapter 16: HPV vaccines in immunocompromised women and men. Vaccine. 2006;24 Suppl 3:S3/140-6.

Preti M, et al. Squamous vulvar intraepithelial neoplasia. Clin obstet Gynecol. 2005;48(4):845-61.

Puranen M, et al. Exposure of an infant to cervical human papillomavirus infection of the mother is common. Am J Obstet Gynecol. 1997;176:1039-45.

Salami R, et al. Adenocarcinoma in situ of the uterine cervix: a metaanalysis of 1278 patients evaluating the predictive value of conization margin status. Am J Obstet Gynecol. 2009;182.e3-5.

Sarian LO, et al. HPV DNA test and Pap smear in detection of residual and recurrent disease following loop electrosurgical excision procedure of high-grade cervical intraepithelial neoplasia. Gynecol Oncol. 2004;94(1):181-6.

Scheiden R, et al. Atypical glandular cells in conventional cervical smears: incidence and follow-up. BMC Cancer. 2004;4:37.

Scheurer ME, et al. Human papillomavirus infection: biology, epidemiology, and prevention. Int J Gynecol Cancer. 2005;15:727-46.

Schiffman M, Adrianza ME. ASCUS-LSIL Triage Study. Design, methods and characteristics of trial participants. Acta Cytol. 2000;44(5):726-42.

Schiffman M, et al. Human papillomavirus and cervical cancer. Lancet. 2007;370(9590):890-907.

Schiffman M, et al. The carcinogenicity of human papillomavirus types reflects viral evolution. Virology. 2005;337(1):76-84.

Sellors JW, Sankaranarayanan R. Treatment of cervical intraepithelial neoplasia by loop electrosurgical excision procedure (LEEP). In: Sellors JW, Sankaranarayanan R. Colposcopy and Treatment of Cervical Intraepithelial Neoplasia: A Beginners' Manual. Lyon: International Agency for Research on Cancer; 2003.

Shepherd J, et al. Interventions for encouraging sexual lifestyles and behaviours intended to prevent cervical cancer. Cochrane Database Syst Rev. 2000;(2):CD001035.

Sideri M, et al. Vulvar Oncology Subcommittee. Squamous. squamous vulvar intraepitelial neoplasia: 2004 modified terminology. J Reprod Med. 2005;50:807-10.

Solomon D, et al. The 2001 Bethesda System: terminology for reporting results of cervical cytology. JAMA. 2002;287:2114-9.

Soutter WP, et al. Long-term risk of invasive cervical cancer after treatment of squamous cervical intraepithelial neoplasia. Int J Cancer. 2006;118:2048-55.

Soutter WP, et al. Invasive cervical cancer after conservative therapy for cervical intraepithelial neoplasia. Lancet. 1997;349:978-80.

Srodon M, et al. The distribution of low 7 high-risk HPV types in vulvar and vaginal intraepithelial neoplasia (VIn and VAIn). Am J Surg Pathol. 2006;30(12):1513-8.

Syrjänen K, et al.; NIS Study Research Group; LAMS Study Research Group. Covariates of high-risk human papillomavirus (HPV) infections are distinct for incident CIN1, CIN2 and CIN3 as disclosed by competing-risks regression models. Eur J Gynaecol Oncol. 2012;33(1):5-14.

Trottier H, Franco EL. The epidemiology of genital human papillomavirus infection. Vaccine. 2006;24 Suppl 1:S1-15.

Ullmann EV. On the etiology of laryngeal papilloma. Acta Otolaryngol. 1923;5:317-74.

United Kingdom. NHS Cancer Screening Programmes. Colposcopy and Programme management. 2004. Guidelines for the NHS Cervical Screening Programme. [acessado 2014 Jul 12]. Disponível em: www.cancerscreening.nhs.uk/cervical/ publications/nhscsp20.html.

Ursin G, et al. Sexual, reproductive, and other risk factors for adenocarcinomas of the cervix: results from a population-based case-control study (California, United States). Cancer Causes Control. 1996;7:391-401.

Van Aspert-van Erp AJ et al. Severe cervical glandular cell lesions and severe cervical combined lesions: predictive value of the Papanicolaou smear. Cancer. 2004;102(4):210-7.

Van Seters M, et al. Treatment of vulvar intraepithelial neoplasia with topical imiquimod. N Engl J Med. 2008;358(14):1465-73.

Wang QX, et al. Clinical significance on atypical cervical glandular cytology Zhonghua Yi Xue Za Zhi. 2009;89(39):2779-82.

Weaver BA. Epidemiology and natural history of genital human papillomavirus infection. J Am Osteopath Assoc. 2006;106(3 Suppl 1):S2-8.

Winer RL, et al. Condom use and the risk of genital human papillomavirus infection in young women. N Engl J Med. 2006 Jun 22;354(25):2645-54.

Zur Hausen H. Papillomavirus in human cancers. Proc Ass Am Phys. 1999; 111:581-7.

CAPÍTULO 22

Câncer de Colo de Útero

Heitor Ricardo Cosiski Marana
Jurandyr Moreira de Andrade

Introdução

O câncer do colo do útero é o segundo mais incidente na população feminina brasileira, excetuando-se os casos de câncer de pele não melanoma. Segundo estimativas do INCA (INCA, 2014), para 2014 foram esperados 15.590 novos casos no Brasil. O câncer do colo do útero, quando detectado precocemente, é altamente curável. Lamentavelmente, em nosso país, ainda são frequentes as mortes por câncer de colo de útero, o que denota um diagnóstico e um tratamento tardios. Nas lesões pré-invasoras, não há sintomas específicos. No entanto, com a progressão e o crescimento do tumor, podem ocorrer os seguintes sintomas: corrimento vaginal anormal; sangramento vaginal entre os períodos menstruais; sangramento vaginal após a menopausa; sangramento ou dor durante a relação sexual (sinusorragia).

Os grupos de risco para desenvolver o câncer de colo de útero são os portadores de infecção pelo papilomavírus humano (HPV) (Schiffman et al., 1993). Essa infecção é tão comum que a maioria das pessoas que já teve relações sexuais – homens e mulheres – tem ou terá o vírus em algum momento da vida. O HPV pode permanecer como infecção latente, assim é possível propagar o vírus com facilidade entre parceiros sexuais. Vale mencionar que a infecção também ocorre em contato genital-oral. Os preservativos reduzem significativamente o risco de contaminação pelo HPV, mas não oferecem proteção completa contra o vírus HPV. Outro grupo de risco são os portadores de Doenças Sexualmente Transmissíveis (DST), além de fatores socioculturais e econômicos: baixa condição socioeconômica, falta de higiene íntima, uso prolongado de contraceptivos orais, início da atividade sexual precoce, múltiplos parceiros sexuais e tabagismo, diretamente relacionado com o número de cigarros, pois a nicotina interfere no processo de apoptose e inibe a capacidade de apresentação de antígenos pelos macrófagos dendríticos.

Diagnóstico

O diagnóstico é feito a partir de queixas (sangramento ou corrimento sanguinolento) ou pela citologia cervical (exame de Papanicolau), que, estando alterado, leva obrigatoriamente ao exame de colposcopia. A citologia de Papanicolau é um importante método de orientação. Entretanto, o processo inflamatório e o sangramento podem impedir o diagnóstico, por dificultarem a leitura do esfregaço. Assim, lesões visíveis no colo do útero, mesmo com citologias normais, devem ser investigadas. A colposcopia tem a finalidade de avaliar o colo do útero e sua imagem, no que tange às modificações de ceratinização e vascularização, e indicar o exato sítio de biópsia. Posto que a biópsia tenha sido realizada na área de maior anarquia arquitetural do colo, ali teremos a doença mais grave e, assim, diagnóstica (Marana et al., 2000).

Se a biópsia revelar uma lesão suspeita de invasão (microinvasão ou invasão franca), é necessária a execução da conização do colo de útero para fins de quantificar não só a profundidade, mas também a extensão da lesão, do ponto de vista microscópico, para fins de estadiamento das lesões inicialmente invasoras do colo de útero. Caso a lesão seja macroscopicamente visível ao exame especular, deve ser considerada invasora e o estadiamento será unicamente clínico e não patológico (Marana *et al.*, 2001).

Estadiamento clínico

O quadro 1 dispõe o estadiamento clínico do colo de útero.

QUADRO 1
ESTADIAMENTO CLÍNICO DO COLO DE ÚTERO.

Estágio I: quando o câncer está restrito ao colo do útero. O estadiamento para as lesões IA1 e IA2 é basicamente histopatológico, enquanto as lesões IB1 e IB2 são basicamente clínico-patológicas (Andrade *et al.*, s/d).	**Estádio IA1:** a profundidade de invasão estromal é < 3 mm e a extensão superficial é de até 7 mm
	Estádio IA2: a profundidade de invasão estromal é de 3 a 5 mm e a extensão superficial é de até 7 mm
	Estádio IB1: a profundidade de invasão estromal é > 5 mm ou a extensão superficial é > 7 mm, mas o tumor não ultrapassa a medida total de 4 cm
	Estádio IB2: tumor restrito ao colo do útero com diâmetro > 4 cm
Estágio II: quando o câncer está além do colo do útero, sem atingir plano ósseo na pelve, envolvendo vagina, mas não ao terço distal	**Estádio IIA1:** tumor < 4 cm de diâmetro
	Estádio IIA2: tumor > 4 cm de diâmetro
	Estádio IIB: o tumor vai além do colo do útero, comprometendo o paramétrio de um ou ambos os lados, sem atingir o plano ósseo (encurtado, granular e doloroso ao toque retal)
Estágio III: quando o câncer se estende além do colo do útero e atinge o plano ósseo na pelve, ou o terço médio e inferior da vagina	**Estádio IIIA:** o tumor vai além do colo do útero, comprometendo além do terço médio da vagina, sem atingir os paramétrios de cada lado
	Estádio IIIB: o tumor vai além do colo do útero, comprometendo o paramétrio de um ou ambos os lados, chegando até o plano ósseo (encurtado, granular e doloroso, sem mobilidade alguma ao toque retal)
Estágio IV: quando o câncer se espalha para as estruturas vizinhas do útero, ou chega além da pequena pelve	**Estádio IVA:** o tumor atinge estruturas vizinhas ao útero e ligamentos, porém está restrita a pequena pelve (bexiga e reto sigmoide)
	Estádio IVB: o tumor se espalha para além da pequena pelve, incluindo gânglios para aórticos. Mais frequentemente nos pulmões

São exames necessários para o estadiamento: urografia excretora, radiografia de tórax, cistoscopia e retossigmoidoscopia.

Para os casos do estádio IA1, IA2, não são necessários exames complementares. Para os casos IB1, é necessária somente a urografia excretora, que tem a finalidade de diagnosticar exclusão renal (estádio IIIB) e serve como exame pré-operatório.

Para os demais estádios são necessários todos os exames. Os exames indicados pela Federação Internacional de Ginecologia e Obstetrícia (FIGO) são a cistoscopia e a retossigmoidoscopia, ambos seguidos de biópsia de lesões vesicais e retais consideradas suspeitas.

Caso sejam solicitadas a ressonância magnética (RM) ou a tomografia computadorizada (TC) de pelve e abdômen com contraste ou a Tomografia por Emissão de Pósitrons (PET-CT), não é necessária a urografia excretora; a avaliação parametrial é realizada por toque retal executada por dois profissionais experientes (de acordo com os critérios da FIGO, a RM ou a CT não substituem ou modificam essa avaliação).

O exame clínico ginecológico deve ser completo e com ênfase no exame do colo uterino (dimensões, ulceração e sangramento), dos fórnices e paredes vaginais, e dos paramétrios pelo toque retal (dor, espessamento e nodulação).

O estadiamento cirúrgico pré-tratamento (Marana *et al.*, 2009) é o método mais preciso para avaliação da extensão da doença. No entanto, não há evidências de que essa modalidade de estadiamento leve à melhora da sobrevida e, por isso, deve ser reservado apenas para os casos incluídos em ensaios clínicos.

Tratamento por estádios

Estádio IA1

Pode ser tratado exclusivamente pela conização, desde que existam margens livres de neoplasia e ausência de invasão angiolinfática. A conização do colo uterino está indicada para pacientes sem prole definida.

Com relação à histerectomia total (abdominal, vaginal ou via laparoscópica), dá-se preferência à via vaginal, se prole definida, por ser de menor custo, menor morbidade e menor tempo de internação.

A ooforectomia é opcional na dependência da idade da mulher. A braquiterapia está indicada em caso de contraindicação absoluta de tratamento cirúrgico.

Caso o estudo histopatológico da peça de conização mostre margens comprometidas por neoplasia intraepitelial, é indicada a histerectomia, uma vez que a lesão mais grave, na maioria dos casos, origina-se na zona de transformação que já foi removida na primeira abordagem. Se houver comprometimento de margens por carcinoma com microinvasão, deverá ser indicada a reconização, a fim de afastar a possibilidade de doença invasora mais extensa/profunda (IA2 ou IB1).

A linfadenectomia pélvica não se justifica para tumores em estádio IA1, visto que o comprometimento linfonodal, nesses casos, está em torno de 1,2%. O diagnóstico de microinvasão só pode ser definido pelo exame da peça de conização do colo uterino (Chen *et al.*, 2013).

Estádio IA2

Histerectomia radical modificada (tipo II de Rutledge e Piver), que envolve colpectomia do terço superior de vagina, ressecção de metade dos ligamentos uterossacros e paramétrios, associando-se à linfadenectomia pélvica.

Traquelectomia radical com linfadenectomia pélvica extraperitonial pode ser indicada em pacientes que manifestam o desejo de gestar (Speiser *et al.*, 2011).

Radioterapia exclusiva está indicada em casos de pacientes não elegíveis para cirurgia.

A maior radicalidade do procedimento cirúrgico, nesses casos, deve-se ao fato de que a incidência de comprometimento linfonodal pode chegar a até 13,8%, assim como a invasão parametrial proximal microscópica pode chegar a 5% (Chen *et al.*, 2013).

Estádios IB e IIA

O tratamento cirúrgico exclusivo é o mais adequado para essas pacientes, especialmente para as que estão no menacme, devendo a radioterapia ser reservada para as pacientes com doenças associadas que contraindiquem a cirurgia. Até o momento, a maior parte dos estudos indica que tanto a radioterapia quanto a cirurgia radical têm resultados semelhantes quanto à sobrevida (83% para cirurgia e 74% para radioterapia) (Landoni *et al.*, 1997). Estudos baseados no *intention-to-treat* mostram que os resultados obtidos pela cirurgia são superiores aos obtidos pela radioterapia nos estádios IB1, IB2 e IIA (Brewster et al., 2001).

O tamanho do tumor é fator relevante na escolha do tratamento inicial.

Lesões menores do que 4 cm nos estádios IB1 ou IIA

Pode-se proceder ao tratamento das seguintes formas:

- histerectomia abdominal radical tipo Piver III: atualmente, vem sendo indicada a histerectomia radical tipo II para lesões < 2 cm;
- traquelectomia radical com linfadenectomia pélvica: para pacientes sem prole definida e com tumor até 2 cm;
- para pacientes com prolapso, há a alternativa de histerectomia radical vaginal (Schauta) com linfadenectomia extraperitoneal, ou para casos selecionados (na dependência de experiência do cirurgião);
- radioterapia externa e braquiterapia: para pacientes com contraindicação clínica para cirurgia. Nos casos de obesidade mórbida, em que a eficiência da radioterapia isolada pode ser comprometida, pode-se considerar o tratamento quimiorradioterápico concomitante.

Indicações da radioterapia associada ou não à quimioterapia (pós-operatória)

A radioterapia tem indicação nos seguintes casos:

- margens cirúrgicas da vagina comprometidas por carcinoma: braquiterapia de cúpula vaginal;
- metástase ovariana;
- metástase para linfonodos pélvicos;
- invasão do tecido parametrial;
- tumor > 4 cm, achado na peça operatória;
- adenocarcinoma, principalmente G III, invasão do estroma cervical no terço externo e invasão do espaço linfovascular são considerados critérios de alto risco, e a complementação radioterápica pode ser indicada (Sedlis et al., 1999).

Se houver comprometimento das margens da vagina por neoplasia intraepitelial, é indicada a realização de colpectomia via vaginal em tempo superior a 40 dias da cirurgia primária.

Lesões maiores do que 4 cm nos estádios IB2 ou IIA

Nesses casos, as indicações são as seguintes:

- quimiorradioterapia concomitante: a droga indicada é a cisplatina, na dose semanal de 40 mg/m^2, durante o curso da radioterapia externa. Se houver comprometimento da função renal, deve-se usar a gencitabina semanal na dose de 270 mg/m^2 (Morris et al., 1999; Rose et al., 1999; Keys et al., 1999);
- para tumor > 4 cm de diâmetro, porém sem infiltração extensiva do estroma do colo, o tratamento cirúrgico pode ser indicado com intenções curativas (parametrectomia até porção lateral, retirada de terço cranial de vagina - Piver III -, além da linfadenectomia pélvica);
- radioterapia exclusiva, quando houver contraindicação ao uso de agentes quimioterápicos;
- radioterapia externa e braquiterapia seguida de cirurgia radical. Para os casos em que a resposta à radioterapia foi incompleta ou para os quais a anatomia vaginal não permitir a complementação com a braquiterapia. A taxa de complicações é superior quando se compara com as outras formas de tratamento.

A taxa de complicações relacionada ao tratamento dos tumores de colo pela radioterapia varia em função da forma de tratamento e da duração do seguimento. A maioria dos investigadores relata uma porcentagem entre 5% e 15% de complicações que exigem transfusão, hospitalização ou intervenção cirúrgica.

Estádios IIB, IIIA, IIIB e IVA

Nos estádios IIB, IIIA, IIIB e IVA, a quimiorradioterapia concomitante será feita da mesma forma que para o estádio IB2.

No tratamento cirúrgico para estádio IVA, derivações intestinais e/ou urinárias podem ser indicadas.

Pacientes em estádio clínico IVA, com fístula vesicovaginal ou retovaginal, podem ser candidatas à exenteração pélvica, na dependência do estado geral e da *performance status* da paciente, ou receber radioterapia paliativa. Essa última perpetuará a fístula (Yoo *et al.*, 2012).

Os casos de fístula urinária devem ser tratados com creme de pele na região perineal de base oleosa para evitar a dermatite urêmica.

Esse grupo de neoplasias (estádio IIB, IIIA, IIIB e IVA), em associação com os casos de estádio IB2 (*bulky/barrel shaped*) e os casos em que o tratamento cirúrgico esteja contraindicado, pode ser tratado inicialmente pela quimioterapia neoadjuvante, seguida de radioterapia e cirurgia, ou quimioterapia neoadjuvante seguida de cirurgia.

Quimioterapia neoadjuvante seguida de cirurgia e radioterapia

Empregamos vários esquemas, tendo como base os derivados da platina. A essa podem ser associados ifosfamida, taxanos e outros com menor frequência. A importância da cirurgia, após o tratamento neoadjuvante e da radioterapia, seria fornecer parâmetros reais de eliminação da doença local, nos paramétrios e nos gânglios. Além disso, é possível eliminar focos residuais de neoplasia resistentes à quimioterapia e à radioterapia. Estudo randomizado comparou os resultados em termos de sobrevida em pacientes com tumores IB2, com vantagem para o grupo tratado com quimioterapia neoadjuvante.

Quimioterapia neoadjuvante seguida de cirurgia

Para os casos submetidos à quimioterapia neoadjuvante e que apresentam resposta clínica boa ou completa. Os esquemas de quimioterapia seguem o exposto no item anterior. Há poucos trabalhos publicados sobre essa modalidade de tratamento. Foi relatada vantagem em termos de sobrevida para as pacientes tratadas com essa modalidade. Dados adicionais disponíveis em vários centros estão sendo coletados (MRC – *Medical Research Council*). Os resultados observados no grupo de pacientes tratados com quimioterapia e cirurgia são comparados com os de outro grupo, tratados com radioterapia exclusiva (435 pacientes). A análise preliminar mostrou benefício para o grupo tratado com quimioterapia para intervalo livre de doença e sobrevida, embora essas conclusões sejam prejudicadas pela grande heterogeneidade dos dados estatísticos (MRC, s/d).

Estádio IVB

O câncer do colo do útero em estádio IVB é uma doença incurável. São controversos os tratamentos do câncer avançado do colo uterino, sendo a quimioterapia, a radioterapia e a cirurgia consideradas paliativas e indicadas de acordo com cada caso. Deve-se avaliar a necessidade da radioterapia anti-hemorrágica. Como tratamento, a quimioterapia e a radioterapia devem ser consideradas somente quando incluídas em protocolo.

Contraindicações para tratamento cirúrgico:
- doenças que contraindiquem cirurgia de grande porte;
- obesidade mórbida.

Restrições para radioterapia:
- obesidade mórbida;
- massa pélvica anexial;
- hemoglobina < 10 g/dL;

- colagenoses;
- processo inflamatório pélvico agudo.

Histerectomia

Os tipos de histerectomia, segundo Rutledge e Piver, estão descritos no quadro 2.

Quadro 2
Tipos de histerectomia, segundo Rutledge e Piver.

Tipo	Descrição
I	Histerectomia simples extrafacial
II	Histerectomia com remoção de metade dos paramétrios e uterossacros com ressecção do terço superior da vagina
III	Histerectomia com remoção completa dos paramétrios e uterossacros, incluindo terço superior da vagina
IV	Histerectomia com remoção de todo o tecido periuretral, ligadura da artéria vesical superior e ressecção de três quartos da vagina
V	Histerectomia com remoção da porção distal dos ureteres e bexiga

Fonte: Berek JS, Hacker NF. Practical gynecologic oncology. 4. ed. Philadelphia: Lippincott Wiliams & Wilkins; 2005. p. 352.

Incluir a linfadenectomia pélvica completa (ilíacas, fossa obturadora e de linfonodos periureterais) em todos os tipos de histerectomia, com exceção do tipo I.

Situações especiais

Gestação

O tratamento do câncer do colo do útero na gestante depende do estadiamento e idade gestacional.

Estádio IA1

Se o estádio IA1 foi definido pela conização com margens livres, seguir a gravidez até seu termo. A histerectomia (abdominal ou vaginal), 2 meses após o parto, ficará condicionada ao desejo da paciente à nova gestação.

Se a invasão em profundidade na peça de conização for menor do que 3 mm com margem comprometida, é razoável o seguimento com colposcopia e colpocitologia da gestante até a viabilidade fetal, indicando reconização para definir conduta.

Estádios IA2 e IB1

A indicação clássica é de histerectomia radical e linfadenectomia pélvica com feto *in situ* até a 24ª semana de gestação. Recentemente, tem sido utilizada a traquelectomia radical com linfadenectomia pélvica por via abdominal na tentativa de salvar o concepto ou após a 24ª semana de gestação: aguardar a viabilidade fetal, cesariana e, posteriormente, histerectomia radical mais linfadenectomia pélvica (Speiser *et al.*, 2011).

O Serviço de Ginecologia Oncológica do DGO-FMRP-USP é pioneiro em utilizar quimioterapia neoadjuvante para tratar esse binômio gravidez/tumor de colo, sendo possível preservar ambos: mãe e feto, até o termo. As drogas utilizadas são escolhidas em função de sua toxicidade fetal.

Estádios IB, II, III e IVA

- **Radioquimioterapia**: conforme a idade gestacional e a viabilidade fetal. Com essa opção, certamente haverá perda fetal. Se o tratamento inicial proposto for a radioquimioterapia com o concepto *in loco*, a braquiterapia só pode ser iniciada após o esvaziamento do conteúdo uterino;

- **Gestação até a 24ª semana**: decisão, pela mulher ou pelo casal, de interrupção ou continuidade da gestação até a viabilidade fetal;
- **Gestação com feto viável**: cesariana antes da radioquimioterapia. Preferencialmente oferecer a quimioterapia neoadjuvante e resolução da gestação após 34 semanas e tratamento do câncer simultâneo a cesariana ou, conforme a resposta ao tratamento, aguardar puerpério imediato com regressão do volume uterino e melhores condições cirúrgicas (Andrade *et al.*, 2000).

Estádio IVB

Tratamento paliativo, com condutas individualizadas, tanto do ponto de vista do câncer como da gestação.

A quimioterapia neoadjuvante é indicada com boa expectativa de resposta e grande chance de preservação do concepto.

Todos os procedimentos devem ser rigorosamente esclarecidos à mulher, ao casal ou ao responsável pela doente, devendo ser submetidos à sua anuência formal. Todos os aspectos legais devem ser considerados.

Carcinoma invasor achado incidentalmente em peça de histerectomia simples

- **Complementação cirúrgica**: parametrectomia com linfadenectomia pélvica e colpectomia do terço superior de vagina. Na dependência do resultado do exame histopatológico da peça cirúrgica, pode-se indicar radioterapia pélvica adjuvante.
- **Complementação com radioterapia externa e braquiterapia**: se o tempo decorrido da primeira cirurgia excede 3 meses, com doença residual macroscópica ou em pacientes com risco cirúrgico elevado.
- **Complementação com quimiorradioterapia**: se for detectado algum fator de risco de recorrência: invasão estromal > 1 cm, tumor > 4 cm, ou invasão angiolinfática.

Carcinoma do colo após histerectomia subtotal

O carcinoma do colo, após histerectomia subtotal, ocorre em pacientes com câncer diagnosticado no colo remanescente, e o tratamento é feito conforme já descrito para os respectivos estádios tumorais.

Exames de seguimento

Fazem parte dos exames de seguimento:
- exame físico geral;
- exame ginecológico, incluindo a colpocitologia;
- exames laboratoriais e de imagens (raio X de tórax, ultrassonografia abdominopélvica, tomografia computadorizada abdominal e pélvica, de acordo com a indicação clínica e disponibilidade).

Seguimento pós-tratamento

Ênfase nos 2 primeiros anos imediatos à terapêutica, visto que metade das recorrências ocorre no primeiro ano de seguimento, e 85% com 3 anos. Em 5 anos de seguimento, 95% das recidivas terão sido detectadas. Alguns grupos de pacientes podem se beneficiar com um seguimento sistemático após o tratamento (Bodurka-Bevers *et al.*, 2000). Recomendam-se reavaliações clínicas e colpocitológicas a cada 3 ou 4 meses nos primeiros 2 anos de seguimento, ampliando para intervalos de 6 meses do terceiro ao quinto ano de seguimento. A partir de então, o seguimento pode ser realizado anualmente, em serviços de baixa complexidade. A adição da citologia à avaliação clínica permite a detecção das recorrências não observadas clinicamente e identificar doença pré-invasora na vagina.

Tratamento das recorrências

A taxa de sobrevida após o diagnóstico de doença recorrente é de cerca de 15% em 1 ano e < 5% em 5 anos. Nos casos de recorrência, não existe tratamento padrão, seja cirúrgico, radioterápico ou quimioterápico. As opções dependem do local de recorrência, das condições clínicas da paciente e do tratamento prévio realizado (Virostek *et al.*, 1996).

A recorrência na pelve frequentemente está associada a metástases a distância. Para pacientes em condições clínicas precárias, a abordagem estritamente paliativa é indicada. Se a recidiva foi detectada precocemente, tem localização central e há condições cirúrgicas adequadas, as pacientes poderão ser submetidas a exenteração pélvica, que pode levar a uma taxa de sobrevida geral em 5 anos de 32% a 62%. A mortalidade cirúrgica varia de 4% a 25%. Em pacientes submetidas previamente à radioterapia e/ou cirurgia, há dificuldade em se avaliar o envolvimento dos tecidos vizinhos, e uma exploração cirúrgica pode ser necessária para uma avaliação mais precisa da extensão da lesão (Benedet *et al.*, 2000).

Pacientes tratadas previamente sem cirurgia podem ser submetidas à histerectomia radical, embora a morbidade associada a essa conduta seja alta. As taxas de sucesso são mais altas nos casos de recorrências de pequeno diâmetro.

Para pacientes tratadas apenas com cirurgia, a radioterapia é uma opção terapêutica. A associação de radioterápico e quimioterapia ou quimioterapia isolada também pode ser empregada com finalidade paliativa.

Referências

Andrade JM, et al. Successful preservation of fertility subsequent to a complete pathologic response of a squamous cell carcinoma of the uterine cervix treated with primary systemic chemotherapy. Gynecol Oncol. 2000;77(1):213-5.

Andrade JM, et al. Rastreamento, diagnóstico e tratamento do carcinoma do colo do útero – Projeto diretrizes. [acessado 2014 Jul 12]. s/d. Disponível em: www.febrasgo.org.br/arquivos/diretrizes/030.pdf

Benedet JL, et al. FIGO staging classifications and clinical practice guidelines in the management of gynecologic cancers. FIGO Committee on Gynecologic Oncology. Int J Gynaecol Obstet. 2000;70:209-62.

Brewster WR, et al. Intent–to–treat analysis of stage Ib and IIa cervical cancer in United States: radiotherapy or surgery 1988-1995. Obstet Gynecol. 2001;97:248-54.

Bodurka-Bevers D, et al. Posttherapy surveillance of women with cervical cancer:an outcomes analysis. Gynecol Oncol. 2000;78:187-93.

Chen Y, et al. Significance of the absolute number and ratio of metastatic lymph nodes in predicting postoperative survival for the international federation of gynecology and obstetrics stage IA2 to IIA cervical cancer. Int J Gynecol Cancer. 2013;23(1):157-63.

Instituto Nacional de Câncer José Alencar Gomes da Silva (InCA). [acessado 2014 Jul 12]. http://www.inca.gov.br/estimativa/2014/.

Keys HM, et al. Cisplatin, radiation, and adjuvant hysterectomy compared with radiation and adjuvant hysterectomy for bulky stage IB cervical carcinoma. N. Engl J Med. 1999; 340:1154-61.

Landoni F, et al. Randomised study of radical surgery versus radiotherapy for stage Ib-IIa cervical cancer. Lancet. 1997;350:535-40.

Marana HR, et al. Impact of surgical staging in locally advanced cervical cancer and subsequent chemotherapy. J Surg Oncol. 2009;100(6):505-10.

Marana HRC, et al. Microinvasive carcinoma of the cervix. Analysis of prognostic factors. Eur J Gynaecol Oncol. 2001;22(1):64-6.

Marana HR, et al. Colposcopic scoring system for biopsy decisions in different patient groups. Eur J Gynaecol Oncol. 2000;21(4):368-70.

Morris M, et al. Pelvic radiation with concurrent chemotherapy compared with pelvic and para-aortic radiation for highrisk cervical cancer. N Engl J Med. 1999;340:1137-43.

MRC Medical Research Council. [acessado 2014 Jul 12]. s/d. Disponível em: www.ctu.mrc.ac.uk.

Rose PG, et al. Concurrent cisplatin-based radiotherapy and chemotherapy for locally advanced cervical cancer. N Engl J Med. 1999; 340:1144-53.

Sedlis A, et al. radomized trial of pelvic radiation therapy versus no further therapy in selected patients with stage IB carcinoma of the cervix after radical hysterectomy and pelvic lymphadenectomy: a Gynecologic Oncology Group Study. Gynecol Oncol. 1999;73:177-83.

Schiffman MH, et al. Epidemiologic evidence showing that human papillomavirus infection causes most cervical intraepithelial neoplasia. J Natl Cancer Inst. 1993; 5:958-64.

Speiser D, et al. Fertility outcome after radical vaginal trachelectomy: a prospective study of 212 patients. Int J Gynecol Cancer. 2011;21(9):1635-9.

Virostek LJ, et al. Postsurgical recurrent carcinoma of the cervix: reassessment and results of radiation therapy options. Radiology. 1996;201:559-63.

Yoo HJ, et al. Pelvic exenteration for recurrent cervical cancer: ten-year experience at National Cancer Center. Korea J Gynecol Oncol. 2012;23(4):242-50.

CAPÍTULO 23

Distopia Genital

Pedro Sérgio Magnani
Luiz Gustavo Oliveira Brito

Introdução

A *International Urogynecological Association* (IUGA) e a *International Continence Society* (ICS), em 2010, definiram como prolapso "o descenso da parede vaginal posterior, parede anterior, útero, colo do útero, cúpula vaginal ou fundo de saco através do canal vaginal" (Haylen *et al.*, 2010). Antes desse consenso, havia um grande número de definições, o que gerava conflitos de comunicação e dificuldades em se estabelecerem condutas.

Epidemiologia

Embora os estudos sobre a incidência de prolapso genital sejam deficientes, a maioria das pesquisas apresenta valores variando de 2,9 a 97%, dependendo do método utilizado no estudo.

Quando são aplicados questionários de qualidade de vida, a incidência é de 2,9 a 11,4%. Porém, quando o prolapso é diagnosticado utilizando-se a classificação de Baden ou a classificação *Pelvic Organ Prolapse Quantification* (POP-Q) no exame físico, esse número sobe para 31,8 a 97,7% respectivamente, provavelmente devido ao fato de a maioria dos casos tratar-se de prolapsos de primeiro e segundo graus que são assintomáticos (Lousquy *et al.*, 2009).

A incidência dos prolapsos genitais aumenta com a idade, atingindo seu ápice nas mulheres com mais de 60 anos. É mais frequente nas multíparas, assim como o número de partos normais, macrossomia e o hipoestrogenismo também estão relacionados à sua maior frequência. Quanto à raça, parece haver um aparecimento nas mulheres negras (Lousquy *et al.*, 2009; Mant *et al.*, 1997) e estudos genéticos também têm demonstrado uma forte contribuição da hereditariedade na incidência dos prolapsos genitais (Norton *et al.*, 2012).

Etiologia

As vísceras pélvicas são mantidas em sua posição adequada na pelve por um complexo musculofascial dividido em sistema de suspensão e sustentação. O primeiro é formado pelos ligamentos uterossacros, cardinais, fáscia pubocervical, septo retovaginal e paracolpos que são, na realidade, espessamentos da fáscia endopélvica. São constituídos por colágeno, elastina e tecido fibromuscular, sendo os principais responsáveis pelo posicionamento das vísceras acima do assoalho pélvico. Já o sistema de sustentação é formado pelo diafragma pélvico (músculo levantador do ânus e músculo coccígeo) e diafragma urogenital ou membrana perineal (músculo transverso do períneo, bulbo e isquiocavernoso e esfíncter externo anal) (Corton, 2009; Ashton-Miller, De Lancey, 2007) (Figuras 1 e 2).

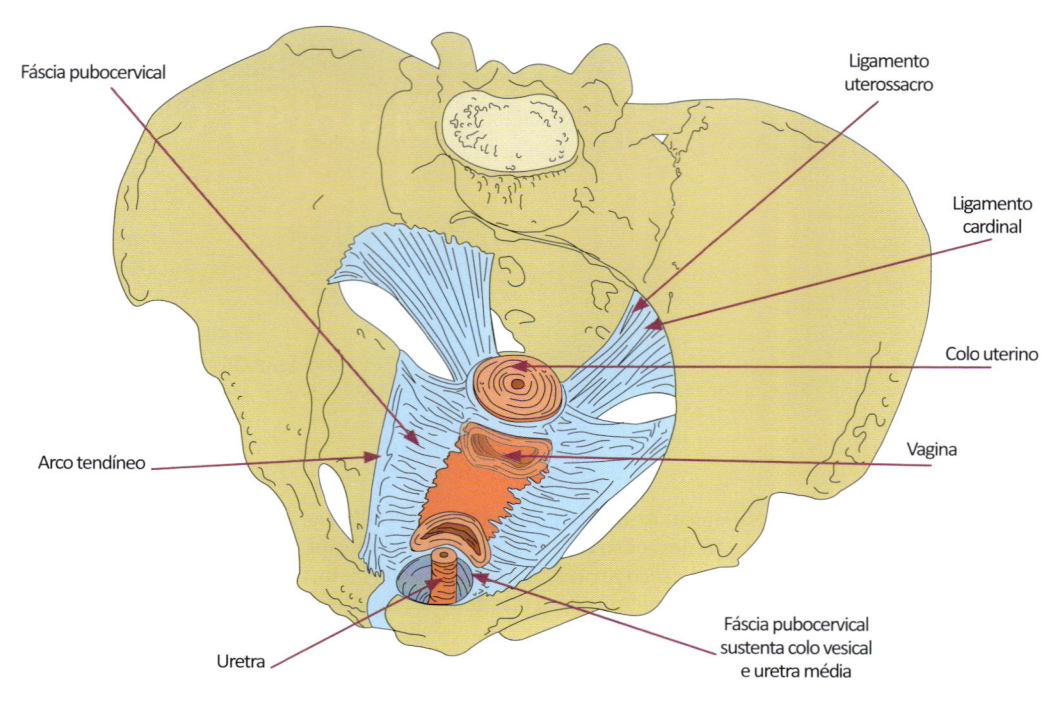

FIGURA 1. Pelve óssea com aparelhos de sustentação da pelve (ligamentos).

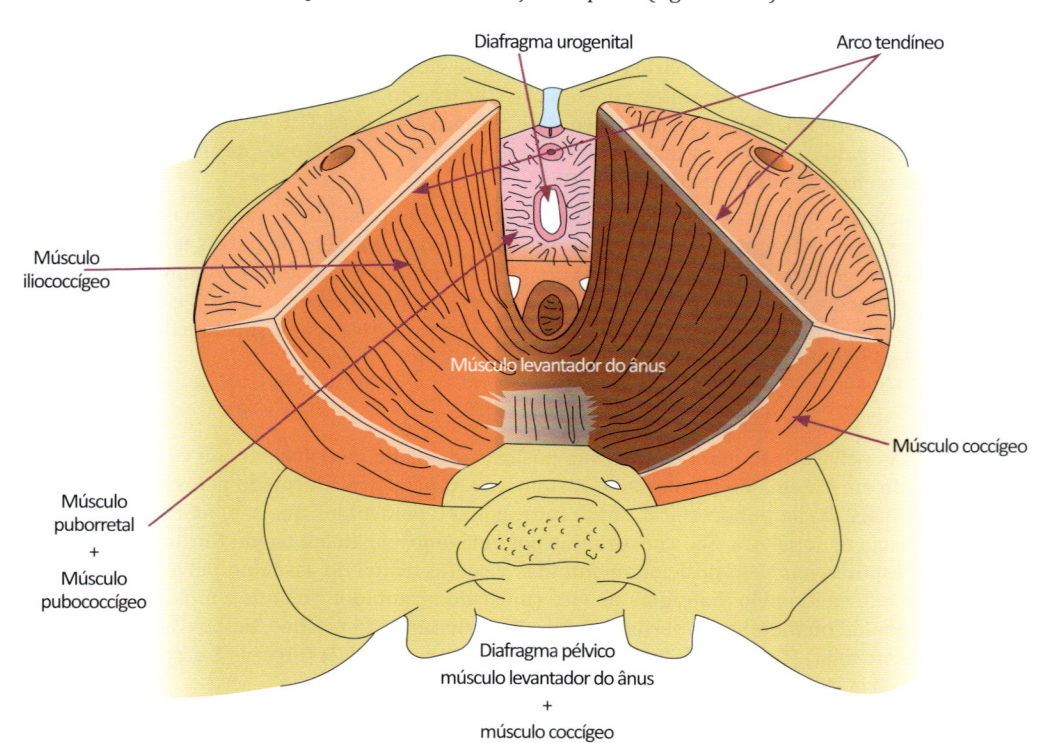

FIGURA 2. Pelve com musculatura compondo diafragma pélvico.

Vários fatores podem causar danos nesses sistemas e levar ao aparecimento de prolapsos genitais como: genéticos, estilo de vida, doenças crônicas que aumentam a pressão abdominal (constipação intestinal crônica, doença pulmonar crônica e obesidade), paridade, número de partos vaginais, cirurgia prévia (histerectomia), idade avançada e defeitos congênitos (Kim *et al.*, 2007).

Sabe-se que a etiologia do prolapso genital é multifatorial e bastante complexa. Porém, o parto vaginal parece ser o fator de contribuição mais significativo na sua gênese, sendo mais acentuado nos partos instrumentalizados (fórceps). O aumento crônico da pressão abdominal (como o que ocorre em pacientes com pneumopatias, que apresentam tosse constante, ou naquelas com constipação intestinal crônica) leva ao estiramento contínuo das fáscias, ligamentos e fibras musculares, causando ou incrementando os prolapsos genitais.

Uma vez que o colágeno é parte fundamental dos sistemas de suspensão dos órgãos pélvicos, doenças do colágeno, de origem genética ou adquirida, também podem ser responsáveis por prolapsos. Da mesma maneira, patologias neurológicas como meningomielocele, esclerose múltipla, *miastenia gravis* e outras, podem causar alterações do assoalho pélvico por comprometimento dos músculos que compõem o diafragma pélvico.

A vida sedentária é outra causa de frouxidão dos complexos musculofasciais do períneo, assim como lesões neurológicas locais resultantes de cirurgias da pelve com extensas dissecções (Kim *et al.*, 2007; Word *et al.*, 2009).

Diagnóstico

A sensação de peso e percepção de abaulamento na vulva ou vagina são as principais queixas da paciente com distopia genital, seguida por relatos de esvaziamento vesical incompleto, infecção urinária de repetição e dificuldade de evacuação. Outras queixas relacionadas são: necessidade de manobras para completar a micção ou defecação, frouxidão vaginal, *Flactus vaginalis* e dor pélvica. O exame físico revelará o abaulamento da parede vaginal de acordo com o defeito pélvico existente. Lembrar que todo exame para prolapso deve ser feito com manobra de Valsalva, ou seja, a paciente deve fazer um esforço com pressão perineal em sentido caudal, pelo menos três vezes. Os compartimentos vaginais devem estar isolados, preferencialmente com espéculo. Caso a paciente tenha queixa típica de prolapso e o exame litotômico não evidenciar nada, é adequado colocar a paciente em posição supina e repetir o exame.

O compartimento anterior, área anatômica compreendida pela vagina anterior, bexiga e uretra, pode apresentar três tipos de defeitos de sustentação que se manifestam como prolapso da parede anterior da vagina, anteriormente conhecida como cistocele. São eles:

1. defeito central da fáscia pubocervical: ocorre a ruptura longitudinal da fáscia vesicovaginal, levando à protrusão da bexiga para o canal vaginal. No exame físico, observa-se prolapso do terço médio da parede anterior da vagina, que não diminui quando se elevam os fórnices laterais. Nesses casos, a mucosa vaginal apresenta-se lisa, sem as rugosidades habituais;
2. defeito lateral ou paravaginal: ocorre quando há o desgarramento da fáscia endopélvica do arco tendíneo uni- ou bilateralmente, levando ao desabamento da parede vaginal anterior que sustenta a bexiga. Também compromete o terço médio da vagina, porém, o prolapso é corrigido com a manobra de elevação do fórnice lateral durante a manobra de Valsalva e, quando unilateral, o prolapso apresenta-se assimétrico. As rugosidades vaginais estão mantidas;
3. defeito transverso: está relacionado ao rompimento transversal da fáscia na sua inserção no anel pericervical, apresentando-se como abaulamento do terço proximal da parede anterior vaginal (Figuras 3 e 4).

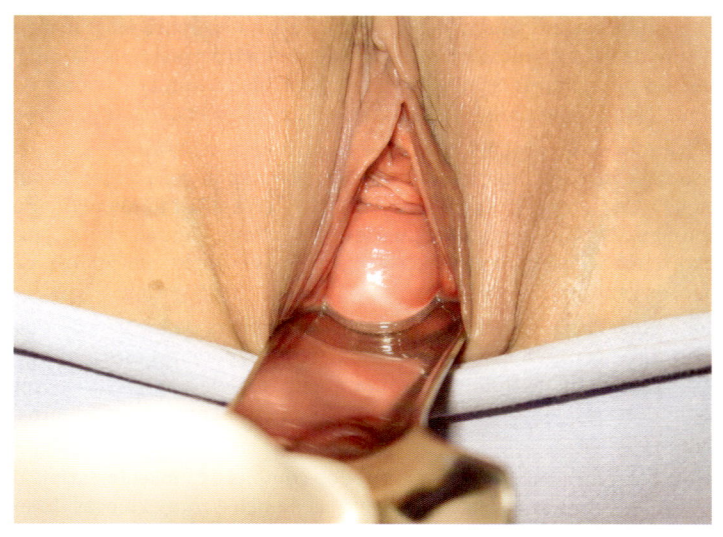

FIGURA 3. Defeito de compartimento anterior (cistocele) após isolamento desta com aba de espéculo.

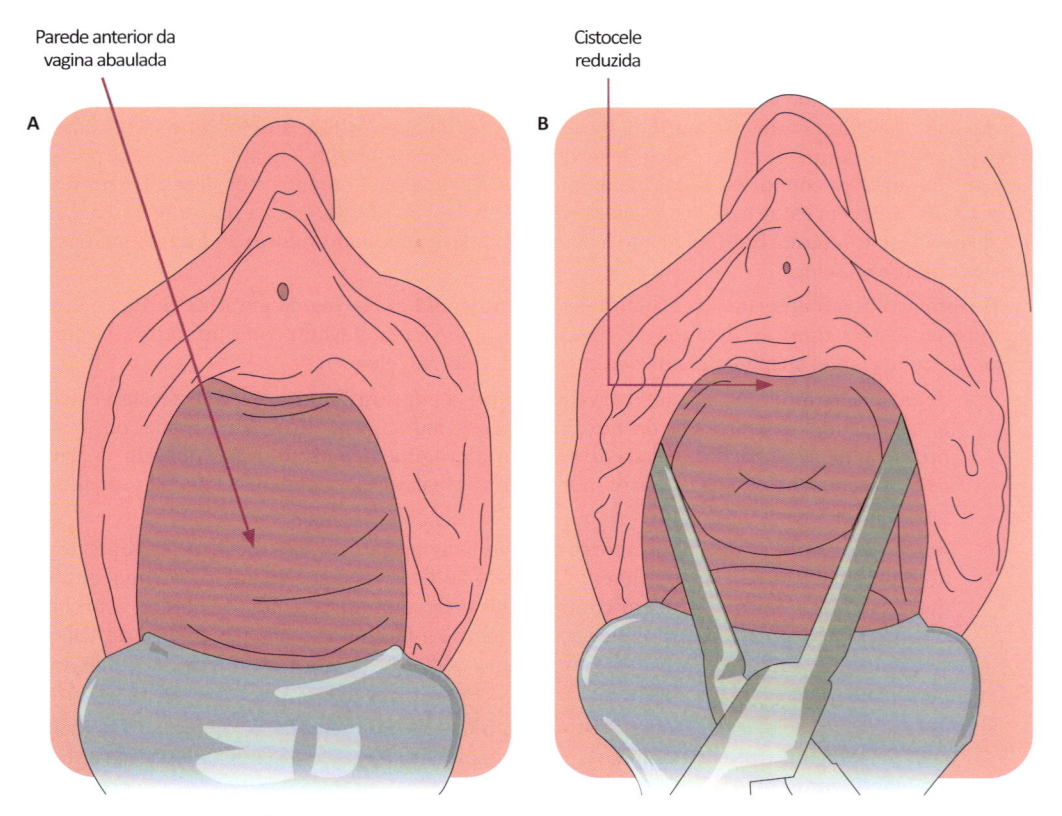

FIGURA 4. Defeito lateral do compartimento anterior (**A**), com redução deste após correção lateral em exame físico (**B**). Observar rugosidade vaginal à esquerda.

O prolapso do compartimento posterior, área anatômica compreendida entre vagina e reto, anteriormente denominado retocele, pode ser causado por dois tipos de defeitos do assoalho pélvico:
- defeito central: devido à rotura longitudinal da fáscia retovaginal provocando o abaulamento da parede retal para o interior da cavidade vaginal. Geralmente atinge o terço médio e distal da vagina;
- defeito transverso: causado pelo desgarramento da fáscia retovaginal do anel pericervical, manifestando-se como abaulamento da parede vaginal posterior, como no defeito central, porém atingindo porções mais proximais da vagina, antes conhecida como retocele alta (Figura 5).

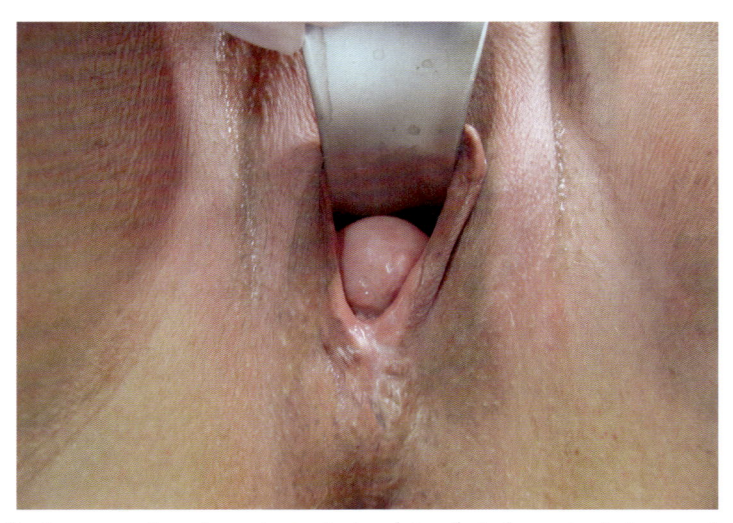

FIGURA 5. Defeito de compartimento posterior (retocele) após isolamento desta com aba de espéculo.

O comprometimento do compartimento apical leva ao prolapso uterino e a enterocele, devido à rotura ou frouxidão do anel pericervical composto pelos ligamentos cardinais, uterossacros e pubocervicais. Quando a paciente é histerectomizada, pode levar ao prolapso de cúpula vaginal (Figuras 6 e 7).

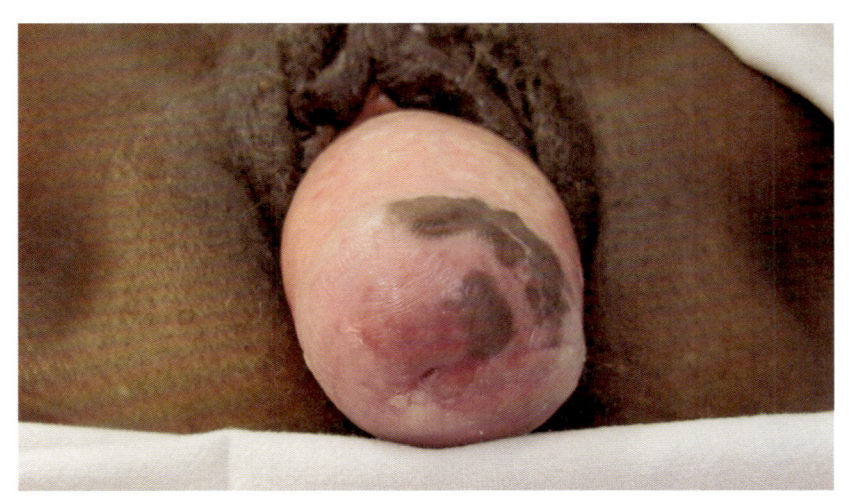

FIGURA 6. Defeito de compartimento apical (prolapso uterino total).

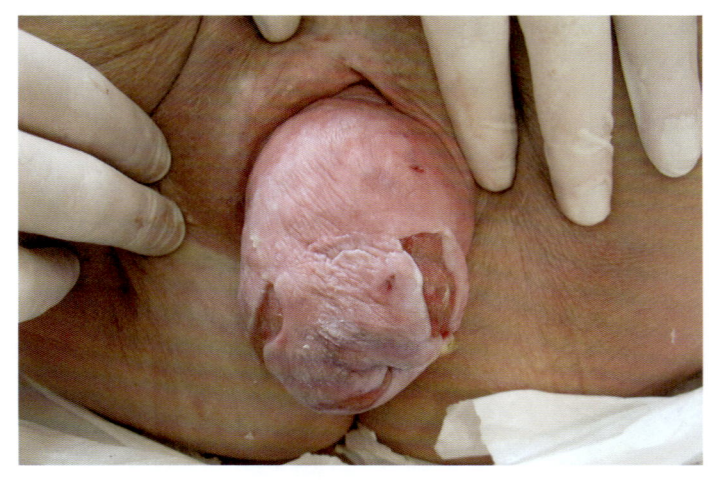

FIGURA 7. Defeito de compartimento apical em paciente histerectomizada (prolapso de cúpula vaginal).

Importante lembrar que os órgãos pélvicos apresentam uma mobilidade discreta, que é normal, não devendo ser considerada como prolapso. Apenas variações > 2 cm em relação à situação de repouso devem ser consideradas como prolapso. Por outro lado, raramente encontramos um defeito de sustentação específico e isolado, sendo comum o comprometimento, em graus variados, de diversos compartimentos pélvicos (Figura 8).

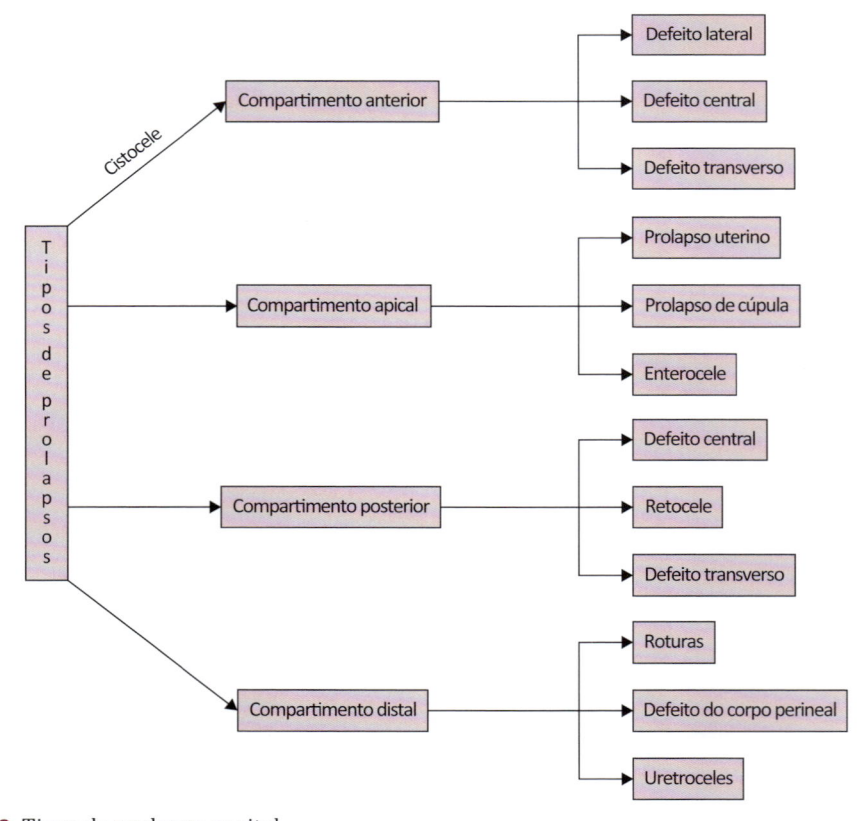

FIGURA 8. Tipos de prolapso genital.

Uma vez visualizado um prolapso genital ao exame físico, o próximo passo a ser dado é a quantificação dessa alteração, já que a conduta terapêutica depende dessa avaliação.

Classificação dos prolapsos

Existem duas classificações para quantificar o prolapso genital: uma é qualitativa, por meio da inspeção visual, chamada Baden-Walker, criada em 1968; outra, chamada *Pelvic Organ Prolapse Quantification*, criada em 1996, pela Sociedade Internacional de Continência (ICS), que quantifica a distância de cada prolapso. Ambas utilizam a carúncula himenal como ponto de referência. Porém, o POP-Q surgiu devido à enorme variabilidade inter- e intraobservador do prolapso durante o exame físico, dificultando a padronização e a comparação entre resultados clínicos encontrados na publicação de pesquisas. Atualmente, é a classificação mais utilizada.

Classificação Baden-Walker ou sistema intermediário

Foi o sistema mais usado até 1996. Nele, a carúncula himenal é o ponto de referência e a classificação do prolapso é subjetiva, havendo grande variação intra e interobservador. A avaliação do grau do prolapso deve ser feita sempre durante a manobra de Valsalva.

Divide-se em cinco graus:

1. Grau 0: sem prolapso;
2. Grau 1: prolapso chega pelo menos na metade da distância do caminho entre o local original e a carúcula himenal;
3. Grau 2: prolapso está ao nível da carúncula himenal;
4. Grau 3: prolapso ultrapassou a carúncula himenal, porém não exteriorizou completamente o órgão;
5. Grau 4: quando ocorre o prolapso total do órgão.

Classificação POP-Q

Esse sistema foi idealizado com o intuito de fornecer dados quantificáveis e fidedignos sobre os diferentes tipos de prolapsos, facilitando a troca de informações e comparações científicas.

O POP-Q também usa a carúncula himenal como ponto de referência e utiliza nove pontos, sendo três medidas em repouso e seis sob esforço (Valsalva). Os pontos medidos com a manobra de Valsalva devem ser precedidos de sinal positivo ou negativo, sendo negativas as medidas intravaginais e positivas todas as que ultrapassem o hímen, sendo este considerado o ponto zero.

Os valores encontrados geralmente são marcados em um quadro como mostrado no Quadro 1.

Quadro 1
Diagrama esquemático para a Classificação POP-Q.

Aa	Ba	C
Hg	Cp	Cvt
Ap	Bp	D

Aa: compartimento anterior; Ap: compartimento posterior; Ba: ponto de maior prolapso do compartimento anterior; Bp: ponto de maior prolapso do compartimento posterior; C: ponto de maior prolapso do colo uterino; Hg: hiato genital – distância do meato uretral até a fúrcula vaginal; Cp: corpo perineal – distância da fúrcula vaginal até o esfíncter anal; Cvt: comprimento vaginal total; D: fundo de saco de Douglas.

Os pontos Aa e Ba estão convencionalmente a 3 cm da uretra, no mesmo lugar em pacientes que não apresentam prolapso, tanto no compartimento anterior como no posterior. Quando existe prolapso, o ponto Aa se separa do Ba e, para estagiar o prolapso e definir conduta, utiliza-se o Ba (Figura 9).

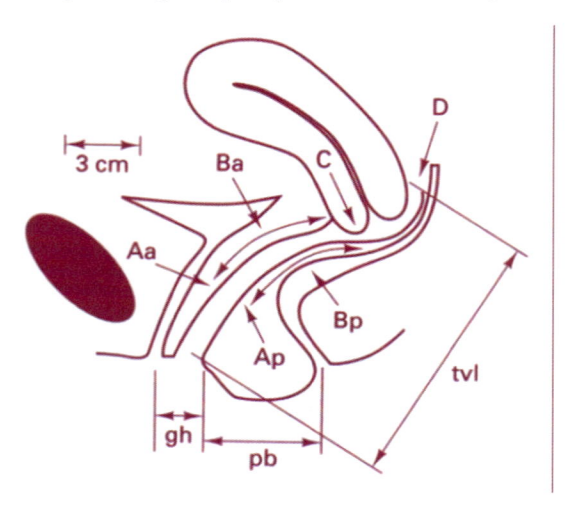

FIGURA 9. Local dos pontos da classificação POP-Q.

A classificação do POP-Q se dá em graus:
- grau 0: sem prolapso;
- grau 1: o ponto de maior prolapso (Ba, Bp, C e D) encontra-se até 1 cm atrás da carúncula himenal;
- grau 2: o ponto de maior prolapso (Ba, Bp, C e D) encontra-se entre 1 cm antes e 1 cm depois da carúncula himenal;
- grau 3: o ponto de maior prolapso (Ba, Bp, C e D) encontra-se depois de 1 cm da carúncula himenal e é menor que o comprimento vaginal total menos 2 cm;
- grau 4: o ponto de maior prolapso (Ba, Bp, C e D) encontra-se depois da carúncula himenal e é maior que o comprimento vaginal total menos 2 cm (Figuras 10 e 11).

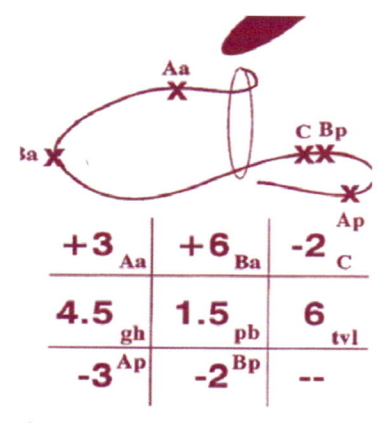

+3 Aa	+6 Ba	-2 C
4.5 gh	1.5 pb	6 tvl
-3 Ap	-2 Bp	--

FIGURA 10. Representação esquemática no diagrama POP-Q – defeito anterior.

-3 Aa	-3 Ba	-6 C
4.5 gh	1 pb	8 tvl
+2 Ap	+5 Bp	--

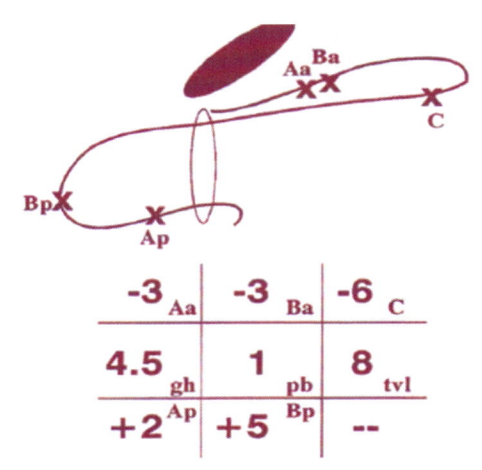

FIGURA 11. Representação esquemática no diagrama POP-Q – defeito posterior.

Os valores encontrados durante o POP-Q também podem ser registrados de maneira linear, em vez da utilização do painel descrito anteriormente (Persu et al., 2011; Bump et al., 1996).

Tratamento clínico

Basicamente, o tratamento não cirúrgico dos diversos tipos de prolapsos está restrito ao uso de pessários e exercícios da musculatura pélvica. Kegel foi um dos primeiros a padronizar um grupo de exercícios para o fortalecimento dos músculos do assoalho pélvico.

Aparentemente, os resultados são melhores nos casos iniciais e pouco satisfatórios nos prolapsos mais avançados. Mesmo quando realizados corretamente, necessitam de uma grande aderência da paciente ao tratamento com a consequente volta dos sintomas, casos os exercícios sejam interrompidos.

Quanto ao uso de pessários, a maioria das pesquisas tem demonstrado que três tipos principais de pacientes se beneficiam com esse tipo de procedimento: aquelas que apresentam risco cirúrgico elevado, as que estão aguardando cirurgia, ou, ainda, aquelas que simplesmente relutam em se submeter ao tratamento cirúrgico.

Existem dois tipos de pessários: os de preenchimento e os de suporte. Os de preenchimento visam ocluir o canal vaginal, enquanto os de suporte apresentam um mecanismo de mola, sendo posicionados entre o fórnix vaginal e o púbis, mantendo a parede vaginal em sua posição (Figura 12).

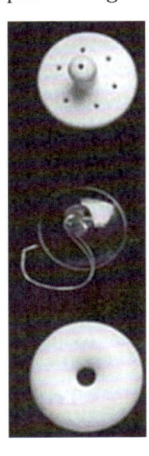

FIGURA 12. Tipos de pessários vaginais.

Embora sejam práticos, esses dispositivos apresentam alto índice de complicações como erosão de parede, fístulas e infecções. Algumas condutas podem ser tomadas no sentido de minimizar tais complicações, como o uso de pessários que não exerçam pressão excessiva sobre as paredes vaginais, a orientação da paciente ou cuidador sobre a higiene apropriada do dispositivo, vigilância regular e rigorosa visando à detecção precoce de lesões que, porventura, apareçam e a reposição estrogênica tópica ou sistêmica. Sabe-se que o hipoestrogenismo acentuado é fator primordial na gênese das lesões vaginais pelos pessários (Lone et al., 2011; Martin et al., 2012; Cundiff e Addison, 1998).

Tratamento cirúrgico

Os objetivos da correção cirúrgica das distopias são o alívio dos sintomas e a reconstrução do assoalho pélvico o mais próximo possível da normalidade, com consequente melhora das condições evacuatórias, miccionais e sexuais. Ademais, pode ser a única opção para os casos mais avançados.

Basicamente, as cirurgias para correção das disfunções do assoalho pélvico podem ser divididas em: sítio-específicas, obliterativas e as que utilizam telas.

As cirurgias obliterativas são realizadas em caráter excepcional, sendo reservadas às pacientes com alto risco cirúrgico e àquelas que necessitam de procedimentos rápidos com perda sanguínea mínima. Têm como objetivo corrigir o desconforto sem a preocupação com a reparação da anatomia pélvica. As mais usadas são a colpocleise a Lefort e a colpectomia.

Os procedimentos sítio-específicos visam reconstruir a pelve corrigindo os defeitos identificados um a um, de maneira mais anatômica possível. Apresentam maior porcentagem de recidiva uma vez que as correções são feitas, utilizando-se os tecidos da paciente que, teoricamente, seriam tecidos debilitados. As principais correções sítio-específicas são:

- a plicatura da fáscia vesicovaginal para os defeitos centrais do compartimento anterior;
- correção do defeito paravaginal, também chamado defeito lateral, nas lesões laterais do compartimento anterior;
- a plicatura da fáscia retovaginal (cirurgia de Meigs) ou ponte de mucosa vaginal nos defeitos centrais do compartimento posterior;
- reinserção da fáscia retovaginal no anel pericervical para a correção do defeito transverso do compartimento posterior;
- nos defeitos apicais, levando a prolapso uterino, temos as cirurgias conservadoras, que mantêm a função reprodutora como a de Manchester, também conhecida com cirurgia de Donald-Fothergill, em que se realiza a amputação do colo uterino, seguida da desinserção dos ligamentos cardinais e da reinserção no lábio anterior do colo uterino. Ainda é possível apenas reposicionar os ligamentos cardinais sem amputação do colo nos casos em que este não seja hipertrófico;
- nos defeitos apicais com prolapso de cúpula vaginal pós-histerectomia, podem ser realizadas a sacrocolpopexia (convencional, laparoscópica ou robótica) e a pexia no ligamento sacroespinhal, entre outras. A colpectomia e a colpocleise a Lefort também podem ser indicadas nos casos de pacientes com vida sexual inativa permanentemente;
- ainda nos defeitos apicais levando à enterocele, pode-se recorrer à cirurgia de McCall, na qual os ligamentos uterossacros são aproximados na linha média e fixados na parede posterior da vagina. Outra técnica que pode ser utilizada é a de Halban com pontos sagitais entre os ligamentos uterossacros. Temos ainda o procedimento de Moschcowitz, no qual são realizadas suturas em bolsas concêntricas ao redor do fundo de saco de Douglas, envolvendo a parede vaginal posterior, serosa do sigmoide e paredes pélvicas laterais.

Reparo cirúrgico do defeito de compartimento anterior

Tradicionalmente, os prolapsos da parede vaginal anterior eram reparados por plicaturas da fáscia pubovesicocervical na linha média com uma série de suturas em colchoeiro horizontal, independentemente do local de ruptura na fáscia, porque se acreditava que os defeitos da parede vaginal anterior deviam-se ao alongamento ou adelgaçamento da parede vaginal anterior e seus suportes, permitindo a "herniação" da bexiga e/ou uretra para o interior da vagina. Recentemente, o interesse voltou-se para um reparo mais anatômico, sítio-específico, pois sabe-se agora que o prolapso da parede vaginal anterior é o resultado de um defeito específico nas estruturas de suporte da vagina.

A seguir, estão listados os tipos de correção cirúrgica possíveis:

- correção cirúrgica do defeito central: que é devido à lesão longitudinal mediana da fáscia pubocervical, envolve a plicatura medial da fáscia vesicovaginal com pontos simples separados de fio absorvível;
- correção de defeito lateral: que ocorre por desgarramento da fáscia pubocervical do arco tendíneo. A cirurgia consiste no reposicionamento da fáscia pubocervical no arco tendíneo da fásica pélvica, unilateral ou bilateralmente. Pode ser realizada por via abdominal ou vaginal;
- correção do defeito transverso: a lesão está presente na inserção da fáscia pubocervical no anel pericervical. O tratamento consiste na aproximação dos ligamentos pubocervicais medialmente e reinserção destes no anel pericervical.

Observam-se taxas relativamente altas de recidiva na correção do prolapso de parede anterior da vagina, devido às limitações impostas pelas técnicas cirúrgicas e pelas condições de debilidade dos tecidos conjuntivos da própria paciente.

Reparo cirúrgico do defeito de compartimento posterior

Correção sítio-específica

Para essa abordagem é fundamental perfeita dissecção da fáscia retovaginal dos tecidos adjacentes até suas fixações laterais na pelve.

Nos casos de rotura longitudinal (defeito central) ou frouxidão da fáscia retovaginal, procede-se à plicatura da fáscia com pontos simples separados desde o fundo de saco de Douglas até o introito vaginal.

Quando o defeito apresentado é transverso, ou seja, houve desgarramento da fáscia retovaginal do anel pericervical, devem-se aplicar pontos simples entre a extremidade da fáscia rota e o ligamento uterossacro. Note-se que pode ocorrer concomitância de lesões na mesma paciente, sendo necessária a correção individual de cada defeito específicamente.

Outro método de correção do defeito do compartimento posterior é o da ponte de mucosa vaginal, que tem indicação nos casos de lesão longitudinal da fáscia retovaginal (defeito central). Nessa cirurgia, uma faixa de mucosa vaginal é interposta entre a parede do reto e a mucosa vaginal posterior.

Assim como no reparo dos defeitos do compartimento anterior, no compartimento posterior também é fundamental a identificação pré- e intraoperatória das alterações, isoladas ou associadas existentes, com finalidade de se obter o melhor resultado cirúrgico e menor índice de recidivas.

Colporrafia posterior tradicional

Refere-se a plicaturas do feixe puborretal do músculo levantador do ânus na linha média (medialização dos músculos levantadores do ânus). Hoje, encontra-se em desuso por não ser anatomicamente correta e apresentar alto índice de dispareunia.

Reparo cirúrgico de defeitos do compartimento apical

Na presença do útero, o tratamento de eleição é a histerectomia vaginal, corrigindo também os defeitos associados da parede vaginal anterior e posterior. Como opção, em pacientes com desejo de futura gestação, podem-se realizar cirurgias conservadoras que preservam o útero como a operação de Manchester ou Donald-Fothergill, que compreende na amputação do colo seguida do encurtamento dos ligamentos cardinais e sua reinserção cruzada o mais alto possível na porção anterior da cérvice uterina.

Nas pacientes com vida sexual encerrada definitivamente ou com alto risco cirúrgico, existe ainda a possibilidade da realização da colpocleise pela técnica de Lefort, procedendo-se à sutura da parede anterior com a posterior da vagina e levando ao sepultamento do útero, deixando-se apenas um pequeno pertuito de cada lado da vagina para drenagem de secreções.

Em pacientes histerectomizadas previamente, as opções para correção do prolapso de cúpula vaginal são:

- colpocleise (cirurgia de Neugebauer-Lefort);
- colpectomia;
- colpopexia sacroespinhosa;
- sacrocolpopexia ou promontofixação;
- colpopexia ileococcígea;
- colpopexia nos ligamentos uterossacros;
- slingplastia intravaginal posterior;
- uso de telas sintéticas.

Para a decisão sobre a melhor opção técnica, devem ser avaliados os riscos, benefícios de cada procedimento, considerando a idade, comorbidades, vida sexual, possíveis complicações e as expectativas da paciente (Cundiff e Addison, 1998; Thakar e Staton, 2002).

Colpopexia no ligamento sacroespinhal

Constitui a fixação da cúpula vaginal no ligamento sacroespinhal, unilateral ou bilateralmente. Geralmente realizada de maneira unilateral no ligamento sacroespinhal à direita.

Apresenta a vantagem de ser realizada pela via vaginal, não associando complicações relacionadas à laparotomia ou à laparoscopia. Apresenta como desvantagem a posição pouco anatômica adotada pela vagina, desviando seu eixo na direção posterior e lateral, além da fixação do ápice da vagina abaixo de sua fixação natural.

Dentre as complicações descritas estão: infecção com formação de abscessos na fossa isquiorretal, hemorragia intraoperatória pela laceração de veias pudendas, lesão vesical ou retal podendo levar à formação de fístulas e neuropatia por lesão do nervo pudendo, queixando-se a paciente de dor irradiada ou anestesia.

Colpopexia nos ligamentos uterossacros

O procedimento compreende de três suturas colocadas na porção média dos ligamentos uterossacros bilateralmente 1,5 cm medialmente e posteriormente à espinha ciática.

A complicação mais frequente e temida é a injúria ureteral, que ocorre em 11% dos casos, devido à proximidade da borda lateral de sutura e o ureter.

Sacrocolpopexia

Compreende na fixação da cúpula vaginal no ligamento longitudinal anterior do sacro. Considerada mais fisiológica porque restabelece o eixo longitudinal da vagina; é o procedimento mais durável e mais utilizado no momento. Apresenta taxas de correção anatômica entre 79 e 98%; possui taxas de cura objetiva mais elevadas que colpopexia sacroespinhosa, porém com taxas de cura subjetiva similares.

Pode ser realizada por laparotomia ou laparoscopia, sendo a laparoscópica a via mais utilizada atualmente. Muitas das complicações ocorrem principalmente devido à idade da maioria das pacientes com prolapso que, por serem idosas, trazem consigo diversas comorbidades que dificultam o uso da via laparotômica, devido ao trauma cirúrgico e da via laparoscópica pelo aumento da pressão intra-abdominal, pelo gás carbônico utilizado, o qual diminui o retorno do sangue venoso ao coração (Salvatore, 1974; Summit e Stovall, 1997).

Colpocleise

Consiste na sutura entre a parede vaginal anterior e a parede vaginal posterior, fechando, dessa maneira, o canal vaginal, restando apenas dois pequenos canais laterais para drenagem de secreções que ocorrem principalmente nos casos de pacientes que possuem útero.

Essa opção, assim como a colpectomia, deve ser considerada nas pacientes sem desejo de relações sexuais futuras ou em condições precárias de saúde. Apresenta alta efetividade com baixa morbidade, menor tempo cirúrgico e menor sangramento.

Uso de telas sintéticas em cirurgias para o prolapso genital

A utilização de telas sintéticas na correção de prolapsos vem crescendo rapidamente com o aparecimento de grande número de produtos com formas e materiais variados. As mais utilizadas e, consequentemente, mais estudadas são as confeccionadas com fio único de polipropileno, macroporosas e de baixa gramagem. Podem ser únicas, englobando todos os diversos compartimentos, ou específicas para correção dos defeitos de compartimento anterior ou posterior, sendo usadas juntas quando se trata de defeito apical.

As cirurgias utilizando telas não necessitam de diagnóstico preciso dos defeitos pélvicos, uma vez que corrigem os diversos compartimentos de maneira global. As maiores complicações desse procedimento estão na extrusão da tela para a vagina e na erosão de vísceras ocas como a bexiga e reto. Existe ainda uma alta incidência de dispareunia nas pacientes com vida sexual ativa.

Um grande número de processos judiciais vem ocorrendo, principalmente nos Estados Unidos, em decorrência de pacientes insatisfeitas devido a complicações como dispareunia e extrusão/erosão. Isso tem levado órgãos, como a IUGA e a ICS, a repensarem as indicações e as técnicas utilizadas na colocação de telas. Além disso, vários outros tipos de telas e materiais têm surgido com o intuito de minimizar tais problemas. Como exemplo, temos as minitelas e as telas biológicas, que já estão no mercado, porém ainda necessitam de algum tempo de uso e pesquisa para provarem sua devida utilidade (Figura 13).

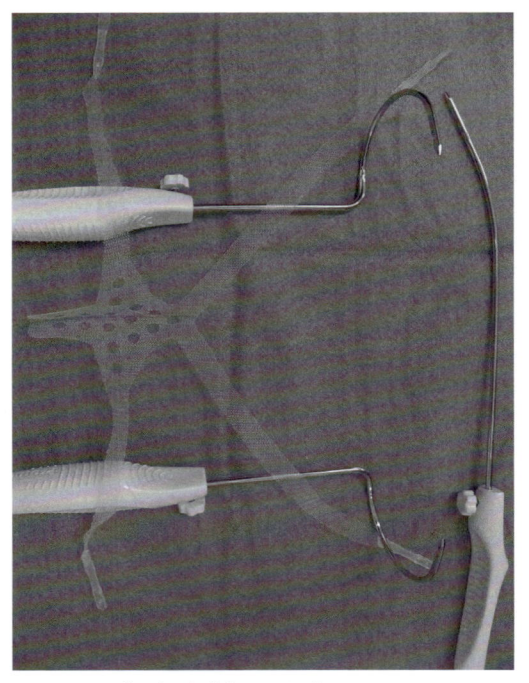

FIGURA 13. Tela sintética para correção de defeito anterior.

Complicações pós-operatórias

As possíveis complicações do reparo dos diferentes tipos de prolapso genital, independentemente da técnica utilizada, são: dor, retenção urinária temporária e constipação, que são mais comuns no período perioperatório. As complicações sérias são mais raras e incluem: o desenvolvimento de hematoma, infecção, formação de cisto de inclusão, impactação fecal, desenvolvimento de fístula retovaginal ou vesicovaginal. As alterações miccionais e intestinais podem persistir por um longo prazo. Pode haver recorrência do prolapso, além de dispareunia ou incontinência fecal e urinária. A utilização de telas sintéticas está associada a complicações adicionais, como a erosão, quando ocorre comprometimento de órgãos como a bexiga ou intestino; extrusão, quando a tela se exterioriza pela vagina; infecção do enxerto; e persistência de tecido de granulação.

Referências

Ashton-Miller JA, De Lancey JO. Functional anatomy of the female pelvic floor. Ann NY Acad Sci. 2007;1101:266-96.

Bump RC, et al. The standardization of terminology of female pelvic organ prolapse and pelvic floor dysfunction. Am J Obstet Gynecol. 1996;175:10-7.

Corton MM. Anatomy of pelvic floor dysfunction. Obstet Gynecol Clin N Am. 2009;36:401-19.

Cundiff GW, Addison WA. Management of pelvic organ prolapse. Obstet Gynecol Clin North Am. 1998;25(4):907-21.

Haylen BT, et al. An International Urogynecological Association (IUGA)/International Continence Society (ICS) Join Report on the Terminology for Female Pelvic Floor Dysfunction. Int J Gynaecol Obstet. 2010;29:4-20.

Kim CM, et al. Risk factors for pelvic organ prolapse. Int J Gynaecol Obstet. 2007;98:248-51.

Lone F, et al. A 5-year prospective study of vaginal pessary use for pelvic organ prolapse. Int J Gynaecol Obstet. 2011;114:56-9.

Lousquy R et al. État dês lieux de l'épidémiologie des prolapsus génitaux. Progrès en Urologie. 2009;19:907-15.

Mant J, et al. Epidemiology of genital prolapse: observations from the Oxford Family Planing Association Study. Br J Obstet Gynaecol. 1997;104(5):579-85.

Martin C, et al. What is hiding behind the pessary? Int Urogynecol J. 2013;24(5):873-5.

Norton PA, et al. The familiality of pelvic organ prolapse in the Uthah Population Database. Int Urogynecol J. 2013;24(3):413-8.

Persu C, et al. Pelvic Organ Prolapse Quantification System (POP-Q). A new era in pelvic prolapse staging. Journal of Medicine and Life. 2011;4(1):75-81.

Salvatore CA. Ginecologia operatória. Rio de Janeiro: Guanabara Koogan; 1974.

Summit Jr. RL, Stovall TG. Prolapsos genitais: correção cirúrgica. In: Stovall TG, Ling FW. Atlas de cirurgia ginecológica e obstétrica benigna. Porto Alegre: Artes Médicas; 1997. p. 39-48.

Thakar R, Stanton S. Management of genital prolapse. BMJ. 2002;25:324(7348):1258-62.

Word RA, et al. Pathophysiology of pelvic organ prolapse. Obstet Gynecol Clin N Am. 2009;36:521-39.

CAPÍTULO 24

Incontinência Urinária

Luiz Gustavo Oliveira Brito
Rafael Mendes Moroni
Pedro Sérgio Magnani

Introdução

Incontinência urinária (IU) é definida pela Sociedade Internacional de Continência e pela Associação Internacional de Uroginecologia como uma perda involuntária de urina que cause transtorno higiênico ou social ao indivíduo (Haylen et al., 2010). Ela pode se apresentar como um sintoma relatado pela paciente ou como um sinal observado ao exame físico. Não se deve interpretar a IU como uma doença propriamente dita, mas como manifestação de uma série de fatores coexistentes que, combinados, levam ao distúrbio do mecanismo normal de continência (Corcos et al., 2002). Inúmeras teorias já foram elaboradas para explicar a etiologia de tais distúrbios, e isso se reflete no grande número de intervenções cirúrgicas descritas ao longo do tempo. Este capítulo teve por objetivo revisar os conceitos acerca dos três principais tipos de IU reconhecidos – IU de esforço (IUE), síndrome da bexiga hiperativa (SBH) e IU mista (IUM).

Epidemiologia da incontinência urinária

A prevalência de IU varia amplamente entre os diferentes estudos encontrados na literatura, e isso provavelmente reflete os diferentes métodos de coleta de dados, as definições utilizadas pelos autores para conceituar um caso de IU e as particularidades das populações estudadas. Sabe-se, porém, que as mulheres apresentam uma prevalência de IU superior à dos homens, com estimativas de 10 a 58% entre mulheres e de 3 a 11% entre homens. A prevalência também cresce entre mulheres mais idosas, fazendo com que o impacto de tal distúrbio aumente progressivamente, juntamente com o envelhecimento da população mundial, e gerando custos cada vez maiores, já que se estima um gasto médio individual de 750 dólares/ano em cuidados com incontinência (Subak et al., 2008).

A idade também é um fator importante a ser considerado ao se estimar o tipo de IU mais comum, já que se observa que sintomas de IUE são mais frequentes em mulheres mais jovens e sintomas de urgência entre mulheres mais idosas (Tabelas 1 e 2).

TABELA 1
PROPORÇÃO DE MULHERES COM PERDA URINÁRIA AOS ESFORÇOS E PERDA URINÁRIA DE URGÊNCIA DE ACORDO COM DOIS INTERVALOS DE IDADE EM UM GRUPO DE 642 MULHERES INCONTINENTES.

	30-49 anos (%)	50-89 anos (%)
Incontinência de esforço	78	56
Incontinência de urgência	57	67

Adaptada de: Kinchen et al., 2002.

Tabela 2
Idade mediana de um grupo de mulheres americanas com queixa de incontinência urinária de esforço, de urgência e com queixas mistas.

	Mediana das idades (anos)
Incontinência de esforço	48
Incontinência de urgência	61
Incontinência mista	55

Adaptada de: Luber et al., 2001.

O impacto da IU sobre a qualidade de vida da mulher é outro aspecto de extrema importância, já que a definição de "saúde" pela Organização Mundial da Saúde vai além da ausência de doença, incluindo um estado de bem-estar físico, emocional e social. A IU determina um prejuízo inquestionável à qualidade de vida, e estimativas apontam até 54% de mulheres referindo interferência extrema dos episódios de perda urinária na realização de atividades físicas, 38% na realização de atividades do cotidiano e 36% em atividades sociais (Fultz et al., 2003). Além disso, já se observou que a presença de IU, por si só, aumenta o risco de institucionalização entre idosas (Thom et al., 1997). Apesar desse grande impacto, deve-se lembrar de que um grande número de mulheres vai apresentar um episódio de perda urinária ao longo da vida, mas somente em algumas delas esses episódios serão frequentes ou intensos o suficiente para gerarem transtorno. Só se define a presença de incontinência naquelas em que as perdas sejam sintomáticas e causem algum prejuízo.

Incontinência urinária de esforço

Definição

A IUE é conceituada como uma perda involuntária de urina durante realização de manobra de esforço, independentemente de sua intensidade, desde que acarrete um prejuízo social, higiênico ou à qualidade de vida da paciente. Pode ser sugerida por uma queixa da paciente, pode ser observada no decorrer do exame físico ou pode ser um diagnóstico urodinâmico (Haylen et al., 2010).

Urodinamicamente, a IUE é definida como a perda de urina pelo meato externo da uretra quando a pressão vesical excede a pressão máxima de fechamento uretral durante uma manobra de esforço, na ausência de contrações do detrusor (Haylen et al., 2010).

Assim como todas as formas de IU feminina, sua incidência aumenta com a idade, porém uma proporção considerável de mulheres jovens é afetada, especialmente em populações expostas a esforços intensos. Entre jovens esportistas, uma prevalência de até 25% de IUE já foi observada (Nygaard et al., 2008).

A IUE é considerada a forma mais comum de IU entre mulheres, exceto para faixas etárias mais avançadas (65 anos ou mais), quando a perda associada à urgência se torna mais frequente. Devido à alta prevalência e à repercussão na qualidade de vida da mulher, e considerando-se que a população envelhece gradativamente, é uma doença de impacto na Saúde Pública e merece uma atenção especial do profissional de saúde.

Fatores de risco

História de partos vaginais prévios é, reconhecidamente, um importante fator de risco para o desenvolvimento de IUE. Tal risco, porém, parece ser elevado somente em mulheres mais jovens, multíparas, perdendo importância em faixas etárias mais avançadas. Em mulheres mais idosas, outros fatores parecem ser preponderantes e o risco de desenvolvimento de IUE é muito pouco alterado pela história de partos vaginais prévios (Grady et al., 2001). O mecanismo por meio do qual o parto vaginal parece predispor à IUE se relaciona à sobredistensão do assoalho pélvico e do músculo levantador do ânus, levando à neuropatia do nervo pudendo e roturas musculares e fasciais. Tais lesões prejudicam os mecanismos de sustentação do assoalho pélvico e os de continência, aumentando os riscos de incontinência e de prolapso de órgãos pélvicos.

A história de gestações prévias, segundo alguns estudos, é ainda mais importante que a história prévia de partos vaginais como marcador de risco para IUE. Pacientes que desenvolvem IUE durante a gestação estariam sob risco de desenvolverem IUE no futuro, independentemente da via de parto. Já se constatou que mulheres sem história de parto vaginal, mas com cesareanas prévias, apresentam maior risco de desenvolverem IUE em relação a mulheres nulíparas (Viktrup *et al.*, 1992; Faúndes *et al.*, 2001).

O hipoestrogenismo determinado pela menopausa está envolvido na gênese de disfunções do trato urinário baixo. Os receptores de estrogênio ER-α foram identificados em diversos tecidos pélvicos, inclusive no urotélio. Em mulheres menopausadas, hipoestrogênicas, inúmeros sintomas urinários, tais como infecções de repetição, disúria e aumento da sensibilidade uretral, parecem ter correlação com a deprivação estrogênica, e a administração local de estrogênio é capaz de reverter tais sintomas. A relação de estrogênio exógeno com sintomas de IUE, porém, não é tão clara. Alguns estudos mais antigos, observacionais, demonstraram melhora subjetiva, mas ensaios mais recentes demonstraram ausência de melhora ou até piora da IUE com uso de reposição hormonal (Grady *et al.*, 2001; Fantl *et al.*, 1996).

A obesidade determina um aumento no risco de IUE, pois está associada a maiores pressões intra-abdominais e, consequentemente, vesicais, e uma maior predisposição à hipermobilidade uretral (Elia *et al.*, 2001). Outras condições associadas a aumento de pressão intra-abdominal, como doenças respiratórias que cursam com tosse crônica e condições de constipação crônica, também podem se relacionar à IUE. O tabagismo pode contribuir para gênese da incontinência tanto por induzir tosse crônica quanto, possivelmente, por efeitos diretos no mecanismo de continência uretral (Hannestad, 2003).

Diagnóstico

A avaliação da paciente com queixa de perda urinária deve ser iniciada por uma anamnese completa, buscando identificar comorbidades relacionadas à IU, como obesidade, doenças respiratórias, doenças neurológicas, história de traumatismo pélvico ou raquimedular, e uso de medicações que interfiram com a fisiologia do trato urinário (Tabela 3). A história prévia de cirurgias pélvicas ou perineais e outros procedimentos anti-incontinência também devem ser obtidos. Após a anamnese geral, deve-se questionar a paciente diretamente acerca das características de suas queixas urinárias e de seu hábito miccional. O Quadro 1 apresenta uma série de questionamentos importantes que devem fazer parte da anamnese de um caso de IU. Pacientes com IUE genuína, sem sintomas de urgência associados, vão comumente queixar-se de perda urinária concomitante à realização de algum esforço ou atividade, tais como tossir, espirrar, levantar peso, correr ou exercitar-se. Pacientes com quadros mais graves de perda urinária aos esforços podem não conseguir associar as perdas com episódios de esforço e queixar-se apenas de perda contínua ou insensível, que na realidade ocorre mediante esforços muito leves, tais como levantar-se ou caminhar pequenas distâncias.

Tabela 3
Medicações de uso frequente e seus efeitos sobre o trato urinário.

Medicação	Efeito sobre o trato urinário
Bloqueadores alfa-adrenérgicos	Incontinência de esforço
Agonistas alfa-adrenérgicos	Disfunção miccional e retenção urinária
Agentes anticolinérgicos	Disfunção miccional e retenção urinária
Diuréticos	Poliúria, frequência e urgência
Bloqueadores de canal de cálcio	Disfunção miccional e retenção urinária
Analgésicos opioides	Retenção urinária e sedação

Adaptada de: Karram e Walters, 2007.

Quadro 1
Perguntas diretas que devem ser feitas à paciente com queixa de incontinência urinária.

Anamnese em incontinência urinária – questões importantes
1. A Sra. apresenta perda urinária quando se esforça (tossir, espirrar, levantar peso)?
2. A Sra. perde urina somente ao se esforçar ou independentemente do esforço?
3. A Sra. já apresentou uma vontade súbita e incontrolável de urinar, que não pode ser controlada nem adiada, e a Sra. precisar parar o que está fazendo para ir ao banheiro?
4. Se essa vontade incontrolável ocorre, já aconteceu de a Sra. perder urina antes de chegar ao banheiro?
5. Quantas vezes a senhora costuma perder urina ao longo do dia? E da noite?
6. Quantas vezes a Sra. costuma urinar ao longo do dia?
7. Quantas vezes a Sra. costuma acordar durante a noite para urinar?
8. A senhora já acordou pela manhã e percebeu que havia urinado na cama ou em suas roupas durante a noite?
9. Já ocorreu perda urinária durante a relação sexual?
10. Quando a Sra. se senta no vaso para urinar, é difícil iniciar a micção ou demora para começar?
11. Enquanto a Sra. está urinando, percebe que o jato urinário é forte ou fraco? Ele sai contínuo do início ao fim ou é interrompido diversas vezes?
12. A Sra. precisa fazer força com o abdome ou pressionar o abdome com as mãos para conseguir esvaziar a bexiga?
13. Ao terminar de urinar, a Sra. sente que esvaziou toda a bexiga ou sente que ainda há urina que não foi eliminada?

Adaptado de: Karram e Walters, 2007.

Pacientes com múltiplas queixas urinárias ou com sintomas mistos de perda urinária aos esforços e de urgência podem não apresentar queixas típicas, e a hipótese diagnóstica baseada na história clínica torna-se mais difícil. Tais pacientes com quadros mais complexos podem queixar-se de enurese noturna, que corresponde ao esvaziamento vesical durante o sono, sem que a paciente acorde, de incontinência coital, que deve ser caracterizada como ocorrendo durante a penetração ou durante o orgasmo, de noctúria, que corresponde ao despertar da paciente durante a noite para ir ao banheiro por mais de duas vezes, e de urgência miccional, caracterizada por uma vontade súbita e incontrolável de urinar.

Essas queixas de perda urinária involuntária, que ocorrem nos momentos em que paciente deveria estar contendo a micção, mas é incapaz de fazê-lo, são chamadas de sintomas ou alterações da fase de enchimento vesical.

É de grande importância caracterizar também a Fase de Esvaziamento Vesical da paciente, ou seja, as características de sua micção, mesmo que ela não apresente, inicialmente, queixas relacionadas à micção. Questioná-la quanto à dificuldade para iniciar a micção – ou hesitação, quanto à força e à continuidade ou intermitência do jato urinário, e quanto à sensação de esvaziamento vesical incompleto após urinar, permite, rapidamente, descartar ou suspeitar da presença de disfunções miccionais concomitantes à IU.

O uso do diário miccional permite um conhecimento mais preciso dos hábitos miccionais e da frequência e intensidade das perdas urinárias experimentadas pela paciente. Como instrumento propedêutico, permite ao médico reconhecer, por exemplo, o intervalo médio entre as micções, o padrão de ingesta hídrica da paciente, as condições que precipitam os episódios de perda urinária e o volume máximo urinado, que é uma estimativa bastante precisa da capacidade cistométrica máxima. Para a paciente, o diário miccional pode ser instrumento de autoconhecimento, pois faz com que a paciente volte sua atenção para aspectos que talvez não considerasse importantes, tais como intervalos muito prolongados entre as micções, ingesta excessiva de líquidos durante a noite, antes de dormir, e ocorrência de perdas urinárias aos esforços somente quando a bexiga está mais cheia, acima de determinado volume. Tais informações serão úteis à paciente e ao médico ao se elaborar uma estratégia de treinamento e reeducação miccional. O diário miccional consiste na anotação, pela paciente, dos episódios de micção, com volume urinado, da ingesta hídrica, com volume ingerido, dos episódios de perda, quantificados e acompanhados da atividade que os precipitou, e de episódios de urgência. Um diário simplificado pode ser obtido, contendo apenas os episódios de ingesta hídrica e de micção. A anotação dos eventos pode ser feita em intervalos de 1 a 7 dias. A anotação por 3 dias parece ser tão eficaz quanto por 7 dias (Groutz *et al.*, 2000). O Quadro 2 apresenta exemplo de diário miccional.

Quadro 2
Exemplo de diário miccional. Nesse exemplo, pode-se observar que o intervalo miccional é prolongado e que a paciente perde aos esforços quando bexiga está mais cheia. Também se observa que ela acorda duas vezes à noite para urinar, provavelmente por ingerir muito líquido à noite. Essas informações fornecem subsídios para sugerir mudanças nos hábitos miccionais.

Data e hora	Micção	Ingesta	Urgência	Perda urinária (+/++/+++)	Atividade
8h	300 mL	--	--	--	--
8h30	--	--	--	++	Tossindo
9h30	--	100 mL Água	--	--	--
9h45	--	--	Sim	+++	Lavando louças
12h	520 mL	200 mL Suco	--	--	--
14h	--	--	--	+	Pulando
17h30	--	300 mL Água	--	--	--
18h	--	--	--	++	Tossindo
18h5	600 mL	--	--	--	--
22h	300 mL	500 mL	--	--	--
3h	400 mL	200 mL Água	--	--	--
5h	350 mL	--	--	--	--

Ao exame físico, a paciente deve realizar manobras de Valsalva e/ou tossir vigorosamente para se avaliar a perda objetiva de urina durante o exame. Preferencialmente, a bexiga deverá estar parcialmente repleta ou repleta. Conversar com a paciente para não se preocupar em caso de perda urinária. O exame deve ser inicialmente feito na posição ginecológica. Caso a perda urinária não ocorra, a paciente deve realizar os mesmos esforços na posição ortostática.

O teste do cotonete (Q-tip test) é realizado por meio da introdução de um cotonete estéril embebido em gel anestésico na uretra da paciente até atingir a junção uretrovesical; anota-se o ângulo do cotonete em relação à horizontal no repouso e o ângulo máximo durante o esforço. Classicamente, uma diferença superior a 30° entre o ângulo de repouso e o de esforço diagnosticava a presença de hipermobilidade uretral, o que tinha impacto no tipo de tratamento ofertado à paciente. Hoje se sabe que o valor preditivo do teste do cotonete para se determinar o mecanismo subjacente à IUE é baixo, e o teste não costuma modificar o plano terapêutico. Atualmente o teste é mais utilizado para se afastar a presença de uretra fixa em pacientes já submetidas a uma ou mais cirurgias para IU. Pacientes com uretra fixa apresentam um pior prognóstico em relação à melhora da incontinência aos esforços quando submetidas à nova cirurgia tipo Sling (Walters e Diaz, 1987).

O exame de urina tipo I e urocultura visam descartar infecção de trato urinário, que pode simular um quadro de IUE. Esses exames são também necessários quando se pretende solicitar estudo urodinâmico, que não pode ser realizado na vigência de ITU.

O estudo urodinâmico é capaz de confirmar a hipótese clínica de IUE (Figura 1); urodinamicamente, observa-se a presença de perdas urinárias em jatos durante a realização de esforços. O estudo permite quantificar a pressão necessária para que ocorra a perda urinária, conhecida como pressão de perda aos esforços (PPE). A PPE corresponde à menor pressão vesical em que ocorre perda urinária durante a urodinâmica, na ausência de hiperatividade do detrusor. O estudo urodinâmico, além de confirmar a hipótese de IUE, permite avaliar o esvaziamento vesical, descartando a presença de disfunções miccionais. Tal exame permite um diagnóstico muito mais preciso em qualquer caso de IU, mas não é essencial para o manejo. Em pacientes com queixas simples, como incontinência esporádica, somente aos grandes esforços, em que se observam hábitos miccionais potencialmente corrigíveis, uma conduta não cirúrgica pode ser a primeira opção de tratamento, sendo o estudo urodinâmico dispensável nesses casos. Casos com sintomas complexos, pouco caracterizáveis pela história clínica, ou que não melhoraram com tratamento não cirúrgico se beneficiam das informações fornecidas pelo exame. Além disso, todas as pacientes candidatas a tratamento cirúrgico também devem ser avaliadas urodinamicamente, para que a patologia seja documentada e para que disfunções miccionais preexistentes, que poderiam contraindicar a cirurgia, sejam detectadas (McGuire e Cespedes, 1996).

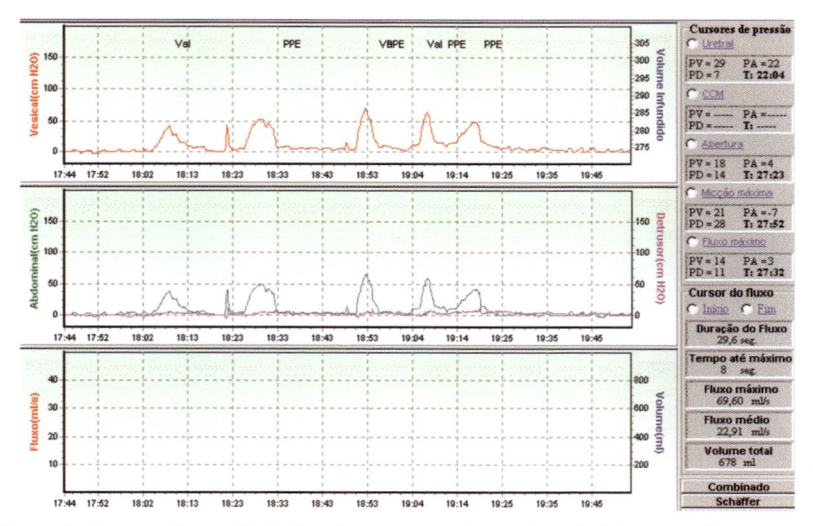

FIGURA 1. Exemplo de estudo urodinâmico demonstrando perda urinária aos esforços, com uma pressão de perda aos esforços de 29 cmH$_2$O. Visualiza-se a perda urinária concomitantemente à elevação na pressão vesical decorrente de um esforço, sinalizado pelo aumento simultâneo na pressão abdominal.

A realização do estudo urodinâmico em pacientes com queixas típicas de IUE permite o diagnóstico diferencial com outras condições de difícil distinção pela história clínica:
- incontinência de urgência desencadeada por esforços: ocorre perda urinária em decorrência de um esforço, mas o que motiva a perda não é uma disfunção no mecanismo esfincteriano e sim a ocorrência de episódios de hiperatividade detrusora em resposta a um esforço. Clinicamente, a distinção pode ser difícil, pois as perdas costumam ser quase simultâneas aos esforços. Na urodinâmica, nota-se a ocorrência de contração detrusora fásica imediatamente após um esforço, com a perda urinária simultânea a tal contração e não à elevação de pressão decorrente do esforço;

- incontinência urinária por retenção crônica de urina ou transbordamento: é a perda involuntária de urina por hiperdistensão vesical por longos períodos sem ir ao sanitário. Na urodinâmica, é evidenciado quando a paciente perde urina somente no final da cistometria. A urodinâmica costuma mostrar uma capacidade cistométrica máxima aumentada. O treinamento vesical costuma ser uma boa solução. O termo incontinência por transbordamento, apesar de ter boa correlação com a observação clínica de incontinência mediante a sobredistensão vesical, foi abandonado pelo nomenclatura padronizada pela International Continence Society/International Urogynecological Association (ICS/IUGA) (Heulen *et al.*, 2010).
- IU oculta: IUE que se manifesta após cirurgia para correção de distopia genital. Pode ser evidenciada antes de tal cirurgia por meio da realização de estudo urodinâmico com redução do prolapso pelo uso de pessário, tampão vaginal ou lâmina de espéculo. Deve ser suspeitada em pacientes com prolapso genital que referem história prévia de IU que sofreu remissão espontânea.

Classicamente, a IUE é dividida em dois subtipos básicos, correlacionados com o mecanismo fisiopatológico: a hipermobilidade uretral e a lesão esfincteriana intrínseca. No primeiro tipo, a paciente teria perdas em menores quantidades (em gotas), somente aos grandes esforços e com menor impacto sobre suas atividades, enquanto na lesão esfincteriana intrínseca, perdas mais intensas seriam observadas, relacionadas a menores esforços. Tal teoria se correlaciona com os dois mecanismos propostos para a continência uretral na mulher – o mecanismo intrínseco, determinado pela presença de musculatura estriada circunferencialmente ao redor da uretra, e o mecanismo extrínseco, dependente da presença dos ligamentos pubouretrais e da ação da musculatura do assoalho pélvico sobre a uretra. A hipermobilidade uretral surgiria com a disfunção do mecanismo extrínseco e a deficiência esfincteriana com a disfunção do mecanismo intrínseco. Urodinamicamente, a hipermobilidade uretral seria demonstrada pela realização de manobras de prensa abdominal e observação de perda urinária somente com altas pressões (superiores a 90 cmH$_2$O), enquanto o defeito esfincteriano levaria à perda urinária mediante menores esforços, com baixas pressões (inferiores a 60 cmH$_2$O) (McGuire, 1995). Esse conceito, atualmente, é muito questionado, já que a hipermobilidade do colo vesical é comumente observada em pacientes com prolapso de parede vaginal anterior, sem a presença de IUE. Da mesma maneira, o diagnóstico urodinâmico de defeito esfincteriano, popularizado por McGuire *et al.* como pressões de perdas inferiores a 60 cmH$_2$O, nunca foi validado adequadamente. Tal classificação possui algum valor prognóstico, no sentido de que pacientes com maiores perdas durante menores esforços têm pior resposta ao tratamento, mas não permite separar os casos em dois grupos distintos de modo a se oferecer tratamentos diferenciados a cada um deles (Smith *et al.*, 2012).

Tratamento clínico

Uma proporção considerável de pacientes com queixas sugestivas de IUE pode obter melhora significativa com o manejo conservador, não cirúrgico. A seleção dos casos que merecem uma abordagem conservadora depende da intensidade das queixas e, principalmente, das observações do diário miccional, que fornece informações acerca dos hábitos miccionais da paciente e da frequência e intensidade das perdas, permitindo implantação de modificações nesses hábitos com o objetivo de minimizar os episódios de perda urinária.

Independentemente da intensidade das queixas da paciente, uma série de modificações relacionadas a estilo de vida contribuem para uma redução na intensidade da IUE:

- perda de peso: a obesidade é um fator de risco independente para a ocorrência de IU (Elia *et al.*, 2001) e já se demonstrou redução de cerca de 50% nos episódios de incontinência somente com a perda de peso (Deitel *et al.*, 2012);
- parar de fumar: mulheres tabagistas têm maior risco de se tornarem incontinentes (Hannestad *et al.*, 2003) e a cessação do tabagismo contribui para a redução nos episódios de incontinência;
- evitar esforços crônicos: tratamento da constipação intestinal, de patologias respiratórias que cursem com tosse crônica e evitar esforços excessivos, como exercícios físicos com muita carga;

- treinamento vesical/reeducação miccional: deve-se observar qual o intervalo médio entre as micções e o volume urinado após os episódios de perda, tentando-se identificar um limiar de volume a partir do qual as perdas aos esforços começam a ocorrer. O objetivo é instruir a paciente a evitar que sua bexiga se encha além daquele volume, minimizando as perdas. Isso é possível reduzindo-se o intervalo entre as micções. De forma geral, esse intervalo não deve ultrapassar 2 horas (Berghmans et al., 2000). O preenchimento de diários miccionais nesse período de treinamento pode aumentar a aderência da paciente;
- treinamento da musculatura do assoalho pélvico (TMAP): é uma estratégia eficaz e de baixo risco, devendo ser considerada nas mulheres com incontinência leve a moderada que optarem por tentar tratamento conservador. Para ser eficaz, o TMAP depende de motivação e aderência da paciente, que deve ser orientada que os resultados não são evidentes imediatamente e que a melhora é gradual. Envolve a realização de exercícios de contração dos músculos do assoalho pélvico em séries que devem ser repetidas três a quatro vezes ao dia. Utilizam-se contrações tônicas (prolongadas) e fásicas (rápidas e mais intensas) (Weatherall, 1999). O uso de cones vaginais com pesos progressivamente maiores pode ser associado. Eletroestimulação com frequências mais altas (35 - 40Hz) também pode ser utilizada. O objetivo dessas técnicas é propiciar hipertrofia da musculatura do assoalho pélvico e treinar o recrutamento rápido de tais músculos antes de eventos de estresse (por exemplo tossir ou pular) (Miller et al., 1998). É importante que o programa seja precedido de avaliação digital da força muscular do assoalho pélvico e que as contrações sejam inicialmente feitas sob orientação do profissional, de modo a assegurar que a paciente esteja recrutando os grupos musculares corretos. Em pacientes incapazes de realizar contrações adequadas do assoalho pélvico, exercícios realizados sob *biofeedback* podem ser usados inicialmente para treinamento.

Tratamento cirúrgico

Classicamente a IUE por hipermobilidade uretral era tratada com as cirurgias de colpossuspensão retropúbica, sendo as mais conhecidas as técnicas de Burch e Marshall-Marchetti-Krantz. Destas, atualmente a técnica que ainda é utilizada é a de Burch, que suspende as paredes vaginais ao ligamento ileopectíneo, ou ligamento de Cooper, bilateralmente, trazendo consigo a uretra e corrigindo a hipermobilidade do colo vesical. Tal procedimento apresenta excelentes resultados em pacientes com IUE e pressões de perdas mais elevadas, em que não há grande comprometimento do mecanismo esfincteriano intrínseco, observando-se cura objetiva em cerca de 85% dos casos (Jarvis, 1994). Como é geralmente realizada por meio de uma incisão tipo Pfannenstiel ou Cherney, tem a desvantagem de ser mais invasiva e carregar maior risco de complicações relacionadas à incisão abdominal. Estima-se, também, um risco de cerca de 10 a 25% de retenção urinária no primeiro mês de pós-operatório (Colombo et al., 2000). O uso de técnica laparoscópica parece minimizar as complicações associadas à técnica convencional.

Casos de deficiência esfincteriana intrínseca, com pressões de perda reduzidas (menores que 60 cmH$_2$O), eram classicamente tratados com cirurgias de suporte uretral com faixas ("*slings*") de tecido autólogo. Mais comumente, utiliza-se a fáscia do reto abdominal, ressecando-se um segmento de cerca de 10 x 3 cm da aponeurose após incisão tipo Pfannenstiel. Passa-se, então, para a via vaginal e realiza-se dissecção parauretral, através da qual a faixa extraída da paciente é passada, situando-se abaixo do colo vesical, sem tensão. Para a passagem da faixa, pode-se utilizar uma série de instrumentos, como agulhas de Stamey ou Pereyra. É necessária a realização de cistoscopia ao final do procedimento para descartar eventual lesão vesical inadvertida.

Desde a década de 1990, os *slings* sintéticos vêm se popularizando como tratamento cirúrgico único para casos de IUE, com altas ou baixas pressões de perda aos esforços. São procedimentos minimamente invasivos, que foram introduzidos com a proposta de minimizar a morbidade cirúrgica, mantendo a eficácia do tratamento. Envolvem uma abordagem exclusivamente vaginal, com dissecção parauretral mínima e passagem de uma faixa de tela sintética, que fica situada sob a uretra média, sem nenhuma tensão. A tela acaba sendo preenchida por tecido conjuntivo, resultando em fibrose suburetral, que restabelece o mecanismo normal de continência (Ulmsten et al., 1994).

Ensaios clínicos demonstram uma elevada eficácia dos *slings* sintéticos de uretra média no tratamento da IUE, com cura objetiva de até 82% em 5 anos (Rezapour e Ulmsren, 2001). Além disso, ensaios comparativos entre *slings* sintéticos e cirurgias colpossuspensão demonstram leve superioridade dos *slings* sintéticos em manter taxas de curas após 24 meses (Paraiso et al., 2004).

Os *slings* sintéticos podem ser implantados por meio das técnicas retropúbica, transobturatória ou exclusivamente vaginal (mini-*sling*). A primeira técnica descrita foi a retropúbica, que envolve a passagem de agulhas através do espaço de Retzius, ou retropúbico, de forma cega. Pode-se passar as agulhas a partir do abdome, saindo em região parauretral (de cima para baixo), ou da região parauretral, saindo na parede abdominal (de baixo para cima). Como as agulhas passam junto da bexiga e através da parede abdominal de forma cega, há potencial considerável para perfuração vesical e lesão de outras estruturas abdominais, como alças intestinais ou vasos pélvicos. É necessária a realização de cistoscopia durante o procedimento, para descartar lesão vesical inadvertida. Com o objetivo de se minimizar a morbidade cirúrgica é que surgiu a técnica transobturatória, que evita a passagem das agulhas pelo espaço Retzius, reduzindo o risco de lesão vesical e de estruturas pélvicas. Envolve a passagem de agulhas helicoidais, também de forma cega, através dos forames obturatórios. Pode-se usar uma técnica *out-in*, em que a agulha penetra na região inguinal e sai em posição parauretral, ou *in-out*, em que a agulha é passada a partir da região parauretral dissecada, saindo na região inguinal. Não há necessidade de se realizar cistoscopia de rotina após o uso da técnica transobturatória (de Leval, 2003), já que a passagem das agulhas não ocorre junto das paredes vesicais. Ainda assim, o risco de lesão uretral existe, e alguns autores recomendam o uso rotineiro da cistoscopia (Shepherd et al., 2012). Apesar de reduzir os riscos de lesão vesical e visceral, o *sling* transobturatório introduz riscos específicos de dor inguinal, que é a mais frequente das complicações específicas, e lesão de vasos e nervos pudendos. O mini-*sling* sintético, o mais recentemente introduzido, veio para eliminar a passagem cega de agulhas, sendo posicionado abaixo da uretra média e fixado diretamente no músculo obturador interno, sem perfurar a membrana obturatória. Tem a grande desvantagem de apresentar um ajuste de tensão mais difícil que nas outras técnicas, propiciando maior risco de implante do *sling* sob tensão.

Ensaios comparando taxas de curas entre as diferentes técnicas demonstram superioridade da técnica retropúbica, apesar de a mesma possuir maior potencial de complicações (El-Hefnawy et al., 2010). Não há consenso sobre critérios para se utilizar uma ou outra técnica, mas o que se observa em alguns serviços é o uso preferencial da técnica transobturatória, ficando a técnica retropúbica reservada para casos de recidiva ou para o tratamento de casos com pressões de perda muito reduzidas.

Independentemente da técnica utilizada, há riscos de complicações relacionadas ao material sintético – extrusão da tela através da mucosa vaginal, erosão e perfuração uretral ou vesical, infecção e formação de abscesso local. Além disso, todas as técnicas carregam o risco de disfunção miccional e retenção urinária. Tal risco é supostamente maior com o uso da técnica retropúbica, mas dois ensaios comparando diretamente a técnica retropúbica com a transobturatória em relação à taxa de retenção urinária pós operatória não encontraram diferenças significativas (de Tayrac et al., 2004; Mansoor et al., 2003).

Casos que cursam com retenção urinária no pós-operatório merecem atenção especial. Tradicionalmente, após o uso de *slings* autólogos ou colpossuspensões, costumava-se aguardar até 3 meses para definir se a disfunção miccional necessitava de abordagem cirúrgica ou era autolimitada. Com o uso de material sintético e com a fibrose induzida por ele, esse período de três meses parece ser excessivamente longo. Alguns autores reabordaram pacientes após 7 dias de disfunção (Stewart et al., 2003). Nesse período, intervenções sobre a própria tela, tais como tração e ajuste da tensão ou simplesmente secção da faixa, podem ser exitosas. Apesar de não haver um consenso, retenção urinária por mais de 4 semanas pode exigir a realização de uretrólise clássica para sua resolução, com risco de recorrência da incontinência (Tubaro, 2004). Um resumo com as principais características de cada *sling* é encontrado na Tabela 4.

Tabela 4
Principais características das três técnicas mais utilizadas de *sling* sintético.

	Vantagens	Limitações	Cistoscopia	Riscos específicos
Retropúbico	Taxas de cura possivelmente superiores	Maior número de complicações	Sim	Lesão intestinal, osteíte púbica, lesão de vasos ilíacos
Transobturatório	Menor número de complicações	Menor eficácia com baixas pressões de perda	Não	Dor inguinal (neuropática), lesão de feixe vasculonervoso obturatório
Mini-*sling*	Sem passagem cega das agulhas, anestesia local	Evidência ainda escassa, ajuste de tensão é mais difícil	Não	Ainda indeterminados

Síndrome da bexiga hiperativa

Definição

Seguindo a nomenclatura recomendada pela ICS, bexiga hiperativa é o termo que define um complexo sintomático composto pela presença de urgência miccional, com ou sem urgeincontinência, comumente acompanhada de frequência miccional aumentada e noctúria, na ausência de ITU ou outra patologia associada (Haylen *et al.*, 2010). É definida clinicamente, sem a necessidade de exames complementares. Sendo assim, uma paciente apresentando a queixa de urgência miccional pode ser definida como portadora de bexiga hiperativa, sem necessidade de exames complementares para essa definição.

Epidemiologia

A epidemiologia da SBH não é bem conhecida, em parte devido ao grande número de indivíduos que não procuram assistência médica, mas também devido à grande variabilidade de definições usadas por diferentes autores para caracterizar um quadro de bexiga hiperativa. Nomenclaturas relacionadas a queixas de urgência e de perda urinária relacionada à urgência foram modificadas ao longo do tempo, e a definição ampla utilizada atualmente pela ICS é recente. Um ensaio que coletou informações via telefone nos Estados Unidos (Programa NOBLE) chegou à prevalência de 16,9% de mulheres afetadas por SBH em todas as idades, em comparação com 16% entre homens, contrariando a frequente noção de que a síndrome é mais comum entre mulheres. Observou-se um aumento na prevalência com a idade, variando de 2 a 19% (Stewart *et al.*, 2003). Como discutido anteriormente, sintomas urinários relacionados à urgência são os predominantes entre as mulheres mais idosas (Kinchen *et al.*, 2002).

Comumente, são utilizados os termos bexiga hiperativa *úmida* e *seca*, referindo-se à presença urgeincontinência no primeiro caso, ou de urgência isoladamente, sem incontinência, no segundo caso. Cerca de dois terços das pacientes apresentam a forma *seca*, ou seja, têm urgência e frequência, sem perda urinária, enquanto um terço apresenta perdas urinárias associadas (Tubaro, 2004).

Fisiopatologia

A fisiopatologia da SBH não é bem conhecida, mas diversos possíveis mecanismos são aventados, tratando-se de um processo provavelmente multifatorial. A maioria das mulheres sintomáticas (cerca de 90%) não apresenta uma causa identificável para seus sintomas, sendo tais quadros denominados hiperatividade detrusora idiopática. Por outro lado, diversas condições podem estar associadas a contrações involuntárias do músculo detrusor e à SBH, especialmente patologias do sistema nervoso. Uma discussão detalhada da neurofisiologia da micção e dos diversos mecanismos neurais envolvidos nas diferentes patologias associadas à SBH está além do escopo deste capítulo, porém alguns pontos importantes merecem ser discutidos. Doenças neurológicas comumente apresentam manifestações relacionadas à urgência miccional, frequência urinária aumentada e à urgeincontinência. A localização de tais lesões ou processos patológicos no sistema nervoso é capaz de predizer as manifestações esperadas no trato urinário. Doenças que afetem o cérebro e estruturas acima da ponte, tais como acidente vascular cerebral, doença de Parkinson, tumores cerebrais e demência, costumam cursar com manifestações de urgência miccional e urgeincontinência, com preservação da sinergia no reflexo miccional, ou seja, ocorre contração detrusora involuntária, mas ela é sincrônica com o apropriado relaxamento das fibras musculares uretrais e do assoalho pélvico, havendo jato urinário desobstruído. Lesões medulares infrapontinas e suprassacrais, tais como tumores medulares, trauma medular e mielite transversa, cursam com hiperatividade do detrusor de forma incoordenada com o relaxamento do esfíncter uretral, levando a um quadro denominado dissinergia detrusor-esfíncter externo, em que as contrações detrusoras involuntárias ocorrem contra um esfíncter uretral fechado, levando a grandes elevações na pressão vesical, as quais podem desencadear dilatação e disfunção do trato urinário superior. Lesões medulares sacrais levam à perda da inervação parassimpática vesical, com resultante arreflexia vesical e retenção urinária, não havendo hiperatividade detrusora resultante (Raz e Rodriguez, 2008). A Tabela 5 apresenta, de forma simplificada, a correlação entre as diversas lesões neurológicas e as manifestações no trato urinário.

Tabela 5
Correlação entre sintomas relacionados ao trato urinário.

Lesão cerebral (suprapontina)	Urgência, incontinência de urgência, sinergismo preservado entre detrusor e esfíncter	Acidente vascular cerebral, Parkinson, tumores cerebrais, demência
Lesão medular suprassacral	Urgência, incontinência de urgência, dissinergia detrusor-esfíncter	Trauma medular; compressão medular (tumores, hérnia discal); mielite transversa
Lesão sacral e periférica	Arreflexia vesical, retenção urinária, com ou sem comprometimento esfincteriano associado	Trauma medular sacral, *diabetes mellitus*, cirurgias pélvicas radicais (por exemplo: Wertheim-Meigs)

Nas pacientes com quadro clínico compatível com SBH e sem história sugestiva de patologias ou lesões neurológicas, os mecanismos fisiopatológicos envolvidos provavelmente são múltiplos, sendo os mais comumente sugeridos:

- alterações no músculo detrusor: inúmeras alterações nas características do detrusor de mulheres com SBH foram observadas. Postula-se a existência de células com atividade autonômica (marca-passo) entre as células musculares lisas do detrusor. Um aumento na atividade intrínseca dessas células explicaria a hiperatividade detrusora (Shafik *et al.*, 2004). Um maior acoplamento elétrico entre as células musculares também já foi observado (aumento de *gap junctions*). Hipertrofia celular no detrusor é um achado comum, principalmente em pacientes com obstrução infravesical associada, e pode coexistir com alterações isquêmicas e com aumento da sensibilidade celular ao estímulo colinérgico (hipersensibilidade a muscarínicos) (Sibley, 1987);
- alterações do urotélio: o urotélio e tecidos suburoteliais contêm receptores e neurotransmissores que participam da modulação da atividade de enchimento e esvaziamento vesical, além de transmitirem sinais relacionados à sensibilidade vesical. Aumento na sensibilidade urotelial poderia levar a sintomas relacionados à urgência, além de desencadear reflexos miccionais exacerbados em resposta a estímulos diversos, como pH urinário reduzido ou aumento na concentração da urina (Sun *et al.*, 2001);
- neuroplasticidade: situações patológicas, como um quadro de ITU, podem desencadear alterações neurofarmacológicas vesicais que funcionam como um mecanismo de defesa, com o objetivo de reduzir o limiar desencadeante do reflexo miccional e evacuar mais rapidamente

a urina com conteúdo patológico. Essas modificações, porém, podem persistir por longos períodos após o término da patologia em alguns indivíduos. Outra alteração bem conhecida é o aumento da densidade e participação das fibras desmielinizadas tipo C no reflexo miccional. Tais fibras permanecem inativas num estado normal, mas se ativam e reduzem o limiar do reflexo miccional em indivíduos com lesões medulares (de Groat, 1997).

A multiplicidade de mecanismos envolvidos na gênese da SBH explica a heterogeneidade observada na resposta ao tratamento farmacológico, com muitas pacientes apresentando importante melhora, enquanto outras têm uma resposta pobre. É provável que diferentes mecanismos exijam diferentes alvos terapêuticos e que uma única modalidade de tratamento não seja eficaz em todas as situações.

Diagnóstico

É essencialmente clínico. Os aspectos da anamnese geral e os questionamentos específicos que devem ser feitos à paciente são os mesmos citados na avaliação clínica da IUE (Quadro 1). É importante questionar a presença de urgência miccional, já que esse é o sintoma característico da SBH, lembrando que mais da metade das pacientes apresentam urgência sem perda urinária associada. A urgência se caracteriza por uma vontade súbita, anormalmente intensa, inadiável de urinar, que obriga a paciente a abandonar o que estiver fazendo imediatamente para dirigir-se ao banheiro. É útil questionar a paciente se, quando ela tem vontade de urinar, é capaz de conter-se por pelo menos cinco minutos. Deve-se, ainda, tentar caracterizar os episódios de perda urinária, para verificar se são provavelmente relacionados à urgência ou não. Uma paciente com incontinência relacionada à urgência comumente vai queixar-se de não ter tempo de chegar ao banheiro, ou de já ter começado a urinar antes de estar preparada, no vaso sanitário. As perdas costumam ser em grandes quantidades ("começa a urinar e não para mais"), com possível esvaziamento de todo o conteúdo vesical, em contraste com as perdas em jatos que ocorrem na incontinência de esforço.

A frequência miccional diurna também deve ser questionada, caso não seja objeto de queixa da paciente. Consideram-se normais de quatro a sete micções durante o período em que a paciente estiver acordada, apesar de haver uma variabilidade populacional, e de frequência superior a sete poder ser considerada normal (Larsson *et al.*, 1991). Denomina-se noctúria o número de vezes que o indivíduo acorda durante a noite para urinar (não inclui os episódios de micção noturna em que o indivíduo ainda não estava dormindo, nem a primeira micção da manhã). Considera-se normal, de forma geral, até um episódio de noctúria para mulheres de até 70 anos, sendo uma frequência mais intensa geralmente incômoda e não considerada normal.

É de extrema importância a caracterização da fase de esvaziamento da paciente, ou seja, as características de sua micção. A presença de sintomas que sugiram disfunção miccional, tais como hesitação para iniciar a micção, jato urinário intermitente, necessidade de esforço ou manobras para completar a micção ou sensação de esvaziamento incompleto, deve chamar a atenção para a possibilidade de obstrução infravesical. A presença de obstrução pode, inclusive, ser preexistente e desencadeante dos sintomas de urgência miccional.

Deve-se sempre questionar a paciente acerca de história de hematúria, que, associada a sintomas urinários irritativos, pode ser sugestiva de neoplasia urotelial.

Antecedentes clínicos e cirúrgicos devem ser obtidos, com especial ênfase para a história de doenças ou traumatismo envolvendo o sistema nervoso. Cirurgias prévias no trato genital ou urinário devem ser observadas, atentando para a possibilidade de obstrução infravesical iatrogênica ou para a presença de corpos estranhos no lúmen vesical ou uretral (tais como suturas na bexiga após uma colpossuspensão prévia ou tela sintética na bexiga ou uretra, após um *sling* ou correção de prolapso genital). O uso de medicações, especialmente diuréticos, e os hábitos de ingesta hídrica devem ser detalhados, pois podem induzir quadros de frequência miccional aumentada ou noctúria.

O preenchimento do diário miccional é especialmente útil nas pacientes com quadro de SBH, pois permite uma melhor caracterização das queixas e é um instrumento valioso na reeducação miccional, que é um aspecto essencial do tratamento, como será discutido adiante.

O exame físico deve atentar para trofismo da mucosa genital, já que a atrofia urogenital é um conhecido fator associado a sintomas urinários irritativos. A presença de distopia genital também deve ser avaliada e o prolapso estadiado, lembrando que o prolapso genital, além de causar desconforto específico, pode estar associado a obstrução infravesical, esvaziamento vesical incompleto, sintomas irritativos e ITU de repetição. Uma avaliação neurológica sumária deve ser realizada. Começa-se avaliando a força muscular do assoalho pélvico, que pode ser graduada subjetivamente em fraca, média ou forte, ou então se pode utilizar uma escala validada. A integridade dos níveis medulares sacrais pode ser avaliada solicitando-se à paciente que realize extensão e flexão do tornozelo e do hálux. Presença do reflexo bulbocavernoso (compressão do clitóris precipita contração do esfíncter anal externo) e do reflexo anocutâneo (estímulo da pele perianal precipita contração do esfíncter anal externo) também sugere integridade dos níveis sacrais.

Exames laboratoriais

Deve-se solicitar urina tipo I e urocultura com antibiograma para afastar infecção urinária. Na suspeita de *diabetes mellitus*, uma glicemia de jejum deve ser solicitada.

Avaliação urodinâmica

A avaliação funcional do trato urinário inferior deve ser indicada quando houver doença neurológica, resíduo pós-miccional elevado ou sintomas sugestivos de disfunção miccional, cirurgia prévia sobre o trato urinário inferior e na falha de tratamento clínico da bexiga hiperativa. Pode identificar alterações no fluxo, na complacência vesical e na contratilidade detrusora.

O achado característico da SBH é a presença de hiperatividade detrusora durante a cistometria, que consiste na elevação da pressão detrusora de forma fásica durante o enchimento vesical, ou seja, observa-se uma elevação seguida de uma queda na pressão detrusora a valores próximos daqueles que precederam a contração. De forma geral, a hiperatividade detrusora é acompanhada de uma vontade intensa de urinar referida pela paciente durante o exame. Pode ou não estar associada à perda urinária. Previamente, considerava-se que deveria haver uma elevação de no mínimo 15 cmH_2O na pressão detrusora para se considerar um episódio de hiperatividade, mas a nomenclatura atual considera hiperatividade detrusora qualquer elevação da pressão detrusora durante o enchimento vesical (Haylen *et al.*, 2010). Pequenas elevações, no entanto (inferiores a 5cmH_2O), devem ser cuidadosamente interpretadas, levando-se em consideração, por exemplo, a presença simultânea de sensação de urgência referida pela paciente. Em pacientes com quadro clínico sugestivo, podem ser necessárias manobras provocativas durante o enchimento vesical para desencadear episódios de hiperatividade detrusora, tais como enchimento vesical rápido, abrir uma torneira e deixar a água correndo ou solicitar que a paciente tussa (hiperatividade desencadeada por esforços). Cerca de um quarto das pacientes com SBH não apresentam hiperatividade detrusora à urodinâmica (McGuire, 1995). A Figura 2 mostra um exemplo de Estudo Urodinâmico em que se evidencia um episódio duradouro de hiperatividade detrusora.

Tratamento

O tratamento clínico é o de eleição, e divide-se em terapia comportamental, reabilitação do assoalho pélvico e medicamentoso. De forma geral, a resposta ao tratamento é gradual e uma abordagem multidisciplinar é necessária para uma boa resposta. Não é necessário diagnóstico urodinâmico de presença de hiperatividade detrusora para se instituir o tratamento.

Terapia comportamental e reabilitação do assoalho pélvico

Inclui mudanças de hábitos alimentares, como evitar bebidas alcoólicas, gaseificadas ou com cafeína, além de evitar bebidas e alimentos que acidifiquem a urina, tais como sucos cítricos. Restrição hídrica à noite, especialmente nas pacientes com queixa de noctúria. Evitar sedentarismo, obesidade e tabagismo, além de tratamento da constipação intestinal.

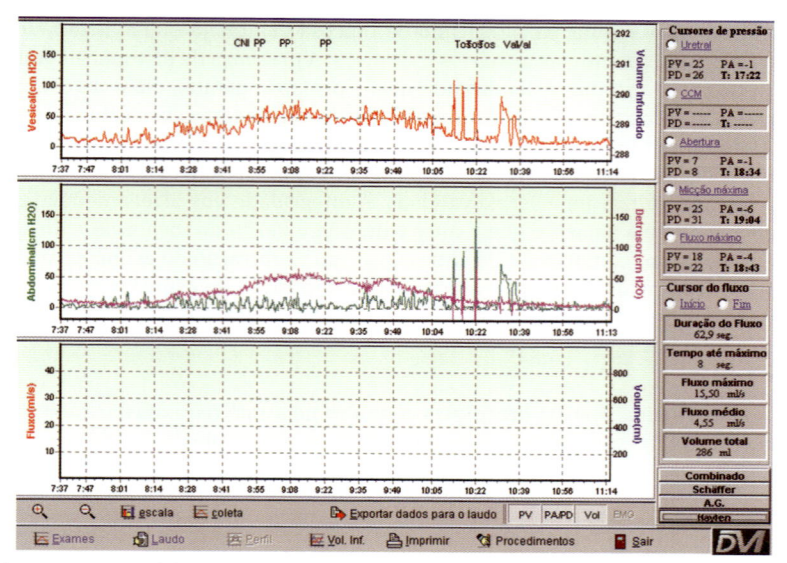

FIGURA 2. Observa-se episódio de hiperatividade detrusora durante a cistometria. A pressão vesical (em alaranjado) se eleva gradualmente, sem que a pressão abdominal (em verde) se altere, o que denota a presença de elevação na pressão detrusora (em rosa).

O treinamento vesical é essencial para uma boa resposta ao tratamento. Consiste em micções programadas, com intervalos fixos entre elas. Deve-se, inicialmente, identificar o intervalo médio entre as micções da paciente, por meio do diário miccional. Um intervalo inferior ao atual, então, deve ser combinado, e a paciente deve ir ao banheiro urinar a cada intervalo, mesmo se não tiver vontade naquele momento. Durante a avaliação, ela deve ser instruída a realizar contrações adequadas da musculatura do assoalho pélvico, que devem ser confirmadas durante exame físico pelo examinador. No intervalo entre as micções, a paciente deve realizar as contrações do assoalho pélvico assim que perceber que um episódio de urgência irá ocorrer. Isso desencadeia a ativação do reflexo inibitório períneo-detrusor, capaz de abolir um episódio de hiperatividade detrusora e manter a paciente continente. Quando a paciente estiver conseguindo manter-se continente ao longo de todo o intervalo, usando as contrações perineais para tentar abolir episódios de urgência, o intervalo entre as micções deve ser aumentado. Não existe consenso sobre qual intervalo utilizar inicialmente e em quanto ele deve ser aumentado, mas comumente são usados incrementos de 15 a 30 minutos, até que a paciente esteja conseguindo ficar cerca de 2 horas sem urinar (Berghmans et al., 2000; Mahony et al., 1980).

A eletroestimulação é um importante adjunto ao tratamento e visa inibir o reflexo miccional. Existem diversas modalidades, incluindo o uso de eletrodos vaginais, estímulo elétrico transcutâneo do segmento S3 (músculos da coxa) e estímulo do nervo tibial posterior, comumente realizado com eletrodo em agulha. Em todas as modalidades, o objetivo é desencadear uma inibição reflexa da contração detrusora. Ao contrário da eletroestimulação com objetivo de induzir hipertrofia muscular, a eletroestimulação na SBH utiliza baixas frequências, de 5 a 20 Hz. Os resultados observados são bons, com melhora parcial a total em cerca de 70% das pacientes, em múltiplos ensaios realizados. Para que a eletroestimulação possa ser aplicada, é necessário que o reflexo miccional esteja íntegro. Logo, pacientes com neuropatias ou lesões neurológicas não são candidatas ao tratamento (Eiksen e Eik-Nes, 1989; Bent et al., 1993).

Tratamento medicamentoso

Os agentes farmacológicos mais comumente utilizados são os anticolinérgicos, que atuam nos receptores muscarínicos inibindo a contração detrusora. Cinco receptores muscarínicos são bem conhecidos (M1 a M5), sendo que na bexiga são encontrados os subtipos M2 e M3, sendo o último o mais importante no estímulo da contratilidade detrusora. Outros tecidos em que se encontram receptores muscarínicos são glândulas salivares, lacrimais e sudoríparas, além dos sistemas digestivo, cardiovascular e nervoso. Agentes anticolinérgicos inespecíficos têm a desvantagem de atuarem em diversos órgãos além da bexiga, desencadeando efeitos adversos, tais como boca seca, obstipação intestinal e confusão mental.

Os principais anticolinérgicos utilizados na prática clínica são:

- oxibutinina: tem ação nos receptores M1, M3 e M4, com propriedades também anestésicas e antiespasmódicas. Principal efeito colateral é boca seca, graças à sua grande afinidade pela glândula parótida, superior à afinidade vesical. Outros efeitos colaterais observados são constipação intestinal, turvação visual e sonolência. É utilizado em doses de 10 a 15 mg por dia, devendo-se iniciar com doses mais baixas e realizar incrementos graduais, conforme a tolerância. O uso de doses mais elevadas, de até 30 mg/dia, já foi documentado em situações específicas, como hiperatividade detrusora neurogênica (Bennet et al., 2004). Apresentações de liberação lenta estão disponíveis, como objetivo de minimizar os efeitos colaterais;
- tolterodina: tem ação antimuscarínica, sem especificidade para nenhum dos subtipos de receptores, mas com alguma seletividade para o tecido vesical. Ensaios estimam que a afinidade da tolterodina pela glândula parótida seja até 8 vezes inferior à da oxibutinina (Nilverbrant et al., 1994). Estão disponíveis apresentações de liberação imediata de 2 mg, geralmente usadas duas vezes ao dia, e de liberação lenta, de 2 mg e de 4 mg, usadas uma vez ao dia;
- darifenacina: apresenta elevada seletividade pelos receptores M3. Efeitos sobre o sistema nervoso central são semelhantes a placebo, sendo bastante úteis em idosos (Haab et al., 2004). É utilizada em doses de 7,5 mg a 15 mg diários, uma vez ao dia;
- solifenacina: outro antimuscarínico seletivo para receptores M3, com boa eficácia em estudos clínicos comparativos com a tolterodina (Chapple et al., 2004). Utilizado em doses de 5 mg a 10 mg, uma vez ao dia.

Ensaios clínicos comparando os diferentes agentes anticolinérgicos não demonstram resultados homogêneos. Eles mostram, consistentemente, resultados superiores ao placebo, mas, quando comparados entre si, ensaios demonstram resultados variáveis. Observa-se, de forma geral, que as formas de liberação prolongada de oxibutinina e tolterodina demonstram maior tolerabilidade devido a uma menor incidência de efeitos colaterais, e que os fármacos específicos, darifenacina e solifenacina, apresentam incidência reduzida de efeitos colaterais.

Antidepressivos tricíclicos são agentes há muito utilizados no manejo da IU, dos sintomas de urgência e em quadros de enurese noturna em crianças. Os tricíclicos têm um mecanismo de ação complexo, com ação sobre múltiplos receptores, incluindo receptores colinérgicos, sobre os quais têm ação inibitória, e α-adrenérgicos, os quais estimulam. Consequentemente, apresenta uma ação de relaxamento do detrusor e aumento do tônus esfincteriano uretral, contribuindo para a continência e reduzindo os episódios de urgência. A droga mais comumente usada é a Imipramina, em doses que se iniciam em 25 mg, mas podem ser aumentadas a cada 3 dias até que haja melhora sintomática ou se atinja a dose de 150 mg (Castleden et al., 1981).

Toxina botulínica do tipo A: produz um bloqueio neuromuscular às custas da inibição da liberação de acetilcolina na placa motora. É utilizada por injeção cistoscópica direta no detrusor. Produz bloqueio da contratilidade detrusora por cerca de 6 meses. Foi mais estudada no tratamento da hiperatividade detrusora neurogênica, mas ensaios avaliando seu uso na SBH idiopática já foram conduzidos, com bom resultado. Deve ser reservado para casos refratários ao tratamento clínico. São utilizadas 200 a 300 unidades da toxina, injetada diretamente no detrusor, geralmente em 30 pontos diferentes, poupando-se o trígono vesical. Os resultados publicados são encorajadores, mas há necessidade de nova aplicação após cerca de 6 meses para manutenção da melhora. As complicações mais comuns relacionadas ao seu uso são hipotonia do detrusor, com retenção urinária (Reitz et al., 2004; Rapp et al., 2004).

Incontinência urinária mista

Cerca de um terço das pacientes com IU podem apresentar IUE e SBH simultaneamente, um quadro conhecido como IUM. A sintomatologia mistura características dos dois tipos de IU, e frequentemente a avaliação clínica torna-se difícil ou confusa, demandando o uso de métodos complementares, como o estudo urodinâmico.

Em pacientes com incontinência de esforço grave, com baixas pressões de perda, urgência e urgeincontinência, podem surgir de forma secundária, pois a urina ganha acesso facilmente à uretra proximal, o que pode desencadear o reflexo miccional em algumas pacientes. Nesses indivíduos, o tratamento da IUE costuma melhorar a urgeincontinência associada. Em outras pacientes, os mecanismos fisiopatológicos coexistem, e não é infrequente que pacientes com incontinência mista necessitem de múltiplas modalidades de tratamento, o que pode incluir tratamento cirúrgico e não cirúrgico por período indeterminado (Karram e Bhatia, 1989). Em nosso Setor, temos o hábito de iniciar o tratamento pela hiperatividade do detrusor, e a droga de escolha é a imipramina, reavaliando-se clinicamente a paciente depois do início do tratamento.

Referências

Bennett N, et al. Can higher doses of oxybutynin improve efficacy in neurogenic bladder? J Urol. 2004;171:749.

Bent AE, et al. Transvaginal electrical stimulation in the treatment of genuine stress incontinence and detrusor instability. Int Gynecol J. 1993;4:9-13.

Berghmans LC, et al. Conservative treatment of urge urinary incontinence in women: a systematic review of randomized clinical trials. BJU Int. 2000;85(3):254-63.

Castleden CM, et al. Imipramine: A possible alternative to current therapy for urinary incontinence in elderly. J Urol. 1981;125:218.

Chapple CR, Techberger T, Al-Shukri S, et al. Randomized, doubleblind, placebo- and tolterodine-controlled trial of the once-daily antimuscarinic agent solifenacin in patients with symptomatic overactive bladder. BJU Int. 2004;93:303.

Corcos J, et al. Quality of life assessment in men and women with urinary incontinence. J Urol. 2002;168:896-905.

Colombo M, et al. Randomised comparison of Burch colposuspension versus anterior colporrhaphy in women with stress urinary incontinence and anterior vaginal wall prolapse. BJOG. 2000;107:544-51.

Deitel M, et al. Gynecologic–obstetric changes after loss of massive excess weight following bariatric surgery. J Am Coll Nutr. 1988;7(2):147-53.

de Groat WC. A neurologic basis for the overactive bladder. Urology. 1997;50(6A Suppl):36-52.

Elia G et al. Body mass index and urinary symptoms in women. Int Urogynecol J. 2001;12:366-9.

El-Hefnawy AS, et al. TOT for treatment of stress urinary incontinence: how should we assess its equivalence with TVT? Int Urogynecol J. 2010;21(8):947-53.

Eriksen BC, Eik-Nes SH. Long-term electrostimulation of the pelvic floor: Primary therapy in female stress incontinence. Urol Int. 1989;44:90-5.

Fantl JA, et al. The Continence Program for Women Research Group. Efficacy of estrogen supplementation in the treatment of urinary incontinence. Obstet Gynecol. 1996;88:745-9.

Faúndes A, et al. The risk of urinary incontinence of parous women who delivered only by cesarean section. Int J Gynecol Obstet. 2001;72:41-6.

Fultz NH, et al. Burden of stress urinary incontinence for community-dwelling women. Am J Obstet Gynecol. 2003;189:1275-82.

Grady D, et al. Postmenopausal hormones and incontinence: the Heart and Estrogen/Progestin Replacement Study. Obstet Gynecol. 2001;97:116-20.

Groutz A, et al. Noninvasive outcome measures of urinary incontinence and lower urinary tract symptoms: a multicenter study of micturition diary and pad test. J Urol. 2000;164:698.

Haab F, et al. Darifenacin, an M3 selective receptor antagonist, is an effective and well-tolerated once-daily treatment for overactive bladder. Eur Urol. 2004;45:420.

Hannestad YS, et al. Are smoking and other lifestyle factors associated with female urinary incontinence? The Norwegian EPINCONT Study. Br J Obstet Gynaecol. 2003;110:247.

Haylen BT, et al. An International Urogynecological Association (IUGA)/International Continence Society (ICS) joint report on the terminology for female pelvic floor dysfunction. Int Urogynecol J. 2010;21(1):5-26.

Jarvis GJ. Surgery for genuine stress incontinence. Br J Obstet Gynaecol. 1994;101:371-4.

Karram MM, Walters MD Urogynecology and reconstructive pelvic surgery. 3rd ed. Philadelphia: Mosby Elsevier; 2007.

Karram MM, Bhatia NN. Management of coexistent stress and urge urinary incontinence. Obstet Gynecol. 1989;73:4.

Kinchen K, et al. Prevalence and frequency of stress urinary incontinence among community- dwelling women. Eur Urol. 2002;40(Suppl 1):85

Larsson G, et al. The frequency/volume chart in detrusor instability. Neurourol Urodyn. 1991;10:533-43.

de Leval J. Novel surgical technique for the treatment of female stress urinary incontinence: transobturator vaginal tape inside-out. Eur Urol. 2003; 44(6):724-30.

Luber KM, et al. The demographics of pelvic floor disorders: current observations and future projections. Am J Obstet Gynecol. 2001;184:1496-501.

Mahony DT, et al. Incontinence of urine due to instability of micturition reflexes: Part I. Detrusor reflex instability. Urology. 1980;15:229-39.

Mansoor A, et al. Surgery of female urinary incontinence using trans-obturator tape (TOT): a prospective randomised comparative study with TVT. Neurourol Urodyn. 2003;22:526.

McGuire EJ, Cespedes RD. Proper diagnosis: a must before surgery for stress incontinence. J Endourol. 1996; 10(3):201-5.

McGuire EJ. Urodynamic evaluation of stress incontinence. Urol Clin North Am. 1995;22(3):551-5.

Miller JM, et al. A pelvic muscle pre-contraction can reduce cough related urine loss in selected women with mild SUI. JAGS. 1998;46:870-4.

Nilvebrant L, et al. The in vitro pharmacological profile of tolterodine: A new agent for the treatment of urinary urge incontinence. Neurourol Urodyn. 1994;13:433.

Nygaard I, et al. Prevalence of symptomatic pelvic floor disorders in US women. JAMA. 2008;300(11):1311-6

Paraiso M, et al. Laparoscopic Burch colposuspension versus tension-free vaginal tape: a randomized trial. Obstet Gynecol. 2004;104:1249-58.

Rapp D, et al. Use of botulinum-A toxin for the treatment of refractory overactive bladder symptoms an initial experience. Urology. 2004;63:1071.

Raz S, Rodriguez L. Female Urology 3ª ed. Philadelphia: Saunders Elsevier; 2008.

Rezapour M, Ulmsten U. Tension-free vaginal tape (TVT) procedure in women with recurrent stress urinary incontinence – a long-term follow up. Int Urogynecol J. 2001;12(Suppl 2):9-11.

Reitz A, et al. European experience of 200 cases treated with botulinum-A toxin injection into the detrusor muscle for urinary incontinence due to neurogenic detrusor overactivity. Eur Urol. 2004;45:510.

Shafik A, et al. Identification of interstitial cells of Cajal in human urinary bladder: concept of vesical pacemaker. Urology. 2004;64(4):809-13.

Shepherd JP, et al. Urethral injury with transobturator midurethral sling Female Pelvic Med Reconstr Surg. 2012;18(2):132-3.

Sibley GN. The physiological response of the detrusor muscle to experimental bladder outfl ow obstruction in the pig. Br J Urol. 1987;60:332-6.

Smith PP, et al. Can we, and do we need to, define bladder neck hypermobility and intrinsic sphincteric deficiency? ICI-RS 2011. Neurourol Urodyn. 2012;31(3):309-12.

Stewart WF, et al. Prevalence and burden of overactive bladder in the United States. World J Urol. 2003; 20(6):327-36.

Subak LL, et al. High costs of urinary incontinence among women electing surgery to treat stress incontinence. Obstet Gynecol. 2008;111(4):899-907.

Sun Y, et al. Augmented stretch activated adenosine triphosphate release from bladder uroepithelial cells in patients with interstitial cystitis. J Urol. 2001;166:1951-6.

de Tayrac R, et al. A prospective randomized trial comparing tension-free vaginal tape and transobturator suburethral tape for surgical treatment of stress urinary incontinence. Am J Obstet Gynecol. 2004;190:602-8.

Thom DH, et al. Medically recognized urinary incontinence and risks of hospitalization, nursing home admission and mortality. Age Ageing. 1997;26:367-74.

Tubaro A. Defining overactive bladder: epidemiology and burden of disease. Urology. 2004; 64(6 Suppl 1):2-6.

Ulmsten U, et al. Intravaginal slingplasty. Zentralbl Gynakol. 1994;116(7):398-404.

Viktrup L, et al. The symptom of stress incontinence caused by pregnancy or delivery in primiparas. Obstet Gynecol. 1992;79:945-9.

Walters MD, Diaz K. Q-tip test: a study of continent and incontinent women. Obstet Gynecol. 1987;70:208-11.

Weatherall M. Biofeedback or pelvic floor muscle exercises for female genuine stress incontinence: a meta-analysis of trials identified in a systematic review. BJU Int. 1999;83:1015-6.

CAPÍTULO 25

Abordagem de Consultório da Mulher com Queixa Sexual

Lúcia Alves da Silva Lara

Introdução

O conceito de saúde sexual contempla aspectos sociais, somáticos, afetivos e intelectuais visando possibilitar ao indivíduo a vivência plena da sua função sexual e reprodutiva, assegurando-lhe o direito de regulá-la em conformidade com uma ética pessoal e social (WHO, 1975). A saúde sexual é primordial para o bem-estar do indivíduo, fundamental para a longevidade das relações afetivas e para a qualidade de vida da pessoa (Mulhall *et al.*, 2008; Studd, 2007). A falta de satisfação sexual pode desencadear alterações do humor, rebaixamento da autoestima, depressão, entre outros (Mulhall *et al.*, 2008; Studd, 2007). Dessa forma, é essencial a vivência do aspecto prazeroso do sexo que deve coexistir com sua finalidade reprodutiva (Colson *et al.*, 2006; Studd, 2007). Entretanto, o exercício da sexualidade é um processo complexo porque envolve em conjunto os sistemas neuroendocrinovascular e psíquico, além de sofrer a influência dos fatores ambientais, socioculturais e religiosos (D'Amati *et al.*, 2003). Havendo adequação de todos esses aspectos, a expressão sexual está ainda sujeita a variações devidas a experiências sexuais anteriores, estados mórbidos, qualidade do relacionamento interpessoal, entre outros. Essa pluralidade de fatores que permeiam o exercício da sexualidade predispõe ao aparecimento das dificuldades sexuais que são altamente prevalentes em todo o mundo (Blum *et al.*, 1991), atingindo 58% das mulheres e 37% dos homens (Mulhall *et al.*, 2008). No Brasil, aproximadamente 49% das mulheres apresentam algum tipo de disfunção sexual (Abdo *et al.*, 2004).

O processo de edificação da sexualidade começa na concepção e, ao longo da vida, sofre constante evolução (Studd, 2007), sob a influência do amadurecimento biológico, da progressiva socialização do indivíduo e das relações interpessoais (parceiros, familiares, amigos), que juntos moldam o gênero, a identidade e o comportamento sexual (DeLamater e Friedrich, 2002). Esse conjunto de forças compõe a sexualidade, que é expressa por meio de atitudes afetivas em relação a si mesmo (autoerotismo) ou ao outro, tendo como eixo principal o funcionamento adequado do aparato sexual e a resposta sexual (Basson, 2002; Basson *et al.*, 2004). A sexualidade influencia os pensamentos, sentimentos, ações e interações e, portanto, a saúde mental e física do ser humano (WHO, 1975).

A sexualidade é moldada sobre o instinto (Cohen, 2007), entretanto, a educação e, sobretudo, a cultura são fatores importantes para delinear o perfil da expressão sexual do indivíduo (De Cecco e Elia, 1993; Graziottin, 2007; Kuhnle e Krahl, 2002; Serbin *et al.*, 1993). Diversos outros fatores, como a etnia, os valores e os costumes (Astbury-Ward, 2003), exercem influência marcante sobre a formação da sexualidade (Berberich, 2004; Drench e Losee, 1996; Graziottin, 2007; Nappi *et al.*, 2007). Esses elementos podem exercer um papel promotor da saúde sexual ou funcionar como agentes das disfunções sexuais.

A complexidade desse tema pressupõe uma abordagem interdisciplinar, entretanto, o ginecologista está apto a intervir nas queixas sexuais por causas biológicas e as dificuldades sexuais menos complexas relacionadas ao desconhecimento da anatomia e da resposta sexual. Sendo assim, o presente capítulo têm como objetivo relacionar as intervenções em sexologia possíveis ao ginecologista (Pasqualotto et al., 2005).

Resposta sexual feminina

É conhecida a influência dos neurotransmissores na resposta sexual, especialmente os receptores da dopamina na expressão do desejo sexual. Tanto em animais quanto em humanos, os polimorfismos dos receptores da dopamina DRD4 estão associados a maior ou menor expressão do desejo e da excitação sexual (Ben Zion et al., 2006). Outros neurotransmissores, como o óxido nítrico e o peptídeo intestinal vasoativo, coatuam no desfecho da resposta sexual, todos eles direta ou indiretamente relacionados com a ação dos esteroides sexuais. O declínio dos níveis séricos dos androgênios (Nappi, 2007; van Anders et al., 2007), em especial da dehidroepiandrosterona que reduz em 80% entre 20 e 70 anos e da testosterona que reduz em torno de 50% entre 40 e 50 anos, pode cursar com disfunção sexual (Garcia et al., 2007).

O conceito vigente de resposta sexual adequada é pautado no modelo linear e sequencial proposto por Masters e Johnson (Masters, 1966) modificado por Kaplan (Kaplan, 1979), composto pelas fases do desejo, excitação e orgasmo, o qual não diferencia a resposta sexual masculina da feminina. O diagnóstico de disfunção sexual ainda utiliza esses conceitos, entretanto, considerando as diferenças biopsíquicas e sociais entre os gêneros, isso não parece ser adequado. Dessa forma, a ultima década tem sido marcada por um crescente debate em torno da resposta sexual feminina, que foi ampliada com a incorporação de novos conceitos que dão ênfase às múltiplas razões que motivam a mulher a se engajar em uma relação sexual independente de sentir o desejo sexual (Basson, 2000). A mulher pode não sentir desejo sexual espontâneo, mas pode iniciar a relação sexual a partir da excitação. Isso significa que as mulheres que eram consideradas sexualmente disfuncionantes pelo modelo tradicional trifásico, o qual considera ser o desejo a primeira fase, passam a ser consideradas responsivas pelo modelo de Basson. Isso tem profundas implicações conceituais com reflexo na forma de lidar com as disfunções sexuais femininas, sugerindo, assim, a possibilidade de reformulação da abordagem das disfunções sexuais.

Disfunções sexuais femininas

As considerações diagnósticas revistas no Manual Diagnóstico e Estatístico de Transtornos Mentais V (DSM-V) contemplam os novos conceitos sobre a resposta sexual feminina (Segraves et al., 2007) mas ainda não estão disponíveis em português, dessa forma, a classificação das disfunções sexuais segue ainda as recomendações do DSM-IV-TR da *American Psychiatric Association* (Basson et al., 2000) relacionadas a seguir:

- desejo sexual hipoativo (DSH);
- disfunção de excitação;
- disfunção orgástica;
- dor coital que compreende a dispareunia e o vaginismo.

A queixa sexual pode resultar de diversos fatores, desde o desconhecimento da fisiologia sexual até a presença de alterações psíquicas complexas que requerem níveis diferenciados de ações. Isso sugere a complexidade da abordagem das queixas sexuais e a necessidade de estabelecer um fluxo adequado desde o acolhimento até o desfecho final do atendimento de uma paciente com queixas sexuais (Figura 1).

Epidemiologia, prevalência e diagnóstico das disfunções sexuais femininas

Desejo sexual hipoativo

No *International Consensus Development Conference on Female Sexual Dysfunction* de 1999 (Gabbard, 2001) ficou estabelecido que o DSH é a persistente ou recorrente deficiência ou ausência de fantasias sexuais/pensamentos, e/ou desejo ou receptividade para a atividade sexual, que causa angústia pessoal. Dessa forma, a presença de "angústia" associada à queixa sexual é condição básica para caracterizar a disfunção sexual (Basson *et al.*, 2000). Em situações de extremo acometimento da fase do desejo pode ocorrer o transtorno de aversão sexual, que é a aversão e esquiva ativa do contato sexual genital com um parceiro sexual.

O DSH parece ser a disfunção mais prevalente entre as mulheres (Simon, 2010). No Brasil, um estudo populacional revela que 9,5% das mulheres apresentam essa queixa (Abdo *et al.*, 2010).

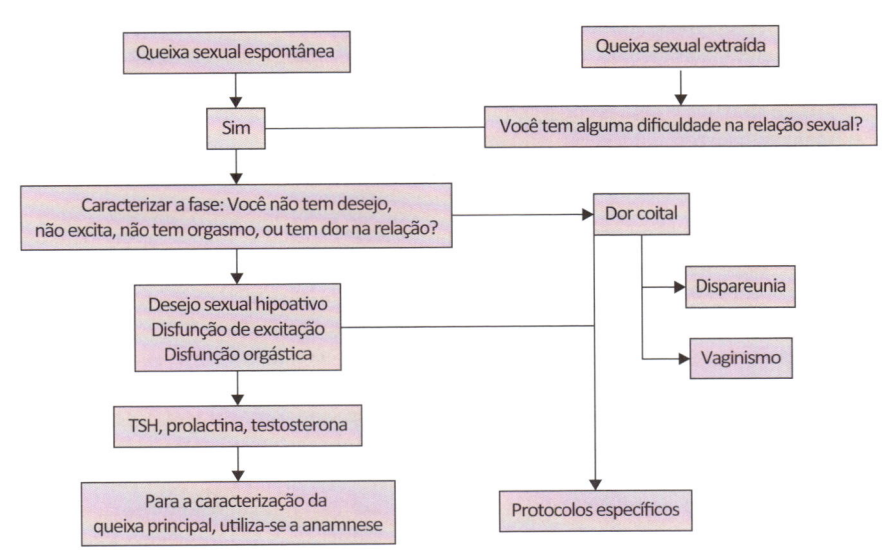

TSH: hormônio estimulante da tireoide.
FIGURA 1. Fluxograma da avaliação sexual na rotina ginecológica.

Causas de desejo sexual hipoativo

- Patologias sistêmicas sabidamente associadas à redução do desejo sexual são o *diabetes mellitus* (Olarinoye e Olarinoye, 2008), hipertensão arterial, tireoidopatias, neuropatias, dor pélvica crônica, transtornos psíquicos (depressão e ansiedade), hipoestrogenismo (falência ovariana precoce) (Perez-Lopes *et al.* 2012), hiperprolactinemia, hipoandrogenismo.
- As drogas depressores do sistema nervoso central (SNC), como os benzodizepínicos que atuam sobre o ácido gama-aminobutírico (GABA) levando ao aumento da serotonina, um neurotransmissor que interfere com a resposta sexual. Os antidepressivos tricíclicos, inibidores da recaptação da serotonina (ISRSs), antipsicóticos antidopaminérgicos, antiandrogênicos (ciproterona, espironolactona), betabloqueadores adrenérgicos (propanolol), anti-hipertensivos de ação central (metildopa, reserpina), bloqueadores H2 histamina (cimetidina, ranitidina), anticoncepcionais hormonais (Burrows *et al.*, 2012).
- Qualidade da relação diádica: os relacionamentos conflituosos, de longa duração (Martinez, 2008), a inércia no relacionamento levando à rotina relacional, a falta do ritual de sedução, estimulação física insuficiente no ato da relação sexual (Fisher *et al.*, 2005) e a presença de disfunção sexual do parceiro são situações que podem reduzir a atração e a reciprocidade dos parceiros sexuais. As mudanças físicas decorrentes da gravidez e do avançar da idade podem significar perda do potencial atrativo, interferir nos mecanismos de sedução da mulher e comprometer a fisiologia da atração sexual feminina. O mecanismo da atração parece estar associado a determinadas características do parceiro que favorecem a paixão, considerada o estágio inicial do amor romântico (Cornwell *et al.*, 2006; Little *et al.*, 2002). Os determinan-

tes do estágio inicial do amor romântico são representados por modificações físicas, psicológicas e comportamentais (Gonzaga et al., 2001) que predispõem para a busca por união emocional com a parceria (Aron et al., 2005). Essas características alimentam a motivação e resultam em recompensa, mas tendem ao declínio nos relacionamentos de longa duração, comprometendo assim a dinâmica relação emocional, afetiva e sexual entre os parceiros, possivelmente associada ao sistema dopaminérgico de recompensa e motivação. Em estudos experimentais, a ressonância magnética demonstrou atividade de áreas dopaminérgicas cerebrais específicas quando a mulher é submetida a estímulo visual do parceiro pelo qual se diz apaixonada (Fisher et al., 2005). Essas áreas marcadas são diferentes nas mulheres que dizem sentir amor pelo parceiro mas que se encontram longo tempo de relacionamento amoroso (Bartels e Zeki, 2000). O retorno da pulsão sexual ocorre em situações em que esses parceiros investem na quebra da rotina relacional e na vigência de novos relacionamentos, o que indica que a motivação e mecanismos de recompensa são críticos para a função sexual satisfatória (Dennerstein et al., 2005; Fisher et al., 2005).

- As quebras de contrato (traições) podem interferir na função sexual, levando ao DSH (Kelley et al., 2012). Parece que a predisposição para a infidelidade e promiscuidade, além de ter origem comportamental, está também ligada a polimorfismos no receptor D4 da dopamina (Garcia et al., 2010).

- Os bloqueios emocionais devidos a má experiência sexual, abuso sexual, autoestima rebaixada, valores negativos em relação à sexualidade (Hisli Sahin et al. 2012; Lutfey et al., 2008), imaturidade emocional e sexual. Um aspecto de grande importância é a diferença sexual de gêneros, com suas expectativas sexuais próprias, muitas vezes não compartilhadas, que influenciam negativamente a interação sexual (Bocklandt e Vilain, 2007).

- Repressão sexual (familiar, religiosa, social e diádica). A formação da sexualidade inicia-se logo que a criança nasce, sendo os pais e cuidadores, os responsáveis pelas informações verbais e atitudes que levam a pessoa a ter sentimentos positivos ou negativos em relação a sua sexualidade, os quais vão nortear a sua expressão sexual (Guilamo-Ramos et al., 2012). Se os pais ou cuidadores vinculam a expressão sexual ao pecado ou ao valor como pessoa e estimulam o recato sexual, a criança pode incorporar essas mensagens como sinalizadoras de ganhos associados à repressão da sua sexualidade, o que pode desfavorecer a sua vivência saudável da sexualidade. Ressalta-se também a vivência exagerada das crenças, mitos e valores que pode cursar com expressão contida da sexualidade perpetuando os paradigmas de gerações passadas, o que pode resultar em conflitos internos em relação à sexualidade.

- O abuso sexual e a má experiência sexual devida a relações sexuais não consentidas, forçadas (estupro), ou acompanhadas de violência, podem cursar com autoestima rebaixada, distorção da autoimagem a valores negativos em relação a sexualidade e DSH. Entretanto, uma pequena parcela das vítimas do abuso sexual pode não apresentar sequela, enquanto outras podem apresentar distúrbios psiquiátricos diversos, tendência ao suicídio e maior potencial para se tornarem abusadores sexuais.

- Aspectos culturais, sociais, fisiológicos e psicológicos podem modificar a resposta sexual das mulheres nos períodos em que ocorrem as modificações fisiológicas hormonais no ciclo da vida, como o período gestacional e o puerpério, a menopausa e o progredir da idade (Degauquier et al., 2012). A função sexual no período gestacional e puerpério tem particularidades devido as modificações hormonais, alterações emocionais, mudanças no estilo de vida e na autoimagem que podem alterar a expressão da sexualidade e o comportamento sexual das gestantes e de seus parceiros (Bartellas e Hutchens, 2000; Senkumwong et al., 2006; Uwapusitanon e Choobun, 2004). Com o advento da menopausa, metade das mulheres são afetadas por alguma queixa sexual (Moreira Jr. et al., 2006), sendo o DSH a queixa mais comum, seguida da dispareunia e anorgasmia (Dennerstein et al., 2001). As modificações físicas e psíquicas que ocorrem nesse período podem cursar com queixas associáveis ou não ao hipoestrogenismo (Groeneveld *et al.*, 1993). Ademais, nessa fase da vida, grande parte das mulheres encontra-se em relacionamentos de longa duração, com parceiros com idade de maior risco para disfunção sexual. A redução da frequência sexual nesse período pode significar para a mulher um reforço na crença de redução do seu potencial de sedução, com reflexo negativo na resposta sexual (Dennerstein *et al.*, 2001; Leiblum *et al.*, 2006).

Anedonia sexual

É a ausência de pensamento sexual, desejo sexual e fantasias sexuais. O indivíduo não pensa em sexo. Tal condição pode ser primária ou secundária. A primária pode estar associada a alterações estruturais (polimorfismos) dos receptores (D4) da dopamina (Ben Zion *et al.*, 2006) ou a trauma sexual nos períodos críticos da formação da sexualidade (infância e adolescência). No caso de alterações nos receptores de dopamina, outros membros da família podem manifestar DSH (Figura 2).

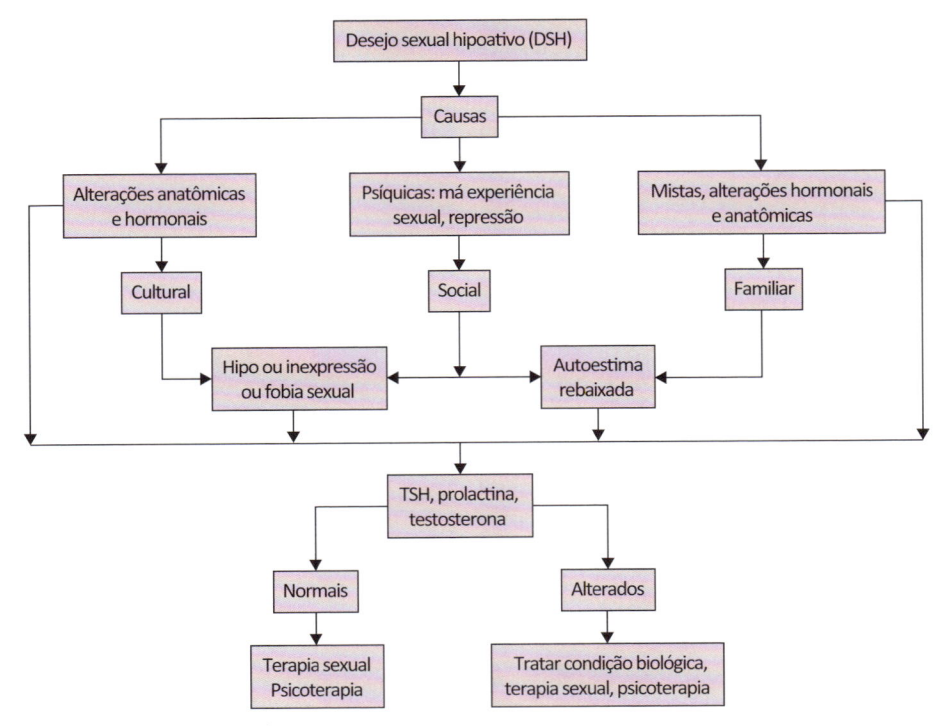

TSH: hormônio estimulante da tireoide.
FIGURA 2. Fluxograma de abordagem do desejo sexual hipoativo.

Disfunção de excitação

A disfunção de excitação é a incapacidade persistente ou recorrente de adquirir ou manter uma resposta de excitação sexual adequada de lubrificação-turgescência até a consumação da atividade sexual. A disfunção de excitação acomete 30% das mulheres (Colson *et al.*, 2006). Devido a estreita relação entre a fase do desejo e da excitação sexual, os fatores associados às alterações nessas fases muitas vezes se confundem, entretanto, é necessário atenção maior às mulheres na pré- e pós-menopausa que apresentam queixas de ressecamento e atrofia vaginal, que são condições que interferem com o mecanismo da excitação.

Disfunção orgástica

A ausência do orgasmo ou disfunção orgástica é uma condição caracterizada pela demora persistente ou recorrente em alcançar o orgasmo ou a falta dele após uma fase de excitação sexual normal, resultando em angústia e/ou dificuldade interpessoal (Basson et al., 2000). Acomete de 11 a 60% das mulheres em idade adulta (Meston et al., 2004; Meston et al., 2004) conforme a faixa etária. O orgasmo parece não ser essencial para a satisfação sexual feminina (Galecki et al., 2012), entretanto é comum mulheres com anorgasmia associarem essa condição a impossibilidade de agradar ao parceiro. Um estudo evidenciou que 30,3 % das mulheres francesas consideram o orgasmo simultâneo com o parceiro um fator importante para a satisfação sexual (Colson et al., 2006).

De uma perspectiva psicodinâmica, a anorgasmia remonta a qualidade da aprendizagem e formação da sexualidade na mais tenra idade vinculada aos conceitos familiares, do significado das primeiras manifestações da função sexual do indivíduo na infância. Então, a habilidade da mulher em ter orgasmo está ligada a aceitação dos seus órgãos genitais, do seu corpo e da sua sexualidade (Ventegodt et al., 2004). Se a visão desses aspectos é distorcida, poderá conduzir a sentimentos de vergonha, culpa e negação das necessidades pessoais físicas e sexuais, que terão reflexo negativo na expressão sexual e na função normal da área genital e pélvica (Colson et al., 2006; Ventegodt et al., 2004). O orgasmo pode ser um evento espontâneo ou aprendido que envolve o amadurecimento psicológico da mulher, sua autoconfiança e conhecimento da genitália, sua habilidade para contrair ritmicamente a musculatura pélvica e, principalmente, se sentir confortável para o autoerotismo (Figura 3).

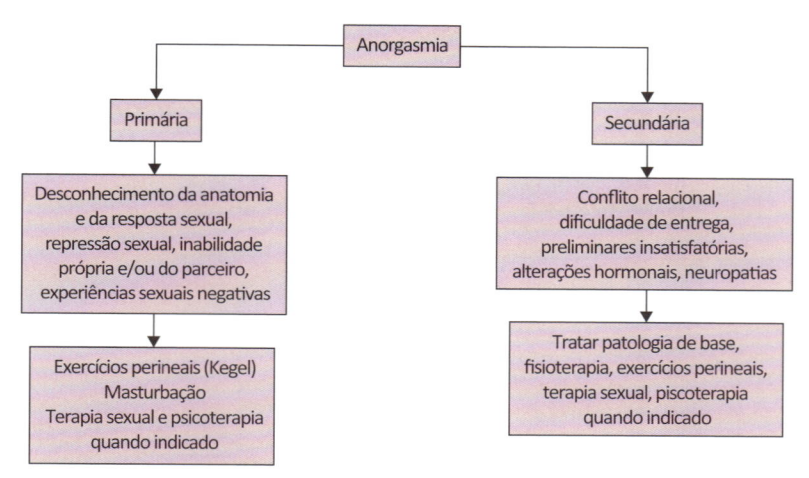

FIGURA 3. Fluxograma de abordagem da anorgasmia.

Dor coital (dor genital sexual)

Ainda não existe consenso sobre a definição para dor genital sexual (Fugl-Meyer et al., 2012), dessa forma, permanecem ainda vigentes os conceitos de dispareunia e vaginismo. A dor coital é mais prevalente após a menopausa e aumenta com o progredir da idade da mulher (Smith et al., 2007). Estudos evidenciam que a primeira relação sexual é dolorosa para a maioria das mulheres, mas isso não está associado à dor coital de origem psíquica. No entanto, metade das mulheres que referem dor ou desconforto nas relações sexuais sentiu dor na primeira relação (Elmerstig et al., 2009). Existe uma gama enorme de fatores que podem cursar com a dor coital, sendo os mais frequentes as alterações anatômicas, os processos inflamatórios genitais, causas psíquicas, mistas. A vulvodínia é uma sensação de dor e ardor vulvar de intensidade e ritmo variável, que acomete 3 a 5% das mulheres sexualmente ativas (Goldstein e Burrows, 2008), levando à dispareunia ou apareunia (Goldstein e Burrows, 2008). É uma condição multifatorial e de etiologia pouco conhecida (Desrosiers *et al.*, 2008) mas pode ser devida a substâncias químicas como desodorantes e uso de roupas feitas com fios sintéticos. Ao exame, observa-se uma sensibilidade exacerbada ao toque ou ao contato mesmo leve do algodão (Reed *et al.*, 2008), resultando em disfunção sexual que, por si só, contribui para a piora da dor (Desrosiers *et al.*, 2008) e aumento da angústia e estresse, podendo desestabilizar as relações interpessoais. Além do tratamento específico para cada condição responsável pela vulvodínia, essas mulheres se beneficiam de uma modelo de tratamento interdisciplinar que inclua dessensibilização da mucosa vestibular, reabilitação do assoalho pélvico por meio da fisioterapia (Backman *et al.*, 2008), prescrição de antidepressivos tricíclicos e ajustamento psíquico e sexual (Reed *et al.*, 2008). Para as medidas específicas, o arsenal terapêutico é variado e envolve desde abolir todos os agentes tópicos que são largamente utilizados e que muitas vezes são irritativos até a prescrição de antifúngicos sistêmicos e locais, a utilização de anti-histamínicos. A vestibulectomia para os casos extremos pode ser antecedida de novas alternativas terapêuticas, embora não consagradas, como estimulação transcranial direta (Cecilio *et al.*, 2008) e a utilização da toxina botulínica (Yoon *et al.*, 2007) para casos refratários ao tratamento.

Dispareunia

É a dor recorrente ou persistente na tentativa de penetração ou durante a penetração vaginal completa, e/ou durante a relação sexual pênis-vagina (Basson *et al.*, 2003). Acomete 12% a 21% das mulheres adultas e 20% das adolescentes apresentam dispareunia principalmente superficial (67%) (Landry *et al.*, 2012). Nem sempre é possível determinar o início e a causa da dispareunia. A própria paciente pode ter dificuldade em estabelecer o momento do início da dor (Donaldson *et al.*, 2011).

A investigação da dispareunia depende de uma minuciosa história clínica, exame ginecológico avaliando a presença de secreção vaginal anormal e de sinais inflamatórios na vulva e vestíbulo. O toque permitirá detectar a presença de pontos de gatilho da dor e de presença de tensão (contração) na parede vaginal.

Vaginismo

É a dificuldade persistente e recorrente em permitir a penetração do pênis, dedo ou objeto na vagina, apesar de a mulher expressar desejo de fazê-lo (Basson *et al.*, 2003). As causas psíquicas são preponderantes principalmente quando há história de abuso sexual e má experiência sexual (Quadro 1).

QUADRO 1
TIPOS DE DOR COITAL.

Condição	Sintomas	Causas
Dispareunia Superficial	Dor no introito vaginal no início da penetração do pênis. Dor na parede vaginal com o movimento do pênis	Vestibulodinia localizada (vestibulite), vulvodinia, vulvovaginites, condilomas, ressecamento devido aos anticoncepcionais hormonais, má experiência sexual, abuso sexual, disfunção sexual (Ferrero *et al.*, 2008)
Dispareunia profunda	Dor profunda na vagina e na pelve durante o movimento do pênis na vagina	DIP, endometriose, aderências pélvicas, congestão pélvica crônica, má experiência sexual, abuso sexual, disfunção sexual, retroversão uterina, miomatose, mialgia do músculo elevador do ânus, hipertonia muscular, cistite intersticial, bexiga irritável (Ferrero *et al.*, 2008)
Vaginismo	Contrações voluntárias e involuntárias da musculatura perivaginal. Impossibilidade de realizar o exame ginecológico. Impossibilidade de penetração do dedo ou do pênis na vagina.	As causas psíquicas são preponderantes principalmente quando há repressão sexual severa, culto a virgindade, abuso sexual e má experiência sexual

DIP: doença inflamatória pélvica.

Abordagem das queixas sexuais femininas

Embora a terapia sexual envolva necessariamente a presença da parceria, a abordagem da sexualidade pelo ginecologista é centrada na paciente (Hatzichristou *et al.*, 2004) baseada na premissa de que o ajuste da sexualidade individual poderá ter repercussão positiva na vida sexual do casal.

A abordagem das queixas sexuais envolve estratégias de prevenção e intervenção, além de ações gerais e específicas para contemplar os múltiplos fatores (biológico, cultural, relacional, entre outros com repercussões psíquicas) envolvidos na gênese das disfunções sexuais femininas (Berman *et al.*, 2003) (Figuras 4 e 5). A história sexual geral, história psicossocial, exame físico geral, exame pélvico e testes laboratoriais norteiam o diagnóstico e o tratamento das disfunções sexuais (Basson *et al.*, 2004; Hatzichristou *et al.*, 2004).

O modelo PLISSIT (*Permission, Limited Information, Specific Suggestions, Intensive Therapy*) (Annon, 1976a) possibilita a abordagem de uma parcela expressiva dos problemas sexuais sem que seja utilizada a terapia sexual. Isso porque muitas queixas sexuais são relativas à inadequação (Frank *et al.*, 2008; Taylor e Davis, 2006; Vauth *et al.*, 1999) e não à disfunção sexual. A inadequação sexual existe quando os parceiros não têm um funcionamento sexual adequado e entre eles satisfatório, mas mantêm a sexualidade individual adequada (Figura 6).

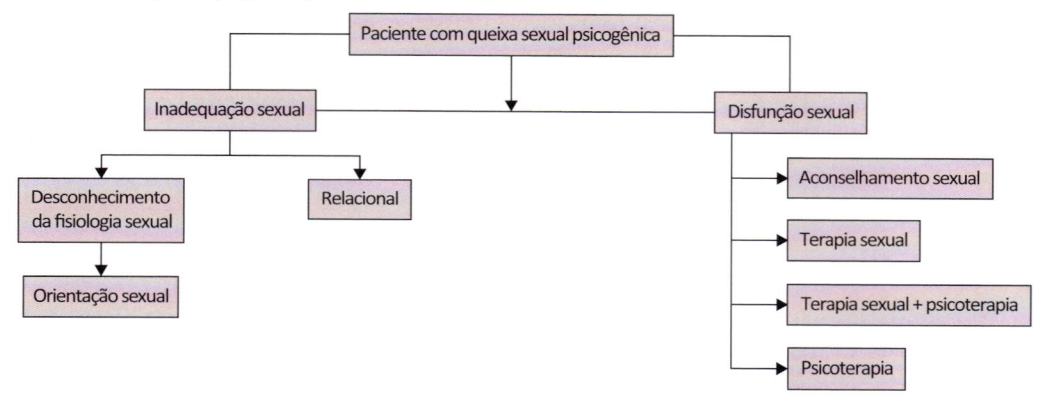

FIGURA 4. Cenários previstos na abordagem sexual de uma paciente com queixas sexuais psíquicas.

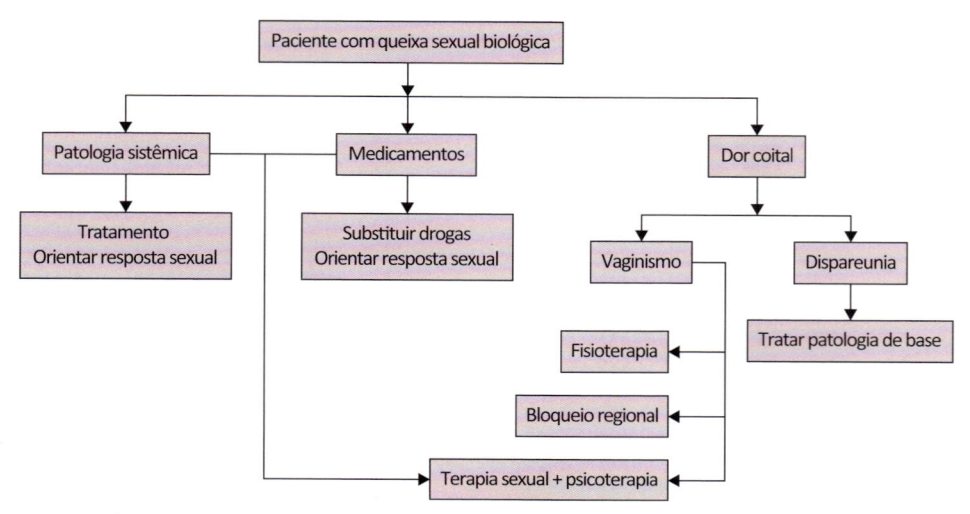

FIGURA 5. Cenários previstos na abordagem sexual de uma paciente com queixas sexuais biológicas.

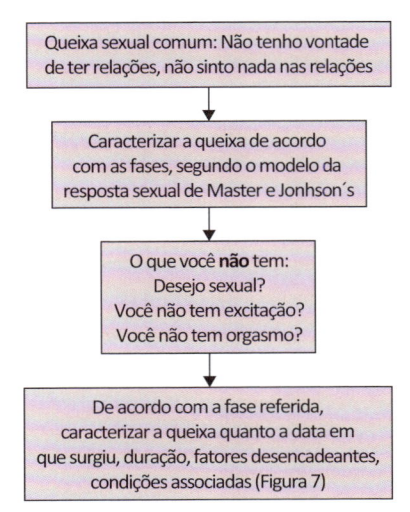

```
┌─────────────────────────────────┐
│ Queixa sexual comum: Não tenho  │
│ vontade de ter relações, não    │
│ sinto nada nas relações         │
└─────────────────────────────────┘
                 ↓
┌─────────────────────────────────┐
│ Caracterizar a queixa de acordo │
│ com as fases, segundo o modelo  │
│ da resposta sexual de Master e  │
│ Jonhson's                       │
└─────────────────────────────────┘
                 ↓
┌─────────────────────────────────┐
│ O que você **não** tem:         │
│ Desejo sexual?                  │
│ Você não tem excitação?         │
│ Você não tem orgasmo?           │
└─────────────────────────────────┘
                 ↓
┌─────────────────────────────────┐
│ De acordo com a fase referida,  │
│ caracterizar a queixa quanto a  │
│ data em que surgiu, duração,    │
│ fatores desencadeantes,         │
│ condições associadas (Figura 7) │
└─────────────────────────────────┘
```

FIGURA 6. Caracterização da queixa sexual.

Quando a queixa sexual não é espontânea, deve-se proceder a busca ativa da queixa utilizando questões simples e específicas: Seu funcionamento sexual está normal? Se a paciente responde sim, não há necessidade de prosseguir, mas se a paciente responde não, as perguntas seguintes são direcionadas para aferir três fases da resposta sexual: Você tem desejo sexual? Você excita? Você tem orgasmo?

Quando a queixa sexual é espontânea, sendo o motivo específico da consulta, uma avaliação clínica deverá ser detalhada mediante uma anamnese específica (Figuras 7 e 8).

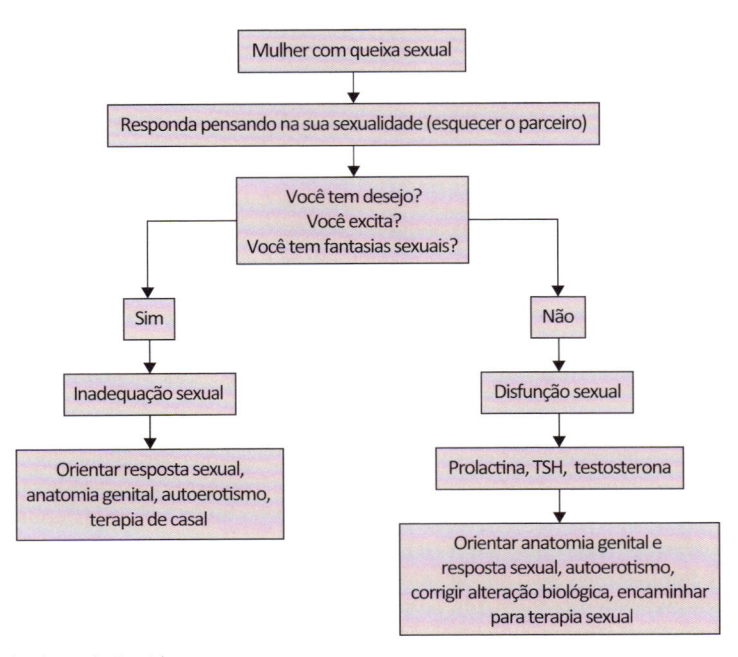

```
              ┌─────────────────────────┐
              │ Mulher com queixa sexual│
              └─────────────────────────┘
                          ↓
        ┌─────────────────────────────────────┐
        │ Responda pensando na sua            │
        │ sexualidade (esquecer o parceiro)   │
        └─────────────────────────────────────┘
                          ↓
              ┌─────────────────────────┐
              │ Você tem desejo?        │
              │ Você excita?            │
              │ Você tem fantasias      │
              │ sexuais?                │
              └─────────────────────────┘
                    ↓           ↓
                  Sim           Não
                    ↓           ↓
         ┌──────────────┐  ┌──────────────┐
         │ Inadequação  │  │ Disfunção    │
         │ sexual       │  │ sexual       │
         └──────────────┘  └──────────────┘
                ↓                  ↓
    ┌───────────────────┐  ┌────────────────────┐
    │ Orientar resposta │  │ Prolactina, TSH,   │
    │ sexual, anatomia  │  │ testosterona       │
    │ genital, auto-    │  └────────────────────┘
    │ erotismo,         │           ↓
    │ terapia de casal  │  ┌────────────────────┐
    └───────────────────┘  │ Orientar anatomia  │
                           │ genital e resposta │
                           │ sexual, autoero-   │
                           │ tismo, corrigir    │
                           │ alteração bioló-   │
                           │ gica, encaminhar   │
                           │ para terapia sexual│
                           └────────────────────┘
```

TSH: hormônio estimulante da tireoide.
FIGURA 7. Fluxograma para diferenciar a inadequação sexual da disfunção sexual.

> Identificação da paciente: Nome:_____Idade:_____
> Profissão:_____Estado Civil: (solteira, casada, amasiada - tempo de relacionamento)
> _____Escolaridade;_____Religião:_____Situação econômica:_____
> Identificação do cônjuge: Nome:_____Idade:_____Religião:_____
> Escolaridade:_____Situação econômica:_____Hábitos:_____Queixa principal:
> História da queixa sexual atual:
> Antecedentes pessoais patológicos: Hipertensão arterial, diabetes tipo I e II, hiperprolactinemia, hiper ou hipotireoidismo, uso de medicamentos (anticoncepcional hormonal, cimetidina, antidepressivos, ansiolíticos, anti-hipertensivo, antiandrogênicos), hábitos (álcool, fumo, drogas em geral)
> Antecedentes gineco-obstétricos:
> Menarca:_____DUM:_____G__P__A__C Ciclos menstruais: intervalo e duração_____patologias gineco-obstétricas:_____Cirurgias gineco-obstétricas:_____anticoncepção:_____
> idade da menopausa:_____Terapia Hormonal_____
> História sexual pregressa:
> Coitarca:_____N° de parceiros:_____Frequência de coitos/semana:_____Relações sexuais satisfatórias ( ) sim   ( ) não
> Orientação sexual: ( ) Heterossexual ( ) Homossexual ( ) Bissexual
> Fases da resposta sexual: Tem sonhos eróticos? ( ) sim ( ) não. Tem desejo sexual? ( ) sim ( ) não. Tem lubrificação? ( ) sim ( ) não. Tem orgasmo? ( ) sim   ( ) não. Autoerotismo? ( ) sim   ( ) não
> História de abuso sexual: ( ) sim   ( ) não. Grau de parentesco:_____
> Parceiro (descrição pela paciente)_____Relacionamento conjugal:_____
> Disfunções sexuais: Ejaculação precoce: ( ) sim   ( ) não, Ejaculação retardada: ( ) sim   ( ) não, Disfunção eretiva: ( ) sim   ( ) não, Outros:_____

FIGURA 8. Anamnese utilizada no Ambulatório de Estudos em Sexualidade Humana, Setor de Reprodução Humana da Faculdade de Medicina de Ribeirão Preto, Universidade de São Paulo.

Avaliação laboratorial mínima

As disfunções sexuais relacionadas as sabidamente associadas a patologias crônicas devem ser avaliadas de acordo com a condição patológica suspeita de ser a causada disfunção sexual, entretanto, mesmo que não haja clínica sugestiva de patologia de base, recomenda-se uma avaliação mínima para pacientes com queixas sexuais que são o TSH, a prolactina (Galdiero *et al.*, 2012) e a testosterona total.

Medidas gerais e específicas de intervenção nas queixas sexuais femininas

Medidas gerais de intervenção nas queixas sexuais femininas

O tratamento das queixas sexuais no climatério envolve medidas gerais que implicam a informação, sugestão, permissão e terapia sexual, conforme o modelo proposto pelo psicólogo americano Jack Annon, em seu livro *"Behavioral Treatment of Sexual Problems"* (Annon, 1976b) (Quadro 2).

Esse modelo considera que nem sempre o indivíduo com queixas sexuais necessita terapia sexual de longa duração. É um passo a passo que permite vários níveis de discussão sobre problemas sexuais embora não seja um instrumento adequado para a avaliação e diagnóstico das disfunções sexuais, os quais são mais adequadamente abordados pelos instrumentos psicométricos validados (Jaarsma *et al.*, 2010). Com base no PLISSIT surgiu o modelo BETTER de abordagem da sexualidade de pacientes oncológicos ao alcance do oncologista (Mick, *et al.*, 2004).

Quadro 2
Modelo PLISSIT por Jack Annon (1976).

PLISSIT MODEL	
Iniciais em inglês	Correspondente em português
P	Permissão: o profissional "permite" a paciente ter uma relação sexual segundo as suas necessidades, considerando os aspectos fisiológicos da resposta sexual. É simples: é só dizer à paciente que pode ter a relação sexual da maneira que ela sentir vontade. Envolve, principalmente, a desmistificação e quebra de preconceitos
LI	Informação limitada: informar sobre a anatomia da genitália, a fisiologia da resposta sexual e o mapeamento das zonas erógenas
SS	Sugestão específica: sugerir mudanças na conduta sexual de acordo com critérios lógicos, isto é, baseados na fisiologia da resposta sexual, desmistificar
IT	Terapia sexual: encaminhar para terapia sexual todos os casos de conflitos mais severos, como conflitos relacionais seguidos de agressão verbal ou física, abuso sexual e distúrbios de comportamento ou desvio sexual (pedofilia, voayerismo, outros)

O Serviço de Medicina Sexual do Departamento de Ginecologia e Obstetrícia da FMRP/USP, que qualifica o ginecologista para a intervenção na saúde sexual feminina, vem testando um modelo derivado do PLISSIT, o modelo EOP (Quadro 3), que se baseia no conceito de que muitos problemas sexuais são solucionados pelo indivíduo mediante educação sexual por meio de informações sobre o tema em linguagem simples (Pauls *et al.*, 2005) e passível de entendimento para indivíduos de qualquer nível cultural com a cognição preservada (Lazoritz e McDermott, 2002).

Quadro 3
Modelo de abordagem sexual proposto para o ginecologista.

Modelo EOP	
Iniciais	Definição
E	Ensinar sobre a resposta sexual
O	Orientar sobre a saúde sexual
P	Permitir e estimular o prazer sexual

Essas três ações do EOP não visam ao diagnóstico, mas podem ser úteis para promover a discussão da temática ao criar um ambiente confortável para a paciente falar sobre sua sexualidade. Ao mesmo tempo, poderá permitir ao médico conhecer o nível de entendimento da paciente sobre a função sexual para além da função reprodutiva, fornecer esclarecimentos sobre a fisiologia da resposta sexual nos níveis físico, psíquico e emocional, sem, contudo, utilizar o recurso da terapia sexual para a qual não teve formação (Abdolrasulnia *et al.*, 2010). O passo a passo na prática clínica utilizando o EOP está descrito a seguir.

Ensinar sobre a resposta sexual

Explicação concisa e esquemática sobre a fisiologia da resposta sexual feminina, focando as três fases principais: desejo, excitação e orgasmo.

Desejo sexual: é uma sensação de bem-estar físico e mental em relação ao sexo. A mulher pensa em sexo de forma prazerosa em três situações: espontaneamente, ou quando recebe estímulo sexual de sua parceria ou por meio de fantasias sexuais (Carvalheira *et al.*, 2010). O desejo sexual pode conduzir a mulher à busca de uma relação sexual ou ao autoestímulo para obter prazer sexual. É preciso pensar em sexo para desenvolver a habilidade de construir fantasias sexuais que podem levar ao desejo sexual.

Excitação sexual: é uma sensação de prazer na região genital (vulva e vagina) levando ao intumescimento nessa região pelo aumento do aporte de sangue, culminando com a lubrificação da vagina (Jayne e Gago, 2009).

Orgasmo: caracteriza-se por trações múltiplas prazerosas nos genitais, sendo que a primeira é intensa e as demais vão ficando mais fracas até que cessam e, a seguir, a pessoa se sente relaxada (Kratochvil, 1994). O clitóris fica ereto, os batimentos cardíacos aceleram-se, a pressão sanguínea e o ritmo da respiração também chegam ao ponto máximo.

O orgasmo é atingido após a estimulação pelo movimento do pênis dentro da vagina ou por estímulo no clitóris. Essa estimulação pode ser causada pela relação sexual, pela masturbação, pelo sexo oral, por vibrador, e outros. É possível que todas as mulheres tenham a capacidade de atingir o orgasmo (Georgiadis *et al.*, 2006), mas algumas delas que não o conseguem espontaneamente (Ishak *et al.*, 2010) podem sentir orgasmo mediante técnicas fornecidas pela terapia sexual (Reisinger, 1978). Mas é preciso considerar que polimorfismos em receptores hormonais e de neurotransmissores e neuropeptídeos são condições que podem desfavorecer essa fase da resposta sexual (Perlis *et al.*, 2009).

Orientar sobre a saúde sexual

A educação sexual é o processo pelo qual a pessoa adquire informação sobre o conceito e a vivência saudável da sexualidade. A partir disso, ela poderá reformular a atitude em relação à vivência da sua sexualidade integral tanto no âmbito reprodutivo quanto na busca do prazer sexual. Permitirá também que a pessoa trabalhe os mitos e as crenças sexuais e reformule conceitos sobre afetividade e compartilhamento da vivência sexual (Opara *et al.*, 2010). Para isso, são listadas algumas informações que podem favorecer o entendimento da sexualidade:

- a sexualidade é formada desde a mais tenra idade;
- a sexualidade compreende a afetividade e também a busca por interações emocionais e físicas com parcerias para a efetivação do prazer sexual que também pode ser conseguida pela autoestimulação sexual, também chamada masturbação;
- a genitália é provida de terminações nervosas que são prazerosas ao toque e, se forem estimuladas, podem levar ao prazer sexual (O'Connell *et al.*, 2008; O'Connell *et al.*, 2005);
- nem sempre a mulher atinge o orgasmo com a penetração e movimento do pênis dentro da vagina, podendo este ser alcançado pela manipulação do clitóris durante o ato sexual ou fora dele;
- a mulher pode sentir a satisfação sexual mesmo sem sentir o orgasmo;
- as práticas sexuais mais comuns são: sexo vaginal, oral e anal;
- é importante a mulher se tocar tanto no corpo todo quanto na sua genitália para conhecer melhor suas áreas de maior prazer sexual. A masturbação é um processo fisiológico como parte importante do desenvolvimento sexual e serve como aprendizado e controle da sexualidade e para que a pessoa possa conscientizar-se de sua capacidade sexual e é útil para aliviar a tensão sexual, além de ser um tratamento para anorgasmia primária (Master e Jonson,1979);
- em uma relação sexual é importante a concentração e que a mulher se entregue à sua parceria.

Permitir e estimular o prazer sexual

É histórica a repressão sexual feminina tanto social como religiosa (Ruether, 1993; Ruether, 2000). Dessa forma, é natural que as mulheres sintam culpa no exercício da sua sexualidade (Quadro 4). Como estratégia para lidar com a repressão sexual, foram utilizados dois argumentos:

- o prazer sexual é um presente dado a todas as pessoas;
- a efetivação do prazer sexual é importante para o bem-estar físico e emocional.

Quadro 4
Medidas gerais de intervenção para mulheres com disfunções sexuais.

Intervenção
Esclarecer sobre a anatomia dos órgãos genitais
Mapeamento de possíveis áreas erógenas genitais e corporais
Orientar e esclarecer sobre a resposta sexual feminina e masculina
Discutir sobre a formação da sexualidade desde a infância
Discutir possíveis fatores que dificultam a formação adequada da sexualidade: repressão familiar, social, religiosa
Discutir fatores que limitam a expressão da sexualidade: vergonha, autoimagem negativa e autoestima rebaixada, conceitos distorcidos sobre sexo e sexualidade
Discutir pontos positivos do relacionamento e da parceria
Investigar quais as possíveis motivações para permanecer na relação
Orientar foco sensório e autoerotismo
Avaliação da parceria para compreensão da dinâmica relacional e orientação sexual
Abordar patologias gerais e ginecológicas
Substituir/suspender/associar drogas com impacto na função sexual
Discutir método anticoncepcional com menor impacto na função sexual
Encaminhar para psicoterapia: abuso sexual, relacionamentos conflituosos, repressão sexual
Encaminhar para a psiquiatria: disfunções sexuais associadas a patologias psiquiátricas (depressão e ansiedade severas, psicoses, hipersexualidade) e parafilias
Prescrição de drogas pró-sexuais
Discutir critérios de indicação para a terapia sexual

Medidas específicas de intervenção nas queixas sexuais femininas

Hormonioterapia

As opções terapêuticas disponíveis dependem do tipo de disfunção sexual identificado. Assim, há vários agentes farmacológicos a depender da condição biológica associada, sendo a terapia hormonal muitas vezes básica para o tratamento, entretanto outros agentes disponíveis incluem os inibidores de PDE-5, os agonistas dopaminérgicos, as prostaglandinas e os agonistas de melanocortina (Wylie e Malik, 2009).

Esteroides sexuais

O estrogênio e a testosterona parecem ter um papel fundamental nas mulheres sobre o desejo sexual, enquanto a progesterona parece estar relacionada ao aumento da receptividade (Frank et al., 2008). Os receptores para os esteroides sexuais têm larga distribuição por todo o corpo, incluindo a genitália, mama, ossos, vasos e o SNC (Wierman, 2007), daí a necessidade de selecionar cuidadosamente os casos para a terapia hormonal. A terapia estrogênica está indicada nos casos em que a disfunção sexual surgiu em paralelo com a queda dos níveis séricos desse hormônio, como é o caso da menopausa, falência ovariana precoce, falência ovariana por quimioterápicos, ooforectomia, hipogonadismo, entre outros. Qualquer via pode ser utilizada obedecendo aos critérios de elegibilidade quanto aos riscos e benefícios, a necessidade de associação com a progesterona nos casos de útero intacto e as contraindicações absolutas e relativas (Canonico et al., 2006).

Nos casos em que a queixa de DSH está associada a dor coital e ressecamento vaginal, oferecer primeiro a terapia hormonal tópica, que é efetiva (Gregersen et al., 2006) e tem a vantagem de não promover altos níveis hormonais séricos. O estrogênio tópico é recomendado para o tratamento dos sintomas associados à atrofia da parede vaginal, com a vantagem da menor dose e menores níveis sanguíneos do hormônio em relação à via endógena (Barentsen *et al.*, 1997; Lobo e Cassidenti, 1992), com melhora dos sintomas urogenitais após três meses de tratamento diário (Galhardo *et al.*, 2006), além de melhora dos sintomas urinários (Barentsen *et al.*, 1997). A complementação com estriol tópico é muitas vezes necessária para melhora das queixas genitais (Suckling *et al.*, 2006). O estriol é efetivo e tem a vantagem de poder ser utilizado diariamente ou com intervalos de um ou dois dias conforme a necessidade da paciente, podendo ser utilizado enquanto for necessário. As recomendações atuais sobre o uso do estriol em pacientes com câncer de mama e ovário ainda geram controvérsias, entretanto, nesses casos, recomenda-se o uso de lubrificantes apenas ou associação com promestriene.

A terapia androgênica tem valor discutível ou modesto para o tratamento do DSH na população geral, entretanto, mesmo sem a associação com o estrogênio pode ser efetiva (Al-Imari e Wolfman, 2012; Davis *et al.*, 2008; Panay *et al.*, 2010) e não há formulações aprovadas no Brasil, entretanto é aprovada para o tratamento das disfunções sexuais femininas na Europa, mas o uso *off-label* é cada vez mais comum (Fooladi e Davis, 2012). Contudo, está indicada nas mulheres submetidas à histerectomia associada à ooforectomia.

A terapia estrogênica associada à androgenioterapia deve ser empregada para o tratamento das disfunções sexuais que surgiram após ablação cirúrgica dos ovários ou histerectomia associada à ooforectomia. Recomenda-se a prescrição de metiltestosterona na dose 1,25 a 2,5 mg via oral diariamente ou propionato de testosterona a 2% em 30g de creme não ionizado (Croda) ou gel para mucosa (natrosol) para uso tópico, aplicando com a polpa digital no clitóris pequenos lábios da vulva e introito vaginal em dias alternados durante 3 meses e avaliando as dimensões do clitóris e outros sinais de hiperandrogenismo, como mudança na voz e aparecimento de pelos (Lara *et al.*, 2008). O uso seguro é de seis meses a um ano (Al-Imari e Wolfman, 2012), mas uma revisão inglesa encontrou segurança no uso de quatro anos. A avaliação prévia dos triglicerídeos é recomendada e está contraindicada nos casos de câncer de mama (Davis *et al.*, 2008).

Abordagem do desejo sexual hipoativo na peri e pós-menopausa

TRATAMENTO DAS PATOLOGIAS SISTÊMICAS

Substituição de drogas: nos casos dos anti-hipertensivos, recomenda-se o uso de um bloqueador do receptor da angiotensina (losartana, valsartana) em substituição, quando possível, aos betabloqueadores (Okeahialam, 2011).

Hormonioterapia estrogênica pura (histerectomizadas), estroprogestínica (não histerectomizadas), estrogênica associada à testosterona (histerectomia associada à ooforectomia), sistêmica e/ou tópica quando há queixa genital associada (ressecamento vaginal associada ou não à dor coital).

Terapia androgênica: no Brasil, não existem formulações androgênicas para uso feminino, entretanto, na Europa, a terapia androgênica é utilizada para o tratamento de disfunção sexual. Entretanto, existe a possibilidade de utilizar formulações à base de:

- propionato de testosterona a 2% para uso tópico na vulva em dias alternados durante três meses. Avaliar sinais clínicos de hiperandrogenismo (alterações da voz, hirsutismo, aumento de volume do clitóris) e, caso não sejam detectados, manter a prescrição por seis meses e aumentar o intervalo das aplicações para duas vezes por semana até a suspensão total em, no máximo, um ano de uso.
- metiltestosterona 1,5 a 2,5mg/dia por um período máximo de 1 ano.

É necessário que as mulheres eleitas para a terapia androgênica realizem o *screening* para dislipidemias (lipidograma) previamente ao tratamento e no curso desse, pela possibilidade de alterações nos triglicerídeos, entretanto, este ainda é um assunto controverso já que os estudos são realizados com pequenas amostras da população (Fernandez-Carvajal *et al.*, 2012).

Tibolona

A tibolona é um recurso utilizado para o tratamento do DSH que aparece com o advento damenopausa, sendo também efetiva para as pacientes com queixas de disfunção orgástica (Cayan *et al.*, 2008).

Outros fármacos

Bupropiona

A bupropiona é um antidepressivo eficaz (Moreira, 2011) e tem ação importante nos casos em que a disfunção sexual está associada à depressão (Sayuk *et al.*, 2011).

A apomorfina (Uprima®) é uma droga classificada como agonista não selectivo da dopamina que ativa os receptores D_1, D(2S), D(2L), D_3, D_4 e D_5, receptores da serotonina (5HT(1A), 5HT(2A), 5HT(2B), e 5HT(2C)), e receptores α-adrenérgicos (α(1B), α(1D), α(2A), α(2B), e α(2C)) (Ribaric, 2012). É utilizada para o tratamento da disfunção erétil no homem e para a doença de Parkinson nas mulheres, mas não tem indicação para o tratamento de disfunção sexual feminina. Entretanto, há relatos de ativação do desejo sexual relacionada com o uso desse medicamento.

Tratamento da disfunção de excitação

Essa fase está quase sempre associada ao DSH e, dessa forma, as estratégias utilizadas para o tratamento do DSH muitas vezes podem ser utilizadas para tratar a disfunção de excitação. Um particularidade é a disfunção de excitação associada aos anticoncepcionais orais com baixas doses de etinilestradiol (< 30 μg) que levam ao ressecamento. A estratégia é trocar por um anticoncepcional com < 30 μg de etinilestradiol, ou substituir pelo anel ou ainda substituir o método por não hormonal (por exemplo: dispositivo intrauterino).

Tratamento da anorgasmia

A musculatura do assoalho pélvico tem grande importância na obtenção do orgasmo feminino. Os músculos fracos do assoalho pélvico que dão origem à "frouxidão vaginal" são seguidos por queixas de insatisfação sexual (Struck e Ventegodt, 2008).

Muitas vezes a terapia sexual é requerida principalmente para os casos de anorgasmia primária, tendo como objetivo básico desconstruir a autoimagem negativa do próprio corpo, em especial da genitália, da sexualidade e da função sexual feminina, substituindo-a por uma percepção construtivista, real e lógica desses aspectos. Esses quesitos são aportados pela Terapia Cognitiva Behaviorista, que promove atitude e mudanças de percepção pertinentes ao sexo e à sexualidade, promovendo a redução da ansiedade por meio de exercícios de masturbação, foco sensorial, dessensibilização sistemática, educação sexual, treinamento da habilidade de comunicação e exercícios de Kegel (Meston *et al.*, 2004).

A cinesioterapia (cura pelo movimento) promove o fortalecimento dos músculos do assoalho pélvico, perivaginais, pubococígeos, visando intensificar a tensão devida à excitação que irá resultar em orgasmo. É uma abordagem que tem importância nos casos de frouxidão vaginal. Além disso, parece que a diminuição da força muscular aumenta os riscos para a incontinência urinária de esforço, que também é uma condição que pode cursar com disfunção sexual (Achtari e Dwyer, 2005; Ellerkmann *et al.*, 2001; Yip *et al.*, 2003). O nível funcional do órgão genital pode ser melhorado com exercício físico controlado (Lara *et al.*, 2012) que promove a produção de proteínas específicas, as quais compõem a fibra muscular esquelética (Coffey e Hawley, 2007), além de promover a expressão de substâncias anabolizantes como interleucina 15 (IL-15*)* no músculo, cuja ação resulta em aumento da espessura da fibra muscular estriada (Nielsen *et al.*, 2007) e aumento da força contrátil. Apenas a melhora da função muscular pélvica é um fator auxiliar às demais estratégias concomitantes a esse tipo de terapia porque a resposta a esse tipo de estímulo depende de características individuais ligadas ao componente emocional e psíquico de cada mulher. Os casos que apresentam frouxidão vaginal, incontinência urinária ou defeitos do compartimento anterior e posterior devem ser encaminhados à fisioterapia, entretanto, a mulher pode trabalhar a sua musculatura pélvica rotineiramente.

Exercícios perineais:
- exercícios de conscientização perineal a serem realizados pelo menos uma três vezes por semana;
- utilizar um espelho para observar a contração da vagina;

- realizar a contração dos músculos perineiais evitando a contração dos músculos abdominais e glúteos;
- iniciar inspirando o ar pelo nariz e distendendo o abdome. Contrair o períneo na medida em que vai soltando o ar pela boca e sustenta a contração até a finalizar a expiração. Repetir cinco vezes durante duas semanas;
- posição deitada de costas, com as pernas dobradas e os pés apoiados na base e separados 80 cm. Realizar dez contrações rápidas (contraindo e relaxando) e dez contrações sustentadas por dez segundos.

Tratamento de casos específicos

Anedonia sexual

Tratar condição associada a possíveis alterações nos exames laboratoriais. Explicar sobre as sensações previstas nas fases da resposta sexual (desejo, excitação e orgasmo). Explicar sobre a anatomia da genitália, regiões erógenas do corpo (mama, boca, nuca, e outros de manifestação individual) e da vulva (clitóris, pequenos lábios, introito vaginal). Na ausência de história de trauma sexual a causa biológica é possível, mas os indivíduos não se beneficiam dessa informação que poderá reforçar ainda mais a condição sexual desfavorável e induzir o indivíduo a não executar tarefas da terapia sexual. Recomenda-se biblioterapia (literatura erótica), *movietherapy* (filmes eróticos), treinamento de fantasias sexuais e autoestímulo (masturbação), interação com parceria por meio da expressão do afeto e carícias sexuais. A terapia androgênica pode ser testada (ver tratamento do DSH).

Tratamento da dispareunia e do vaginismo

- Tratar causas médicas (desde orientação higiênica até bloqueio de pontos de gatilho e infiltração de toxina botulínica):
  - lidocaína (xilocaína, 1% sem vasoconstritor);
  - Procaína (novocaína, 1%).
- Fisioterapia.
- Psicoterapia.
- Lubrificantes: moderadamente efetivo para melhorar a dor na dispareunia (Sutton KS *et al.* 2012).
- O uso de amitriptilina gel 2% em creme sorbolene é efetivo para a melhora de 56% dos casos de vestibulodinia (cetomacrogol aquoso) (Pagano e Wong, 2012).
- A abordagem do vaginismo pode estar associada a questões psíquicas mais complexas e por isso deverá ser interdisciplinar, envolvendo o psicólogo e o terapeuta sexual.

Condições especiais na abordagem sexológica

Transtorno da identidade de gênero (CID 10: F.64.0): transexualismo e transgêneros

Entende-se por transexualismo (CID-X) ou transtorno de identidade de gênero (DSM-IV) a presença de angústia persistente em relação ao sexo anatômico, associado a um forte desejo de mudar para o outro sexo. Essa condição caracteriza-se pela busca do indivíduo por medicamentos e cirurgias para a mudança do sexo de nascimento (Cohen-Kettenis e Gooren, 1999).

O diagnóstico do transexualismo é eminentemente clínico. Na infância, a observação dos momentos lúdicos é uma estratégia importante para a suspeita, já que é nessa fase que comumente são evidenciadas as preferências específicas de cada gênero em relação a atividades, brinquedos e procura por companhias (homem prefere homem e mulher prefere mulher) (Hines, 2010).

A prevalência dessa desordem é pouco conhecida mas sabe-se que é rara, acometendo 0,001 a 0,002% da população geral (Roberto, 1983). Na América do Norte, a proporção de transexuais masculinos para feminino é de 2:1 em relação ao transexual feminino para masculino (Bakker *et al.*, 1993). Algumas modificações anatômicas são encontradas em regiões específicas do cérebro de transexuais. O *bed nucleus* da estria terminal do hipotálamo encontra-se aumentado em transexuais masculinos (homem com identidade feminina), sugerindo ser a identidade de gênero também o produto da ação dos esteroides sexuais no cérebro em desenvolvimento (Zhou *et al.*, 1995). Entretanto, essa diferença só aparece após a puberdade (Chung, De Vries, e Swaab, 2002). O padrão da microestrutura da substância branca em transexuais femininos não tratados está mais próximo do padrão dos indivíduos do sexo masculino do que daqueles do sexo feminino, sugerindo que essa diferença seja inerente à estrutura cerebral dos transexuais femininos (Rametti *et al.*, 2011).

Como previsto pela Resolução 1.482/97, o tratamento dos transexuais deverá ser realizado em centros de nível terciário e envolve a terapia hormonal (TH) e cirurgias para redesignação sexual e ablação de gônadas nos transexuais femininos e de mamas nos transexuais masculinos (Knezevich *et al.*, 2012) (Quadro 5 e 6). A equipe deve constar de um endocrinologista, um psiquiatra, um psicólogo e um cirurgião plástico, os quais analisarão a real indicação da cirurgia com base na avaliação clínica subjetiva da identidade adequada do gênero feminino ou masculino.

Quadro 5
Critérios para terapia hormonal em transtorno de identidade de gênero (WPATH).

Transtorno de identidade de gênero persistente e bem documentada
Capacidade do transexual de expressar a decisão e o consentimento para a terapia hormonal
Ser maior de 18 anos
Controle de condições médicas e psíquicas (devidamente documentadas por meio de resultados laboratoriais e laudos)
A hormonioterapia está contraindicada em casos em que haja risco para esta

Quadro 6
Critérios para cirurgia (WPATH).

Histerectomia e ooforectomia e orquiectomia nos transexuais 1. Documentação (laudos) que comprovem o transtorno de gênero 2. Capacidade de prover consentimento e decisão irrevogável sobre o desejo do tratamento cirúrgico 3. Parecer médico da instituição responsável e envolvida no seguimento do paciente durante os dois anos requeridos
Metoidioplastia e faloplastia para transexual masculino e para vaginoplastia em transexual feminino 1. Transtorno de gênero persistente e bem documentado 2. Capacidade de oferecer consentimento para o tratamento 3. Ser maior de 18 anos
Manter seguimento trimestral durante dois anos até a liberação da cirurgia de redesignação e manter seguimento regular para avaliação semestral dos níveis hormonais e possíveis comorbidades

Referências

Abdo CH, et al. Prevalence of sexual dysfunctions and correlated conditions in a sample of Brazilian women--results of the Brazilian study on sexual behavior (BSSB). Int J Impot Res. 2004;16(2):160-6.

Abdo CH, et al. Hypoactive sexual desire disorder in a population-based study of Brazilian women: associated factors classified according to their importance. Menopause. 2010;17(6):1114-21.

Abdolrasulnia M, et al. Management of female sexual problems: perceived barriers, practice patterns, and confidence among primary care physicians and gynecologists. J Sex Med. 2010;7(7);2499-508.

Achtari C, Dwyer PL. Sexual function and pelvic floor disorders. Best Pract Res Clin Obstet Gynaecol. 2005;19(6):993-1008; quiz A1001-1008.

Al-Imari L, Wolfman WL. The safety of testosterone therapy in women. J Obstet Gynaecol Can. 2012;34(9):859-65.

Annon J. Behavioral Treatment of Sexual Problems. Harper e Row - Medical Department; 1976a.

Annon J. Behavioral Treatment of Sexual Problems (Vol. 1): Harper e Row -Medical Department, 1976b.

Aron A, et al. Reward, motivation, and emotion systems associated with early-stage intense romantic love. J Neurophysiol. 2005;94(1):327-37.

Astbury-Ward EM. Menopause, sexuality and culture: is there a universal experience?. Sexual and Relationship Therapy. 2003;18(4);437-45.

Backman H, et al. Combined physical and psychosexual therapy for provoked vestibulodynia-an evaluation of a multidisciplinary treatment model. J Sex Res. 2008;45(4):378-85.

Bakker A, et al. The prevalence of transsexualism in The Netherlands. Acta Psychiatr Scand. 1993;87(4):237-8.

Barentsen R, et al. Continuous low dose estradiol released from a vaginal ring versus estriol vaginal cream for urogenital atrophy. Eur J Obstet Gynecol Reprod Biol. 1997;71(1):73-80.

Bartellas E, et al. Sexuality and sexual activity in pregnancy. BJOG. 2000;107(8):964-8.

Bartels A, Zeki S. The neural basis of romantic love. Neuroreport. 2000;11(17):3829-34.

Basson R. The female sexual response: a different model. J Sex Marital Ther. 2000;26(1):51-65.

Basson R. The complexities of female sexual arousal disorder: potential role of pharmacotherapy. World J Urol. 2002;20(2):119-26.

Basson R, et al. Summary of the recommendations on sexual dysfunctions in women. J Sex Med. 2004;1(1):24-34.

Basson R, et al. Report of the international consensus development conference on female sexual dysfunction: definitions and classifications. J Urol. 2000;163(3):888-93.

Basson R, et al. Revised definitions of women's sexual dysfunction. J Sex Med. 2004;1(1):40-8.

Ben Zion I, et al. Polymorphisms in the dopamine D4 receptor gene (DRD4) contribute to individual differences in human sexual behavior: desire, arousal and sexual function. Mol Psychiatry. 2006;11(8):782-6.

Berberich HJ. Sexuality in the aged. Urologe A. 2004;43(9):1076-81.

Berman L, et al. Seeking help for sexual function complaints: what gynecologists need to know about the female patient's experience. Fertil Steril. 2003;79(3):572-6.

Blum RW, et al. Family and peer issues among adolescents with spina bifida and cerebral palsy. Pediatrics. 19991;88(2):280-5.

Bocklandt S, Vialin E. Sex differences in brain and behavior: hormones versus genes. Adv Genet. 2007;59:245-66.

Burrows LJ, et al. The effects of hormonal contraceptives on female sexuality: a review. J Sex Med. 2012;9(9):2213-23.

Canonico M, et al. Obesity and risk of venous thromboembolism among postmenopausal women: differential impact of hormone therapy by route of estrogen administration. The ESTHER Study. J Thromb Haemost. 2006;4(6):1259-65.

Carvalheira AA, et al. Women's motivations for sex: exploring the diagnostic and statistical manual, fourth edition, text revision criteria for hypoactive sexual desire and female sexual arousal disorders. J Sex Med. 2010;7(4 Pt 1):1454-63.

Cayan F, et al. Comparison of the effects of hormone therapy regimens, oral and vaginal estradiol, estradiol + drospirenone and tibolone, on sexual function in healthy postmenopausal women. J Sex Med. 2008;5(1):132-8.

Cecilio SB, et al. Exploring a novel therapeutic approach with noninvasive cortical stimulation for vulvodynia. Am J Obstet Gynecol. 2008;199(6):e6-7.

Chung WC, et al. Sexual differentiation of the bed nucleus of the stria terminalis in humans may extend into adulthood. J Neurosci. 2002;22(3):1027-33.

Coffey VG, Hawley JA. The molecular bases of training adaptation. Sports Med. 2007;37(9):737-63.

Cohen-Kettenis PT, Gooren LJ. Transsexualism: a review of etiology, diagnosis and treatment. J Psychosom Res. 1999;46(4):315-33.

Cohen DW. Freud's baby: beyond autoerotism and narcissism. Int J Psychoanal. 2007;88(Pt 4):883-93.

Colson MH, et al. Sexual behaviors and mental perception, satisfaction and expectations of sex life in men and women in France. J Sex Med. 2006;3(1):121-31.

Cornwell RE, et al. Reproductive strategy, sexual development and attraction to facial characteristics. Philos Trans R Soc Lond B Biol Sci. 2006;361(1476):2143-54.

D'Amati G, et al. Functional anatomy of the human vagina. J Endocrinol Invest. 2003;26(3 Suppl):92-6.

Davis SR, et al. Testosterone for low libido in postmenopausal women not taking estrogen. N Engl J Med. 2008;359(19):2005-17.

De Cecco JP, Elia JP. A critique and synthesis of biological essentialism and social constructionist views of sexuality and gender. J Homosex. 2003;24(3-4):1-26.

Degauquier C, et al. [Impact of aging on sexuality]. Rev Med Brux. 2012;33(3): 153-63.

DeLamater J, Friedrich WN. Human sexual development. J Sex Res. 2002;39(1):10-4.

Dennerstein L, et al. Are changes in sexual functioning during midlife due to aging or menopause? Fertil Steril. 2001;76(3):456-60.

Dennerstein L, et al. The relative effects of hormones and relationship factors on sexual function of women through the natural menopausal transition. Fertil Steril. 2005;84(1):174-80.

Desrosiers M, et al. Psychosexual characteristics of vestibulodynia couples: partner solicitousness and hostility are associated with pain. J Sex Med. 2008;5(2):418-27.

Drench,ME, Losee RH. Sexuality and sexual capacities of elderly people. Rehabil Nurs. 1996;21(3):118-23.

Ehrhardt AA, et al. Prenatal exposure to medroxyprogesterone acetate (MPA) in girls. Psychoneuroendocrinology. 1977;2(4):391-8.

Ellerkmann RM, et al. Correlation of symptoms with location and severity of pelvic organ prolapse. Am J Obstet Gynecol. 2001;185(6):1332-7; discussion 1337-8.

Elmerstig E, et al Young Swedish women's experience of pain and discomfort during sexual intercourse. Acta Obstet Gynecol Scand. 2009;88(1):98-103.

Fernandez-Carvaja J, et al. Lipid profile modifications in post-menopausal women treated with testosterone gel. Endocrinol Nutr. 2012;59(1):44-9.

Fishe H, et al. Romantic love: an fMRI study of a neural mechanism for mate choice. J Comp Neurol. 2005;493(1):58-62.

Fooladi E, Davis SR. An update on the pharmacological management of female sexual dysfunction. Expert Opin Pharmacother. 2012;13(15):2131-42.

Frank JE, et al. Diagnosis and treatment of female sexual dysfunction. Am Fam Physician. 2008;77(5):635-42.

Fugl-Meyer KS, et al. Standard operating procedures for female genital sexual pain. J Sex Med. 2013;10(1): 83-93.

Gabbard GO. Musings on the report of the international consensus development conference on female sexual dysfunction: definitions and classifications. J Sex Marital Ther. 2001;27(2):145-7.

Galdiero M, et al. Growth hormone, prolactin, and sexuality. J Endocrinol Invest. 2012;35(8):782-94.

Galecki P, et al. Human orgasm from the physiological perspective--part II. Pol Merkur Lekarski. 2012; 33(194):120-3.

Galhardo CL, et al. Estrogen effects on the vaginal pH, flora and cytology in late postmenopause after a long period without hormone therapy. Clin Exp Obstet Gynecol. 2006;33(2):85-9.

Garcia JR, et al. Associations between dopamine D4 receptor gene variation with both infidelity and sexual promiscuity. PLoS One. 2010;5(11):e14162.

Georgiadis JR, et al. Regional cerebral blood flow changes associated with clitorally induced orgasm in healthy women. Eur J Neurosci. 2006;24(11):3305-16.

Goldstein AT, Burrows L. Vulvodynia. J Sex Med. 2008;5(1):5-14; quiz 15.

Gonzaga GC, et al. Love and the commitment problem in romantic relations and friendship. J Pers Soc Psychol. 2001;81(2):247-62.

Gracia CR et al. Hormones and sexuality during transition to menopause. Obstet Gynecol. 2007;109(4):831-40.

Graziottin A. Prevalence and evaluation of sexual health problems--HSDD in Europe. J Sex Med. 2007;4 Suppl 3:211-9.

Gregersen N et al. Sexual dysfunction in the peri- and postmenopause. Status of incidence, pharmacological treatment and possible risks. A secondary publication. Dan Med Bull. 2006;53(3):349-53.

Groeneveld FP et al. The climacteric and well-being. J Psychosom Obstet Gynaecol. 1993;14(2):127-43.

Guilamo-Ramos V, et al. Paternal influences on adolescent sexual risk behaviors: a structured literature review. Pediatrics. 2012;130(5):e1313-25.

Hassett JM, et al. Sex differences in rhesus monkey toy preferences parallel those of children. Horm Behav. 2008;54(3):359-64.

Hatzichristou D, et al. Clinical evaluation and management strategy for sexual dysfunction in men and women. J Sex Med. 2004;1(1):49-57.

Hines M. Sex-related variation in human behavior and the brain. Trends Cogn Sci. 2012;14(10):448-56.

Hisli Sahin N, et al. The role of interpersonal style, self perception and anger in sexual dysfunction. Turk Psikiyatri Derg. 2012;23(1):18-25.

Ishak IH, et al. Prevalence, risk factors, and predictors of female sexual dysfunction in a primary care setting: a survey finding. J Sex Med. 2010;7(9):3080-7.

Jaarsma T, et al. Sexual problems in cardiac patients: how to assess, when to refer. J Cardiovasc Nurs. 2010;25(2):159-64.

Jayne C, Gago BA. Diagnosis and treatment of female sexual arousal disorder. Clin Obstet Gynecol. 2009;52(4):675-81.

Kaplan HS. Disorders of sexual desire. New York: Brunner/Mazel; 1979.

Kelley LP, et al. Association of life threat and betrayal with posttraumatic stress disorder symptom severity. J Trauma Stress. 2012;25(4):408-15.

Knezevich EL, et al. Medical management of adult transsexual persons. Pharmacotherapy. 2012;32(1):54-66.

Kratochvil S. Vaginal contractions in female orgasm. Cesk Psychiatr. 1994;90(1):28-33.

Kuhnle U, Krahl W. The impact of culture on sex assignment and gender development in intersex patients. Perspect Biol Med. 2002;45(1):85-103.

Lara LA, et al. Is the sexual satisfaction of postmenopausal women enhanced by physical exercise and pelvic floor muscle training? J Sex Med. 2012;9(1):218-23.

Lara LA, et al. The assessment and management of female sexual dysfunction]. Rev Bras Ginecol Obstet. 2008;30(6):312-21.

Lazoritz S, McDermott RT. Adolescent sexuality, cultural sensitivity and the teachings of the Catholic Church. J Reprod Med. 2002;47(8):603-7.

Leiblum SR, et al. Hypoactive sexual desire disorder in postmenopausal women: US results from the Women's International Study of Health and Sexuality (WISHeS). Menopause. 2006;13(1):46-56.

Little AC, et al. Partnership status and the temporal context of relationships influence human female preferences for sexual dimorphism in male face shape. Proc Biol Sci. 2002;269(1496):1095-100.

Lobo RA, Cassidenti DL. Pharmacokinetics of oral 17 beta-estradiol. J Reprod Med. 1992;37(1):77-84.

Lutfey KE, et al. An examination of the association of abuse (physical, sexual, or emotional) and female sexual dysfunction: results from the Boston Area Community Health Survey. Fertil Steril. 2008;90(4):957-64.

Martinez L. More education in the diagnosis and management of sexual dysfunction is needed. Fertil Steril. 2008;89(4):1035.

Masters WH, et al. Human sexual response. Boston: Little, Brown; 1996.

Meston CM, et al. Disorders of orgasm in women. J Sex Med. 2004;1(1):66-8.

Meston CM, et al. Women's orgasm. Annu Rev Sex Res. 2004;15:173-257.

Mick J, et al. Using the BETTER Model to assess sexuality. Clin J Oncol Nurs. 2004;8(1):84-6.

Money J, et al. IQ impairment and elevation in endocrine and related cytogenetic disorders. Proc Annu Meet Am Psychopathol Assoc. 1967;56:22-7.

Moreira ED, et al. Sexual activity, prevalence of sexual problems, and associated help-seeking patterns in men and women aged 40-80 years in Korea: data from the Global Study of Sexual Attitudes and Behaviors (GSSAB). J Sex Med. 2006;3(2):201-11.

Moreira R. The efficacy and tolerability of bupropion in the treatment of major depressive disorder. Clin Drug Investig. 2011;31 Suppl 1:5-17.

Mulhall J, et al. Importance of and satisfaction with sex among men and women worldwide: results of the global better sex survey. J Sex Med. 2008;5(4):788-95.

Nappi RE. New attitudes to sexuality in the menopause: clinical evaluation and diagnosis. Climacteric. 2007;10 Suppl 2:105-8.

Nappi, RE, et al. Aging and sexuality in women. Minerva Ginecol. 2007;59(3):287-98.

Nielsen AR, et al. Expression of interleukin-15 in human skeletal muscle effect of exercise and muscle fibre type composition. J Physiol. 2007;584(Pt 1):305-12.

O'Connell HE, et al. The anatomy of the distal vagina: towards unity. J Sex Med. 2008;5(8):1883-91.

O'Connell HE, et al. Anatomy of the clitoris. J Urol. 2005;174(4 Pt 1):1189-95.

Okeahialam BN. Valsartan, an angiotensin receptor blocker treats sexual dysfunction in a female hypertensive: a case report. Afr J Med Med Sci. 2011;40(3):273-75.

Olarinoye J, Olarinoye A. Determinants of sexual function among women with type 2 diabetes in a Nigerian population. J Sex Med. 2008;5(4):878-86.

Opara PI, et al. Mothers perception of sexuality education for children. Niger J Med. 2010;19(2):168-72.

Pagano R, Wong S. Use of amitriptyline cream in the management of entry dyspareunia due to provoked vestibulodynia. J Low Genit Tract Dis. 2012;16(4):394-7.

Panay N, et al. Testosterone treatment of HSDD in naturally menopausal women: the ADORE study. Climacteric. 2010;13(2):121-31.

Pasqualotto EB, et al. Female sexual dysfunction: the important points to remember. Clinics (Sao Paulo). 2005;60(1):51-60.

Pasterski VL, et al. Prenatal hormones and postnatal socialization by parents as determinants of male--typical toy play in girls with congenital adrenal hyperplasia. Child Dev. 2005;76(1):264-78.

Pauls RN et al. Female sexual dysfunction: principles of diagnosis and therapy. Obstet Gynecol Surv. 2005;60(3):196-205.

Perez-Lopez FR, et al. Assessment of sexual function and related factors in mid-aged sexually active Spanish women with the six-item Female Sex Function Index. Menopause. 2012.

Perlis RH, et al. Genetic and clinical predictors of sexual dysfunction in citalopram-treated depressed patients. Neuropsychopharmacology. 2009;34(7):1819-28.

Rametti G, et al. White matter microstructure in female to male transsexuals before cross-sex hormonal treatment. A diffusion tensor imaging study. J Psychiatr Res. 2011;45(2):199-204.

Reed BD et al. A survey on diagnosis and treatment of vulvodynia among vulvodynia researchers and members of the International Society for the Study of Vulvovaginal Disease. J Reprod Med. 2008;53(12):921-9.

Reisinger JJ. Effects of erotic stimulation and masturbatory training upon situational orgasmic dysfunction. J Sex Marital Ther. 1978;4(3):177-85.

Ribaric S. The pharmacological properties and therapeutic use of apomorphine. Molecules. 2012;17(5):5289-309.

Roberto LG. Issues in diagnosis and treatment of transsexualism. Arch Sex Behav. 1983;12(5):445-73.

Ruether RR. Women, sexuality, ecology, and the church. Conscience. 1993;14(1-2):6-11.

Ruether RR. Sex and the body in the Catholic tradition. Conscience. 2000;20(4):2-12.

Sayuk GS, et al. Improvement in sexual functioning in patients with type 2 diabetes and depression treated with bupropion. Diabetes Care. 2011;34(2):332-4.

Segraves R, et al. Proposal for changes in diagnostic criteria for sexual dysfunctions. J Sex Med. 2007;4(3):567-80.

Senkumwong N, et al. The changes of sexuality in Thai women during pregnancy. J Med Assoc Thai. 2006;89 Suppl 4:S124-9.

Serbin La, et al. The development of sex typing in middle childhood. Monogr Soc Res Child Dev. 1993;58(2):1-99.

Simon JA. Low sexual desire--is it all in her head? Pathophysiology, diagnosis, and treatment of hypoactive sexual desire disorder. Postgrad Med. 2010; 122(6):128-36.

Smith LJ, et al. Sex after seventy: a pilot study of sexual function in older persons. J Sex Med. 2007;4(5):1247-53.

Struck P, Ventegodt S. Clinical holistic medicine: teaching orgasm for females with chronic anorgasmia using the Betty Dodson method. Scientific World Journal. 2008;8:883-95.

Studd J. A comparison of 19th century and current attitudes to female sexuality. Gynecol Endocrinol. 2007;23(12):673-81.

Suckling J, et al. Local oestrogen for vaginal atrophy in postmenopausal women. Cochrane Database Syst Rev. 2006;(4):CD001500.

Taylor B, Davis S. Using the extended PLISSIT model to address sexual healthcare needs. Nurs Stand. 2006;21(11):35-40.

Uwapusitanon,W, Choobun T. Sexuality and sexual activity in pregnancy. J Med Assoc Thai. 2004;87 Suppl 3:S45-9.

van Anders SM, et al. Associations between testosterone secretion and sexual activity in women. Horm Behav. 2007;51(4):477-82.

Vauth R, et al. [Management of mental health and primary care. Development and evaluation of a training program based on the PLISSIT approach]. Nervenarzt. 1999;70(1):54-63. Germain

Ventegodt S, et al. Clinical holistic medicine: holistic pelvic examination and holistic treatment of infertility. ScientificWorldJournal. 2004;4:148-58.

World Health Organization (WHO). Education and treatment in human sexuality: the training of health professionals. 1975.

Wierman ME. Sex steroid effects at target tissues: mechanisms of action. Adv Physiol Educ. 2007;31(1):26-33.

Wylie K, Malik F. Review of drug treatment for female sexual dysfunction. Int J STD AIDS. 2009;20(10):671-4.

Yip SK, et al. The impact of urodynamic stress incontinence and detrusor overactivity on marital relationship and sexual function. Am J Obstet Gynecol. 2003;188(5):1244-8.

Yoon H, et al. Botulinum toxin A for the management of vulvodynia. Int J Impot Res. 2007;19(1):84-7.

Zhou JN, et al. A sex difference in the human brain and its relation to transsexuality. Nature. 1995; 378(6552):68-70.

CAPÍTULO 26

Ultrassonografia em Ginecologia: Aspectos Práticos

Wellington de Paula Martins

Introdução

A ultrassonografia (US) é um exame de imagem relativamente bem disponível e barato, não é invasivo, não utiliza radiação ionizante e é capaz de fornecer informação que permite o diagnóstico definitivo de uma grande variedade de situações em ginecologia (Valentin, 2006). Por esses motivos, a US é a modalidade de imagem mais realizada para o estudo da pelve feminina e cada vez mais se aproxima de se tornar parte do exame ginecológico rotineiro.

Técnica do exame

Durante um exame de US em ginecologia pressupõe-se, no mínimo, a avaliação do útero e ovários. Outros órgãos e estruturas (bexiga, uretra, reto, sigmoide, anexos e fundo de saco vaginal) também podem ser avaliados durante a US em ginecologia (Grab *et al.*, 2011; AIUM, 2010).

Antes de iniciar, o médico deve obter da mulher as seguintes informações: sintomas, idade, paridade, histórico menstrual, dia da última menstruação, cirurgias abdominais e/ou pélvicas prévias, uso de hormônios, chance de gestação. Essas informações são importantes para direcionar o exame e aumentar a chance de se obter um diagnóstico preciso (AIUM, 2010. Além disso, deve-se perguntar sobre a atividade sexual, tanto para escolher a abordagem do exame (virgens não devem ser submetidas ao exame transvaginal) quanto direcionar a avaliação (por exemplo: dor na relação sexual sugere doença inflamatória pélvica e endometriose, enquanto impossibilidade/dificuldade de penetração sugere malformação).

A US em ginecologia pode ser realizada tanto pela via abdominal quanto pela vaginal. Essas duas abordagens são complementares e a realização de ambos os exames deve sempre ser considerada (AIUM, 2010). Na maioria das situações, particularmente em avaliações gerais, é recomendado iniciar o exame pela via abdominal, para localização e identificação de tumores, seguido da vaginal para melhorar a qualidade da imagem e a definição dos tecidos. Infelizmente, a remuneração não é diferenciada ao se realizar a abordagem pelas duas vias, o que leva a maioria dos médicos a realizar apenas uma das abordagens. Caso haja alguma contraindicação para se realizar o exame pela via vaginal, esta deve ser citada no relatório do exame. Em casos selecionados, o exame transretal ou translabial pode melhorar a definição das estruturas e, com isso, aumentar a probabilidade de se realizar um diagnóstico correto.

Para avaliação da cavidade endometrial com maior precisão, o soro fisiológico pode ser infundido, de forma a contrastar com a cavidade do endométrio: essa técnica é chamada de histerossonografia e permite um melhor diagnóstico de pólipos endometriais e de leiomiomas submucosos, devendo ser realizada na fase folicular inicial (AIUM, 2012). Para avaliação adequada da permeabilidade tubária, pode se injetar contraste com microbolhas ou, mais recentemente, espuma.

A US tridimensional (US3D) também encontra aplicação em ginecologia (Coyne et al., 2008). Seu principal papel é no diagnóstico de malformações uterinas, mas também pode ser utilizada associada à histerossonografia e também permite uma definição mais confiável e precisa de volumes, particularmente quando programas específicos são utilizados, como, por exemplo, o *Virtual Organ Computer-aided AnaLys* (VOCAL) e *Sonography-based Automated Volume Count* (SonoAVC).

A US Doppler (colorido ou espectral) é importante em ginecologia, particularmente para a avaliação de tumores ovarianos: a presença de vascularização identificada na parte sólida do tumor aumenta muito o risco de malignidade (Kaijser et al., 2013). Também é útil em outras situações, nas quais se quer avaliar a vascularização, como na suspeita de tumor ovariano ou na diferenciação entre um endometrioma e um corpo lúteo.

Principais indicações e achados da ultrassonografia em ginecologia

Dor pélvica

As seguintes causas ginecológicas não relacionadas à gravidez devem ser consideradas durante o exame de US para dor pélvica (Cicchiello et al., 2011): doença inflamatória pélvica com ou sem abscesso tubo-ovariano; cistos ovarianos simples; cistos ovarianos hemorrágicos; torsão ovariana; dispositivos intrauterinos mal posicionados; tumores ovarianos; endometriose; adenomiose; síndrome de congestão pélvica; e leiomiomas (deve-se ponderar que os leiomiomas são achados comuns com baixa probabilidade de causar dor).

As seguintes causas ginecológicas devem ser consideradas durante o exame de US para dor pélvica em uma mulher com chance de gravidez (Cicchiello et al., 2011): corpo lúteo; hemorragia subcoriônica; aborto; gravidez ectópica; síndrome de hiperestimulação ovariana, leiomiomas (particularmente se houver sinais de degeneração).

As seguintes causas ginecológicas devem ser consideradas durante o exame de US para dor pélvica em uma mulher no puerpério (Cicchiello et al., 2011): retenção parcial de placenta, endometrite, hematomas e tromboflebite da veia ovariana.

As seguintes causas não ginecológicas devem ser consideradas durante o exame de US para dor pélvica (Ackerman et al., 2011): apendicite; infecção do trato urinário, particularmente se houver rim pélvico; cálculo ureteral; obstrução intestinal; hérnias inguinais; intussuscepção; tumores e metástases; cistos mesentéricos; cistos de duplicação; diverticulite; adenite mesentérica; apendagite epiploica; colite; hidrocele do canal de Nuck; varicocele do ligamento redondo ou labial.

Exames de imagem adicionais, como tomografia computadorizada e ressonância magnética, devem ser considerados quando a causa de dor não é adequadamente identificada.

Sangramento uterino anormal

As seguintes causas ginecológicas devem ser consideradas durante o exame de US (Griffin et al., 2010): leiomiomas, adenomiose, hiperplasia/pólipo endometrial.

Sangramento ou outros problemas no puerpério

As seguintes causas devem ser consideradas durante o exame de US (Griffin et al., 2010): hematomas; retenção de parte da placenta ou outros restos ovulares.

Sangramento pós-menopausa

As seguintes causas ginecológicas devem ser consideradas durante o exame de US (Doubliet, 2011): hiperplasia/câncer de endométrio e atrofia endometrial. Uma das alternativas de conduta no sangramento pós-menopausa é iniciar a avaliação por US: se a espessura endometrial for ≤ 5 mm, deve-se considerar sangramento por atrofia; se a espessura endometrial for > 5 mm, deve-se avaliar se esse espessamento é focal ou difuso, para se avaliar como fazer a biópsia – quando difuso, a biópsia pode ser realizada às cegas; quando focal, há vantagens em se guiar por histeroscopia.

Irregularidade menstrual

As seguintes causas ginecológicas devem ser consideradas durante o exame de US (Khalid, 2004): síndrome dos ovários policísticos, gravidez, menopausa/falência ovariana precoce.

Amenorreia primária

As seguintes causas ginecológicas devem ser consideradas durante o exame de US (Khalid, 2004): obstrução uterina/vaginal; malformação/agenesia uterina; hipogonadismo hipergonadotrófico e outras disgenesias gonadais; síndrome dos ovários policísticos; pseudointersexo masculino e insensibilidade aos androgênios.

Amenorreia secundária

As seguintes causas ginecológicas devem ser consideradas durante o exame de US (Khalid, 2004): gravidez (tópica ou ectópica); síndrome dos ovários policísticos; falência ovariana/menopausa.

Puberdade precoce

As dimensões do útero e ovários permitem identificar a ocorrência de estímulo estrogênico (Stranzinger e Strouse, 2008). No período pré-puberal, o útero tem formato tubular, volume reduzido, com difícil identificação do endométrio. A única exceção é o período neonatal, quando os hormônios maternos ainda estão atuando sobre o útero e ovários; neste período, o útero apresenta um volume de aproximadamente 2 a 4 cm^3, endométrio hiperecogênico e volume ovariano de aproximadamente 1 a 4 cm^3. Fora do período neonatal, deve-se suspeitar de puberdade precoce em crianças abaixo dos 6 anos que apresentem (Martins e Nastri, 2009):

- comprimento uterino > 3,5 cm;
- espessura uterina > 1,0 cm;
- volume uterino > 2,6 cm^3;
- volume ovariano > 3,0 cm^3.

Avaliação de malformações uterinas

A US, particularmente a US3D, é um excelente método de avaliação das malformações uterinas (Coyne *et al.*, 2008). Idealmente a US3D deve ser realizada na fase secretora, pois o endométrio hiperecogênico é mais espesso nessa fase, o que ajuda na delimitação da cavidade endometrial. Deve-se avaliar tanto o contorno interno da cavidade uterina, quanto o contorno do fundo uterino. As malformações uterinas podem ser classificadas em: agenesia/hipoplasia do útero, colo uterio, e/ou parte superior da vagina; útero unicorno; útero didelfo; útero bicorno; útero septado; útero arqueado; malformações associadas ao uso de dietilestilbestrol.

Infertilidade

Na avaliação pré-tratamento da infertilidade, a US pode ser utilizada para avaliar problemas do útero e endométrio, particularmente se realizada histerossonografia; permeabilidade tubária com o auxílio de contrates; fatores ovulatórios, como síndrome dos ovários policísticos e redução do volume ovariano; avaliação da reserva ovariana e avaliação do risco de ocorrência de síndrome de hiperestimulação ovariana por meio da contagem de folículos antrais (Coyne *et al.*, 2008).

A US também pode ser utilizada para monitorização do ciclo natural para se avaliar se está ocorrendo ovulação e, em ciclos induzidos, para se avaliar tanto a eficácia da indução (crescimento de pelo menos 1 folículo > 10 mm) como uma resposta exagerada ao tratamento (4 ou mais folículos > 10 mm), que pode acarretar em um risco aumentado de gestação múltipla.

Considerando as técnicas de reprodução assistida, a US pode ser usada logo antes do início da hiperestimulação ovariana controlada (HOC), para se avaliar a presença de folículos dominantes

(> 10 mm), os quais podem prejudicar a eficácia da HOC; é usada para se monitorizar o crescimento dos folículos, permitindo ao médico determinar o melhor momento para se tomarem medidas para inibir a ovulação precoce e também para induzir à maturação final previamente à captação; é usada para guiar a captação transvaginal de oócitos e, posteriormente, para guiar a transferência de embriões; e também para avaliar o resultado/complicações do tratamento, realizando o diagnóstico de gestação clínica, gestação múltipla, gestação ectópica e de síndrome de hiperestimulação ovariana.

Avaliação de dispositivos intrauterinos

A US pode ser utilizada para se avaliar o posicionamento do dispositivo intrauterino (DIU) (Peri et al., 2007). Este pode ser encontrado em posição habitual, porém pode aparecer em uma grande variedade de posições anômalas, sendo a mais comum o posicionamento baixo do DIU, quando a haste principal fica abaixo do nível do orifício interno. O posicionamento baixo do DIU pode estar associado à dor pélvica, porém também há temores de que sua eficácia contraceptiva seja reduzida. O DIU também pode não ser identificado, o que sugere expulsão. Também pode ser identificada perfuração uterina, gravidez com a presença do DIU no útero e retenção/fragmentação do DIU após tentativa de remoção. A US3D pode ajudar no melhor entendimento do posicionamento do DIU, particularmente quando a posição é anômala (Graupera et al., 2012).

Atualmente, deve se estar atento aos DIUs que bloqueiam as trompas (Essure). Sua aparência sonográfica e seu posicionamento adequado são bastante diferentes dos demais DIUs.

Câncer/hiperplasia de endométrio

A avaliação US do endométrio pode ser feita tanto para o diagnóstico (sangramento pós-menopausa) quanto para o rastreamento (Doubliet, 2011). A relevância clínica do rastreamento do câncer de endométrio por US ainda é um assunto controverso (Jacobs et al., 2011). Entretanto, sua realização é relativamente simples: a avaliação por US consiste apenas na medida da espessura (distância entre a transição endométrio-miométrio anterior e posterior, perpendicular à interface entre as camadas de endométrio) no local aparentemente mais grosso.

Vários pontos de corte podem ser utilizados, como, por exemplo, estes descritos pelo *United Kingdom Collaborative Trial of Ovarian Cancer Screening* (UKCTOCS) (Jacobs et al., 2011):

- geral: > 5,0 mm; sensibilidade = 81%, especificidade = 86%;
- apenas em usuárias de terapia hormonal: > 7,0 mm; sensibilidade = 78%, especificidade = 83%;
- apenas em não usuárias de terapia hormonal: > 4,5 mm; sensibilidade = 83%, especificidade = 84%.

Câncer de ovário

A avaliação US dos ovários pode ser feita tanto para o diagnóstico (dor pélvica) quanto para o rastreamento. A relevância clínica do rastreamento do câncer de ovário por US também é um assunto controverso (Rao e Carter, 2011). Entretanto, sua execução técnica é um pouco mais complicada. Atualmente alguns grupos estão propondo regras para tentar uniformizar a avaliação. Dentre elas, as mais importantes são a *International Ovarian Tumour Analysis* (IOTA) (Kaijser et al., 2013; Timmerman et al., 2010) (Tabela 1) e o *Gynecologic Imaging Report and Data System* (GI-RADS) (Amor et al., 2009; Amor et al., 2011) (Tabela 2).

Incontinência urinária

A avaliação US na incontinência urinária pode ser aplicada com as seguintes finalidades (Mahran et al., 2010; Dietz, 2011):

- mensurar o volume da bexiga e volume residual após a micção, o que pode ser útil particularmente para o diagnóstico de bexiga neurogênica;

Tabela 1
Avaliação de massas ovarianas por meio de regras simples desenvolvidas pelo grupo *International Ovarian Tumour Analysis* (IOTA) (Kaijser *et al.*, 2013; Timmerman *et al.*, 2010).

Achados sugestivos de malignidade		Risco de câncer (%)
M1	Tumor sólido irregular	88-98
M2	Ascite	93-99
M3	4 ou mais projeções papilares	80-93
M4	Tumor multilocular irregular, maior diâmetro > 100 mm	77-90
M5	Vascularização exuberante ao Doppler colorido	82-92
Pelo menos uma característica M		84-90
Achados sugestivos de benignidade		Chance de não ser câncer
B1	Unilocular	98-100
B2	Componente sólido < 7 mm	90-100
B3	Sombra acústica	92-97
B4	Tumor multilocular liso com maior diâmetro < 100 mm	97-100
B5	Sem fluxo ao Doppler colorido	96-99
Pelo menos uma característica B		96-98

Tabela 2
Avaliação de massas ovarianas por meio de regras desenvolvidas pelo grupo *Gynecologic Imaging Report and Data System* (GI-RADS) (Amor *et al.*, 2009; Amor *et al.*, 2011).

GI-RADS	Risco de câncer (%)	Achados de US
1 - Definitivamente benigno	0	Ovários normais e sem massa anexial
2 - Muito provavelmente benigno	<1	Folículos, corpo lúteo, cistos hemorrágicos
3 - Provavelmente benigno	1-4	Endometrioma, teratoma, cisto simples, hidrossalpinge, cisto paraovariano, pseudocisto peritoneal, leiomioma pediculado, achados sugestivos de doença inflamatória pélvica
4 - Provavelmente maligno	5-20	Um ou dois achados sugestivos de malignidade, quando não classificado em GI-RADS 1-3
5 - Muito provavelmente maligno	>20	Três ou mais achados sugestivos de malignidade, quando não classificado em GI-RADS 1-3

Achados sugestivos de malignidade: projeções papilares grossas; septos grossos; áreas sólidas e/ou ascite; vascularização na área sólida, projeção papilar ou região central do tumor.
US: ultrassonografia.

- diagnóstico de divertículo de bexiga, os quais podem estar associados com infecção do trato urinário de repetição;
- mensurar a espessura da parede da bexiga; essa avaliação pode ajudar no diagnóstico diferencial da incontinência urinária: mulheres com hiperatividade do detrusor em geral têm uma espessura da parede da parede da bexiga maior (> 5 mm) que aquelas com incontinência urinária de esforço;

- avaliação da mobilidade do colo vesical; essa avaliação pode ajudar no diagnóstico diferencial da incontinência urinária: mulheres com incontinência urinária de esforço apresentam uma mobilidade do colo vesical maior que aquelas com hiperatividade do detrusor;
- avaliação da angulação ureteral (joelho ureteral); essa avaliação pode ajudar no diagnóstico diferencial da incontinência urinária: mulheres com incontinência urinária de esforço apresentam uma uretra mais angulada que aquelas hiperatividade do detrusor.

Considerações finais

A US está cada vez mais presente na prática ginecológica, o que tende a aumentar cada vez mais, já que várias novas técnicas de US estão surgindo e sendo aprimoradas. Ao mesmo tempo, isso exigirá um número cada vez maior de médicos que realizam esse tipo de exame, com um treinamento mais longo e profundo sobre o assunto. Outro ponto a ser considerado é a possibilidade de que, em um futuro não muito remoto, todo ginecologista dominará a técnica e terá seu aparelho portátil. Dessa forma, o diagnóstico correto poderá ser estabelecido em um tempo mais curto, permitindo um tratamento mais rápido e, possivelmente, mais eficaz.

Referências

Ackerman SJ, et al.. Ultrasound for pelvic pain II: nongynecologic causes. Obstet Gynecol Clin North Am. 2011; 8:69-83, viii.

Amor F, et al. GI-RADS reporting system for ultrasound evaluation of adnexal masses in clinical practice: a prospective multicenter study. Ultrasound Obstet Gynecol. 2011;38:450-5.

Amor F, et al. Gynecologic imaging reporting and data system: a new proposal for classifying adnexal masses on the basis of sonographic findings. J Ultrasound Med. 2009;28:285-91.

AIUM practice guideline for the performance of pelvic ultrasound examinations. J Ultrasound Med. 2010;29:166-72.

AIUM practice guideline for the performance of sonohysterography. J Ultrasound Med. 2012;31:165-72.

Cicchiello LA, et al. Ultrasound evaluation of gynecologic causes of pelvic pain. Obstet Gynecol Clin North Am. 2011;38:85-114, viii.

Coyne L, et al. 3D ultrasound in gynecology and reproductive medicine. Womens Health (Lond Engl). 2008;4:501-16.

Dietz HP. Pelvic floor ultrasound in incontinence: what's in it for the surgeon? Int Urogynecol J. 2011;22:1085-97.

Doubilet PM. Diagnosis of abnormal uterine bleeding with imaging. Menopause. 2011;18:421-4.

Grab D, et al. [Standards for ultrasound in gynecology]. Ultraschall Med. 2011;32:415-7.

Graupera B, et al. Normal and abnormal images of intrauterine devices: Role of three-dimensional sonography. J Clin Ultrasound. 2012;40:433-8.

Griffin Y, et al. Radiology of benign disorders of menstruation. Semin Ultrasound CT MR. 2010;31:414-32.

Jacobs I, et al. Sensitivity of transvaginal ultrasound screening for endometrial cancer in postmenopausal women: a case-control study within the UKCTOCS cohort. Lancet Oncol. 2011;12:38-48.

Kaijser J, et al. Improving strategies for diagnosing ovarian cancer: a summary of the International Ovarian Tumor Analysis (IOTA) studies. Ultrasound Obstet Gynecol. 2013;41:9-20.

Khalid A. Irregular or absent periods--what can an ultrasound scan tell you? Best Pract Res Clin Obstet Gynaecol. 2004;18:3-11.

Mahran MA, et al. The place of ultrasound in urogynaecology clinic. Arch Gynecol Obstet. 2010;281:5-10.

Martins WP, Nastri CO. Ultrasonographic measurement of ovarian volume in the diagnosis of central precocious puberty. Ultrasound Obstet Gynecol. 2009;34:484-5.

Peri N, et al. Imaging of intrauterine contraceptive devices. J Ultrasound Med. 2007;26:1389-401.

Rao A, Carter J. Ultrasound and ovarian cancer screening: is there a future? J Minim Invasive Gynecol. 2011;18:24-30.

Stranzinger E, Strouse PJ. Ultrasound of the pediatric female pelvis. Semin Ultrasound CT MR. 2008;29:98-113.

Timmerman D, et al. Ovarian cancer prediction in adnexal masses using ultrasound-based logistic regression models: a temporal and external validation study by the IOTA group. Ultrasound Obstet Gynecol. 2010;36:226-34.

Valentin L. Imaging in gynecology. Best Pract Res Clin Obstet Gynaecol. 2006;20:881-906.

Índice Remissivo

A

Ablação
    de ligamentos uterossacros, 142
    de uterossacros, 143
Abordagem sexológica, condições especiais na, 332
Aborto recorrente
    avaliação, 130
    causas, 127
    conduta, 133
    frequência de causas associadas a, 128
    prognóstico, 127
Abuso sexual, 320
Acantose *nigricans*, 160
Ácido hialurônico, 148
Acne, 160
Acupuntura, 142
Adesiólise, 143
Adesivo, 202
Adolescente
    calendário vacinal, 34, 36
    de 13 a 18 anos, avaliação e o aconselhamento na consulta ginecológica de, 35
Alongamento, 151
Alterações colpocitológicas, 262
Amenorreia (s)
    decorrente da anovulação crônica hipotalâmica, 70
    diagnóstico diferencial das, 47-55
    primária
        causas, 47
            diagnóstico diferencial, 50
        diagnóstico diferencial, 49
    psicogênica, 52
    secundária, causas, 47
    secundária/anovulação crônica
        diagnóstico diferencial, 51
Análise seminal, valores de normalidade para, 116
Análogo do GnRH, formulações de, 166

Anamnese utilizada no Ambulatório de Estudos em Sexualidade Humana, 326
Androgênios, 18
   em fetos femininos, 19
Anedonia sexual, 321
   tratamento, 332
Anel vaginal, 202
Anestésicos tópicos injetáveis, 142
Anorgasmia, tratamento, 331
Anormalidades uterinas, avaliação, 112
Anosmia, 72
Anovulação crônica, 27
   central, 69
      diagnóstico diferencial, 73
   hipotalâmica
      diagnóstico, 72
      etiologia da, 53, 69
      fisiopatologia, 70
      tratamento, 74
Anticoncepção
   hormonal, 199-215
   não hormonal, 199-215
Anticonvulsivantes, 142
Antidepressivos
   tricíclicos, 142, 146
   utilizados no tratamento da síndrome pré-menstrual, 105
Antiespasmódico, 146
Anti-inflamatórios não hormonais, 141
Aparelho reprodutor feminino, embriologia do, 18
Aplasia
   bilateral
      completa, 8
      incompleta, 8
      tipos, 8
   unilateral
      completa, 8
      incompleta, 8
      tipos, 10
Aromatase, inibidores da, 89
Assoalho pélvico
   avaliação da musculatura do, 140
   fortalecimento do, 142
   reabilitação do, 311
Atividades educativas, 196
Avaliação sexual na rotina ginecológica, fluxograma, 319

B

Banda (s)
   G, cariótipo, 118
   tensas, 150
Biofeedback, 145
Biópsia testicular, 117
Bolsa escrotal, 18

Bradicardia, 48
Bromocriptina, 97, 99
Bulimia, 71
Bupropiona, 331

C

CA-125, dosagem sérica de, 140
Cabergolina, 97
Cálcio
    ingesta, 188
    nos alimentos, quantidade de, 188
Calendário
    menstrual, 48
    vacinal
        de adolescentes, 34
        do adulto e idoso, 40
Câncer de colo de útero
    diagnóstico, 275
    estadiamento clínico, 276
    rastreamento primário, 264
    situações especiais, 280
Candidíase, 153
    classificação, 223
    em gestantes e não gestantes e no parceiro, esquema terapêutico, 224
Carcinoma
    do colo após histerectomia subtotal, 281
    invasor achado incidentalmente, 281
Cavidade
    celômica, 3
    peritoneal, 3
Célula (s)
    dos cordões corticais, 2
    foliculares, 2
    germinativas
        contagem da população de, 17
        no epiblasto proximal do ectoderma extraembrionário, origem das, 16
        primordiais, 2
Cervicites, 152
Ciclo menstrual
    completo, 15
    da fisiologia à clínica, 15-31
    fase lútea do, 29
    fase folicular, 26
    hormônios ligados ao, curvas hormonais dos principais, 26
Cinesioterapia, 331
Cintura, medida da, 158
Cirurgia laparoscópica ovariana, 88
Cistite intersticial, 146
Cisto (s)
    funcionais, conduta, 178
    mamário, 254
Cistocele, 288

Citoscopia, 141
Citrato de clomifeno, 86
    indução da ovulação com, 87
Classificação
    Baaden-Walker, 291
    POP-Q, 291
        local dos pontos da, 291
        representração esquemática, 291
    "VCUAM", 9
Climatério
    atividades educativas, 196
    etiopatogenia, 184
    medicamentos usados no, 192
    propedêutica, 184
    sinais e sintomas, 184
    tratamento, 187
    vacina, 195, 6
Colo do útero, 3
    câncer de, 275-283
Colpocitologia oncótica, 184
Compressão isquêmica, 151
Constipação
    crônica, 143
    intestinal, 48
Consulta ginecológica
    entre 13 e 18 anos, 33
    entre 19 e 39 anos, 38
    entre 40 e 64 anos, 42
    para maiores de 65 anos, 44
Contagem de folículos antrais, 114
Contracepção de emergência, 212
Contraceptivo
    em gerações, classificação dos, 201
    hormonais
        benefícios não contraceptivos comprovados dos, 209
        classificação quanto
            à administração, 200
            à composição, 200
    orais combinados, 200
Cordões sexuais, 2
Cornos não funcionantes, 8
Corpo lúteo, 29
Corrimento (s), 152
    genital, 167
Crescimento folicular inicial, 23
Criança, genitália externa feminina de, 157
Crista genital, 2
Critério
    de Marshal, 49
    de Tanner, 49
Cromossomo Y, pesquisa de microdeleções, 118
Cumulus oophorus, 28

D

Darifenacina, 313
Defeito de compartimento
   anterior, 288
   apical, 289
   posterior, 289
Deficiência estrogênica, 48
Densitometria óssea, 186
Depleção folicular, 58
Desejo sexual, 327
   hipoativo, 318
      causas, 319
Desenvolvimento
   dos ovários, 57
   endometrial, 29
   folicular, estágios, 25
   ovariano, embriologia do, 16
   puberal, 161
Desordem(ns)
   de ejaculação, 121
   disfuncionais, 70
   psiquiátricas, 71
Diafragma pélvico, 286
Diagrama vaginal, 210
Diário miccional, exemplo, 303
Diidotestosterona, 18
Dimetilsulfóxido, 148
Disfunção
   de excitação, 321
      tratamento da, 331
   folicular, 58
   hipotálamo hipofisária, 52, 70
   orgástica, 322
   sexual
      feminina, 318
         epidemiologia, prevalência e diagnóstico, 318
      medidas gerais de intervenção para mulheres com, 329
Disgenesia gonadal, 17
   pura 46 XX, 59
Dislipidemia, 84
Dispareunia, 323
   superficial, 48
   tratamento, 332
Dispositivos intrauterinos, 210
Distopia genital
   complicações pós-operatórias, 298
   diagnóstico, 287
   epidemiologia, 285
   etiologia, 285
   tratamento cirúrgico, 294
   DNA seminal, análise da integridade do, 117

Doença (s)
　anexiais benignas, conduta, 179
　autoimunes, 60
　de Graves, 62
　inflamatória pélvica, 152
　　agentes etiológicos, 229
　　classificação dos critérios para o diagnóstico da, 231
　　complicações, 235
　　critérios para diagnóstico clínico de, 231
　　estadiamento, 232
　　fatores de risco, 229
　　patogenia, 229
　　seguimento clínico, 234
　　sinais e sintomas, 230
　sexualmente transmissível, prevenção, 194
Domperidona, 144
Dor
　coital, 322
　　tipos, 323
　de origem
　　neural, 139
　　psicológica, 139
　　somática, 139
　　visceral, 139
　genital sexual, 322
　pélvica crônica
　　constipação crônica, 143
　　contexto, 138
　　definição, 137
　　diagnóstico diferencial, 138
　　doença inflamatória pélvica, 152
　　exame físico, 139
　　fisiopatologia, 138
　　investigação, 138
　　mensuração clínica, 139
　　neuralgias, 151
　　tipos, 139
　　tratamento, 1414
Drilling ovariano, 88
Droga (s)
　antiandrogênicas, 85
　utilizadas no tratamento de manutenção para o sangramento uterino anormal, 246
Ducto (s)
　de Wolff, 3
　de Gartner, 3
　de Müller, 3
　fusão dos, malformações decorrentes de perturbações da, 10
　paramesonéfricos
　　degeneração septal dos, 4
　　fusão dos, 3

E

Edema, 48

Efeito *fare-up*, 74
Eixo
    hipotálamo-hipofisário, defeitos orgânicos do, 72
    hipotálamo-hipófise-ovariano, 19, 20
Ejaculação, desordens da, 121
Eletroesmulação, 312
Eletroterapia, 142
Embrião (ões), 3
    humano, genitália interna de um, 18
Embriologia
    do aparelho reprodutor feminino, 18
    do desenvolvimento ovariano, 16
Endométrio, esteroides sexuais sobre o, efeito dos, 30
Enemas, 144
Enrodillhamento dos vasos, 30
Enzimas lisossômicas, liberação, 238
Escala analógica visual, 139
Escore semiquantitativo de Ferriman e Gallwey, 159
    modificado, 158
Esfregaços vaginais corados pelo método de Gram, 221
Espaço de Retzius, 307
Espermocultura, 117
Espermograma, valores de normalidade para as variáveis avaliadas no, 88
Estadiamento
    de Marshal, 48
    de Tanner, 48
Estádio
    de Marshal, 157
    de Tanner, 157
Estágios reprodutivos na vida da mulher, 183
Esteroides sexuais, 329
    sobre o endométrio, efeito dos, 30
Esteroidogênese ovariana, 21, 22
Estilo de vida
    modificações, 86
    mudança de, orientações de, 82
Estimulação
    elétrica transcutânera, 148
    ovariana, avaliação do potencial de resposta à, 113
Estirão de crescimento, 161
Estresse psicológico, 72
Estrogênio(s)
    efeitos adversos relacionados ao, 204
    tipos, 190
    tópico, 148
Excitação sexual, 328

F

Falência
    hipofisária, 52
    ovariana precoce, 48

causas, 58
consequências da menopausa prematura, 63
critérios diagnósticos, 61
etiologia, 57
manifestações clínicas, 61
síndromes associadas à, 59
tratamento, 63
Fatores peritoneais, avaliação, 112
Fenômeno da ovulação, 28
Fibrinólise, 238
Fibroadenoma, 254
Fibrose cística, pesquisa das mutações do gene da, 118
Flactus vaginalis, 287
Flora
   do trato genital inferior na mulher adulta, 217
   vaginal, classificação bacterioscópica da, 218
Fluxo
   menstrual, término, 238
   papilar, 255
Fogachos, 48
   tratamento dos, 193
Folículo antral, esquema de um, 24
Foliculogênese, 23
Freio dos lábios menores, 4
Frênulo, 4
Frouxidão vaginal, 287
Fungos, classificação filogenética dos, 223

G

Galactorreia, 73
Gene SRY, 16
Genitália
   ambígua, 51
   desenvolvimento antes de 7 semanas, 1
   externa
      de um embrião humano, 19
      desenvolvimento inicial, 4
   feminina
      de criança, 157
      desenvolvimento da, 2
      inicial, 4
   interna
      de um embrião humano, 18
      feminina, 3
Glândula (s)
   bulbouretrais do homem, 4
   de Bartholin, 4
   de Skene, 4
   endometriais, maturação para a produção de glicogênio, 30
   vestibulares maiores, 4
Glicemia, 144
   de jejum, 185

Glicose, distúrbios do metabolismo de, 83
Gonadotrofinas, 87
Gordura, distribuição
    androide, 158
    ginoide, 158

H

Hábito de fumar, 60
Hematocolpo, 158
Hemostasia, 239
Hidátide de Morgagni, 3
Hímen
    anular, 157
    cribriforme, 157
    imperfurado com retenção de fluxo menstrual, 158
    septado, 157
Hiperatividade detrusora durante cistometria, 312
Hiperprolactinemia, 93
    causas, 94
    tratamento, fluxograma de, 96
Hipertensão arterial sistêmica, tratamento, 83
Hipogonadismo hipogonadotrófico, 69, 119
Hiposmia, 72
Hipotensão arterial, 48
Hipotermia, 48
Hirsutismo, 49
Hormônio (s)
    antimülleriano, 18
        níveis sérico de, 114
    glicoproteicos secretados pela adeno-hipófise, 19
    liberador de gonadotrofinas, 19
    ligados ao ciclo menstrual, curvas hormonais dos principais, 26
    luteinizante, 19
    tireoestimulante, 71
Hormonioterapia, 329
HPV, ver Papilomavírus humano

I

Implante liberador de etonogestrel, 202
Imunização, 34
Incontinência
    de urgência desencadeada por esforços, 304
    urinária
        de esforço, 300
        epidemiologia, 299
        mista, 314
        oculta, 305
        perguntas feitas à paciente com queixa de, 302
        por retenção crônica de urina, 305
Índice
    de Ferriman-Gallwey modificado, 49

de massa corporal, 158
Infância, fluxo vaiginal anormal, causas, 169
Infância e adolescência
    exame físico na, particularidades do, 156
    problemas ginecológicos comuns na, 155-173
Infecção do trato urinário, 120
Infertilidade, 63
    conjugal
        princípios do tratamento, 118
        propedêutica
            básica do fator feminino de infertilidade, 109
            complementar, 116
            do fator masculino de infertilidade, 115
            miníma, 108
        roteiro semiológico, 108
    fator
        feminino de, anamnese e exame físico na propedêutica básica do, 110
        masculino de, propedêutica do, 115
    masculina, 118
Inibidores seletivos da recaptação de serotonina, 142
"Insuficiência lútea", 29
Insulina, resistência à, índices utilizados para diagnóstico de, 82

J

"Janela de implantação", 16

L

Lactulose, 144
Laxantes irritativos, 144
Leite de magnésia, 144
Leucospermia, 120
Libido, diminuição de, 65
Ligamentos, 286
Lipidograma, 185
Little PRL, 94
Lubrificação vaginal, ressecamento e redução da, 48

M

Malformação (ões)
    canaliculares, 6
    da genitália feminina, 6
    genitais, 6
        apresentação clínica, 6
        classificação segundo a American Fertility Society, 6
        decorrentes de
            agenesia, 7
            aplasia, 7
            hipoplasia dos ductos, 7
            perturbações da fusão de ductos, 10
        mais frequentes, 7
        principais, 1-13

propedêutica, 7
müllerianas, 6
Mama
  alteração funcional benigna da, 251
  câncer de, 330
Mapa da dor, 138
Massa (s)
  anexiais
    classificação etiológica, 176
    conduta nas suspeitas de malignidade, 180
    etiologia, 175
    propedêutica, 176
    tratamento, 178
  ovarianas, avaliação de, 343
  pélvica, 8
Massagem perineal, 142
Mastalgia, 251
Mastite periductal, 257
"Mecanismo das duas células", 21, 22
Medidas higiênico-comportamentais, 169
Menopausa prematura, consequência da, 63
Menstruação, supressão da, 142
Metformina, 89
Método (s)
  cirúrgicos, 212
  comportamentais, 209
  contraceptivo (s)
    critérios de elegibilidade médica para, 206
    durante o primeiro ano de uso, percentual de mulheres que apresentam falha do, 203
  de barreira, 210
  de Billings, 209
  de Ogino-Knaus, 209
  Gram, pontuação e escore do, 221
  hormonais, 200
  não hormonais, 209
  sintotérmico, 210
Miorrelaxantes, 142
Modelo
  de abordagem sexual porposto para o ginecologista, 327
  PLISSIT, 324
    por Jack Annon, 327
Mortalidade de mulheres
  entre 10 e 19 anos, por grupos de causas, 33
  entre 40 e 59 anos por grupos de causa, 42
  maiores de 60 anos por grupos de causa, 44
Mulher
  climatérica, propedêutica, 187
  com anovulação/amenorreia hipotalâmica, características, 73
  com perda urinária, proporção de, 299
  com queixa sexual, abordagem de consultório
    abordagem das queixas, 324

avaliação laboratorial mínima, 326
condições especiais na abordagem sexológica, 332
disfunções sexuais femininas, 318
medidas gerais e específicas, 326
resposta sexual feminina, 317
tratamento
    da anorgasmia, 331
    da disfunção de excitação, 331
    de casos específicos, 332

N

Necrose hipofisária pós-parto, 72
Neoplasia intraepitelial vaginal, 263
Neuralgia
   ilioinguinal, 151
   ilioipogástrico, 151
   pudenda, 151
Neurectomia pré-sacral, 142, 143
Nódulos mamários, 253

O

Obesidade, 84
Óleo mineral, 144
Oligomonorreia, 48
Ondas de calor, 61
Oócito maduro, 28
Oogonias, 2
Opiáceos, 141
Orgasmo, 328
Osteopenia, tratamento, 193
Osteoporose, 63
   tratamento, 193
Ovário (s), 2
   de mulher adulta, corte histológico de um, 23
   policísticos, 74
Oxibutinina, 313
Oxigênio, espécies reativas de, 121

P

PALM-COEIN, montagem do acrônimo, 242
Papilomavírus humano
   diagnóstico e tratamento dos diferentes tipos de infecção causados pelo, 259-274
   infecção pelo
      epidemiologia, 260
      tipos, 261
   lesões induzidas, tratamento, 265
Paroxetina, 193
Patologia mamária, abordagem, 251-258
Pele
   áspera, 48
   seca, 48

secura de, 48
Pelve
    com musculatura compondo diafragma pélvico, 286
    óssea, com aparelhos de sustentação, 286
Pequenos lábios, sinéquia de, 169
Perda
    gestacional, 127
    urinária de esforços, estudo urodinâmico, 304
Pergolide, 98
Permeabilidade tubária, avaliação, 111
Pessários vaginais, tipos, 293
Pictorial Blood Assessment Chart, utilização do, 240
Pilificação pubiana, 48,
Pílula de progestagênio isolado, 201
Polietileno glicol, 144
Pontos de gatilho, 150
Prazer sexual, permitir e estimlar o, 328
Pregas urogenitais, 2
Preservativo, 210
Pressão, de perda aos esforços, 304
Procinéticos, 144
Progestagênio
    efeitos adversos relacionados ao, 204
    tipos, 190
Progesterona, 27
Prolapso
    classificação dos, 291
    do compartimento posterior, 289
    genital, tipos, 290
    uterino total, 289
Prostaglandinas, aumento, 238
Protocolo clínico de vulvovaginites, 217-228
Provas funcionais, 117
Prucaloprida, 144
Pseudociese, 52, 72
Psyllium, 144
Puberdade
    cronologia da, 160
    ganho de altura durante, 161
    normal, 160
    precoce, 162
        etiologia, 163
        parâmetros de avaliação para diagnóstico, 163

Q

Q-tip test, 303
Quebras de contrato, 320
Queda (s)
    comuns, conduta em, 192
    dos níveis de progesterona, 238
Queixa (s)

sexuais, caracterização, 325
  femininas, abordagem das, 324
  psíquicas, critérios, 324
sexuais psíquicas, critérios, 324
Quinagolide, 98

R

Recrutamento folicular inicial, 24
Reeducação postural global, 142
Reepitelização, 239
Relação diádica, qualidade da, 319
Replicação viral, mecanismo, 260
Repressão sexual, 320
Reserva ovariana, 113
Resposta sexual
  feminina, 318
  ensinar sobre, 327
Retocele, 289
Rugosidade vaginal, 288

S

Sangramento uterino anormal
  causas, 241
  diagnóstico, 240
  disfuncional, 239
  drogas utilizadas no tratamento de, 246
  fisiopatologia, 237
  manejo do, considerações gerais, 245
  propedêutica mínima para, 244
  tratamento, 245
Sangue oculto nas fezes, 141
Saúde sexual, orientar sobre, 328
Septo, anomalias da reabsorção do, malformações decorrentes de, 11
Síndrome (s)
  "da mulher alerta", 70
  de bexiga dolorosa, 146
  de bexiga hiperativa, 308
  de blefarofimose, 62
  de blefarofimose/ptose invertida, 62
  de congestão pélvica, 149
  de Fitz-Hugh-Curtis, 229
  de Herlyn-Werner-Wunderlich, 10
  de insensibilidade androgênica, 19
  de Kallmann, 52, 72
  de Morris, 51
  de Rokitansky-Kuster-Hauser, 8
  de Sheehan, 72
  de Turner, 18, 59
  do anticorpo anatifosfolípide, 128
    critérios diagnósticos da, 129
  do intestino irritável, 145

do ovário remanescente, 149
  do X frágil, 59
  dos ovários policísticos, 27, 49, 52
    avaliação das repercussões
      clínicas, 79
      metabólicas, 79
    comorbidades a serem rastreadas nas portadoras de, 80
    diagnóstico, 77
    tratamento, 82
  hiperprolactinêmicas
    causas, 54
    diagnóstico, 95
    etiologia, 94
    prolactina, 93
    quadro clínico, 95
    seguimento, 98
    tratamento, 96
  metabólica, critérios diagnósticos para, 80
  miofascial abdominal, 150
  pré-menstrual
    antidepressivos utilizados no tratamento da, 105
    definição, 103
    diagnóstico, 104
    etiologia, 104
    sinais e sintomas, 103
    tratamento, 105
Sinéquia de pequenos lábios, 169
Sistema
  genital
    feminino, 2
    tubular, 2
  intrauterino liberador de levonorgestrel, 202
Slings sintéticos, 307
  características das três técnicas de, 308
Solifenacina, 313
Sudorese noturna, 48
Superfêmea, 59
Supositórios, 144
Supressão hormonal, 149

T

Taut band, 150
Técnica (s)
  de reprodução assistida, 107, 123
  invasivas para recuperação de espermatozoides, 123
Tegaserode, 144
Tela sintética para correção de defeito anterior, 297
Temperatura basal, 209
Terapia
  comportmental, 311
  de reposição hormonal, 64

hormonal, 189
   em transtorno de identidade de gênero, critérios, 333
   esquema cíclico, 66
   organograma, 190
local intravesical, 148
Teste
   de infusão intravesical de anestésico, 147
   de sensibilidade ao potássio intravesical, 147
   do cotonete, 303
   do GnRH, 165
Testosterona, 18
Tibolona, 65, 330
Tireoidite de Hashimoto, 62
Tolterodina, 313
Toxina botulínica do tipo A, 313
Traições, 320
Transbordamento, 305
Transexualismo, 332
Transgêneros, 332
Transtorno de identidade de gênero, critérios para terapia hormonal, 333
Trato
   genital inferior na mulher adulta, flora do, 217
   urinário, infecções do, 120
Tricomoníase, 153, 222
   bacteriana em mulheres grávidas e não grávidas e no parceiro sexual, esquema terapêutico, 223
Trigger points, 150
Trombofilias hereditárias, 129
Tuba uterina, 3
Tubérculo genital, 2
Tumor
   benigno de ovário, dez regras simples para identificar, 178
   maligno de ovário, dez regras simples para identificar, 178

U

Ultrassonografia em ginecologia, aspectos práticos
      indicações, 340
      técnica do exame, 339
Urodinâmica, 141
Útero, 3
   bicorno
      bicervical, 10, 11
         com retenção menstrual, 10
         com vagina permeável, 11
      unicervical, 11
   didelfo, 10
   formação rudimentar do, 3

V

Vacinação de adultos, esquema, 195
Vagina, 3
Vaginismo, 323

ÍNDICE REMISSIVO

tratamento, 332
Vaginose bacteriana, 153
　agentes etiológicas, 220
　esquema terapêutico em mulheres grávidas e não grávidas e no parceiro sexual, 222
Valor
　de hormônio luteinizante basal, 164
　de normalidade para análise seminal, 116
　do teste do análogo do GnRH, 165
Varicocele, 122
Vasoconstrição, 239
Verrugas, 265
Vitamina D, 189
Vulvovaginite (s)
　abordagem, 219
　infecciosas, comparação entre as principais, 225
　em meninas
　　fluxograma para abordagem, 170
　　manifestações clínicas, 169
　　protocolo clínico de, 217-228